● 供职称晋升、住院医师规培结业及CDFI上岗考试参考

超声医学精要
习题与详解

● 主编 何年安 杨冬妹 叶显俊

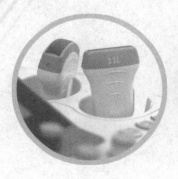 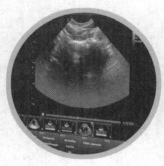 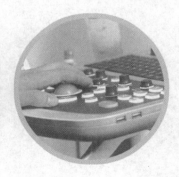

中国科学技术大学出版社

目　录

第一章 超声诊断基础

A型题,最佳选择题。由一个题干和 A、B、C、D、E 五个备选答案组成。题干在前,选项在后。每道题的备选项中,只有一个最佳答案。

第一节 物理基础

1. 超声波归属于何种波?（   ）
A. 光波
B. 电磁波
C. 机械波
D. 微波
E. 粒子波

2. 超声波是指频率在什么范围的机械波?（   ）
A. 大于 20 Hz
B. 小于 20 Hz
C. 大于 2000 Hz
D. 大于 20 kHz
E. 大于 200 kHz

3. 二维灰阶和多普勒彩超成像应用的超声波是（   ）。
A. 横波
B. 纵波
C. 表面波
D. 电磁波
E. 一种光波

4. 超声换能器利用什么原理发射超声?（   ）
A. 正压电效应
B. 逆压电效应
C. 多普勒效应
D. 惠更斯原理
E. 傅里叶变换

5. 下列叙述哪项是不正确的?（   ）
A. 相同频率的超声,在不同的介质中传播时,因传播速度不同,其波长也不同
B. 相同频率的超声,在不同的介质中传播时,因介质的弹性与密度不同,声速不相同
C. 不同频率的超声,在相同的介质中传播时,其传播速度不同

D. 不同波长的超声,在相同的介质中传播时,其传播速度相同
E. 两种介质的声阻抗不同,超声在其内的传播速度也不同

6. 关于超声波的频率(f)、波长(λ)和声速(c)的定义及关系,以下描述错误的是（   ）。
A. 频率指每秒声源振动的次数
B. 声速指单位时间声波在介质中传播的距离
C. 波长指单位时间声波传播的速度
D. 纵波波长指两个相邻的压缩区中心点的距离
E. 频率、波长、声速三者的关系是 $c = \lambda \cdot f$

7. 频率为 3.0 MHz 的超声在人体中传播时,假定声速为 1500 m/s,其波长应是多少?（   ）
A. 5 mm
B. 0.5 mm
C. 0.05 mm
D. 1.5 mm
E. 0.2 mm

8. 低频探头的特点是（   ）。
A. 波长较长和穿透力较强
B. 波长较短和穿透力较强
C. 波长较短和穿透力较弱
D. 波长较长和穿透力较弱
E. 较差的分辨力和较弱的穿透力

9. 下列关于声阻抗的说法,哪项是错误的?（   ）
A. 声阻抗是表示介质声学特性的物理量
B. Z(声阻抗) $= \rho$(介质的密度) $\times c$(声速)
C. 当介质密度的单位是克/厘米^3,声速的单位是厘米/秒时,声阻抗的单位是瑞利
D. 介质的声阻抗越大,其声速越小
E. 两种介质的声阻抗差越大,反射的声能越大

10. 人体组织内引起超声波反射的条件是（   ）。
A. 相邻两种物质的声阻抗相等

B. 两种物质之间的声阻抗存在差别(>1/1000)

C. 声波与界面平行

D. 界面径线小于波长的二分之一

E. 以上均不是

11. 人体软组织内的声速接近(　　)。

A. 3600 cm/s　　　　　B. 1000 m/s

C. 1540 m/s　　　　　D. 2000 m/s

E. 18600 m/s

12. 关于超声的反射和折射、衍射和绕射,下列哪项说法是错误的?(　　)

A. 声波入射到两个介质的分界面上,如界面的线度远远大于波长,则发生反射和折射现象

B. 反射系数与声阻抗差大小有关,声阻抗差越大,反射系数越大

C. 当声波通过一个线度为1~2个波长的障碍物时,声波的传播方向将偏离原来方向产生衍射。且距离越近,衍射现象越显著

D. 声波传播过程中遇到线度大大小于波长的微小粒子,微粒吸收声波能量后再向四周各个方向辐射声波形成球面波,此现象为散射

E. 超声在人体中传播遇到气体时,出现幅度很大的亮点和光团,是因为声波全部透过,没有反射发生的缘故

13. 与超声波在人体组织传播过程中的衰减无关的是(　　)。

A. 运动目标使声波产生频移

B. 声能转换成热能被吸收

C. 声束在传播介质中扩散

D. 声波被不同声阻抗界面反射

E. 声波被传播介质散射

14. 关于组织内的声衰减程度的一般规律,下列哪项是错误的?(　　)

A. 血液较肝脏声衰减小

B. 肝脾比骨组织衰减程度大

C. 液体内含蛋白成分的声衰减增加

D. 肌肉组织比肌腱衰减小

E. 组织中含胶原和钙质越多,声衰减越大

15. 下列有关声场的描述,错误的是(　　)。

A. 近场声束集中,呈圆柱形

B. 近场横断面上的声能分布均匀

C. 远场声束扩散,呈喇叭形

D. 远场横断面上的声能分布比较均匀

E. 探头形状不同,声场范围有很大的不同

16. 超声的纵向分辨率是分辨轴向两个点最小距离的能力,其理论计算值应是波长(λ)的(　　)倍。

A. 1/5　　　　　B. 1/4

C. 1/2　　　　　D. 1

E. 2

17. 与声像图的分辨力最相关的是(　　)。

A. 声波的频率

B. 有效的声束宽度

C. 声阻抗

D. 组织密度

E. 声束的大小

18. 二维灰阶超声图像的分辨力不受以下哪项因素的影响?(　　)

A. 超声频率的高低

B. 脉冲的宽度

C. 重复频率的高低

D. 声束的宽度

E. 声场远近及其声能分布

19. 国际超声界规定超声对人体的安全阈值为空间峰值时间平均声强(SPTAI)应小于(　　)。

A. 10 mW/cm^2　　　　　B. 100 mW/cm^2

C. 200 mW/cm^2　　　　　D. 300 mW/cm^2

E. 500 mW/cm^2

20. 胎儿超声检查时,机械指数(MI)和热指数(TI)值应分别控制在(　　)以下。

A. 0.1和0.2　　　　　B. 0.3和0.4

C. 0.5和0.6　　　　　D. 0.7和0.8

E. 0.9和1.0

21. 下列评价超声生物效应的最主要的声强指标是(　　)。

A. 空间平均时间平均声强(I_{SATA})

B. 空间平均时间峰值声强(I_{SATP})

C. 空间峰值时间平均声强(I_{SPTA})

D. 空间峰值时间峰值声强(I_{SPTP})

E. 空间峰值脉冲平均声强(I_{SPPA})

22. 超声生物学效应中不包括(　　)。

A. 致热作用

B. 空化作用

C. 电离作用

D. 实验研究发现可能产生细胞畸形和染色体改变

E. 高强聚焦热凝固和杀灭肿瘤作用

第二节　多普勒超声基础

1. 有关频谱多普勒技术,下列说法错误的是(　　)。

A. 测量血流速度

B. 确定血流方向

C. 判断血流性质

D. 了解组织结构

E. 获得速度时间积分、压差等血流参数

2. 下列对能量多普勒技术的临床应用特点的描述,错误的是(　　)。

A. 显示湍流的能力明显提高

B. 显示血流方向性的能力提高

C. 不受声束与血流夹角的影响

D. 低速血流检测的敏感度增高数倍

E. 无彩色血流信号混叠现象

3. 搏动指数是收缩峰值流速减去舒张末期流速除以(　　)。

A. 收缩末期流速　　　B. 舒张末期流速

C. 收缩峰值流速　　　D. 平均流速

E. 平均流速的2倍

4. 彩色多普勒血流显像主要与下列哪项因素有关?(　　)

A. 血流中的红细胞移动

B. 血流中的白细胞移动

C. 血流中的血小板移动

D. 血流中的血红蛋白含量

E. 血脂高低

5. 利用频谱多普勒超声检测血流速度时,声束与血流方向的夹角应(　　)。

A. 等于90°　　　　　B. <60°

C. <70°　　　　　　D. <80°

E. <90°

6. 频谱多普勒对检测血流的用途是(　　)。

A. 精确测定血流宽度

B. 测定血管壁的厚径

C. 确定血流方向

D. 确定是什么脏器的动脉血管

E. 可单独测定血流量

7. 正常人群中,多普勒超声显示的血流速度受呼吸运动影响最大的是(　　)。

A. 上、下腔静脉　　　B. 左、右肺静脉

C. 二尖瓣口　　　　　D. 三尖瓣口

E. 肺动脉瓣口

8. 如果脉冲重复频率(PRF)是10 kHz,下面哪种多普勒频移可以导致混叠?(　　)

A. 2 kHz　　　　　　B. 3 kHz

C. 4 kHz　　　　　　D. 5 kHz

E. 6 kHz

9. 在多普勒超声中,对于运动界面的显示是靠(　　)。

A. 组织的不同特性

B. 对具有变化节奏和频率的特定声波信号的提取

C. 被研究部分的快速和不规律的运动

D. 发现细微、几乎难以听到的回声

E. 界面回声的反射强度

10. Doppler超声在诊断中具有重要地位,其原因是(　　)。

A. 可用于各个区域的检查

B. 能发现组织界面的运动

C. 不引起生物效应

D. 用于小器官的检查

E. 在各个方面优于一般超声

11. 欲了解所检测的血管的血流是否为高阻力,应用频谱多普勒测量什么?(　　)

A. 收缩期速度(Vs)

B. 阻力指数(RI)

C. 平均速度(Vm)

D. 速度时间积分(VTI)

E. 舒张期速度(Vd)

12. 当血流频移信号>PRF/2(脉冲重复频率)时出现折返,PRF/2是(　　)。

A. 快速傅里叶变换（FFT）

B. 奈奎斯特（Nyquist）极限

C. 运动目标显示器（MTI）

D. 自相关处理

E. 壁滤波限制

13. 彩色多普勒血流显像的工作流程不包括（　　）。

A. 利用快速傅里叶技术处理血流速度变化信息

B. 经自相关处理，计算血流的平均速度、方向和速度分散

C. 依照血流方向及流速进行彩色编码

D. 彩色血流图与灰阶图像叠加，构成完整的血流图

E. 图像编辑

14. 彩色多普勒血流成像时使用高通滤波可达到什么目的？（　　）

A. 使血流速度增快

B. 检测高速血流时不受低速运动多普勒信号的干扰

C. 用于指示血流的方向

D. 便于检查极低速的血流

E. 增大检测深度

15. 彩色多普勒显示血流信息与下列哪项无关？（　　）

A. 红细胞运动速度

B. 红细胞数量

C. 取样框大小位置

D. 滤波器调节

E. 血管壁运动

16. 彩色多普勒血流成像（CDFI）的显示与下列哪项调节无关？（　　）

A. 彩色增益

B. 滤波器

C. 速度标尺

D. 脉冲多普勒的取样容积

E. 取样框大小

17. 超声检查时，为消除低频率高幅度噪声信号干扰，可调节（　　）。

A. 增益　　　　　　　B. 壁滤波

C. 基线　　　　　　　D. 取样线

E. 取样容积大小

18. 检查肺动脉瓣狭窄时，关于 CDFI 滤波（filter）的调节，下列叙述正确的是（　　）。

A. 用中等频率滤波，使血流显示充满肺动脉

B. 用中等频率滤波，同时增加 CDFI 增益

C. 用低通滤波，使血流不失真

D. 用高通滤波，以减少、消除低速信号干扰

E. 不用滤波，以免干扰血流信号

19. 彩色多普勒超声检查时，增大彩色血流取样框将会导致（　　）。

A. 帧频提高

B. 帧频减低

C. 帧频无变化

D. 高速血流敏感性减低

E. 低速血流敏感性减低

20. 彩色多普勒技术在心血管系统检查中，不能应用于检测（　　）。

A. 反流和分流血流

B. 涡流和旋流血流

C. 射流血流

D. 过瓣血流

E. 静止血流

21. 关于彩色多普勒彩色标尺的定义，以下不正确的是（　　）。

A. 背离探头血流为蓝色

B. 朝向探头血流为红色

C. 血流速度快慢用亮度表示

D. 颜色变化不能反映血流速度变化

E. 方差显示方式能反映血流状态

22. 彩色多普勒血流成像技术的取样框应如何选择应用？（　　）

A. 取样框应明显小于检测区

B. 取样框要比检测区大

C. 取样框必须为检测区的两倍大

D. 取样框应一半在检测区内，一半在检测区外

E. 应比检测区略大，角度又最小

23. 连续多普勒取样线上的符号表示（　　）。

A. 距离选通点

B. 采集血流的部位

C. 波束发射与接收的焦点

D. 所设定的取样容积

E. 取样范围

第三节 超声仪器基础

1. 下列对超声诊断仪的维护保养,哪项是不恰当的?(   )

A. 防尘,保持室内清洁

B. 防潮,经常开机

C. 使用带地线的三相电源,不必再接专门的地线

D. 防高温,避免阳光直晒

E. 减少震动

2. 下列错误使用 B 超诊断仪的是(   )。

A. 冬天要保暖

B. 夏天要降温

C. 机房要有遮光设备

D. 可在机房内烧开水

E. 机房要防尘

3. 以下不属于超声诊断仪基本结构的是(   )。

A. 探头   B. DSC 电路

C. 数字接口   D. 显示器

E. 稳压电源

4. 频谱多普勒滤波调节原则为(   )。

A. 低速血流用高通滤波

B. 高速血流用低通滤波

C. 低速及高速血流均用低通滤波

D. 低速及高速血流均用高通滤波

E. 低速血流用低通滤波,高速血流用高通滤波

5. 彩色多普勒超声显像的仪器调节正确,但血管内彩色信号缺失,主要原因为(   )。

A. 血管与声束呈 $0°$

B. 血管与声束呈 $180°$

C. 血管与声束呈 $120°$

D. 血管与声束呈 $90°$

E. 血管与声束呈 $60°$

6. 消除彩色信号闪烁伪差的方法不包括(   )。

A. 选择较高的滤波条件

B. 选择较高的速度标尺

C. 屏住呼吸

D. 避免脏器活动

E. 降低彩色多普勒频率

7. 防止频谱多普勒信号混叠的方法,最正确的是(   )。

A. 采用高通滤波

B. 采用低速标尺

C. 采用高通滤波,采用低速标尺

D. 采用高通滤波,采用高速标尺

E. 采用低通滤波,采用高速标尺

8. 关于能量多普勒技术的临床应用特点,下列哪项是错误的?(   )

A. 显示湍流的能力明显提高

B. 显示血流方向性提高

C. 不受声束与血流夹角的影响

D. 低速血流检测的敏感度增高数倍

E. 无彩色血流信号混叠现象

9. 许多种彩色血流显像仪均带伪彩功能,它的作用是(   )。

A. 增加彩色血流检出敏感度

B. 增加彩色血流的信息量

C. 增加对灰阶图像的视觉分辨能力

D. 能进行定量测量

E. 增加低速血流的显示能力

10. 脉冲波多普勒技术的最大优点是(   )。

A. 最大可测血流速度不受限制

B. 夹角不影响流速测定的准确性

C. 测定的深度可精确显示

D. 流速大时不出现混叠

E. 不需要采取措施增大可测流速

11. 彩色多普勒血流显像的核心基础技术是(   )。

A. 彩色监视器

B. 探头

C. 自相关技术

D. 操作机板上的按键

E. 以上都不是

12. 对二维灰阶图像进行彩色编码处理的显像称(   )。

A. B 型超声   B. 伪彩显示

C. 彩色多普勒　　　　D. 彩色能量图

E. 组织能量图

13. 下列哪项说法不是数字式波束成形器的优点?(　　)

A. 波束成形后声衰明显降低

B. 系统灵活性大

C. 稳定性好

D. 延迟精度高

E. 增加声束的方向性

14. 使用超声耦合剂的主要作用是(　　)。

A. 润滑　　　　　　　B. 保护皮肤

C. 增加透声性　　　　D. 减少旁瓣

E. 延长探头使用时间

15. 可以将实时超声仪的探头归类为(　　)。

A. 环阵、扇形扫描、线阵换能器

B. 仅为扇形换能器

C. 扇形、线阵、环阵、凸阵换能器

D. 静态换能器

E. 单晶片换能器

16. 调节灰阶超声仪器的工作条件达到最佳状况,哪项内容不重要?(　　)

A. 提高空间分辨力

B. 提高时间分辨力

C. 选择适度的图像前后处理及动态范围

D. 调节 M 型的扫描速度

E. 适宜的灰阶数

17. 远区回声过低,声像不清晰时,下列调节正确的是(　　)。

A. 增大检测深度

B. 使用增益补偿(TGC)调节

C. 减小增益

D. 换用 M 型观察

E. 调节监视器的显示

18. 提高彩色多普勒帧频的方法是(　　)。

A. 增大扫描深度

B. 增大彩色取样框

C. 降低彩色灵敏度(扫描线密度)

D. 减少脉冲重复频率(PRF)

E. 应用低帧频彩色处理

19. 采用低频滤波装置时,保留的超声信号来自(　　)。

A. 心壁　　　　　　　B. 腱索

C. 瓣膜　　　　　　　D. 血管壁

E. 血流

20. 用频谱多普勒超声检测血流时,下列哪项仪器调节是错误的?(　　)

A. 超声入射角都校正到>60°

B. 速度标尺大于被检的血流速度

C. 滤波条件据血流速度大小选择高通或低通

D. 取样容积略小于被检血管内径

E. 根据被检血流速度高低选择连续波或脉冲波多普勒

第四节　超声诊断临床基础

1. 含气肺后面的声音是由什么原因形成的?(　　)

A. 声能严重衰减

B. 声能大量被反射

C. 旁瓣伪像

D. 折射伪像

E. 镜面伪像

2. 声像图上可呈无回声的组织为(　　)。

A. 肾皮质　　　　　　B. 皮下组织

C. 透明软骨　　　　　D. 神经纤维

E. 脾

3. 以下对回声的描述,正确的是(　　)。

A. 软骨为强回声

B. 小儿肾锥体为等回声

C. 胆汁、尿液为无回声

D. 囊肿合并出血或感染时,液体内回声不增加

E. 固体均是有回声的

4. 二维声像图上,宫内金属节育器后方出现的"彗星尾征"的声学原理是(　　)。

A. 多重反射效应

B. 旁瓣效应

C. 空化效应

D. 部分容积效应

E. 机械效应

5. 显示胆总管长轴切面的最佳体位与探头方位是( )。

A. 左侧卧位,探头与肋弓交叉呈 70°~90°

B. 左侧卧位,探头置于肋弓下斜向位

C. 右侧卧位,探头置于上腹部横向位

D. 平卧位,探头置于上腹部横向位

E. 平卧位,探头置于肋下斜向位

6. 产生声影的可能性最小的是( )。

A. 骨质界面　　　　B. 胆结石

C. 含气肺　　　　　D. 手术钢夹

E. 气体界面

7. 关于镜面伪像的描述,不正确的是( )。

A. 肋缘下向上扫查右肝和横膈时,声束斜射到声阻差很大的膈肺界面时可产生镜面伪像

B. 声像图上,出现镜面伪像时膈下为肝实质回声(实像),膈上对称性的肝实质回声(虚像)

C. 虚像总是位于实像的深方

D. 右侧胸腔积液时,膈上肝实质虚像显示得更清楚

E. 镜面伪像为多途径反射形成

8. 心肌和脑组织的衰减程度属于( )。

A. 极低　　　　　　B. 低

C. 中等　　　　　　D. 高

E. 极高

9. 下面各项回声最强的是( )。

A. 肝脏　　　　　　B. 肾皮质

C. 肾窦　　　　　　D. 胰腺

E. 脾脏

10. 下列关于实性肿瘤声像图的表现,错误的是( )。

A. 边界整齐、光滑或不清晰

B. 形态为圆形、椭圆形或不规则形

C. 不可能是无回声

D. 可有后方组织衰减或声影

E. 侧方声影可有可无

11. "披纱征"或"狗耳征"是由什么伪像引起的?( )

A. 镜像伪像　　　　B. 旁瓣伪像

C. 容积伪像　　　　D. 声速伪像

E. 振铃伪像

12. 下述组织、体液的声衰减,哪一项是错误的?( )

A. 不同的体液也存在着不同的声衰减

B. 通常骨骼声衰减很强,往往引起声影

C. 瘢痕组织声衰减也是比较强的,次于骨骼

D. 含气肺的密度很低,因此不容易引起声衰减

E. 肝、脾、肾、胰等实质器官声衰减也存在着一定程度的差异

13. 人体组织和体液中,下列哪一项最能使声衰减程度加重?( )

A. 胆汁、尿液、血液

B. 皮下脂肪

C. 肝肾实质、肌肉

D. 胶原纤维

E. 钙质

14. 非均质性液体(介质)如尿液中混有血液和沉淀,囊肿合并出血或感染时,液体内( )。

A. 回声不变　　　　B. 回声衰减

C. 回声增强　　　　D. 无回声

E. 低回声

15. 下列含液性病变的声像图特点中,哪项是错误的?( )

A. 外形呈圆形或椭圆形

B. 边缘光滑、整齐

C. 内部低回声或强回声

D. 后方回声增强

E. 侧方声影有内收

16. 关于回声强度的描述,不正确的是( )。

A. 皮下脂肪组织为低回声

B. 肾皮质为等回声

C. 均质的固体可呈无回声

D. 正常软骨为高回声

E. 血液中混有微气泡时可引起回声增强

17. 囊肿两侧出现声影的原因是( )。

A. 散射　　　　　　B. 折射

C. 衰减　　　　　　D. 反射

E. 吸收

18. 鉴别囊肿与实性肿瘤最可靠的依据是( )。

A. 边界光滑、整齐与否

B. 外形是否为圆形或椭圆形

C. 内部无回声或有回声

D. 后方回声增强与否

E. 内部探及稳定的血流信号并可测及动脉频谱

19. 组织的平均超声衰减最低的是（　　）。

A. 尿液　　　　　　B. 脂肪

C. 肝脏　　　　　　D. 肌腱

E. 骨骼、肺

20. 以下哪项病变不会出现声影伪像？（　　）

A. 膀胱结石

B. 皮肤瘢痕组织

C. 肝内钙化灶

D. 肝肿瘤伴坏死、液化

E. 陈旧性动脉粥样硬化性斑块

21. 产生闪烁伪像的原因是（　　）。

A. 声衰减过少

B. 彩色增益调节过高

C. 壁滤波设置过低

D. 镜面伪像

E. 呼吸或大血管搏动

22. 超声反复扫查可见肝脓肿腔，却难以全面显示卷曲在脓腔内留置的塑料管，更不易找到导管末端注药（喷射）具体部位，这主要是因为（　　）。

A. 塑料导管引起内部混响伪像

B. 注入微气泡引起多次反射伪像

C. 塑料导管密度较高，超声穿透力差

D. 折射伪像或侧边声影伪像

E. 声衰减伪像

23. 对于肥胖症皮下脂肪厚度的超声测量，测量值与真实值的关系为（　　）。

A. 测量值与真实值相等

B. 测量值大于真实值

C. 测量值小于真实值

D. 不同频率的探头测值不同

E. 不能确定

24. 超声引导穿刺小目标时，常会遭遇穿刺针或导管显示不准确的困扰，其原因是（　　）。

A. 混响伪像所致

B. 部分容积效应所致

C. 折射声影所致

D. 声束斜行引起回声失落所致

E. 衰减过多所致

25. 超声束在若干微气泡包裹的极少量液体中强烈地来回多次反射，产生长条状光亮带，称之为（　　）。

A. 混响

B. 后壁增强效应

C. 振铃效应

D. 旁瓣效应

E. 部分容积效应

第五节　超声新技术

1. 下列哪项不是现代超声技术研究的主要热点？（　　）

A. 谐波成像技术

B. 三维超声成像

C. 超声造影技术

D. 二维伪彩成像技术

E. 介入超声技术

2. 超声三维重建技术目前的临床应用情况是（　　）。

A. 正处于发展改进阶段

B. 作为常规已成功地用于临床

C. 图像已非常逼真

D. 用于心脏实时成像已变得简单、易行

E. 还不能完全取代二维超声及彩超

3. 下列哪一种关于三维超声显像临床应用的评价不正确？（　　）

A. 已进入妇产疾病的临床诊断和治疗阶段

B. 适合显示胎儿畸形的形态学改变观察

C. 对颅脑病变精确成像

D. 可应用于腹部脏器的形态观察

E. 可应用于血管疾病的立体观察

4. 关于 M 型超声的特点，下列哪项是错误的？（　　）

A. 单声束取样获得界面回声

B. Y 轴代表界面深浅

C. X 轴另加时基线扫描

D. 可用于心脏功能的测量计算

E. 也可同时用于三维超声 Z 轴上显示的回波

5. 组织多普勒成像(TDI)主要观察(　　)。

A. 低频高幅度的室壁多普勒信号

B. 高频低幅度的血流信号

C. 高频低幅度的室壁多普勒信号

D. 低频高幅度的血流信号

E. 高频低幅度的血流加速度信号

6. 背向散射回声强度的射频测定在超声造影技术上有什么用途?(　　)

A. 用以定量评价超声造影效果

B. 加速血流速度

C. 增大血流量

D. 增强超声造影效果

E. 消除超声造影的副作用

7. 超声造影剂常用哪种物质作为造影剂的基质?(　　)

A. 草酸盐　　　　　B. 胆固醇颗粒

C. 人体白蛋白　　　D. 酸类

E. 碱类

8. 增强超声造影效果,采用间歇式成像,其原理是(　　)。

A. 超声探头间断发射,增加造影剂聚积量

B. 造影剂产生谐振

C. 造影剂一次谐振被接收

D. 用药物使血流加速

E. 增加超声发射频率

9. 许多气体可用于超声造影,但不包括(　　)。

A. 空气　　　　　　B. 氧气

C. 二氧化碳　　　　D. 氟碳气体

E. 氦气

10. 全身系统声学造影剂的要求不包括(　　)。

A. 微泡直径<8 μm

B. 微泡直径稳定、有足够的半衰期

C. 微泡不易排出

D. 能够通过肺循环

E. 不能影响人体血流动力学

11. 对实质性占位病变,超声造影不能够应用于(　　)。

A. 血流灌注时相观察

B. 检测血流状态

C. 显示低速血流

D. 检出细小血管

E. 血流量评价

12. 二氧化碳微气泡一般只用于(　　)。

A. 左心房造影

B. 左心室造影

C. 全心脏造影

D. 右心造影

E. 右心与外周血管造影

13. 患者王某有心绞痛发作史,心电图 ST 段降低,T 波倒置,超声检查疑有室壁运动异常,需做心肌超声造影(经末梢静脉造影)。原理是(　　)。

A. 微气泡直径>8 μm

B. 选择压缩系数小于液体、固体的微小气泡

C. 微气泡较大,从末梢静脉进入右心

D. 选择密度大于固体的微小气泡

E. 微气泡直径<5 μm

14. 右心室超声造影的原理中,下面叙述不正确的是(　　)。

A. 从末梢静脉注入造影剂

B. 造影剂经腔静脉回流至右心房,从右心房进入右心室、肺动脉

C. 造影剂不需要经过肺循环

D. 常用的造影剂为双氧水、二氧化碳气体

E. 造影剂气泡要小于红细胞

15. 心肌超声造影不用于(　　)。

A. 检测心肌缺血区

B. 检测心肌梗死区

C. 鉴别心肌存活与否

D. 显示心肌细胞

E. 评价介入治疗效果

16. 进行心肌超声造影,对造影剂有什么要求?(　　)

A. 微气泡直径<5 μm

B. 微气泡要有厚的包裹膜

C. 微气泡的压缩系数要小

D. 微气泡密度要高

E. 微气泡直径大(大于红细胞)

17. 为诊断心血管疾病,超声造影的给药途径是(　　)。

A. 口服

B. 从外周静脉注入

C. 经胃管灌入

D. 经颈静脉注入

E. 经直肠注入

18. 以下显示方式不属于三维超声成像的是（   ）。

A. 表面成像　　　　B. 透明成像

C. 血流成像　　　　D. 宽景成像

E. 结构成像

19. 超声仪的组织定征技术的作用是（   ）。

A. 可对细胞学进行分析

B. 分析组织结构的声学特征的改变

C. 无任何价值

D. 虽影响因素较多，但结果非常准确

E. 可代替心导管检查方法

B 型题，配伍选择题。一组试题（2 至 5 个）共用一组备选项。备选项在前，题干在后。备选项可重复选用，也可不选用。每道题只有一个最佳答案。

A. 幅度调制型

B. 辉度调制型

C. 彩色血流显像

D. 多普勒血流频谱显示

E. 伪彩显示型

1. A 型超声为（   ）。

2. B 型超声为（   ）。

3. M 型超声为（   ）。

A. 1～2 MHz

B. 2～4 MHz

C. 2～5 MHz

D. 7～12 MHz

E. 8～20 MHz

4. 经颅多普勒超声探头频率为（   ）。

5. 心脏超声探头频率为（   ）。

6. 眼部超声探头频率为（   ）。

7. 甲状腺超声探头频率为（   ）。

8. 腹部超声探头频率为（   ）。

A. 混响伪像

B. 旁瓣伪像

C. 部分容积效应

D. 空化效应

E. 镜面伪像

9. 胸骨旁左室长轴切面，左房内（特别是当左房扩大时）有时会出现薄纱状弧形条带弱回声伪像属于（   ）。

10. 经腹胆囊检查时，胆囊前壁下常出现条带状弱回声伪像属于（   ）。

11. 单纯性肝囊肿内部应为无回声，但较小的单纯性肝囊肿其内部常出现细小点状回声，产生这一伪像最可能的原因是（   ）。

A. 反射　　　　　　B. 散射

C. 绕射　　　　　　D. 折射

E. 多普勒效应

12. 声波在界面两侧介质中的传播速度不等，且入射角大于 0°，则透射声波会发生（   ）。

13. 超声波入射到大界面（大于入射声波波长）时，会发生（   ）。

14. 超声波入射到小界面（小于入射声波波长）时，会发生（   ）。

15. 反射回声的频率随反射体的运动而发生改变的现象称（   ）。

A. 多普勒频移

B. 最高血流速度

C. 血流加速度

D. 平均血流速度的平方

E. 血细胞散射信号振幅的平方（能量）

16. 彩色多普勒能量图中用于彩色编码的参数是（   ）。

17. 彩色多普勒血流显像（CDFI）测量血流速度，其用于彩色编码的参数是（   ）。

A. 彩色多普勒血流成像（CDFI）

B. 脉冲波频谱多普勒（PW）

C. 连续波多普勒（CW）

D. 能量多普勒（CDE）

E. 组织多普勒（TDI）

18. 显示肾脏的血流灌注情况，最好选用

（　　）。

19. 定性观察室壁运动情况,宜选用(　　)。

20. 风湿性心脏病二尖瓣狭窄,测量二尖瓣舒张期最高血流速度,应选用(　　)。

21. 测量颈动脉斑块狭窄处血流速度,应选用(　　)。

X 型题,多选题。由一个题干和 A、B、C、D、E 五个备选答案组成。题干在前,选项在后。要求从五个备选答案中选出两个或两个以上正确答案,多选、少选、错选均不得分。

1. 有关机械指数(MI)和热指数(TI)的叙述,正确的是(　　)。

A. MI 的定义为超声峰值(膨胀)压力 MPa(按组织衰减系数 0.3 dB/(MHz·cm))除以探头中心频率 MHz 的平方根

B. MI 越高,潜在发生机械生物效应的机会越大

C. TI 的定义为组织温度升高 1℃所需的声能与总声能输出量之比

D. TI 为组织温度上升的相对参数

E. TI 用于反映温度的升高,但只是作为一种可能性,并不作为温度已经升高的指示

2. 有关超声的穿透力,说法错误的是(　　)。

A. 能产生有效反射回声的超声传播距离称穿透力

B. 穿透力主要与超声频率有关,频率越高,在人体中的衰减也越大,穿透力越小

C. 一般说来,频率越低,超声穿透力也越好,图像分辨力就越高

D. 声速越快,穿透力越大

E. 波长越小,穿透力越大

3. 超声的物理特性主要有(　　)。

A. 方向性

B. 反射、折射、散射与绕射

C. 声阻抗特性

D. 多普勒效应

E. 电磁感应

4. 医学超声显像是通过接收回声信息来成像,其有用的回声来源有(　　)。

A. 来自界面的反射

B. 来自散射体的散射

C. 来自界面的折射

D. 来自大界面的多重反射

E. 来自组织的谐波反射

5. 下列关于声阻抗的说法,哪些是正确的?(　　)

A. 声阻抗是表示介质声学特性的物理量

B. Z(声阻抗) = ρ(介质的密度) × c(声速)

C. 当介质密度的单位是克/厘米^3,声速的单位是厘米/秒时,声阻抗的单位是瑞利

D. 介质的声阻抗越大,其声速越小

E. 两种介质的声阻抗差越大,反射的声能也越大

6. 超声测距是按 1540 m/s 的平均速度设置电子尺的,下列有关测量的说法中,哪些是正确的?(　　)

A. 测量肝、胆、脾、胰误差小

B. 测量脂肪组织大于真实值

C. 测量胎儿股骨长径时小于真实值

D. 测量颅骨钙化病灶时测值偏小

E. 测量眼组织角膜、晶状体和玻璃体时测值无偏差

7. 超声造影剂的相关应用有(　　)。

A. 经外周静脉注入造影剂到达心脏、腹部、盆腔脏器、小器官、外周血管

B. 经外周静脉进入冠状动脉行心肌造影

C. 心脏超声造影分为右心造影(微气泡直径 >10 μm)和左心造影(微气泡直径 >8 μm)

D. 右心造影从外周静脉注入后,经腔静脉→右心房→右心室→肺静脉→肺

E. 左心造影的重点是左心腔及心肌造影,其临床意义大于右心造影

8. 关于超声造影剂相关的要求,叙述正确的有(　　)。

A. 理想的超声造影剂对人体无毒,无不良反应,不导致气体栓塞,不影响人体血流动力学

B. 微气泡浓度高,易降解,不致癌,便于保存,稳定性好

C. 造影剂可分为氟碳化合物乳浊液、声振人体清蛋白、糖类、脂类、聚合物等

D. 用于左心腔及外周血管的超声造影剂也可用于心肌造影

E. 超声造影剂对人体有轻微的损害或不良反应,但不影响这项技术的应用与发展

答案与解析

A 型题

第一节 物理基础

1. 答案:C。

解析:超声是机械波,非电磁波,也非粒子波。超声的产生需要有声源,声源产生的振动需通过弹性介质才能传播,因此,超声不同于电磁波,不能在真空中传播。

2. 答案:D。

解析:超声是指频率在 20000 赫兹(Hz),即 20 kHz 以上的声波(机械波),超过正常人耳的听阈,故称超声。这里需注意频率的单位。

3. 答案:B。

解析:根据质点振动的方向与传播方向的不同,可将机械波分为横波(质点振动方向与波的传播方向垂直)和纵波(质点振动方向与波的传播方向平行)两类。二维灰阶和多普勒彩超成像应用的是超声的纵波,又称疏密波。而近年来新出现的超声剪切波弹性成像技术应用的是超声横波。

4. 答案:B。

解析:将声能转换成电能称压电效应。电能转换为声能称逆压电效应。发射超声是探头(换能器)将电能转换为声能的过程,利用的是逆压电效应原理;接收超声是探头将声能转换为电能(电信号),利用的是压电效应。

5. 答案:C。

解析:一般情况下,声波的频率(f)是由声源决定的,而声速(c)是由介质决定的,与频率无关,波长(λ)则遵循公式 $\lambda = c/f$。

6. 答案:C。

解析:波长指在一个周期的时间声波传播的距离,而非单位时间的声波的传播速度,波长的单位应是长度单位,如毫米、厘米或米等。

7. 答案:B。

解析:根据公式 $\lambda = c/f$,可算出 B 为正确答案,但需注意单位换算。

8. 答案:A。

解析:声波的穿透能力与波长有关,对于诊断用超声,声波在人体内的声速相对固定,因此低频探头发射的声波波长较长,穿透力较强,可显示深部器官,但分辨力较差;高频探头发射的声波波长较短,穿透力较弱,但分辨力较高,多用于浅表器官显像。

9. 答案:D。

解析:声阻抗是表示介质声学特性的物理量。Z(声阻抗)$= \rho$(介质的密度)$\times c$(声速)。介质的声阻抗越大,提示 ρ(介质的密度)$\times c$(声速)的值越大,因此,声阻抗越大,提示介质的声速往往较大,而不是介质声阻抗越大,其声速越小。

10. 答案:B。

解析:一般来说,两种物质之间的声阻抗差大于 1/1000 时,才能引起超声反射。

11. 答案:C。

解析:声波在不同的介质中的传播速度不同,在空气中为 360 m/s,在水中为 1500 m/s,在人体软组织中约为 1540 m/s。

12. 答案:E。

解析:本题为基本概念题。超声在人体中传播遇到气体时,出现幅度很大的亮点和光团,是因为声波全反射所致,而非全部透射引起;全部透射声像图上表现为无回声暗区。

13. 答案:A。

解析:声波衰减的主要原因有介质对声波的吸收、声波散射和声束扩散等。如脂肪肝及一些恶性肿瘤都有明显衰减。

14. 答案:B。

解析:组织中含胶原和钙质越多,声波反射越

多,故后方声衰减越大,骨组织衰减程度较肝脾大。

15. 答案:B。

解析:声场是指发射超声在介质中传播能量达到的空间区域,一般据其扩散的距离可分近场和远场两部分。近场声束集中,呈圆柱形,由于旁瓣的相干作用,其横断面上分布很不均匀,甚至可能严重影响诊断。远场声束扩散,呈喇叭形向周围空间扩散,其横断面上的能量分布比较均匀。声场的形状、大小及能量分布随所用探头的形状、大小、阵元数及其排列、工作频率、有无聚焦以及聚焦的方式的不同而有很大的不同。

16. 答案:C。

解析:理论上,反射型超声波的纵向分辨力的极限值是半个波长,由于人体组织内介质特性阻抗差以及显示器分辨能力的限制,实际上只能有 3～5 个波长。

17. 答案:A。

解析:与声像图分辨率最相关的是声波的波长,而波长由声波的频率决定。

18. 答案:C。

解析:影响二维灰阶超声图像分辨率的因素有超声的频率、脉冲波的宽度、声束的宽度、声场的远近及声能分布。脉冲重复频率(PRF)是指单位时间内发射脉冲波的次数,其高低影响二维灰阶超声的探测深度和超声测量的精确性。在多普勒超声中,多普勒频移超过奈奎斯特极限(PRF/2)时,脉冲多普勒检测出的频移改变就会出现频率失真(频谱混叠)。

19. 答案:B。

解析:国际超声界规定超声对人体的安全阈值为空间峰值时间平均声强(SPTAI)为 100 mW/cm^2。声强小于此值者对人体无害。我国 1987 年规定 B 超标准安全剂量为空间时间平均声强(SATAI)< 10 mW/cm^2,此值折算为 SPTAI 将超过 300 mW/cm^2。

20. 答案:B。

解析:胎儿超声检查时,机械指数(MI)和热指数(TI)值应分别控制在 0.3 和 0.4 以下。对于眼球,MI 和 TI 应分别调至 0.1 和 0.2 以下。

21. 答案:C。

解析:在各种声强中,多数学者认为 I_{SPTA} 为生物效应的最主要指标。

22. 答案:C。

解析:超声生物学效应包括:① 热效应。组织的黏滞吸收效应可使部分超声能量转换为热能,导致局部温度升高。诊断用超声因声强低,一般不会造成明显的温度升高。② 空化效应。在强功率超声照射下,局部组织产生压力增大、降低的交替变化,液体"断裂"引起气体微泡的形成。③ 一定强度的超声可能产生细胞畸形和染色体改变,但诊断用超声对细胞畸变、染色体、组织器官的影响仍然证据不足。④ 机械效应。高强聚焦超声,简称HIFU,对生物组织有强大的破坏作用。其热凝固和杀灭肿瘤细胞作用已用于肿瘤灭活治疗;其强烈机械振荡作用可用于碎石治疗。

第二节　多普勒超声基础

1. 答案:D。

解析:频谱多普勒技术不能获得二维解剖断面图像,并非用来了解组织结构,而是用于测量血流速度、确定血流方向并判断血流性质,计算获得阻力指数、速度时间积分、压差等血流参数。

2. 答案:B。

解析:能量多普勒不能显示血流的方向。

3. 答案:D。

解析:搏动指数(PI)又称持续指数,为收缩期峰值流速与舒张期最低流速之差与平均血流速度之比。

4. 答案:A。

解析:红细胞是血液中的主要成分,数量远多于白细胞,体积远大于血小板,是血流的主要反射体。因此,彩色多普勒血流仪是利用红细胞的移动引起的多普勒效应而实现多普勒显像的。

5. 答案:B。

解析:多普勒超声检测血流速度是利用多普勒方程计算出来的,其公式为 $V = \dfrac{C \cdot f_d}{2f_0 \cos\theta}$,当 θ 在 60° 范围内时,超声束与血流方向之间的夹角越小,$\cos\theta$ 值的变化范围越小,因此其测量计算的误差也越小,最终计算的流速值也越接近真实血流速度;

但当 $\theta > 60°$ 时,角度的轻微变化将使得 $\cos\theta$ 值发生急剧改变,最终导致计算测量的流速值差别较大,甚至是错误的测值。

6. 答案:C。

解析:频谱多普勒主要用于观察血流的性质、方向、速度,对于本题,C 为最佳答案。

7. 答案:A。

解析:本题中,多普勒超声显示的血流速度受呼吸运动影响最大的是上、下腔静脉,因为上、下腔静脉管壁薄,对外力牵拉较敏感。

8. 答案:E。

解析:根据采样定理,脉冲重复频率(PRF)必须大于多普勒频移(f_d)的 2 倍,即 $PRF > 2f_d$ 或写成 $f_d < PRF/2$。$PRF/2$ 称奈奎斯特频率极限。如果多普勒频移(或换算成血流速度)超过这一极限,脉冲多普勒测量的频率改变就会出现大小和方向的伪差,即混叠。

9. 答案:B。

解析:在多普勒超声中,对于运动界面的显示是靠探测发射声波的多普勒效应,故选 B。

10. 答案:B。

解析:振源与散射体之间存在相对运动时,振源发射的超声波到达散射体后,产生散射波的频率发生改变的现象,称多普勒效应。在超声医学诊断中,利用多普勒效应可探测组织界面的运动信号,并计算出其运动速度。

11. 答案:B。

解析:阻力指数能在一定范围内反映被测血管的远端阻力和动脉管壁弹性等综合因素的情况,且排除了声束与血流夹角的影响。

12. 答案:B。

解析:脉冲重复频率的一半,即 $PRF/2$ 被称为奈奎斯特(Nyquist)极限。

13. 答案:E。

解析:图像编辑不属于彩色多普勒血流显像的工作流程。

14. 答案:B。

解析:高通滤波是一种过滤方式,规则为高频信号能正常通过,而低于设定临界值的低频信号则被阻隔、减弱。

15. 答案:E。

解析:血管壁的运动为低频干扰信号,检测时其低频信号被滤波器过滤,因而检测的血流信号与血管壁的运动无关。红细胞运动速度影响频谱的高度,红细胞数量影响频谱的宽度,取样框大小影响图像的帧数,位置影响取样的范围,滤波器的调节影响高速血流或低速血流信号的显示,还可过滤低频的管壁搏动信号的影响。

16. 答案:D。

解析:D 项为脉冲多普勒调节项目。

17. 答案:B。

解析:调节壁滤波可以过滤并清除低频率高振幅的回波信号干扰,让回声强度低而速度高的血流信号通过。检查周围血管时,应该选择让低速血流信号通过的条件,若条件选择不当,则低速血流信号可被滤掉,会影响周围血管血流的检测。用于调节低频信号的阈值是 $100 \sim 800$ Hz,可滤去对血流检测无用的管壁、心内膜、腱索等运动产生的低频率高振幅的多普勒信号。通常检测周围血管时用 100 Hz(有的为 $50 \sim 100$ Hz),检测心脏时用 200 Hz 或以上。

18. 答案:D。

解析:肺动脉瓣狭窄时,局部血流速度较高(> 3 m/s),CDFI 的血流显像受到奈奎斯特极限的限制,颜色会出现混叠现象,因此应选用显示高速血流信号的高通滤波条件,以减少、消除低速信号干扰。

19. 答案:B。

解析:彩色帧频指每秒产生二维彩色血流显像图的幅数,受制于系统的其他参数,如彩色显示范围、彩色线密度、脉冲重复频率、发射/接收周期数目即时间序列的长度等。

20. 答案:E。

解析:彩色多普勒技术的基本原理就是多普勒效应,对于静止血流不存在相对运动,所以彩色多普勒技术不能够显示。

21. 答案:D。

解析:彩色编码技术是由红、蓝、绿三种基本颜色组成的,一般设定流向探头的血流为红色,背离探头的血流为蓝色,这两种不同方向的血流颜色的辉度水平与血流的速度呈正比,即速度越快,辉度越亮;速度越慢,辉度越暗淡。前向湍流的颜色接近黄色(红色与绿色的混合),逆向湍流的颜色接近紫色(蓝色和绿色的混合),不能直接定量测定血流速度。

22. 答案:E。

解析:取样框大小表示显示的彩色血流成像范围,应尽量使之和采样组织或血管大小接近,过大会使帧频及显像灵敏度下降,且彩色多普勒血流成像受入射角影响,入射角过大会影响成像质量或出现伪影,应使其角度最小,以取得最佳图像质量。

23. 答案:C。

解析:连续多普勒由于连续发射和接收超声,沿超声束出现的血流信号和组织运动多普勒频移均被接收、分析和显示出来,指示来自不同深度出现的血流频移。缺陷是不能提供距离信息,优点是不受高速血流限制。连续多普勒在取样线有的设备带有一标记符号,它表示发射波束与接收波束的聚焦点,该标记处声束较细。

第三节　超声仪器基础

1. 答案:C。

解析:超声诊断仪需配置可靠的稳压器,有良好的接地,保证持续稳压电源供应,防止经常断电。

2. 答案:D。

解析:机房内应避免高温、潮湿、灰尘和易燃气体,避免电磁波。

3. 答案:E。

解析:超声诊断仪基本结构有探头、主机(含DSC电路、数字接口)和显示器。

4. 答案:E。

解析:低通滤波是保留低频率的多普勒信号,滤除高频率的多普勒信号,使低速血流得到良好显示;反之,高通滤波是让高频多普勒信号通过,滤除低频率的低速血流信号,更好地显示高速血流。因此,频谱多普勒滤波调节原则为:低速血流用低通滤波,高速血流用高通滤波。

5. 答案:D。

解析:当超声入射角与血管角度为90°时,余弦值为0,故导致血管内的血流信号缺失。一般当超声入射角接近0°时余弦值最大。

6. 答案:E。

解析:低频运动的多普勒信号,例如呼吸、腹肌收缩运动等,可在血流的彩色成像图上闪烁出现不规则的彩色信号,干扰或遮盖血流的显示。可选用高速度标尺、高通滤波抗干扰,最佳方法是令患者屏住呼吸,避免脏器活动。

7. 答案:D。

解析:采用高通滤波、高速标尺可以过滤心脏、血管搏动、肌肉震颤及呼吸运动等低频杂波信号,避免信号混叠。

8. 答案:B。

解析:能量多普勒是一种高敏感度的彩色超声,它是以多普勒能量积分为基础的超声成像技术,这种彩色编码只反映浆细胞的多少,可显示微小血管,有助于器官组织血流灌注的彩色显像,不能显示血流方向。

9. 答案:C。

解析:伪彩的作用是增加对灰阶图像的视觉分辨能力。

10. 答案:C。

解析:脉冲多普勒由于采用深度选通(或距离选通)技术,可进行定点血流测定,因而具有很高的距离分辨力,也可对血流的性质做出准确的分析,故选C。由于脉冲波多普勒的最大显示频率受到脉冲重复频率的限制,在检测高速血流时容易出现混叠。

11. 答案:C。

解析:彩色多普勒超声一般是用自相关技术进行多普勒信号处理,把自相关技术获得的血流信号经彩色编码后实时地叠加在二维图像上,即形成彩色多普勒超声血流图像。

12. 答案:B。

解析:二维超声都是黑白的图像,彩超有两种,一种是加上彩色编码,这种是伪彩,等于在二维的图像上加上颜色,增加对比度;另一种是真正的彩超,可以显示多普勒血流显像,一般这种彩超都会带有伪彩的功能。

13. 答案:A。

解析:数字式波束成形器具有延迟精度高,系统灵活性大,稳定性好,增加声束的方向性的优点。

但声衰减与传播的介质有关,与数字式波束成形器无关。

14. 答案:C。

解析:使用耦合剂的目的主要是充填探头与皮肤接触面之间的微小空隙,不使这些空隙间的微量空气影响超声的穿透;其次是通过耦合剂的"过渡"作用,使探头与皮肤之间的声阻抗差减小,从而减小超声能量在此界面的反射损失。另外,还起到"润滑"作用,减小探头面与皮肤之间的摩擦,使探头能灵活地滑动探查。本题考查的是耦合剂的主要作用,故答案 A 不是最佳选项。

15. 答案:C。

解析:探头根据晶片的排列方式、数量角度不同,分为扇形、线阵、环阵和凸阵换能器几种。

16. 答案:D。

解析:M 型超声为一维超声,是 B 型诊断仪的一种特性,采用灰度调制,横坐标表示时间,纵坐标表示距离。灰阶超声属于二维超声,故调节 M 型超声的扫描速度一般不会使灰阶超声图像发生实质变化。

17. 答案:B。

解析:增益补偿(TGC)是深度方向(声波传播方向)的补偿。即声波在传播的过程中,强度会随时间(距离)衰减,那么接收到的回波会出现近场强远场弱的现象。为了使近远场回波显示的辉度较为一致,需要人为根据时间做增益补偿,故选 B。

18. 答案:C。

解析:在二维彩色多普勒血流成像系统中,脉冲多普勒的声束呈同一方向多次重复发射。彩色成像的帧速明显慢于二维成像,这种帧速不同步的原理可用公式 $nTNF = 1$ 来表示,式中,n 表示超声脉冲多普勒在同一方向发射的数目;T 表示脉冲发射的间期($T = 1/$脉冲重复频率);N 表示组成每一帧显像的扫描线的数目;F 代表帧速。从以上公式可看出,如果要提高帧速,必须通过降低在单位时间内发射脉冲多普勒声束的数目;或者减少单帧扫描线的数目;或者提高脉冲重复频率,即缩短脉冲的间期。

19. 答案:E。

解析:血流与运动组织相比,血流流速较高但回声强度低,而活动组织的运动速度低但回声强度高,往往采用滤波技术分离这两种信号。即在 CDFI 时,滤去低频高幅的组织运动信号,获取高频低幅的血流信号。

20. 答案:A。

解析:用频谱多普勒超声检测血流时,都应仔细调整探头,使超声入射角校正到≤60°。

第四节 超声诊断临床基础

1. 答案:B。

解析:在超声扫描成像中,当声束遇到强反射(含气肺)或声衰减程度很高的物质(如疤痕、结石、钙化)时,发生全反射,在其后方出现条状无回声区,即声影。

2. 答案:C。

解析:透明软骨在声像图上表现为无回声或低回声暗区,后方无回声增强效应。

3. 答案:C。

解析:胆汁、尿液为均匀的液体,内部声阻抗差不明显,为无回声。透明软骨在声像图上表现为无回声或低回声暗区,后方无回声增强效应。纤维软骨在声像图上表现为中等或高回声。小儿肾锥体为弱回声。囊肿合并出血或感染时,液体内回声可增加。

4. 答案:A。

解析:宫内金属节育器后方出现的"彗星尾征"的声学原理是超声波遇到了声阻抗较大的某种介质(如子宫内的金属节育器、胆囊内的胆固醇结晶、肾脏小结石、甲状腺囊肿内的浓缩胶质等),在介质内来回反射(多重反射效应),表现在声像图上就出现类似彗星的尾巴一样的逐渐衰弱的亮带。

5. 答案:E。

解析:患者取平卧位,探头置于肋下斜向位,以右肋缘下第一肝门纵断面为标准测量切面,胆总管要求尽量显示其全长至胰头后方。

6. 答案:D。

解析:在超声扫描成像中,当声束遇到强反射(含气肺)或声衰减程度很高的物质(如疤痕、结石、钙化)声束完全被遮挡时,当界面较大时,在其后方出现条状无回声区,即声影。手术钢夹较小,其外径为1~2毫米,受声波绕射影响,往往不形成声影。

7. 答案:D。

解析:镜面效应必须在大而光滑的界面产生,常见于横膈附近,一个实质性肿瘤或液性占位可在横膈的两侧同时显示。当肋缘下向上扫查右肝和横膈时,声束遇到膈面会发生全反射,会发生镜面伪像。通常声像图上,膈下出现肝实质回声(实像),膈上出现对称性的肝实质回声(虚像或伪像)。若膈下的肝内有一肿瘤或囊肿回声(实像),膈上对称部位也会出现一个相应的肿瘤或囊肿回声(虚像或伪像)声像图,虚像总是位于实像深部。右侧胸腔积液时,膈-肺气界面被膈-胸腔积液界面取代,无全反射的形成条件,因此镜面反射消失,镜面伪像不可能存在。

8. 答案:C。

解析:人体组织的衰减与其组织中所含成分有关,通常含液体衰减甚低,实质性组织中随其含蛋白质的百分数增高而增高。一般脑组织与心脏衰减呈中等程度。

9. 答案:C。

解析:人体不同组织回声强弱顺序:肾中央区(肾窦)>胰腺>肝、脾实质>肾皮质>肾髓质>血液>胆汁和尿液。

10. 答案:C。

解析:实性肿物声像图特点为外形圆、椭圆、分叶状或不规则;边界光滑、整齐,无回声晕;内部有回声、无分隔;后方回声增强不显著,有衰减声影;侧边声影可有可无;彩色多普勒内部或周边可有血流信号。非常均质的实性肿物可以表现为无回声,如肝内的小肝癌、肝淋巴瘤和小的转移癌。

11. 答案:B。

解析:旁瓣伪像由主声束以外的旁瓣反射造成。在胆囊和膀胱壁的低位,常有模糊的低水平回声,有时似沉渣,在结石、肠气等强回声两侧出现"披纱征"或"狗耳征"图形,就属于旁瓣伪像。

12. 答案:D。

解析:在超声扫描成像中,当声束遇到强反射(含气肺)或声衰减程度很高的物质(如疤痕、结石、钙化)声束完全被遮挡时,在其后方出现条状无回声区,即声影。

13. 答案:E。

解析:人体组织的衰减与其中所含成分有关,通常含液体衰减甚低,实质性组织中随其含蛋白质的百分数增高而增高;蛋白质中以胶原蛋白衰减最大;钙化体衰减更高;密质骨较钙化还要高。含气脏器属于人体内衰减最高组织。含气脏器>骨>纤维软骨>肌腱>肝肾>血液>尿液、胆汁。

14. 答案:C。

解析:均质性的液体(如血液、脓液)中混有许多微气泡,可导致液体回声增强;血液常是无回声,但是新鲜的出血、新鲜的血肿、静脉内血栓形成时回声增多增强(凝血块内有大量纤维蛋白);个别固体或实性组织可以呈无回声,但必须是均质性的;软骨等均质性组织如果纤维化、非均质性钙化,由无回声变为有回声。

15. 答案:C。

解析:含液性病变的声像图特点是内部呈低回声或无强回声。

16. 答案:D。

解析:透明软骨在声像图上表现为无回声或低回声暗区,后方无回声增强效应,纤维软骨声像图上表现为中等或高回声。

17. 答案:B。

解析:声束通过囊肿边缘可因折射而引起回声失落,出现边缘声影,称折射声影。

18. 答案:E。

解析:内部探及稳定的血流信号并可测及动脉频谱是鉴别囊肿与实性肿瘤最可靠的依据。如囊肿合并感染或出血,内部可以出现回声;部分小肝癌,内部回声低,有假包膜,边界清晰光滑,后方回声轻度增强,易误诊为囊肿。如果结合彩色多普勒超声分析,则更加可靠。

19. 答案:A。

解析:人体组织的衰减与其中所含成分有关,通常含液体衰减甚低,实质性组织中随其含蛋白质的百分数增高而增高;蛋白质中以胶原蛋白衰减最大;钙化体衰减更高;密质骨较钙化更高组织。含气脏器属于人体内衰减最高。含气脏器>骨>软骨>肌腱>肝肾>血液>尿液、胆汁。

20. 答案:D。

解析:当声束遇到强反射(含气肺)或声衰减程

度很高的物质(如疤痕、结石、钙化)时,产生较强的反射,甚至全反射,在其后方出现条状无回声区,即声影。肝肿瘤伴坏死液化不会造成声波的强反射或强衰减,一般不会产生声影伪像,故选 D。

21. 答案:E。

解析:深呼吸动作可造成脏器的运动幅度增加,因多普勒效应产生频移信号,表现为无血流存在时出现彩色信号,称为彩色多普勒闪烁伪像。

22. 答案:D。

解析:这是超声引导穿刺时常见的问题,是由侧边声影或折射伪像引起的,由于声束斜行(而非垂直)穿过置入的针管或塑料管的壁,发生折射(即入射角超过临界角)而产生边缘声影或侧边"回声失落"的缘故。另外,折射伪像还发生在声束通过囊肿边缘、肾上下极侧边、细小血管和主胰管的横断面时。改变扫描角度有助于识别这种伪像。

23. 答案:B。

解析:肥胖症皮下脂肪厚度超声测量误差是由于声速失真伪像产生的。超声测距是按 1540 m/s 的平均速度设置电子尺的,通常对肝、胆、脾、胰不会产生明显的误差。但是,对声速过低的组织(如脂肪组织),其反射回探头的时间就较长,因此计算出来的测值就会大于真实值。

24. 答案:B。

解析:多种因素影响穿刺的准确性,部分容积效应是原因之一。部分容积效应又称切片厚度伪像,即超声切面显示的是一定厚度层内信息的叠加图像,当超声引导穿刺小目标时有可能把接近目标的针尖呈现为在目标内的假象,而导致穿刺失败。

25. 答案:C。

解析:振铃效应在胃肠道及肺部容易发生,是胃肠道及肺内的气体与软组织或液体间产生强烈的多次反射而形成的。

第五节　超声新技术

1. 答案:D。

解析:近年来超声的热点技术为高频成像技术、三维超声技术、声学造影及谐波成像技术以及

介入超声检查及治疗技术。

2. 答案:A。

解析:三维重建技术作为超声新技术,目前仍然处于发展改进阶段。

3. 答案:C。

解析:三维超声显像对颅脑病变的研究目前仍然处于初步研究阶段,不能达到精确成像。

4. 答案:E。

解析:M 型超声图像垂直方向代表人体深度,水平方向代表时间,没有 Z 轴显示的回波。

5. 答案:A。

解析:多普勒组织成像(TDI)又称多普勒组织心肌成像,超声探测时血液流动和心肌运动两者均可产生多普勒效应,但是由于结构和运动方式不同,两者产生的频移、频率和振幅不同,心肌组织的运动速度慢,产生的多普勒频移较小(低频),但振幅较高。

6. 答案:A。

解析:造影剂的散射截面比同样大小的固体粒子大几个数量级,可使背向散射的信号大大增强,提高二维显像即多普勒信号强度,故背向散射回声强度的射频测定可以定量评价超声造影效果。

7. 答案:C。

解析:超声造影以人血白蛋白、脂类、糖类及有机聚合物等作为基质。

8. 答案:A。

解析:间歇式成像使探头间歇发射超声,使造影剂能避免连续性破坏而大量积累在检测区,在再次受到超声作用时能瞬间产生强烈的回声信号。

9. 答案:E。

解析:微气泡是造影剂的散射回声源,包括空气、氧、二氧化碳、氟碳类等气体,氦气不能用于超声造影。

10. 答案:C。

解析:超声造影剂要易于排出,随着人体血流动力学排出体外,否则可能对人体具有毒副作用而不安全。

11. 答案:E。

解析:超声造影可定性反映实质性占位病变的血流灌注,不能定量计算其血流量。

12. 答案:D。

解析:二氧化碳微气泡>8 μm,易经肺循环排出体外,一般只适合右心造影。

13. 答案:E。

解析:与左心造影相同,心肌造影的造影剂微气泡直径<5 μm。

14. 答案:E。

解析:右心造影的微小气泡直径大于红细胞直径(>8 μm)。

15. 答案:D。

解析:超声造影使用的造影剂微泡为血池造影剂,可用于检测心肌缺血区和心肌梗死区,鉴别心肌存活与否及评价介入治疗效果。不能用于显示心肌细胞。

16. 答案:A。

解析:心肌造影的造影剂微气泡直径须<5 μm。

17. 答案:B。

解析:心血管疾病超声造影的注药途径主要为从外周静脉注入。

18. 答案:D。

解析:三维超声显像主要显示方式包括表面成像、透明成像、结构成像,目前高档彩超三维模式中还包括三维血流显像,例如心内血流的三维显示,可以定量评估分流量、反流量的大小。而宽景成像是利用计算机对连续扫查的范围进行自动拼接和组合的技术,它不属于三维超声,是一种二维超声新技术,适用于扫查范围大的器官、组织和病变。

19. 答案:B。

解析:超声波在组织传播过程中,当遇到声阻抗不同的组织结构时会产生强弱不同的回声信号,发生一系列声衰减、散射、绕射以及声速改变。组织定征技术就是利用这些声学特性分析、识别正常或异常组织特性,从而获得诊断信息。

B 型题

答案:1. A; 2. B; 3. B。

解析:A 型超声为幅度(amplitude)调制型;B 型超声为辉度(brightness)调制型;M 型超声为辉度调制型。

答案:4. A; 5. B; 6. E; 7. D; 8. C。

解析:超声图像分辨力的增加以穿透力的损失为代价,超声检查探头频率的选择要兼顾分辨力和穿透力,经颅多普勒探头频率采用 1~2 MHz,可较好穿透较薄部位的颅骨。心脏彩超的探头频率为 2~4 MHz(相当于波长为 0.8~0.4 mm,最大穿透深度为 200~100 mm),能获得较佳的图像。眼部超声探头频率选用 8~20 MHz(波长为 0.2~0.1 mm,穿透深度为 40~20 mm)。甲状腺超声选用 7~10 MHz 探头频率(波长为 0.2~0.15 mm,最大穿透深度为 25~23 mm)。腹部超声探头频率选用 2~5 MHz(波长为 0.8~0.3 mm,穿透深度为 200~50 mm)。

答案:9. B; 10. A; 11. C。

解析:9. 胸骨旁左室长轴切面,左房内(特别是当左房扩大时),由于反射较强,可能会因旁瓣效应出现薄纱状弧形条带弱回声伪像,属旁瓣伪像。10. 胆囊检查时,胆囊前壁下常出现条带状弱回声伪像,属于混响伪像,是胆囊前臂反射较强,在胆囊壁与探头之间产生多次反射所致。11. 小的单纯性肝囊肿内部常出现细小点状回声的原因是部分容积效应产生的切片厚度伪像。

答案:12. D; 13. A; 14. B; 15. E。

解析:12. 折射发生的条件是声波在界面两侧介质中的传播速度不等,且入射角>0°。13. 超声波入射到大界面(大于入射声波波长)时,会发生反射。14. 超声波入射到小界面(小于入射声波波长)时,会发生散射。15. 反射回声的频率随反射体的运动而发生改变的现象称为多普勒效应。

答案:16. E; 17. A。

解析:16. 彩色多普勒能量图中用于彩色编码的参数是血细胞散射信号振幅的平方(能量)。17. 彩色多普勒血流显像(CDFI)中用于彩色编码的参数是多普勒频移,即血流速度。

答案:18. D; 19. E; 20. C; 21. B。

解析:18. 能量多普勒是利用血细胞散射信号振幅的平方(能量)信息成像,可显示极低流速的血流,因此用于肾脏血流灌注的显示较好。19. 组织多普勒成像用于定性观察室壁运动较佳。20. 风湿性心脏病二尖瓣狭窄,测量二尖瓣舒张期最高血流速度,因其流速较高,最好选用连续多普勒。21. 测量颈动脉斑块狭窄处血流速度选用脉冲波频谱多普勒较好。

X 型题

1. 答案:ABDE。

解析:此题考察 MI 与 TI 的概念。C 错在将 TI 的分子与分母颠倒了。

2. 答案:CDE。

解析:当超声的传播介质确定后,超声波频率越高,波长越短,分辨力越高,但衰减越大,穿透力越弱。反之,频率越低,波长越长,分辨力较差,但衰减较小,穿透力较好。因此超声检查应根据病变部位的深浅来选择探头频率。

3. 答案:ABCD。

解析:超声是机械波,非电磁波,无电磁感应。

4. 答案:ABE。

解析:超声成像的回声来源中,有用的信息主要是来自界面的反射、来自散射体的散射、来自组织的谐波反射。声波的折射改变了其线性传播,往往导致病灶的位置信息错误,不是有用的回声来源。大界面的多重反射是混响伪像形成的机制。

5. 答案:ABCE。

解析:声阻抗是表示介质声学特性的物理量。Z(声阻抗) $= \rho$(介质的密度) $\times c$(声速)。介质的声阻抗越大,则提示 ρ(介质的密度) $\times c$(声速)的值越大,因此,声阻抗越大,提示介质的声速往往较大,而不是介质声阻抗越大,其声速越小。

6. 答案:ABCD。

解析:本题考查的知识点是声速失真伪像。超声测距是按 1540 m/s 的平均速度设置电子尺的,通常对肝、胆、脾、胰不会产生明显的误差。但是,对声速过低的组织(如较大的脂肪瘤)就会测值过大。对于声速很高的组织(如胎儿的股骨长径),需采用正确的方法(使声束垂直于胎儿股骨,不可让股骨与声束方向平行),否则测值会小很多,但即使如此,测值也偏小。眼组织的角膜、晶状体和玻璃体的声速是不同的,因此采用 1540 m/s 的平均速度来计算,肯定有偏差存在。

7. 答案:ABE。

解析:心脏超声造影分为右心造影(微气泡直径>10 μm)和左心造影(微气泡直径<8 μm)。右心造影从外周静脉注入后,经腔静脉→右心房→右心室→肺动脉→肺。

8. 答案:ABCDE。

解析:超声造影剂可分以下几类:氟碳化合物类、声振人体清蛋白类、糖类、脂类、聚合物类等。作为一种药物,超声造影剂应对人体无毒,不良反应少,不导致气体栓塞,不影响人体血流动力学,其微气泡浓度高,稳定性好,易降解,不致癌,便于保存。超声造影剂对人体有轻微的损害或不良反应,但不影响这项技术的应用与发展。用于左心腔及外周血管的超声造影剂也可用于心肌造影。

第二章 头颈部超声

第一节 新生儿颅脑

A 型题,最佳选择题。由一个题干和 A、B、C、D、E 五个备选答案组成。题干在前,选项在后。每道题的备选项中,只有一个最佳答案。

1. 脑的被膜由外向内依次为( )。

A. 软膜、蛛网膜、硬膜

B. 硬膜、蛛网膜、软膜

C. 软膜、硬膜、蛛网膜

D. 蛛网膜、软膜、硬膜

E. 硬膜、软膜、硬膜

2. 下列哪一项不是侧脑室结构?( )

A. 前角　　　　　B. 后角

C. 下角　　　　　D. 背侧角

E. 中央部

3. 关于第三脑室的描述,错误的是( )。

A. 是两侧间脑之间的稍宽垂直裂隙

B. 呈正中矢状位

C. 以室间孔与两侧脑室相通

D. 经室间孔与第四脑室相通

E. 可分为顶、底、前、后和两侧壁

4. 关于脑的血供,正确的是( )。

A. 脑的血流供应欠丰富

B. 脑的动脉来自于颈内动脉和椎动脉

C. 大脑前动脉是脑内最大的分支

D. 大脑后动脉是颈内动脉的分支

E. 颈内动脉主要分支供应大脑半球后 2/3

5. 关于新生儿颅脑超声检查,错误的是( )。

A. 新生儿应保持深度镇定状态

B. 检查前应消毒探头

C. 囟门处应涂较厚的耦合剂

D. 新生儿建议选择较高频的超声探头

E. 应先检查非感染性疾病的患儿,再检查感染性疾病的患儿

6. 关于新生儿颅脑超声检查时颅骨热指数和机械指数的调节,正确的是( )。

A. TIC<0.5,MI<0.7

B. TIC<0.7,MI<0.7

C. TIC<0.7,MI<1.0

D. TIC<0.7,MI<0.5

E. TIC<1.0,MI<0.5

7. 下列哪一个是新生儿颅脑超声检查最常用声窗?( )

A. 经前囟探查

B. 经侧囟探查

C. 经乳突囟探查

D. 经后囟探查

E. 经眼眶探查

8. 下列哪一个不是经前囟冠状切面?( )

A. 大脑额叶至侧脑室前角切面

B. 侧脑室前角切面

C. 侧脑室-室间孔切面

D. 侧脑室旁矢状切面

E. 脑枕叶切面

9. 下列哪个不是正中矢状面出现的结构?( )

A. 胼胝体　　　　B. 透明隔腔

C. 脉络丛　　　　D. 第四脑室

E. 中脑导水管

10. 下列不是颅内出血并发症的是( )。

A. 缺氧缺血性脑病

B. 脑白质损伤

C. 梗阻性脑积水

D. 脑室旁出血性梗死

E. 侧脑室增宽

11. 新生儿颅内出血最常见的是（　　）。

A. 硬膜下出血

B. 原发性蛛网膜下出血

C. 脑室周围-脑室内出血

D. 脑实质出血

E. 侧脑室旁白质内出血

12. 关于脑室测量，错误的是（　　）。

A. 侧脑室前角内径是在矢状面测量前角中1/2处的垂直内径

B. 第三脑室横径是在冠状面第三脑室切面，测量其最大横径

C. 侧脑室体部内径是在旁矢状切面测量

D. 丘-枕距是旁矢状切面测量丘脑后缘至枕角的最大距离

E. 侧脑室体部内径是在丘脑尾状核沟处测量体部的垂直内径

13. 下列哪一项不是超声对新生儿脑肿瘤的诊断意义？（　　）

A. 根据病变的内部结构进行定性分析

B. 区分肿瘤的边界是否完整清晰

C. 对肿瘤进行识别和精确定位

D. 用于化疗后的随访

E. 对肿瘤和颅内出血进行鉴别

14. 关于脑室出血导致的脑积水，错误的是（　　）。

A. 侧脑室的弯曲弧度减低或消失

B. 脑室与脑实质比例增大

C. 中线至侧脑室外缘距离与中线至同侧颅骨内板距离之比<1/3以上

D. 冠状面第三脑室增宽≥3 mm

E. 矢状面侧脑室深>2～3 mm

15. 下列描述正确的是（　　）。

A. 脑实质出血早期可见病灶内液化形成的暗区

B. 蛛网膜下腔出血是超声诊断的强项

C. 小脑出血早期表现为在小脑内的团状低回声

D. 硬膜下出血表现为多在颅骨边缘发现呈梭形的高回声

E. 大范围出血常与缺氧、酸中毒等原因有关

16. 关于脑室周围白质软化超声检查，错误的是（　　）。

A. 早期侧脑室前角旁显示片状回声增强

B. 病程7天后回声增强区呈空腔或囊泡样改变

C. 较大的囊腔可形成孔洞脑

D. 需要与动脉栓塞性脑梗死鉴别

E. 病程3个月后囊泡消失

17. 关于新生儿缺氧缺血性脑病的描述，错误的是（　　）。

A. 其发病的重要病因是围产期缺氧

B. 轻度HIE表现为轻度脑水肿

C. 重度HIE表现为脑室极度变宽，边界消失

D. 脑水肿持续时间一般在7～10天

E. 彩色多普勒超声显示舒张期血流速度增高，S/D比值和阻力指数降低

18. 关于新生儿脑梗死的描述，错误的是（　　）。

A. 以大脑中动脉梗死最为常见

B. 早期病变区域回声增强明显

C. 超声下梗死灶呈典型的楔形

D. 病灶窄的一端总是指向脑的中心部位

E. 最显著的临床神经系统症状是突然发生的频繁惊厥

B型题，配伍选择题。一组试题（2至5个）共用一组备选项。备选项在前，题干在后。备选项可重复选用，也可不选用。每道题只有一个最佳答案。

A. 侧脑室内血液较多，伴脑室明显增宽

B. 单纯室管膜下出血

C. 脑实质出血

D. 血液进入侧脑室内，脑室无明显增宽

1. 脑室周围-脑室内出血Ⅰ度（　　）。

2. 脑室周围-脑室内出血Ⅱ度（　　）。

3. 脑室周围-脑室内出血Ⅲ度（　　）。

4. 脑室周围-脑室内出血Ⅳ度（　　）。

A. 超声表现为颅骨缺损处伴有脑组织和（或）脑膜膨出

B. 超声表现为前角间无透明隔，前角融合，前角融合处顶部呈凹陷状

C. 以胼胝体完全缺失为主要表现，第三脑室扩

大并向头侧移位,侧脑室前角增大并向外侧移位,透明隔腔消失

D. 超声表现为脑沟回完全消失,表面光滑

E. 主要表现为小脑蚓部及小脑半球发育不全,第四脑室扩大,小脑延髓池扩大,后颅窝形成囊肿,以及梗阻性脑积水

5. Dandy-Walker 畸形:(　　)。

6. 神经管畸形:(　　)。

7. 胼胝体缺如:(　　)。

8. 无脑回畸形:(　　)。

9. 透明隔腔缺如:(　　)。

X 型题,多选题。由一个题干和 A、B、C、D、E 五个备选答案组成。题干在前,选项在后。要求从五个备选答案中选出两个或两个以上正确答案,多选、少选、错选均不得分。

1. 关于新生儿细菌性脑膜炎的描述,正确的是(　　)。

A. 新生儿颅内压增高症出现较早

B. 早期超声表现为脑结构模糊,脑白质回声增强

C. 脑膜炎期可见脑膜增厚、回声增强,伴脑膜下积液

D. 后期可并发脑脓肿形成

E. 形成脓肿后可有包膜,囊肿越大,包膜越厚越完整

2. 新生儿颅内出血的类型有(　　)。

A. 脑室周围-脑室内出血

B. 硬膜下出血

C. 原发性蛛网膜下腔出血

D. 脑实质出血

E. 小脑出血

3. 经前囟冠状面扫查切面有(　　)。

A. 大脑额叶至侧脑室前角切面

B. 侧脑室前角切面

C. 侧脑室-室间孔切面

D. 侧脑室-室间孔偏后切面

E. 侧脑室三角区切面

4. 关于脑室周围-脑室内出血的表述,正确的有(　　)。

A. 也称生发基质出血或室管膜下出血

B. 出血来源于侧脑室腹外侧室管膜下的生发基质

C. 出血量较少的患儿,早期无临床表现

D. 脑室周围-脑室内出血可导致脑室旁出血性梗死、出血后脑积水、脑白质损伤等并发症

E. 首先表现为侧脑室前角下缘部位出现高回声团块

第二节　眼　　部

A 型题,最佳选择题。由一个题干和 A、B、C、D、E 五个备选答案组成。题干在前,选项在后。每道题的备选项中,只有一个最佳答案。

1. 眼球壁包括(　　)。

A. 角膜-巩膜-虹膜-视网膜

B. 结膜-角膜-巩膜-视网膜

C. 角膜-巩膜-葡萄膜-视网膜

D. 角膜-巩膜-睫状体-视网膜

E. 角膜-巩膜-脉络膜-视网膜

2. 成年人眼球平均前后径、水平径、垂直径分别为(　　)。

A. 23 mm、23.5 mm、24 mm

B. 24 mm、23.5 mm、23 mm

C. 23.5 mm、24 mm、23 mm

D. 24 mm、23 mm、23.5 mm

E. 23.5 mm、23 mm、24 mm

3. 眼内容物的组成部分包括(　　)。

A. 房水、睫状体、玻璃体

B. 角膜、房水、晶状体、视网膜

C. 房水、晶状体、玻璃体

D. 角膜、晶状体、玻璃体、视网膜

E. 角膜、房水、晶状体、玻璃体、视网膜

4. 眼球有几个腔,眼球内容物有(　　)。

A. 眼球为一圆形腔隙,内容物有晶状体、玻璃体

B. 眼球有两腔:前房、后房,内容物有晶状体、玻璃体

C. 眼球有三腔:前房、后房、玻璃体腔,内容物有晶状体、玻璃体

D. 眼球有四腔：前房、后房、晶状体腔、玻璃体腔，内容物有晶状体、玻璃体

E. 眼睛有三腔：前房、后房、晶状体腔内容物有晶体、玻璃体

5. 组成眼球后壁的复合回声是由下列哪项构成的？（　　）

A. 视网膜、角膜和巩膜

B. 视网膜、脉络膜和巩膜

C. 玻璃体、脉络膜和巩膜

D. 玻璃体、房水和脉络膜

E. 视网膜、虹膜和巩膜

6. 眼部静脉出现动脉化血流是超声诊断颈动脉海绵窦瘘的主要根据，发生这种变化的静脉是（　　）。

A. 视网膜中央静脉

B. 眼上静脉

C. 眼下静脉

D. 内眦静脉

E. 涡静脉

7. 下列哪支眼静脉的血流变化用于诊断颈动脉海绵窦瘤？（　　）

A. 视网膜中央动脉

B. 眼上静脉

C. 眼下静脉

D. 涡静脉

E. 睫状前静脉

8. 下列哪项超声表现为鉴别颈动脉海绵窦瘘和海绵窦血栓的特异性表现？（　　）

A. 眼上静脉明显扩张

B. 眼上静脉压力增高

C. 眼上静脉反向血流

D. 多普勒频谱显示海绵窦静脉血流动脉化

E. 同侧颈内动脉血流量增高，阻力指数下降

9. 下列眼部超声检查法中，哪种方法最简单实用？（　　）

A. 经眼睑法　　　　B. 水囊法

C. 探头块法　　　　D. 经水法

E. 软探头法

10. 目前眼部超声检查最常采用的方法是（　　）。

A. 间接法　　　　B. 眼睑法

C. 水袋法　　　　D. 探头法

E. 经水法

11. 经眼睑进行眼部二维超声检查，适合的探头频率是（　　）。

A. 3.0 MHz　　　　B. 3.5 MHz

C. 4.0 MHz　　　　D. 5.0 MHz

E. 7.5 MHz

12. 角膜增厚最适宜用哪种技术确诊？（　　）

A. M 型超声扫描技术

B. B 型超声扫描技术

C. A 型超声扫描技术

D. 超声生物显微镜

E. 彩色多普勒

13. 以下视网膜中央动脉阻塞的临床和超声表现中，哪项不正确？（　　）

A. 视力突然丧失，手动无光感；或反复发作"一过性黑蒙"

B. 老年多见，可有高血压、冠心病、糖尿病或风心病；或因球后肿瘤、外伤、出血压迫引起

C. 多发生于双眼

D. 急性期时测不到该动脉的血流，无多普勒血流信号

E. 急性期过后(约 3 周)血流可恢复正常

14. 关于玻璃体积血的超声图像特征，错误的是（　　）。

A. 玻璃体内可见点、块、膜状回声

B. 反射强度弱

C. 不与眼球壁回声相连

D. 有明显的后运动

E. 病灶内可见血流信号

15. 有外伤史，超声检查见玻璃体内出现中等强度的带状回声，形态不规则，边界不清晰。彩色多普勒见带状回声上无血流信号，首先考虑下列哪种疾病？（　　）

A. 玻璃体少量新鲜出血

B. 玻璃体内大量新鲜出血

C. 陈旧性玻璃体出血、机化

D. 陈旧性视网膜脱离

E. 陈旧性脉络膜脱离

16. 关于视网膜脱离的描述，正确的是（　　）。

A. 是视网膜与脉络膜的分离

B. 是视网膜与虹膜的分离

C. 是视网膜神经上皮与色素上皮的分离

D. 是视网膜内颗粒层与内网状层的分离

E. 是视网膜节细胞层与神经纤维层的分离

17. 完全性视网膜脱离的二维超声表现为（　　）。

A. 玻璃体内弧形强回声光带,凸面向前

B. 玻璃体内弧形强回声光带,凹面向前

C. 玻璃体内见两条强回声光带,与视神经乳头相连

D. 玻璃体内见两条强回声光带,不与视神经乳头相连

E. 玻璃体内见不规则光带呈玫瑰花样排列

18. 下列哪种疾病的声像图表现为凹面向前的"V"形膜状回声改变?（　　）

A. 完全性视网膜脱离

B. 部分性视网膜脱离

C. 脉络膜脱离

D. 玻璃体后脱离

E. 玻璃体机化膜

19. 关于原发性视网膜脱离的描述,错误的是（　　）。

A. 亦称孔源性视网膜脱离

B. 是一种原因不明的视网膜层间分离

C. 视力减退,相应的视野缺乏

D. 眼底检查可发现视网膜灰色隆起

E. 常合并视网膜炎症

20. 继发性视网膜脱离的常见病因为（　　）。

① 视网膜炎　　　　② 脉络膜炎

③ 眼内肿瘤　　　　④ 机化物牵拉

A. ①②③

B. ①③

C. ②④

D. ④

E. ①②③④

21. 脉络膜脱离的二维超声特点为（　　）。

A. 玻璃体内出现圆形强回声带,凸面向球心

B. 玻璃体内出现圆形强回声带,凹面向球心

C. 玻璃体内出现圆形强回声光带,呈"V"形

D. 玻璃体内出现膜样、树枝状、索条状强回声

E. 玻璃体内出现膜样呈裙边状凸向球心

22. 下列哪项是脉脱性视网膜脱离的声像图特征?（　　）

A. 在玻璃体暗区中的光带与眼球壁之间发现实质性隆起物

B. 扁平或低隆起度的脱离

C. 可见不规则的机化物与脱离的视网膜相连

D. 玻璃体内出现双重强回声带,前方的凸面向前,后面的凹面向前

E. 视网膜下可显示环形光带中强光斑,并可见蠕动

23. 眼科超声检查发现:一侧眼球玻璃体内出现双重强回声带,前方的强回声带凸面向前,后面的强回声带凹面向前,两个强回声带下有无回声区。请指出患者患哪种疾病。（　　）

A. 部分视网膜脱离

B. 完全视网膜脱离

C. 陈旧性视网膜脱离

D. 脉脱型视网膜脱离

E. 牵引性视网膜脱离

24. 视网膜母细胞瘤是（　　）。

A. 婴幼儿时期常见的肿瘤

B. 青年时期常见的肿瘤

C. 成年时期常见的肿瘤

D. 老年时期常见的肿瘤

E. 以上都对

25. 婴幼儿最常见的眼内恶性肿瘤是（　　）。

A. 视网膜母细胞瘤

B. 脉络膜黑色素瘤

C. 神经胶质瘤

D. 脉络膜转移癌

E. 脉络膜血管肉瘤

26. 视网膜母细胞瘤好发年龄时段是（　　）。

A. 婴幼儿时期

B. 成年时期

C. 女性绝经期

D. 青年时期

E. 老年时期

27. 临床上白瞳症的最常见病因是（　　）。

A. 视网膜母细胞瘤

B. 先天性白内障

C. 玻璃体出血

D. 永存原发性玻璃体增生症

E. 新生儿视网膜病变

28. 下列哪项不是视网膜母细胞瘤的超声表现?（　　）

A. 眼内实性肿物

B. 瘤组织内钙斑反射

C. 肿物有后运动

D. 高速、高阻型动脉频谱

E. 肿物内可见与视网膜中央动脉相连续的血流频谱

29. 下列哪项是视网膜母细胞瘤转移的临床表现?（　　）

A. 斜视

B. 眼球震颤

C. 白瞳孔

D. 眼睑水肿,黏膜出血,眼球突出

E. 脑神经瘫痪

30. 超声检查发现患者眼玻璃体内有一蘑菇状实性肿物自球壁向前方突出,边缘清楚,内部回声渐次衰减至球后壁时变为无回声区。病灶部位的脉络膜较周围部位回声低,表现为"脉络膜凹陷"伴继发视网膜脱离,此患者所系疾病是（　　）。

A. 脉络膜血管瘤

B. 脉络膜黑色素瘤

C. 脉络膜骨瘤

D. 脉络膜血肿

E. 脉络膜结核

31. 脉络膜黑色素瘤是以下哪组人群中最常见的眼部恶性肿瘤?（　　）

A. 儿童　　　　　　B. 老人

C. 成人　　　　　　D. 女性

E. 男性

32. 哪项不是脉络膜黑色素瘤的超声表现?（　　）

A. 肿瘤常呈半球形或蘑菇形

B. 肿瘤表面有视网膜,故前缘回声连续光滑

C. 前缘回声高而密,向后渐少,近球壁形成无回声区,即"挖空征"

D. 出现"脉络膜凹陷征",可继发视网膜脱离和玻璃体混浊

E. 肿瘤内部血流不丰富,频谱多普勒为低速高

阻连续性血流

33. 球内肿物后方回声渐次衰减直至演变成无回声,呈所谓的"挖空"现象,这是哪种眼部肿瘤的超声表现?（　　）

A. 视网膜母细胞瘤

B. 脉络膜黑色素瘤

C. 视网膜血管瘤

D. 脉络膜血管瘤

E. 脉络膜转移癌

34. 下列不是脉络膜黑色素瘤的声像图特征的是（　　）。

A. 半圆形或蘑菇形实性肿物自眼球壁突入玻璃体腔

B. 肿物前部回声密集明亮,向后渐衰减

C. 肿物局部眼球壁较周围正常区回声低下

D. 80%以上病灶可有钙斑

E. 继发视网膜脱离

35. 下列关于眼球内异物的超声表现的描述,错误的是（　　）。

A. 玻璃体内出现强回声斑

B. 部分强回声斑拖有声影或彗尾征

C. 降低仪器灵敏度,强回声斑回声强度无明显下降

D. 玻璃体内出现无回声

E. 彩阶法有利于异物的检出

36. 下列哪项不是眼球内异物的声像图特征?（　　）

A. 斑点状强回声,部分后伴声影

B. 斑点状强回声,大多不伴声影

C. 星状回声

D. 尾随回声与隆起假象

E. 可见"夜空繁星征"

37. 眼的超声可以用于哪些疾病诊断?（　　）

① 视网膜、脉络膜脱离　　② 眼内出血、异物

③ 眼内和眶内肿瘤　　④ 眼肌异常

A. ①②③

B. ①③

C. ②④

D. ②③④

E. ①②③④

38. 下列关于眼眶肿瘤的论述,哪项是错误的?

（　　）

A. 海绵状血管瘤和部分表皮样囊肿是回声最强的肿瘤

B. 淋巴细胞浸润型和部分表皮囊肿是回声较少或缺乏的肿瘤

C. 硬化型假性肿瘤和脑膜瘤声衰减较显著

D. 囊肿吸收声能少

E. 血肿吸收声能多

39. 关于眼眶肿瘤，下列哪项是错误的？（　　）

A. 良性肿瘤膨胀性生长，有包膜

B. 良性肿瘤多呈圆形和椭圆形

C. 良性肿瘤边缘清楚，锐利，可见肿瘤晕

D. 恶性肿瘤浸润性发展，有包膜

E. 恶性肿瘤形态不规则，边界不清楚

40. 颈动脉-海绵窦瘘 USG 的主要表现为（　　）。

A. 眼上静脉扩张

B. 用探头压迫眼球时搏动消失

C. 眶脂体扩大

D. 眼外肌肥厚

E. 泪腺肿大

X 型题，多选题。由一个题干和 A、B、C、D、E 五个备选答案组成。题干在前，选项在后。要求从五个备选答案中选出两个或两个以上正确答案，多选、少选、错选均不得分。

1. 可导致眼球突出的疾病有（　　）。

A. 视网膜脱离

B. 脉络膜脱离

C. 甲状腺相关免疫眼眶病

D. 眶海绵状血管瘤

E. 泪腺混合瘤

2. 有关视网膜脱离，说法不正确的是（　　）。

A. 视网膜脱离是视网膜与脉络膜之间的分离

B. 视网膜脱离是视网膜色素上皮层与神经上皮层之间的分离

C. 临床上将视网膜脱离分为原发性视网膜脱离和继发性视网膜脱离两种

D. 完全性视网膜脱离声像图表现为玻璃体内"V"形的条带状回声，尖端与视盘回声相连，两端分别与周边部球壁相连

E. 完全性视网膜脱离声像图表现为玻璃体内连续条带状弱回声，不与后极部眼球壁相连

3. 需要与视网膜母细胞瘤相鉴别的疾病有（　　）。

A. 原始永存玻璃体增生症（PHOPV）

B. 早产儿视网膜病变（ROP）

C. 脉络膜黑色素瘤

D. 脉络膜血管瘤

E. 先天性白内障

第三节　涎　　腺

A 型题，最佳选择题。由一个题干和 A、B、C、D、E 五个备选答案组成。题干在前，选项在后。每道题的备选项中，只有一个最佳答案。

1. 腮腺位于下颌后窝咀嚼肌后部皮下，有关它的解剖形态特点，哪项是错误的？（　　）

A. 形态不规则

B. 大致呈三角形

C. 导管开口于口腔颊黏膜

D. 导管长为 3～6 cm

E. 导管宽为 2～3 cm

2. 对腮腺的外形描述，下列哪项是正确的？（　　）

A. 形态很规则，大致呈椭圆形

B. 上下长约为 3 cm

C. 宽径约为 2 cm

D. 最厚约为 2.5 cm

E. 向耳前渐厚

3. 穿过腮腺内的神经是（　　）。

A. 颈神经　　　　　　B. 喉返神经

C. 面神经　　　　　　D. 咽神经

E. 舌神经

4. 正常腮腺的解剖部位是（　　）。

A. 咀嚼肌前部的皮下，下颌后窝

B. 下颌前窝，外耳道下方

C. 位于外耳道的前下方，上平颧弓，下至下颌角，后达乳突前缘，前邻咬肌表面，下颌支与胸锁乳突肌之间

D. 前缘位于咀嚼肌后部,后壁位于乳突部

E. 前缘位于咀嚼肌中部,后界位于胸锁乳突肌后缘

5. 下列有关颌下腺的解剖特点描述,不正确的是(　　)。

A. 位于颌下三角内

B. 形状呈椭圆形

C. 核桃大小

D. 颌下腺导管长约为 6 cm

E. 面动、静脉位于舌下腺外侧方

6. 下列有关腮腺囊肿的超声表现,哪一项是错误的?(　　)

A. 内为无回声区

B. 形态欠规则

C. 多呈圆形

D. 边缘整齐、界限清楚

E. 后方回声增强

7. 患者男,28 岁,腮腺的超声表现是:两侧对称,大小正常,表面光滑,回声均匀,其中见一管状结构。最可能的诊断是(　　)。

A. 腮腺囊肿

B. 正常腮腺

C. 腮腺导管扩张

D. 腮腺炎

E. 先天性异常

8. 患者男,28 岁,腮腺区疼痛、口干半年,进食时症状加重,查体发现腮腺区肿胀,挤压腮腺导管口可有黏稠液体流出;超声声像图表现为腮腺不等程度弥漫性肿胀,腺体回声大致均匀,其内导管部分显示不清,可见强光点,最可能的诊断为(　　)。

A. 腮腺炎

B. 腮腺增生

C. 涎石症

D. 腮腺海绵状血管瘤

E. 涎腺囊肿

9. 腮腺炎的超声特征是(　　)。

A. 弥漫性增大

B. 急性期呈低回声

C. 慢性期呈强回声

D. 腮腺血流信号增多

E. 以上都是

10. 下列关于腮腺声像图的特征中,错误的是(　　)。

A. 腮腺在耳前纵切时呈倒三角形状

B. 腮腺边界平滑整齐

C. 腮腺内部回声为均匀的中等强度回声

D. 腮腺内可见散在分布的点状血流信号

E. 腮腺主导管呈囊状

11. 正常腮腺的声像图是(　　)。

A. 表面为整齐平滑的边缘

B. 腺体为光点分布均匀的中等强度回声区

C. 低回声区内可见一平行强回声光带,为腮腺主导管

D. 以上都对

E. 以上都不对

12. 正常涎腺的超声表现不包括(　　)。

A. 腮腺纵切时,形态近似倒三角形

B. 腮腺深叶不容易完整显示

C. 腮腺周缘存在淋巴结

D. 颌下腺形态近似马蹄形

E. 舌下腺动脉血流频谱呈高阻型

13. 无痛性腮腺肥大,如果是单侧的,应该与下列哪种疾病进行鉴别?(　　)

A. 急性化脓性腮腺炎

B. 腮腺混合瘤

C. 腮裂囊肿

D. 颈部何杰金氏病

E. 颈部淋巴结核

14. 下列哪项不是典型腮腺囊肿的声像图表现?(　　)

A. 形态不规则,呈多边形

B. 囊后方回声增强

C. 轮廓完整,界限清晰

D. 有时可见轮廓线

E. 囊内为均匀无回声,透声性良好

15. 腮腺囊肿的超声特征是(　　)。

A. 形态规整,多呈圆形或多边形

B. 轮廓边界完整,呈锯齿状

C. 内呈不均质混合回声

D. 透生性欠佳,后方轻度衰减

E. 边界完整,内为无回声,后方回声增强

16. 李某,男,无意中发现耳下区增大,无压痛,

亦无明显不适,超声显示:耳下方见圆形无回声区,直径为 0.7 cm,形态规则,后方回声增强,周围见腮腺组织,最可能的诊断是(　　)。

A. 腮腺混合瘤

B. 慢性腮腺炎

C. 鳃裂囊肿

D. 腮腺囊肿

E. 颈淋巴结核

17. 下列关于腮腺管结石的超声表现,哪项是错误的?(　　)

A. 腮腺显示正常图像

B. 腮腺内探及强回声斑块

C. 有时在斑块后见声影

D. 腮腺导管阻塞时,可见扩张

E. 以上都不是

18. 下列关于腮腺混合瘤的描述,哪项是错误的?(　　)

A. 又称多形性腺瘤

B. 为涎腺中发病率最高的良性肿瘤

C. 肿瘤生长迅速,多不伴其他症状

D. 发病多在一侧(单侧发病常见)

E. 与周围组织无粘连,可有一定限度的活动

19. 下列关于腮腺黏液表皮样癌的超声特点中,哪项是错误的?(　　)

A. 高分化时,病灶多较大,呈现低回声、不均

B. 低分化时,病灶回声减低不均

C. 低分化时,病灶内呈囊实样改变

D. 边界不清、包膜不完整

E. 彩色多普勒见肿物内血流丰富

20. 下列符合黏液表皮样癌声像图表现的是(　　)。

A. 腮腺区可探及囊性病灶

B. 病灶界限边缘不清,轮廓不完整,内部呈低回声,囊性变时,可显示无回声区

C. 病灶以液性回声为主,内部可见不均质低回声与致密较强回声交错分布

D. 液性回声中出现致密较强回声团块

E. 肿瘤如为高分化癌,可见回声降低

B 型题,配伍选择题。一组试题共用一组备选项。备选项在前,题干在后。备选项可重复选用,

也可不选用。每道题只有一个最佳答案。

A. 腮腺　　　　　B. 颌下腺

C. 舌下腺　　　　D. 甲状腺

1. 涎腺炎症好发于(　　)。

2. 涎腺结石好发于(　　)。

3. 涎腺囊肿好发于(　　)。

4. 涎腺混合瘤好发于(　　)。

5. Warthin 瘤好发于(　　)。

6. 黏液表皮样癌好发于(　　)。

7. 腺样囊性癌好发于(　　)。

C 型题,综合分析选择题。包括一个试题背景信息和一组试题(二至五个)。每道题都有其独立的备选项,备选项一般有五个。题干在前,备选项在后。每道题的备选项中,有一个或多个正确答案。

1. 患儿男,4 岁,因"右侧耳垂周围疼痛、红肿 3 天"来诊,饮食时疼痛加剧。查体:右侧腮腺导管开口充血肿胀。超声:右侧腮腺中度肿大,包膜不清晰,实质回声不均匀,血供增多;左侧腮腺未见明显异常回声。

(1) 最可能的诊断是(　　)。

A. 急性细菌性腮腺炎

B. 流行性腮腺炎

C. 特异性腮腺炎

D. 急性化脓性腮腺炎

E. 腮腺肥大

(2) 此疾病最容易并发(　　)。

A. 急性颌下腺炎

B. 急性淋巴结炎

C. 急性甲状腺炎

D. 急性肾炎

E. 急性睾丸炎

(3) 此病反复发作可迁延为慢性复发性腮腺炎,其临床特征是(　　)。

A. 多于成年后形成

B. 伴有口干

C. 年龄越小,发作次数越频繁

D. 年龄越大,发作次数越频繁

E. 口腔内导管开口充血肿胀,脓液排出

2. 患者女,56 岁,因"双侧腮腺无痛性、逐渐肿大 2 年"来诊。查体:双侧腮腺弥漫性肿大,质地较

硬,表面欠光滑。

(1) 可能的诊断有(   )。

A. 急性腮腺炎

B. 慢性腮腺炎

C. 腮腺肥大

D. 腮腺淋巴上皮囊肿

E. 腮腺良性淋巴上皮病

F. 腮腺乳头状淋巴囊腺瘤

提示超声:考虑为腮腺良性淋巴上皮病。

(2) 此病的超声表现包括(   )。

A. 双侧腮腺弥漫性肿大,腺体内回声不均

B. 腺体可见散在小低回声灶,呈"网格样"分布

C. 病灶也可表现为结节状、团块状,边界不清晰

D. 腺体病灶内血流信号明显增多

E. 舌下腺也有相应的超声表现

F. 颌下腺也有相应的超声表现

G. 颈部淋巴结也有相应的超声表现

(3) 有助于诊断此病的临床表现及检查包括(   )。

A. 口腔干燥

B. 眼干

C. 反复四肢关节肿痛

D. 血白细胞计数升高

E. 抗 SS-A、抗 SS-B(＋)

F. 类风湿因子(＋)

(4) 此病的病理改变包括(   )。

A. 淋巴细胞弥漫浸润腺小叶

B. 淋巴细胞弥漫浸润腺小叶间的结缔组织

C. 小叶内导管扩张

D. 腺小叶形态明显改变

E. 腺泡萎缩

F. 少数有恶性变表现

X 型题,多选题。由一个题干和 A、B、C、D、E 五个备选答案组成。题干在前,选项在后。要求从五个备选答案中选出两个或两个以上正确答案,多选、少选、错选均不得分。

1. 关于涎腺囊肿,下列叙述正确的有(   )。

A. 淋巴上皮囊肿亦称假性囊肿

B. 舌下腺囊肿可呈哑铃形

C. 涎腺囊肿好发于舌下腺

D. 腮腺囊肿要注意与口底皮样囊肿相区别

E. 舌下腺囊肿要注意与第一鳃裂囊肿相区别

2. 下列有关腮腺黏液表皮样癌的超声特征的描述,错误的是(   )。

A. 边界不清,呈实性中高回声,肿瘤多数直径>5 cm

B. 边界不清、不完整,内呈低回声区,肿瘤较大时呈囊性改变

C. 边界不清,内部呈不均质低回声,高度恶性者可探及同侧颈深部淋巴结肿大

D. 肿瘤较小时呈囊实性改变

E. 肿瘤内血流稀少

第四节　甲状腺与甲状旁腺

A 型题,最佳选择题。由一个题干和 A、B、C、D、E 五个备选答案组成。题干在前,选项在后。每道题的备选项中,只有一个最佳答案。

1. 甲状腺的大体解剖是(   )。

A. 位于颈前,呈蝶形,位于距体表 1～1.5 cm 的浅表器官

B. 位于颈侧方,呈椭圆形,位于气管的侧方

C. 位于胸锁乳突肌内侧、颈总动脉的前方

D. 位于气管前方、食管的后方

E. 位于颈前,呈"H"形,位于距体表 2 cm 的浅表器官

2. 关于甲状腺的静脉引流,下列哪项是错误的?(   )

A. 甲状腺侧叶上部的血流经甲状腺上静脉流入颈内静脉

B. 侧叶前部和中部的血液经甲状腺中静脉流入颈内静脉

C. 侧叶下部的血液经甲状腺下静脉流入无名静脉

D. 以上都对

E. 以上都不对

3. 随着超声仪器的更新,现扫查甲状腺采用的探头频率及方法为(   )。

A. 3.5 MHz 探头,加用水囊法

B. 5 MHz 探头,采用直接接触法

C. 小于 7 MHz 探头,采用直接接触法

D. 7~10 MHz 探头,采用直接接触法

E. 10 MHz 探头,加用水囊法

4. 关于正常甲状腺纵切面时的超声表现,哪项是错误的?( )

A. 呈长梭形

B. 有包膜

C. 边缘规则,两侧基本对称

D. 一般呈中等回声,分布均匀

E. 位于颈总动脉的外侧

5. 超声检测甲状腺,其解剖标志是( )。

A. 气管在其内侧,颈长肌在后方,颈动脉和颈内静脉在外侧,胸锁乳突肌在其内侧

B. 气管在其内侧,颈长肌在外侧,颈动脉在其后方

C. 气管和胸锁乳突肌在内侧,颈长肌在后,颈动脉在下方

D. 气管在其内侧,颈长肌在后方,颈动脉及颈内动脉在其后外侧,胸锁乳突肌在其侧方

E. 气管在其内侧,颈长肌在前方,颈动脉及颈内静脉在其后内侧,胸锁乳突肌在其侧方

6. 甲状腺侧叶内,出现单个团块,边界光滑,包膜完整,内部为无回声区,应考虑是( )。

A. 甲状腺囊肿

B. 甲状腺癌

C. 甲状腺腺瘤

D. 亚急性甲状腺炎

E. 甲状腺脓肿

7. 下列关于甲状腺腺瘤的声像图表现,错误的是( )。

A. 圆形、椭圆形多见

B. 均质、低回声结节

C. 有包膜

D. CDFI:呈点状,环绕肿瘤

E. 常为多发性

8. 患者女,35 岁。颈前部逐渐增大,增粗,不对称,超声显示:甲状腺肿大呈多个结节,彩色多普勒血流显像血流丰富,绕结节而行。这最可能是( )。

A. 毒性甲状腺肿

B. 亚急性甲状腺炎

C. 桥本氏病

D. 结节性甲状腺肿

E. 以上都不是

9. 超声诊断亚急性甲状腺炎,不正确的是( )。

A. 大小、结构、回声正常

B. 局部有压痛

C. 内呈稀疏、不均质的弱回声

D. 弥漫性肿大

E. CDFI:血流较丰富

10. 王某,女性,40 岁,甲状腺区疼痛、低热,超声显示:甲状腺弥漫性中度肿大,回声减低,血流丰富。它最可能是( )。

A. 结节性甲状腺肿

B. 原发性甲状腺功能亢进

C. 慢性淋巴性甲状腺炎

D. 亚急性甲状腺炎

E. 腺瘤

11. 桥本甲状腺炎的声像图特征是( )。

A. 两叶不规则肿大,边缘模糊不清,峡部相对正常

B. 多数可见大小不等的结节回声

C. 结节周围见环状血流,并见丰富分支伸入结节内

D. 甲状腺实质光点粗,分布不均,回声弥漫性减低

E. 以上都对

12. 患者男,20 岁,感冒后发现咽痛,颈前部肿痛,低热,白细胞升高血沉快、超声显示甲状腺中度肿大,回声减低,最可能的诊断是( )。

A. 结节性甲状腺肿

B. 原发性甲状腺功能亢进

C. 甲状腺腺瘤

D. 亚急性甲状腺炎

E. 慢性甲状腺炎

13. 下列关于甲状腺腺瘤的超声特征,哪项不正确?( )

A. 圆形或椭圆形

B. 边界光滑、包膜完整

C. 内部呈低回声,质地均匀

D. 肿瘤周围见声晕,有丰富的血流信号

E. 常为多发性

14. 毒性甲状腺肿（Graves 病）的超声表现是（   ）。

A. 甲状腺体积减小,内部为低回声,血流不丰富

B. 甲状腺弥漫增大,内部呈中-低回声,血流呈"火海征"

C. 甲状腺弥漫增大,内部为低回声,血流不丰富

D. 甲状腺不对称性肿大,内部呈低回声,血流呈"火海征"

E. 甲状腺正常大小,内部为低回声,血流正常

15. 患者男,50 岁,颈前偏右有一实性结节,质硬,2 周后发现声音嘶哑,超声显示:甲状腺右叶单发境界不清低回声结节,内有细点状强回声,伴有右颈部淋巴结肿大,最可能的诊断是（   ）。

A. 甲状腺腺瘤

B. 甲状腺癌

C. 甲状腺囊肿

D. 结节性甲状腺肿

E. 桥本氏病

16. 恶性甲状腺结节的特点不包括（   ）。

A. 回声不均

B. 淋巴结肿大

C. 微小钙化

D. 边缘不规则

E. 周围晕环

17. 关于甲状腺癌的描述,下列哪项是错误的?（   ）

A. 肿块形态不规则,以单发性为多,多无包膜和晕环,呈蟹足样向周围组织浸润

B. 内部以实性不均质强回声为主

C. 髓样癌常表现为均质低回声,边缘清晰

D. 滤泡状腺癌常见后方衰减

E. 部分可发生囊变,其囊变部分所占比例较小,囊壁不光滑,常有钙化

18. 王某,女,25 岁,超声显示甲状腺长为 4.5 cm,宽为 2.0 cm,厚为 1.5 cm,峡部为 0.3 cm,甲状腺上动脉 V_{max}（峰值）为 25 cm/s,阻力指数为 0.5,回声均匀,应考虑是（   ）。

A. 甲状腺炎

B. 正常甲状腺

C. 单纯性甲状腺肿

D. 原发性甲状腺功能亢进

E. 结节性甲状腺肿

19. 李某,女,30 岁,逐渐发现颈部增粗,手颤、心率快,超声显示:甲状腺均匀性增大,回声正常,血流明显丰富,无结节,它最可能的疾病是（   ）。

A. 原发性甲状腺功能亢进

B. 结节性甲状腺肿

C. 甲状腺癌

D. 急性甲状腺炎

E. 甲状腺腺瘤

20. 甲状腺对称性重度肿大,回声不均匀。CDFI 显示血流信号极丰富,应考虑（   ）。

A. 毒性甲状腺肿

B. 单纯性甲状腺肿

C. 亚急性甲状腺炎

D. 桥本甲状腺炎

E. 结节性甲状腺肿

21. "火海征"也可见于下列哪种疾病?（   ）

A. 桥本甲状腺炎

B. 单纯性甲状腺肿

C. 甲状腺腺瘤

D. 亚急性甲状腺炎

E. 甲状腺癌

22. 甲状腺腺瘤的超声特征是（   ）。

A. 圆形或椭圆形肿物,边界光滑,无包膜,呈低回声

B. 圆形或椭圆形肿物,边界不光滑,无包膜,呈低回声

C. 圆形或椭圆形肿物,边界光滑,有包膜,呈低回声

D. 圆形或椭圆形肿物,边界光滑,无包膜,呈无回声

E. 圆形或椭圆形肿物,边界不光滑,有包膜,呈低回声

23. 下列哪项表现与结节性甲状腺肿无关?（   ）

A. 甲状腺不规则,非对称性增大

B. 实质回声增粗,内呈多个中等偏强回声结节

C. 结节内可见液性暗区,强光点

D. CDFI 显示血流丰富,血流呈花环状包绕结节,并有细小分支伸入结节内

E. "火海征"

24. 桥本甲状腺炎的声像图特点是( )。

A. 甲状腺非对称性肿大

B. 内回声普遍增强

C. 正常的实质内见片状强回声

D. 内回声普遍减低

E. 常有多发强回声结节

25. 慢性淋巴性甲状腺炎(桥本氏病)的超声特征是( )。

A. 甲状腺峡部明显增厚,回声低,血流丰富

B. 甲状腺正常大小,回声低,血流丰富

C. 甲状腺正常大小,回声低,分布均,血流不丰富

D. 甲状腺轻度肿大,回声低,分布不均,血流不丰富

E. 甲状腺轻度肿大,回声强,分布不均,血流不丰富

26. 亚急性甲状腺炎的临床及超声特征是( )。

A. 初期咽痛、低烧、有上呼吸道症状

B. 实验室 T3,T4 增高,白细胞上升,血沉快

C. 甲状腺中度增大,内有均质稀疏弱回声点

D. 彩色多普勒血流显像显示血流较丰富或不丰富

E. 以上都是

27. 徐某,男,20 岁,感冒后发现咽痛,颈前部肿大、疼痛,低烧,白细胞升高,血沉快。超声显示:甲状腺中度肿大,回声减低。最可能的诊断是( )。

A. 结节性甲状腺肿

B. 原发性甲亢

C. 甲状腺腺瘤

D. 亚急性甲状腺炎

E. 慢性甲状腺炎

28. 下列哪项与毒性甲状腺肿的声像图无关?( )

A. 甲状腺"火海征"

B. 甲状腺"海岛征"

C. 甲状腺上、下动脉增宽

D. 甲状腺上、下动脉变窄

E. 血流速度的增加随 T3,T4 的升高而加快

29. 下列关于结节性甲状腺肿的超声特点,哪项是错误的?( )

A. 颈前部肿大、增粗

B. 甲状腺内多个结节

C. 结节大小不等,分布不均

D. CDFI 显示血流丰富,沿结节绕行

E. 结节都是实性的

30. 晕圈征是指甲状腺肿块周围有低回声环,常见于( )。

A. 甲状腺炎

B. 囊肿

C. 腺瘤

D. 腺癌

E. 结节性甲状腺肿

31. 下列关于单纯性甲状腺肿的临床和超声表现,错误的是( )。

A. 甲状腺肿大

B. 可呈对称性均匀性肿大

C. 内可见小无回声区

D. 有缺碘史

E. 无血流信号

32. 甲状腺腺瘤与结节性甲状腺肿的主要鉴别点是( )。

A. 结节大小

B. 结节数目

C. 有无包膜

D. 有无囊性变

E. 有无钙化点

33. 结节性甲状腺肿的增生结节和腺瘤的超声鉴别点主要是( )。

A. 甲状腺的大小有无改变

B. 结节或肿块内的回声强弱

C. 结节或肿块内的血供情况

D. 肿块外周有无完整包膜

E. 肿块有无"声晕"

34. 微粒抗体阳性和球蛋白抗体升高对下列哪种疾病的诊断具有重要意义?( )

A. 弥漫性甲状腺肿

B. 单纯性甲状腺肿

C. 结节性甲状腺肿

D. 亚急性甲状腺炎

E. 桥本甲状腺炎

35. 下列关于正常成人的甲状旁腺解剖的叙述,哪项是错误的?(　　　)

A. 呈圆形或椭圆形

B. 分别位于甲状腺上、下极的背侧

C. 长径为 5~6 mm,宽径为 3~4 mm,厚径为 1~2 mm

D. 左、右侧各两对(4 个)

E. 异位甲状旁腺极少见(<1%)

36. 正常甲状旁腺解剖、生理和超声检查中,以下哪项不正确?(　　　)

A. 甲状旁腺位于甲状腺左、右深面的上、下极

B. 甲状旁腺共 4 个,左右各 2 个,大小为长 5~6 mm、宽 3~4 mm、厚 1~2 mm

C. 甲状旁腺呈圆形或椭圆形,回声较甲状腺稍低

D. 甲状旁腺分泌甲状旁腺激素,调节血钙

E. 用常规超声频率(2~3 MHz)的探头即可显示正常甲状旁腺

37. 检查甲状旁腺可采用探头频率为(　　　)。

A. 3.5 MHz

B. 5.0 MHz

C. 7.5 MHz

D. 10 MHz

E. 以上均可,以高频为佳

38. 哪项是甲状旁腺的声像图?(　　　)

A. 正常甲状旁腺虽然体积小,但回声强,很容易被发现

B. 其平均大小为 5 mm×3 mm×1 mm

C. 多数位于甲状腺的上方或前外侧

D. 其回声略强于甲状腺,周围可见致密光带

E. CDFI 显示血供丰富

39. 于甲状腺下动脉、静脉后下方发现一低回声结节,圆形,有包膜,它最可能是(　　　)。

A. 甲状腺结节

B. 淋巴结

C. 转移癌

D. 甲状旁腺腺瘤

E. 甲状腺炎

40. 刘某,女,18 岁,尿毒症,肾功能衰竭,超声发现颈前部甲状腺周围有多个低回声结节,最可能是(　　　)。

A. 颈淋巴结肿大

B. 甲状腺腺瘤

C. 结节性甲状腺肿

D. 甲状旁腺增生

E. 甲状旁腺腺瘤

41. 李某,男,15 岁,数年来多处骨折伴有关节疼痛,肝肾功能正常,超声显示甲状腺下极背侧有 1.0 cm×1.5 cm 低回声结节,包膜完整,血流丰富,它最可能是(　　　)。

A. 甲状旁腺增生

B. 甲状旁腺癌

C. 低血钙症

D. 肾结石

E. 甲状旁腺腺瘤

42. 患者发现左甲状腺后下方有一肿物,椭圆形,有典型甲状旁腺亢进表现,但无尿毒症,它最可能是(　　　)。

A. 甲状腺腺瘤

B. 甲状旁腺腺瘤

C. 甲状腺囊肿

D. 结节性甲状腺肿

E. 甲状旁腺增生

43. 原发性甲状旁腺功能亢进的患者中,各类甲状旁腺疾病所占的比例是(　　　)。

A. 甲状旁腺增生,约占 20%

B. 甲状旁腺增生,约占 80%

C. 甲状旁腺瘤,约占 80%

D. 甲状旁腺瘤,约占 40%

E. 甲状旁腺癌,约占 10%

44. 下列描述中,不符合甲状旁腺囊肿表现的是(　　　)。

A. 临床少见

B. 大的囊肿可达 10 cm

C. 一般无症状

D. 多数来自腺瘤囊性变

E. 囊肿壁血流丰富

45. 关于甲状旁腺癌的声像图特征,下列哪项是错误的?(　　)

A. 发展快,体积大,平均可达 24 mm

B. 浸润包膜,边缘不清,不规则

C. 内部回声不均匀,可囊变,钙化,后方有衰减

D. 常向周围浸润,可累及甲状腺

E. 较常见

C 型题,综合分析选择题。包括一个试题背景信息和一组试题(二至五个)。每道题都有其独立的备选项,备选项一般有五个。题干在前,备选项在后。每道题的备选项中,有一个或多个正确答案。

1. 患者女,50 岁,2 年前超声发现甲状腺右叶单发实性结节,大小为 0.7 cm×0.5 cm。先后去数家医院多次行超声检查均认为良性,建议定期复查,目前患者无任何不适。再次行彩色超声检查,显示甲状腺右叶实性结节,大小为 1.0 cm×0.8 cm(图 1),颈部两侧未见肿大淋巴结。

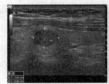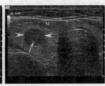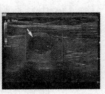

图 1

(1) 对于该结节,最恰当的超声提示为(　　)。

A. 甲状腺炎性结节

B. 结节性甲状腺肿

C. 甲状腺腺瘤

D. 甲状腺癌

E. 不能除外恶性

(2) 正确的临床处置为(　　)。

A. 继续随访

B. 甲状腺功能检查

C. MRI 检查

D. 放射性核素检查

E. 手术治疗

2. 患者女,37 岁,因"左下肢疼痛 2 年,加重伴行走困难 6 个月"来诊。腰椎 X 线片:腰椎骨质疏松,锥体双 H 变。腰骶部 CT:骶髂关节及骨盆骨质疏松明显。全身骨显像:全身骨骼摄取增强,以颅骨、长骨为著,双侧肋骨可见多个点状放射性增强区,符合代谢性骨病。骨密度示骨质疏松。

(1) 首选的血液检查为(　　)。

A. 血常规

B. 甲状腺功能

C. 甲状旁腺素(PTH)、血钙、血磷

D. 肝功能

E. 肾功能

(2) 甲状腺超声:甲状腺左叶上极背侧有一 2.6 cm×1.1 cm 低回声,呈分叶状;彩色超声显示其内血流丰富。结合病史,应考虑病变来源于(　　)。

A. 甲状腺　　　　　B. 甲状旁腺

C. 气管　　　　　　D. 食管

E. 颈部淋巴结

(3) 超声横断面显示肿物纵横比>1,且颈动脉旁有肿大淋巴结。此时应高度怀疑(　　)。

A. 甲状腺瘤

B. 甲状腺癌

C. 甲状旁腺瘤

D. 甲状旁腺癌

E. 颈淋巴瘤

3. 患者女,40 岁,无明显不适,体检查体时发现甲状腺Ⅱ度肿大,质韧,未触及明显结节。

(1) 引起甲状腺弥漫性肿大的病因包括(　　)。

A. 亚急性甲状腺炎

B. 桥本甲状腺炎

C. 单纯性甲状腺肿

D. 弥漫性毒性甲状腺肿

E. 甲状腺腺瘤

F. 甲状腺癌

(2) 可能出现的声像图表现有(　　)。

A. 腺体弥漫性回声减低,伴有许多条状高回声

B. "火海征"

C. 腺体内见许多散在细小低回声而呈网格状改变

D. 甲状腺上动脉流速明显减低,血流量减少

E. 病变可局限于腺体的某一区域

F. 腺体内见一中等回声结节,呈类圆形,周边血流环绕

（3）其超声征象包括（　　）。

A. 淋巴结边界清晰，包膜完整

B. 淋巴结边界不清，相互融合

C. 淋巴结皮髓质分界清晰

D. 淋巴结皮质内可见多发点状强回声、局限性回声增高或囊性变

E. 淋巴结皮质增厚

F. 淋巴结血流增多，呈放射状分布

提示：该患者诊断为桥本甲状腺炎。超声随诊中发现甲状腺右叶新发 2 个低回声结节，分别为 0.7 cm×0.7 cm,0.6 cm×0.5 cm,边界欠清。

（4）此时应高度警惕（　　）。

A. 桥本甲状腺炎局限性病变

B. 亚急性甲状腺炎

C. 异位甲状旁腺

D. 结节性甲状腺肿

E. 甲状腺腺瘤

F. 甲状腺癌

X 型题，多选题。由一个题干和 A、B、C、D、E 五个备选答案组成。题干在前，选项在后。要求从五个备选答案中选出两个或两个以上正确答案，多选、少选、错选均不得分。

1. 下列关于甲状腺的大体解剖描述，正确的是（　　）。

A. 位于颈前方的两侧

B. 形态呈蝶形

C. 锥体叶位于右叶下方

D. 距体表 1～1.5 cm 的浅表器官

E. 甲状腺有甲状腺上、下动脉供血

2. 关于甲状腺血管，叙述正确的是（　　）。

A. 甲状腺的动脉包括甲状腺上动脉和甲状腺下动脉，偶有甲状腺最下动脉

B. 甲状腺上动脉是颈外动脉的分支

C. 甲状腺下动脉起自锁骨下动脉的分支甲状颈干

D. 甲状腺有三对静脉，即甲状腺上静脉、中静脉、下静脉

E. 甲状腺三对静脉均注入颈内静脉

3. 超声显示甲状腺与颈前肌界限不清时，最常见于下列哪些甲状腺疾病？（　　）

A. 甲状腺腺瘤

B. 结节性甲状腺肿

C. 亚急性甲状腺炎

D. 单纯性甲状腺肿

E. 甲状腺癌

4. 单纯性甲状腺肿的声像图特征是（　　）。

A. 甲状腺均匀性显著肿大，压迫气管和颈部血管

B. 早期光点增粗，有的可见散在性边界模糊的小结节

C. 后期可形成多个薄壁的液性暗区

D. 腺体中常发生液化、血块机化及钙化

E. 血流可见"火海征"

5. 关于甲状腺腺瘤与结节性甲状腺肿的超声表现，叙述错误的有（　　）。

A. 甲状腺腺瘤多为单个结节

B. 结节性甲状腺肿常为多个结节

C. 结节性甲状腺肿可合并腺瘤或腺瘤样变

D. 甲状腺腺瘤常为多个结节

E. 结节性甲状腺肿不可能为单个结节

6. 甲状旁腺腺瘤的特征包括（　　）。

A. 80% 的原发性甲状旁腺功能亢进由甲状旁腺腺瘤引起

B. 多见于女性

C. 常累及单个腺体

D. 主要症状为钙磷代谢障碍引起的骨质疏松、脱钙及骨折

E. 多为圆形、低回声，彩色多普勒血流成像（CDFI）示内部血流丰富

7. 女性，20 岁，患典型甲状旁腺功能亢进，但超声未发现异常，其可能的原因是（　　）。

A. 病变太小

B. 操作不熟练

C. 异位在胸骨后

D. 无高频探头

E. 饭后才来检查

8. 表现为甲状腺弥漫性、对称性肿大的疾病有（　　）。

A. 单纯性甲状腺肿

B. 结节性甲状腺肿

C. 毒性甲状腺肿

D. 桥本甲状腺炎

E. 急性甲状腺炎

9. 下列关于甲状腺癌的描述,正确的是（　　）。

A. 甲状腺癌发生于各种年龄,多发于 40～50 岁

B. 男性发病率比女性高

C. 儿童甲状腺单发结节中恶性可达 50%

D. 癌的发生率单发结节大于多发结节

E. 甲状腺癌的转移以腺内播散及淋巴结转移为常见

10. 下列有关甲状腺结节核素显像结果的分析,正确的是（　　）。

A. 单个"热结节"常提示为高功能腺瘤

B. 甲状腺腺瘤可表现为"温结节"

C. 甲状腺癌大多为"冷结节"

D. 凡"冷结节"都是甲状腺癌

E. 甲状腺癌也可表现为"温结节"

第五节　颈部包块与浅表淋巴结

A 型题,最佳选择题。由一个题干和 A、B、C、D、E 五个备选答案组成。题干在前,选项在后。每道题的备选项中,只有一个最佳答案。

1. 超声检查发现,右下颌角下方,胸锁乳突肌内侧深部的颈总动脉分叉处有 5 cm×3 cm 大小的低回声包块,边界清楚、规整,包块造成颈内及颈外动脉向两侧推移,包块内部有较丰富的动、静脉血流,并可见颈外动脉的分支进入包块内,请就此超声表现做出诊断。（　　）

A. 颈神经纤维瘤

B. 颈神经鞘瘤

C. 颈交感神经鞘瘤

D. 颈动脉瘤

E. 颈动脉体瘤

2. 颈动脉瘤超声诊断的依据是（　　）。

A. 颈动脉内径扩大,湍流

B. 颈动脉内径正常大小,湍流

C. 颈动脉内径正常大小

D. 颈动脉内径扩大,湍流,镶嵌型血流信号

E. 颈动脉内径正常大小,镶嵌型血流信号

3. 正常淋巴结的形状及横径是（　　）。

A. 圆形,<2 mm

B. 长形,>6 mm

C. 豆状,<5 mm

D. 卵圆形,<4 mm

E. 条形,>6 mm

4. 关于淋巴结的病变,叙述错误的是（　　）。

A. 淋巴结炎是由细菌、病毒及真菌等感染引起的

B. 急性淋巴结炎时,血供丰富,血管分布杂乱

C. 淋巴结结核时,髓质偏心、变形或显示不清

D. 淋巴结反应性增生时,形态多呈椭圆形,长径、厚径之比>2

E. 非霍奇金淋巴瘤可发生于淋巴结外淋巴组织

5. 患者高烧后两侧耳下区肿大、发红、不适,超声显示:局部增大,回声减低,血流信号略增多,它最可能是（　　）。

A. 腮腺肿瘤

B. 颈淋巴结肿大

C. 急性腮腺炎

D. 霍奇金肿瘤

E. 甲状腺炎

X 型题,多选题。由一个题干和 A、B、C、D、E 五个备选答案组成。题干在前,选项在后。要求从五个备选答案中选出两个或两个以上正确答案,多选、少选、错选均不得分。

1. 正常淋巴结的结构为（　　）。

A. 淋巴结表面有一层被膜

B. 淋巴结表面无被膜

C. 淋巴结包括皮质和髓质,皮质的淋巴窦致密,髓质的淋巴窦疏松

D. 淋巴结包括皮质和髓质,皮质的淋巴窦疏松,髓质的淋巴窦致密

E. 长轴径与短轴径之比>2

2. 淋巴结反应性增生的声像图特点是（　　）。

A. 淋巴结体积增大,长轴径/短轴径>2

B. 淋巴结体积增大,长轴径/短轴径<1

C. 淋巴结呈类圆形,有完整中等回声包膜,皮质呈中等回声,髓质回声低

D. 淋巴结内血流量、流速均增加,呈高速低阻血流

E. 淋巴结呈椭圆形,有完整强回声包膜,皮质呈均匀低回声,髓质回声稍强

3. 良性淋巴结的声像图特点是( )。

A. 淋巴结均匀性肿大,长轴径/短轴径>2

B. 淋巴结分叶状增大,长轴径/短轴径<2

C. 呈椭圆形,被膜回声强而完整

D. 被膜回声强而不完整

E. 血流丰富,分布规律呈高速低阻,RI 为 0.57 ± 0.10

4. 淋巴结结核的超声表现可有( )。

A. 肿大的淋巴结多呈椭圆形,长径厚径之比<2

B. 皮质回声不均匀,以低回声为主,髓质形态多无改变

C. 脓肿破溃,淋巴结与周围组织融合

D. 淋巴结内血流信号增多,分布杂乱

E. 淋巴结相互融合成串

答案与解析

第一节　新生儿颅脑

A 型题

1. 答案:B。

解析:脑的外面包有 3 层被膜,由外向内依次为硬膜、蛛网膜和软膜,这些被膜对脑组织有着支持和保护的作用。

2. 答案:D。

解析:侧脑室位于大脑半球内,形状不规则,按其形态和位置可分为中央部、前角、后角和下角 4 个部分。

3. 答案:D。

解析:第三脑室是两侧间脑之间的稍宽垂直裂隙,呈正中矢状位。其前部以室间孔与两侧脑室相通,向后经中脑水管与第四脑室相通,可分为顶、底、前、后和两侧壁。

4. 答案:B。

解析:脑的血液供应非常丰富,脑的动脉来自两侧的颈内动脉和椎动脉,颈内动脉主要分支供应大脑半球前 2/3 和间脑前部,椎动脉主要分支供应大脑半球后 1/3、间脑后部、小脑和脑干。大脑前动脉主要供应豆状核、尾状核前部、核内囊前角。大脑中动脉是颈内动脉最大的分支,可视为颈内动脉的直接延续,它供应大脑半球所需血液的 80%,主要供应纹状体、内囊膝及后脚和背侧丘脑。大脑后动脉是基底动脉的终支,皮质支主要分布于全部的枕叶和颞叶底面及内侧面,中央支穿入脑实质供应间脑大部分结构,并有分支参与形成第三脑室脉络丛。

5. 答案:A。

解析:新生儿做颅脑超声检查时处于比较安静的状态即可,一般无需服用镇静剂。在患儿囟门部位厚涂超声专用复合剂,避免过分压迫囟门。若天气寒冷,可将耦合剂加温使用。探头应注意清洁,加覆薄膜,应先检查非感染性疾病的患儿,再检查感染性疾病的患儿。

6. 答案:B。

解析:新生儿颅脑检查应遵循最小有效剂量原则,建议安全的输出功率设置为 TIC<0.7,MI<0.7。

7. 答案:A。

解析:经前囟探查是颅脑超声首选的检查部位,探头置于前囟,可行冠状面和正中矢状面不同角度的偏转扫查。

8. 答案:D。

解析:D 为经前囟矢状面所见切面,A、B、C、E 为经前囟冠状切面。

9. 答案:C。

解析:正中矢状切面显示脑正中线上解剖结构,包括胼胝体、透明隔腔、Vergae 腔、第三脑室和

第四脑室、中脑导水管、脑干、小脑、小脑延髓池。脉络丛为侧脑室旁矢状切面显示的结构。

10. 答案:D。

解析:颅内出血可导致脑室旁出血性梗死、出血后脑积水、脑白质损伤等并发症。缺氧缺血性脑发病的核心是围产期缺氧。

11. 答案:C。

解析:脑室周围-脑室内出血是早产儿特征性的颅内出血类型,也称生发基质出血或室管膜下出血。脑室周围出血来源于侧脑室腹外侧室管膜下的生发基质小血管破裂形成。

12. 答案:A。

解析:侧脑室前角内径是在前囟冠状面侧脑室前角切面,测量前角中 1/2 处的垂直内径。

13. 答案:C。

解析:超声可以对肿瘤进行识别和粗略定位。如大脑外侧沟从中线位置移向一侧或另一侧,往往提示一侧大脑半球有占位病变,无法进行精确定位,故 C 错误。

14. 答案:C。

解析:脑出血后梗阻性脑积水超声表现:侧脑室扩张有张力感,侧脑室的弯曲弧度减低或消失;脑室与脑实质比例增大,中线至侧脑室外缘距离与中线至同侧颅骨内板距离之比>1/3,矢状面侧脑室深大于 2～3 mm,冠状面第三脑室增宽≥3 mm。

15. 答案:D。

解析:脑实质出血早期,出血灶边缘不整且回声相对淡薄,出血量大时回声增强,出血稳定后,出血灶内高回声减低,直至最后部分或全部液化形成暗区,故 A 错误。蛛网膜下腔出血,大部分存留于脑的周边部位,是超声诊断的弱项,效果不及 CT,超声检查时需尽可能地扫查脑的周边部位,有时在脑外侧沟脑后纵裂池等部位,可发现条状点片状出血影像,故 B 错误。小脑组织结构在超声图像上回声较高,小脑出血时在高回声基础上进一步增强,故 C 错误。点状出血常与缺氧、酸中毒等原因有关,大范围出血多与凝血机制异常、脑血管畸形等因素有关,故 E 错误。

16. 答案:B。

解析:脑室周围白质软化早期侧脑室前角旁三角区显示片状回声增强;病程 2 周后回声增强区呈空腔或囊泡样改变;病程 3 个月后囊泡消失,较大的囊腔难以被胶质细胞填充,导致形成孔洞脑或脑穿通畸形。

17. 答案:C。

解析:轻度 HIE 表现为轻度脑水肿,可见脑组织结构模糊;中度 HIE 表现为脑组织解剖结构消失,难以辨认,并且脑实质回声增强;重度 HIE 后期可出现脑白质软化,故 C 错误。

18. 答案:B。

解析:脑梗死发生早期病变区域回声增强程度并不很高,相对均匀,形状不固定,无典型的楔形,隐约可出现靠近脑中心部位的病变范围小于周边部位,故 B 错误。

B 型题

答案:1. B; 2. D; 3 A; 4 C。

解析:Papile 将脑室周围-脑室内出血分为Ⅰ～Ⅳ度,级别越高说明出血越严重。Ⅰ度:单纯室膜下出血,或仅有少量血液进入侧脑室前角内;Ⅱ度:血液已经进入侧脑室内,脑室无明显增宽;Ⅲ度:侧脑室内血液较多,伴脑室明显增宽;Ⅳ度:出血后脑室明显增宽,并至脑实质出血,脑室周围脑白质损伤或髓静脉梗死。

答案:5. E; 6. A; 7. C; 8. D; 9. B。

解析:神经管畸形:其中的脑膨出及脑膜膨出超声表现为颅骨缺损处伴有脑组织和(或)脑膜膨出;透明隔腔缺如:表现为前角间无透明隔,前角融合,前角融合处顶部呈凹陷状;胼胝体缺如:以胼胝体完全缺失为主要表现,第三脑室扩大并向头侧移位,侧脑室前角增大并向外侧移位,透明隔腔消失;无脑回畸形:超声表现为脑沟回完全消失,表面光滑;Dandy-Walker 畸形:主要表现为小脑蚓部及小脑半球发育不全,第四脑室扩大,小脑延髓池扩大,后颅窝形成囊肿,以及梗阻性脑积水。

X 型题

1. 答案:BCDE。

解析:由于新生儿前囟骨缝未闭合,高颅压表现往往出现较晚或不典型,早期仅表现为前囟紧张,极易误诊,故 A 错误。

2. 答案:ABCDE。

解析:颅内出血(intracranialhemorrhage,ICH)是新生儿期常见病,也是各部位颅内出血的统称。包括脑室周围-脑室内出血,硬脑膜下出血,蛛网膜腔下腔出血,脑实质出血,小脑及丘脑、基底核等部位出血。

3. 答案:ABCDE。

解析:以上均是经前囟冠状面扫查切面。

4. 答案:ABCDE。

解析:脑室周围-脑室内出血是早产儿特征性的颅内出血类型,也称生发基质出血或室管膜下出血。脑室周围出血来源于侧脑室腹外侧室管膜下的生发基质小血管破裂形成。出血后临床表现取决于出血量的多少。脑室周围-脑室内出血可导致脑室旁出血性梗死、出血后脑积水、脑白质损伤等并发症。超声表现为室管膜下区域出血,在冠状超声层面可见侧脑室前角下缘部位出现高回声团块,随着室管膜下出血量增多,血液扩散至侧脑室前角内成为脑室内出血,侧脑室内可见团块状的强回声团,当较多的出血积于侧脑室内,脑室可有不同程度的增宽,可见脉络丛增粗、外形不规则。

第二节 眼 部

A 型题

1. 答案:C。

解析:眼球壁从外向内依次分为纤维膜、血管膜和视网膜。其中纤维膜由前向后可分为角膜和巩膜两部分。血管膜又称葡萄膜,由前至后分为虹膜、睫状体和脉络膜三部分。结膜属于眼副器,是一层薄而透明、富含血管的黏膜,覆盖在眼球前面及眼睑内面,不属于眼球壁。

2. 答案:B。

解析:成年人眼球平均前后径、水平径、垂直径分别为 24 mm、23.5 mm、23 mm。

3. 答案:C。

解析:眼内容物包括房水、晶状体、玻璃体。

4. 答案:C。

解析:眼球有三腔:前房、后房、玻璃体腔,内容物有晶状体、玻璃体、房水。

5. 答案:B。

解析:组成眼球后壁的复合回声由视网膜、脉络膜和巩膜构成。

6. 答案:B。

解析:眼上静脉起自眶内上角,是引流眼球及其附属器的主要血管,直接向后经眶上裂注入海绵窦。颈动脉海绵窦瘘是颈动脉与颅底海绵窦之间发生动-静脉交通,使颈动脉血流流入海绵窦,流入眼上静脉,导致海绵窦及眼上静脉血流动脉化,这是眶尖肿瘤及海绵窦血栓等需与之鉴别的疾病绝不会出现的。

7. 答案:B。

解析:颈动脉海绵窦瘘时眼上静脉明显扩张。

8. 答案:A。

解析:颈动脉海绵窦瘘时眼上静脉明显扩张。

9. 答案:A。

解析:眼部超声检查采用高频探头直接经过眼睑检查最方便。

10. 答案:B。

解析:目前眼部超声探查最常用的是高频探头经眼睑法。

11. 答案:E。

解析:经眼睑直接探查眼部,采用高频线阵探头,眼科专用的为 7.0 MHz 及以上。

12. 答案:D。

解析:超声生物显微镜频率高,较普通的二维超声可获得更清晰的图像,但只能对眼球的前段组织进行检查,角膜位于眼球前段,因而用此技术最适宜。

13. 答案:C。

解析:视网膜中央动脉阻塞多发生于单眼。

14. 答案:E。

解析:玻璃体内的积血有轻微的流动性,但不足以引起多普勒效应,因而无异常血流信号发现。

15. 答案:C。

解析:玻璃体新鲜出血表现为低回声,视网膜及脉络膜上均可探及血流信号,结合外伤史考虑为陈旧性玻璃体出血、机化。

16. 答案:C。

解析:视网膜脱离是视网膜色素上皮层与神经上皮层之间的分离,而非视网膜与脉络膜的分离。这是由于视网膜源于胚胎的原始视杯,视杯的神经外胚叶的外层发育成视网膜的色素上皮层,神经外胚叶的内层高度分化增厚形成视网膜神经上皮层,两者之间存在一个潜在的间隙。

17. 答案:C。

解析:完全性视网膜脱离二维超声表现为玻璃体内类似"V"形的条带状回声,V 形带状回声的尖端与视盘相连。

18. 答案:A。

解析:完全性视网膜脱离二维超声表现为玻璃体内类似"V"形的条带状回声,V 形带状回声的尖端与视盘相连。

19. 答案:E。

解析:继发性视网膜脱离常合并视网膜炎症。

20. 答案:E。

解析:上述疾病均可导致视网膜脱离。

21. 答案:A。

解析:脉络膜脱离二维超声特点为轴位切面上玻璃体内出现至少两个条带状回声,凸面向球心。

22. 答案:D。

解析:脉络膜脱离型视网膜脱离超声表现为玻璃体内出现双重强回声带,前方的凸面向前,为脱落的脉络膜回声,后面的凹面向前,与视盘相连,为脱落的视网膜回声。

23. 答案:D。

解析:脉络膜脱离型视网膜脱离超声表现为玻璃体内出现双重强回声带,前方的凸面向前,为脱落的脉络膜回声,后面的凹面向前,与视盘相连,为脱落的视网膜回声。

24. 答案:A。

解析:视网膜母细胞瘤是婴幼儿最常见的眼内恶性肿瘤。

25. 答案:A。

解析:视网膜母细胞瘤为婴幼儿最常见的眼内恶性肿瘤,发病年龄很少超过 3 岁,居眼内恶性肿瘤的首位,是临床上白瞳症最常见的致病原因。

26. 答案:A。

解析:视网膜母细胞瘤是婴幼儿最常见的眼内恶性肿瘤,3 岁以上儿童很少患病。

27. 答案:A。

解析:临床上白瞳症最常见于视网膜母细胞瘤。

28. 答案:C。

解析:视网膜母细胞瘤位置较固定,后运动试验为阴性。

29. 答案:D。

解析:视网膜母细胞瘤向眼外扩展的基本途径如下:穿破角膜或巩膜后形成突出于睑裂的肿块,表现为出血和坏死;穿破巩膜或巩膜上导管蔓延至眼眶内形成肿块,使眼球突出;沿着视神经或视网膜中的动脉向眼眶内或颅内蔓延。

30. 答案:B。

解析:脉络膜黑色素瘤的超声表现为:病变为典型的蘑菇状,边界清晰,在声像图上近场回声强,接近球壁时减弱甚至消失,呈所谓"挖空"现象。肿瘤所在部位的脉络膜被瘤细胞浸润,形成局部脉络膜无回声区,呈盘状凹陷带,称脉络膜凹,一般在病变的基底部,65%的患者可探及这一典型特征。

31. 答案:C。

解析:脉络膜恶性黑色素瘤是成年人最常见的眼内恶性肿瘤。

32. 答案:E。

解析:脉络膜黑色素瘤血供丰富,呈树枝状分布于整个瘤体,频谱表现为单纯动脉频谱,与睫状后短动脉的血流特征相同,表现为低速低阻血流信号。

33. 答案:B。

解析:脉络膜黑色素瘤由于肿瘤边缘血管呈窦样扩张,声像图上前缘回声强,后方回声逐渐减少,接近球壁形成无回声区,即所谓"挖空"现象。

34. 答案:D。

解析:70%～80% 的视网膜母细胞瘤常有钙斑,而非脉络膜黑色素瘤。

35. 答案:D。

解析:位于眼球内的异物,不论性质是金属还是非金属,都表现为眼内的最强回声。

36. 答案:E。

解析:"夜空繁星征"为玻璃体出血常见征象。

37. 答案:E。

解析:上述疾病均可通过超声检查来鉴别诊断。

38. 答案:E。

解析:血肿早期吸收声能少,后期机化吸收声能变多。

39. 答案:D。

解析:眼眶恶性肿瘤多无包膜。

40. 答案:A。

解析:颈动脉-海绵窦瘘可见眼上静脉扩张,表现为视神经与上直肌之间的圆形或管状无回声区。

X 型题

1. 答案:CDE。

解析:甲状腺相关免疫眼眶病、眶海绵状血管瘤、泪腺混合瘤均可表现为眼球突出。

2. 答案:AE。

解析:视网膜脱离是视网膜色素上皮层与神经上皮层之间的分离,而非视网膜与脉络膜之间的分离,这是因为视网膜源于胚胎的原始视杯,视杯的神经外胚叶的外层发育成视网膜的色素上皮层,神经外胚叶的内层高度分化增厚形成视网膜神经上皮层,两者之间存在一个潜在的间隙。临床上将视网膜脱离分为原发性视网膜脱离和继发性视网膜脱离两种。完全性的视网膜脱离声像图表现为玻璃体内"V"形的条带状回声,尖端与视盘回声相连,两端分别与周边部球壁相连。而 E 为完全性玻璃体后脱离声像图表现。

3. 答案:ABE。

解析:原始永存玻璃体增生症、早产儿视网膜病变、先天性白内障均可表现为"白瞳"。

第三节 涎 腺

A 型题

1. 答案:E。
解析:腮腺导管宽为 1~2 mm。
2. 答案:D。
解析:腮腺形状为不规则楔形,纵切或横切时

其形态近似倒三角形,长约为 5 cm,宽径为 3~3.5 cm,厚径为 2~2.5 cm。

3. 答案:C。

解析:面神经主干进入腮腺内,分出颞面支和颈面支,后者继续分出小分支,穿过腮腺的面神经是腮腺分叶的标志之一。

4. 答案:C。

解析:腮腺位于外耳道前下方,上缘邻近颧弓、外耳道和颞下颌关节,下缘平下颌角,前邻咬肌、下颌支和翼内肌的后缘,后邻乳突前缘及胸锁乳突肌上部的前缘。

5. 答案:D。

解析:颌下腺位于二腹肌前、后腹和下颌骨下缘组成的颌下三角内,呈三角形或类圆形,大小约为 2.0 cm×3.4 cm,颌下腺主导管长约为 5 cm,内径为 2~4 mm。颈外动脉分出的面动脉在颌下三角经颌下腺深面,于咬肌前缘绕过下颌骨下缘至面部。

6. 答案:B。

解析:腮腺囊肿以单发为主,形态呈圆形或椭圆形,少数呈哑铃形,边界圆滑,囊壁薄而清晰,囊内为均匀无回声区,后方回声增强,伴发感染时,囊壁增厚,囊内见密集点状回声或絮状回声。若由于外伤引起导管破裂,则呈不规则无回声区。

7. 答案:B。

解析:考查正常腮腺声像图表现:两侧对称,表面光滑,回声均匀,其内见一管状结构(腮腺导管)。

8. 答案:A。

解析:慢性腮腺炎可表现为一侧或两侧腮腺区疼痛,口干,压迫局部,导管开口有黏稠脓液流出,有咸味,导管阻塞或变窄时,腮腺区有胀感,进食时加重,超声表现为腺体弥漫性增大,实质回声均匀减弱或增强,内可见强光点或强光斑,腺体内血流信号增多,此例中患者临床症状及超声图像均符合腮腺炎,故选 A。腮腺增生好发于中年女性,临床表现为单侧或双侧腮腺弥漫性增大,以双侧多见,内部回声均匀或略增强,腺体内未见肿物,无导管扩张,腺体内血流不丰富;涎石症以颌下腺多见,多为单发,典型结石呈强回声,后伴声影,嵌于扩张导管的远端,可引起导管阻塞;腮腺海绵状血管瘤表现为一侧或两侧腺体增大,实质内出现肿物图像,患

者多无明显自觉症状;涎腺囊肿表现为腺体内椭圆形无回声,边界清晰,形态规则,后方回声增强,多为导管扩张所致,临床症状不明显。

9. 答案:E。

解析:急性腮腺炎超声表现:腮腺腺体增大,回声均匀或不均匀减低,血供丰富;慢性腮腺炎超声表现:腮腺腺体可无明显肿大或弥漫性增大,回声可减低,如有纤维组织增生或钙化时,也可见高回声或强回声,血流信号轻度至中度增多。

10. 答案:E。

解析:腮腺主导管长为 5～6 cm,管腔直径为1～2 mm,正常的腮腺导管在声像图上不易显示,有时在腮腺内偶可见到一平行带状回声。

11. 答案:D。

解析:腮腺表面边缘尚清晰平整,后面及边缘两侧不太清晰,实质为由近场至远场逐渐衰减的细而均匀的中等强度回声。腮腺实质内与皮肤平行的线状回声为导管回声。

12. 答案:D。

解析:颌下腺呈三角形或类圆形,大小约为2.0 cm×3.4 cm。

13. 答案:B。

解析:腮腺混合瘤又叫多形性腺瘤,是最常见的涎腺良性肿瘤,85% 发生于腮腺内,可发生于任何年龄段,以 30～60 岁多见,大多为单发,超声表现为腮腺局限性增大,内出现圆形、类圆形或分叶状肿块,边界清晰,多呈均匀实性低回声,若内部出现钙化,应考虑恶性变。除因过大影响咀嚼、吞咽或呼吸外,腮腺混合瘤多无自觉症状,故需与无痛性单侧腮腺肥大进行鉴别。

14. 答案:A。

解析:腮腺囊肿以单发为主,形态呈圆形或椭圆形,少数呈哑铃形,边界圆滑,囊壁薄而清晰,囊内为均匀无回声区,后方回声增强,伴发感染时,囊壁增厚,囊内见密集点状回声或絮状回声。若由于外伤引起导管破裂,则呈不规则无回声区。

15. 答案:E。

解析:腮腺囊肿以单发为主,形态呈圆形或椭圆形,少数呈哑铃形,边界圆滑,囊壁薄而清晰,囊内为均匀无回声区,后方回声增强,伴发感染时,囊壁增厚,囊内见密集点状回声或絮状回声。若由于外伤引起导管破裂,则呈不规则无回声区。

16. 答案:D。

解析:腮腺囊肿临床主要表现为局部无痛性肿块,超声表现为以单发为主,圆形或椭圆形均匀无回声区,少数呈哑铃形,边界清晰,后方回声增强。

17. 答案:A。

解析:腮腺结石典型表现为腺体内清晰的点状或团块状强回声,多伴后方声影,引起导管的阻塞时,可见扩张导管远端探及团块状强回声。

18. 答案:C。

解析:腮腺混合瘤又称多形性腺瘤,是最常见的涎腺良性肿瘤,肿块多为单侧发生,生长缓慢,圆形或椭圆形,边界清楚,可被推动,患者多无不适,偶然发现肿块,无压痛。

19. 答案:A。

解析:黏液表皮样癌是成年人腮腺最常见的恶性肿瘤,根据细胞分化程度的高低和生物学特征,分为高分化型(低度恶性)、低分化型(高度恶性)及中分化型(中度恶性)。高分化时,声像图与混合瘤相似,表现为单发的低回声肿块,病灶多较小,少数超过 5 cm,边界尚清,有时可见不完整包膜回声;低分化时,多符合涎腺恶性肿瘤的共性表现,呈浸润性生长,边界不清,形态不规则,内部多呈实性回声,回声分布不均,有时可见均质、致密较强的团状回声,内部血流呈中等量,以分支型和散在型为主,可探及同侧颈部转移淋巴结;中等分化时,其恶性程度及声像图表现均介于前两者之间。

20. 答案:B。

解析:解析同第 19 题。

B 型题

答案:1. A; 2. B; 3. C; 4. A; 5. A; 6. A; 7. B。

解析:本题考查涎腺的流行病学,有利于建立超声诊断的正确思路,请见相关章节内容。

C 型题

1.(1)答案:B。

解析:流行性腮腺炎可单侧或双侧发病,以腮腺肿大、疼痛、咀嚼和进食时疼痛加剧,腮腺导管口红肿为主要临床特征,超声表现为腺体轮廓模糊,实质回声减低、粗糙、不均匀,血供丰富。

(2) 答案:E。

解析:腮腺炎病毒除侵犯腮腺外,尚能引起脑膜炎、脑膜脑炎、睾丸炎、卵巢炎和胰腺炎、心肌炎、乳腺炎、甲状腺炎等。

(3) 答案:C。

解析:慢性复发性腮腺炎以 5 岁以下儿童多见,年龄越小,发作次数越频繁,挤压腺体,口腔内导管口分泌物异常。

2.(1) 答案:E。

解析:急性腮腺炎多有疼痛史,慢性腮腺炎多有急性发作史。腮腺肥大、腮腺淋巴上皮囊肿、腮腺良性淋巴上皮病及腮腺乳头状淋巴囊腺瘤均可无临床症状。但腮腺肥大可表现为腮腺弥漫性肿大,触诊柔软并均匀一致;腮腺良性淋巴上皮病触诊质地较硬,超声表现为腮腺弥漫性肿大;腮腺淋巴上皮囊肿及腮腺乳头状淋巴囊腺瘤均多为单侧发病,表现为一侧腺体肿大伴其内肿块。

(2) 答案:ABCDEF。

解析:腮腺淋巴上皮病又叫 Mikulicz 病,多见于女性,多数在 50 岁以上,多从腮腺开始,无痛性肿大,病变呈进行性发展,累及单侧或双侧腮腺、颌下腺及泪腺等,造成口干、眼干等症状,但较少累及淋巴结,如合并结缔组织病、类风湿关节炎者称舍格伦综合征(Sjögren syndrome),即口、眼干燥综合征。超声声像图可分为:① 弥漫型。典型表现是双侧腮腺腺体内部回声不均,见弥漫性的多个低回声区呈蜂窝状改变,团块境界欠清,大小不一。② 结节型。典型表现为腺体内多发椭圆形或不规则形低回声或无回声,可散在分布,边界尚清,亦可见大小不等的团块呈融合状,未受累的腺体回声正常,严重时累及整个腺体。③ 类肿瘤型。表现为腺体内较大的低回声肿块,直径一般>20 mm,常为单发,包膜不明显,边界欠清,内部见纵横交错的条状高回声分隔。④ 萎缩型。一般为腮腺舍格伦综合征的终末阶段,此时腺叶结构畸变,纤维化程度加重。彩色血流显像显示弥漫者表现为整个腺体内处出现随机分布的点状血流信号,在回声不均匀及囊性结构最多处血流信号最丰富;结节型者的血流

分布呈内部分支型,血流较丰富。

(3) 答案:ABCEF。

解析:涎腺良性淋巴上皮病是一种自身免疫性疾病,包括 Mikulicz 综合征和 Sjögren 综合征,前者 SS-A、SS-B 抗体水平较低,对激素治疗敏感,后者与其相反。本病多见于女性,中老年多发,患者常有口干,常有泪腺及腺体外其他器官受累而出现的多系统损害症状。

(4) 答案:ACEF。

解析:此病病理改变不包括淋巴细胞弥漫浸润腺小叶间的结缔组织,腺小叶形态无明显改变。

X 型题

1. 答案:BC。

解析:涎腺囊肿好发于舌下腺,多呈圆形,少数呈哑铃形。涎腺囊肿可分为几种类型,其中外渗性黏液囊肿亦称假性囊肿。腮腺囊肿需与第一鳃裂囊肿相区别,后者可伴有腮裂瘘。舌下腺囊肿需与口底皮样囊肿相区别,后者位于口底。

2. 答案:ABDE。

解析:黏液表皮样癌多发生于腮腺,超声表现为腺体内实性肿物,多呈低回声,病灶多较小,少数超过 5 cm,高分化时边界尚清晰,低分化时边界不规则,与周围组织分界不清,内部回声不均匀,可呈囊实性。彩色多普勒显示血流丰富,流速较高。

第四节　甲状腺与甲状旁腺

A 型题

1. 答案:A。

解析:甲状腺位于颈前下方软组织内,呈"H"形或蝶形横跨于气管上段,食管前方。外前方为胸锁乳突肌,后外侧为颈总动脉。

2. 答案:E。

解析:甲状腺上静脉汇入颈内静脉或面静脉,甲状腺中静脉汇入颈内静脉,甲状腺下静脉汇入无名静脉(又称头臂静脉)。

3. 答案:D。

解析:甲状腺超声检查多采用 7～10 MHz 探头,采用直接接触法。

4. 答案:E。

解析:正常甲状腺后外侧为颈总动脉。

5. 答案:D。

解析:正常甲状腺两侧方为胸锁乳突肌,甲状腺两叶后方为气管,后方为颈长肌,两叶后外方为颈总动脉和颈内静脉。

6. 答案:A。

解析:甲状腺囊肿多呈圆形或椭圆形,边界清晰,边缘光整,内部呈无回声,后方回声增强。

7. 答案:E。

解析:甲状腺腺瘤一般为单发,极少数为多发。

8. 答案:D。

解析:结节性甲状腺肿表现为甲状腺大小正常或两侧叶不对称性增大,腺体内可见单个或多个结节,结节供血状态不等,有的增生结节内部血流丰富,可呈彩球状,以退化为主的结节内部无或仅有少许血流。

9. 答案:A。

解析:亚甲炎常表现为患侧甲状腺肿大,局部压痛,腺体内可见边界模糊的片状低回声区,病灶周边血供较丰富,病灶内常呈低血供或无血供。

10. 答案:D。

解析:同第 9 题。

11. 答案:D。

解析:桥本甲状腺炎甲状腺两叶弥漫性肿大,峡部明显增厚,病程后期可表现为腺体萎缩。双侧腺体回声弥漫性减低、不均,内有许多条状高回声,有时可见许多散在的细小低回声。声像图表现为以下四型:① 弥漫回声减低型;② 弥漫网络型;③ 萎缩型;④ 局限型。

12. 答案:D。

解析:亚甲炎患者发病初期有上呼吸道感染的表现,后有甲状腺局部压痛,超声表现为患侧甲状腺肿大,内见片状低回声区。

13. 答案:E。

解析:甲状腺腺瘤多为单发。

14. 答案:B。

解析:毒性甲状腺肿超声表现为甲状腺弥漫性肿大,未经治疗的初发者内部回声减低,病程较长或反复发作者腺体回声可与正常腺体相当,CDFI 表现为"火海征",血流信号丰富。

15. 答案:B。

解析:甲状腺癌多单发,形态不规则,边界不清,内部为实性不均质低回声,多有微小钙化,血供丰富,可伴有颈部淋巴结转移。

16. 答案:E。

解析:甲状腺恶性结节多数无晕环,少数可有不规则晕环。

17. 答案:B。

解析:甲状腺癌内部多数为实性不均质低回声或极低回声。

18. 答案:B。

解析:正常成人甲状腺前后径及左右径为 1.5～2 cm,上下径为 4～6 cm,峡部为 0.2～0.4 cm,甲状腺上动脉峰值流速为 30～50 cm/s,阻力指数为 0.5～0.7。

19. 答案:A。

解析:原发性甲状腺功能亢进患者临床特征为多器官受累和高代谢状态,主要表现为心慌、怕热、多汗、消瘦等,超声表现为甲状腺弥漫性肿大,未经治疗的初发者内部回声减低,病程较长或反复发作者腺体回声可与正常腺体相当,CDFI 表现为"火海征",血流信号丰富。

20. 答案:A。

解析:毒性甲状腺肿多表现为甲状腺弥漫性肿大,未经治疗的初发者内部回声减低,病程较长或反复发作者腺体呈中等不均匀回声,CDFI 表现为"火海征",血流信号丰富。

21. 答案:A。

解析:桥本甲状腺炎在病程早期腺体内血流信号弥漫性增加,有些甚至与未经治疗的毒性弥漫性甲状腺的血供程度无明显差异,呈现"火海征"。

22. 答案:C。

解析:甲状腺腺瘤超声表现呈圆形或椭圆形,边界光滑,有高回声包膜,内部多数为均匀等回声,少数为低回声。

23. 答案:E。

解析:"火海征"常见于甲状腺功能亢进声像图改变。

24. 答案:D。

解析:桥本甲状腺炎的声像图特点是甲状腺两侧叶弥漫性肿大,峡部明显增厚,内部回声减低、不均。

25. 答案:A。

解析:桥本甲状腺炎甲状腺两叶弥漫性肿大,峡部明显增厚,早期内部回声减低,血供丰富。

26. 答案:E。

解析:亚甲炎患者发病初期有上呼吸道感染的表现,后有甲状腺局部压痛,急性期由于滤泡破坏,超声表现为患侧甲状腺肿大,内可见片状低回声区,病灶周边血供较丰富,病灶内常呈低血供或无血供,可出现 T3,T4 增高,白细胞上升,血沉快。恢复期甲状腺功能减退时 T3,T4 降低,TSH 升高引起甲状腺组织增生,血供增加。

27. 答案:D。

解析:同第 26 题。

28. 答案:D。

解析:毒性甲状腺肿时甲状腺上、下动脉扩张,流速加快。

29. 答案:E。

解析:结节性甲状腺肿结节可出现囊性变、出血等,内部可形成液性暗区,呈囊实性。

30. 答案:C。

解析:80%的甲状腺腺瘤周边可见规整的薄晕环。

31. 答案:E。

解析:单纯性甲状腺肿甲状腺呈弥漫性、对称性肿大,内可见弥漫分布的多发薄壁无回声区伴囊内点状强回声,CDFI 显示腺体内血流信号无明显增多,但存在正常的甲状腺血流信号。本病系地方性缺碘引起的疾病,也有散发性病例。

32. 答案:C。

解析:甲状腺腺瘤有高回声包膜,而结节性甲状腺肿无包膜。

33. 答案:D。

解析:80%的甲状腺腺瘤周边可见规整的薄晕环,而结节性甲状腺肿的增生结节多无晕环。

34. 答案:E。

解析:桥本甲状腺炎患者的甲状腺抗微粒抗体和球蛋白抗体增高。

35. 答案:E。

解析:正常成人甲状旁腺呈圆形或椭圆形,紧贴于甲状腺上、下极背侧,长径为 3～6 mm,宽径为 2～4 mm,厚径为 0.5～2 mm,通常有四个。由于甲状旁腺在发生时有一个迁移的过程,因此可发生甲状旁腺位置异常,一般情况下,上甲状旁腺位置较为恒定,而下甲状旁腺位置变化较大,它可定位在下降途中的任何部位,约有 10%异位。

36. 答案:E。

解析:甲状旁腺位置浅表,超声检查需采用高频探头。

37. 答案:E。

解析:甲状旁腺位于颈前,位置浅表,多采用高频线阵探头,也可采用凸阵探头弥补线阵探头视野偏小的不足,需根据实际情况来选择。

38. 答案:B。

解析:正常甲状旁腺位于甲状腺背面,常呈圆形或椭圆形,内部呈均匀低回声,内部一般无明显血流信号,大小为 5 mm×3 mm×1 mm,由于较小且与周围组织不能形成良好反射界面,超声难以显示。

39. 答案:D。

解析:甲状旁腺腺瘤位于甲状腺背侧,呈椭圆形、三角形或不规则形低回声,边界清晰,可见包膜,血供丰富。

40. 答案:D。

解析:甲状旁腺继发性增生多见于慢性肾病患者,常累及多个甲状旁腺腺体。

41. 答案:E。

解析:甲状旁腺腺瘤位于甲状腺与颈长肌、颈总动脉与气管之间,呈均匀低回声,可见包膜,内部血供丰富,此病可引起原发性甲状旁腺功能亢进,患者可由于钙、磷代谢障碍而引起骨质疏松、脱钙及骨折。

42. 答案:B。

解析:甲状旁腺位于甲状腺背面,常呈圆形或椭圆形,原发甲状旁腺功能亢进的病因包括甲状旁腺腺瘤、甲状旁腺增生及甲状旁腺癌。甲状旁腺增生多见于慢性肾脏疾病的患者。

43. 答案:C。

解析:原发性甲状旁腺功能亢进约 80%由甲状

旁腺瘤引起,约 15% 由甲状旁腺增生引起,2%～
4% 由甲状旁腺癌引起。

44. 答案:E。

解析:甲状旁腺囊肿囊壁多无血流显示。

45. 答案:E。

解析:甲状旁腺癌临床少见。

C 型题

1. (1) 答案:E。

解析:甲状腺结节呈极低回声,内部可见微
钙化。

(2) 答案:E。

解析:结节体积较小,性质未定,恶性不能排
除,可先行 FNA 明确性质。

2. (1) 答案:C。

解析:患者中年女性,临床表现为骨质疏松,需
考虑甲状旁腺功能亢进,故而首选血液检查为甲状
旁腺素(PTH)、血钙、血磷。

(2) 答案:B。

解析:甲状旁腺位于甲状腺背侧,该患者有骨
质疏松病史,考虑甲状旁腺功能亢进导致,因而超
声检查发现的低回声结节考虑来源于甲状旁腺。

(3) 答案:D。

解析:原发性甲状旁腺功能亢进患者中 2%～
4% 由甲状旁腺癌引起,甲状旁腺癌超声表现为形
状不规则或呈分叶状,内部为不均质低回声,血供
丰富,同侧淋巴结可发生转移。

3. (1) 答案:ABCD。

解析:甲状腺腺瘤及甲状腺癌均表现为甲状腺
内单发或多发结节,为局限性改变,其余均表现为
弥漫性病变。

(2) 答案:ABCE。

解析:毒性甲状腺肿超声表现为弥漫性回声减
低,有时可见细线状中-回声,甲状腺上动脉扩张,流
速加快,内部血供丰富,呈现"火海征"。桥本甲状
腺炎声像图表现为以下四型:① 弥漫回声减低型
(腺体弥漫性回声减低,血供丰富);② 弥漫网格型
(腺体内散在细小低回声呈网格状改变);③ 萎缩
型;④ 局限型(病变可局限于腺体的某一区域)。

(3) 答案:ACEF。

解析:上述甲状腺弥漫性病变均为良性病变,
引起的淋巴结改变多为反应性增大,表现为边界清
晰、包膜完整,淋巴门结构清晰,皮质增厚,血流增
多。而淋巴结边界不清、相互融合及皮质内多发点
状强回声、局限性回声增高或囊性变均为淋巴结声
像图恶性特征,多见于甲状腺癌转移。

(4) 答案:F。

解析:桥本甲状腺炎为甲状腺癌的独立危险因
素,故而需警惕。

X 型题

1. 答案:ABDE。

解析:甲状腺椎体叶位于峡部上缘或者在两侧
叶间突向上方,可达舌骨,是甲状舌管的遗留组织。

2. 答案:ABCD。

解析:甲状腺上静脉汇入颈内静脉或面静脉,
甲状腺中静脉汇入颈内静脉,甲状腺下静脉汇入无
名静脉(又称头臂静脉)。

3. 答案:CE。

解析:亚急性甲状腺炎因炎症细胞突破包膜侵
犯颈前肌群,使得甲状腺与颈前肌肉界限不清,而
甲状腺癌则是癌细胞突破包膜导致。

4. 答案:ABCD。

解析:本病腺体血供无明显增多,"火海征"常
见于原发性甲状腺亢进症声像图改变。

5. 答案:DE。

解析:甲状腺腺瘤多为单发,结节性甲状腺肿
可单发或多发。

6. 答案:ABCDE。

解析:原发性甲状旁腺功能亢进患者主要症状
为钙磷代谢障碍引起的骨质疏松、脱钙及骨折,
80% 以上由腺瘤引起,腺瘤常为单发,多见于女性,
超声表现为椭圆形、三角形或不规则形低回声,血
供丰富。

7. 答案:ABCD。

解析:甲状旁腺功能亢进患者的甲状旁腺可因
病变体积较小、操作不熟练、位置异常、探头频率较
低等原因无法探及,与是否进食无关。

8. 答案:ACDE。

解析:结节性甲状腺肿多表现为腺体内单发或

多发结节,并非弥漫性病变。

9. 答案:ACDE。

解析:甲状腺癌多见于年轻人或老年人,年轻人中女性多于男性,老年人中无性别差异。

10. 答案:ABCE。

解析:冷结节并非都是甲状腺癌,甲状腺囊肿、出血、甲状腺炎等亦可表现为冷结节。

第六节　颈部包块与浅表淋巴结

A 型题

1. 答案:E。

解析:颈动脉体瘤位于下颌角下方,胸锁乳突肌内侧深部的颈总动脉分叉处为低回声,边界清楚、规整或呈分叶状,体积大小不等,内部有较丰富的动、静脉血流信号,并可见颈外动脉的分支进入其内。由于肿瘤挤压,颈内及颈外动脉可明显向外推移,但管腔无明显狭窄。

2. 答案:D。

解析:颈动脉瘤的超声表现为颈动脉内径扩大,湍流,镶嵌型血流信号。

3. 答案:C。

解析:正常淋巴结呈蚕豆状或肾形,前后径小于 5 mm。

4. 答案:B。

解析:急性淋巴结炎超声表现为:① 淋巴结体积明显增大,形态呈椭圆形或圆形,长轴径与短轴径之比>2。包膜清楚,淋巴结之间无融合。② 皮质髓质增厚,皮质呈低回声,髓质呈高回声。③ 淋巴结内血供明显增多,沿门部、髓质、皮质呈放射状分布。多普勒检测显示动脉血流收缩期峰值流速加快,频谱为高速低阻型。④ 脓肿形成,出现不规则液性区,髓质显示不清,脓肿区则无血流信号显示。

5. 答案:B。

解析:急性淋巴结炎患者严重时可伴有发热、淋巴结肿大、局部红肿,超声表现为淋巴结体积增大,长厚径之比>2,回声减低,血供丰富。

X 型题

1. 答案:ACE。

解析:正常淋巴结表面有一层被膜,实质分为皮质和髓质,皮质的淋巴窦致密,髓质的淋巴窦疏松,长轴径与短轴径之比>2。

2. 答案:ADE。

解析:超声表现:① 淋巴结肿大,呈多发性,包膜完整,形态多呈椭圆形,长轴径与短轴径之比>2。② 皮质增厚较明显,呈均匀低回声,髓质形态回声多无改变,两者分界清楚。③ 淋巴结内血供轻度增多,少数为明显增多,呈树权状分布于门部、髓质或可分布于整个淋巴结。血流速度加快,动脉阻力指数正常或偏低。

3. 答案:ACE。

解析:淋巴结表面光滑,包膜呈线状高回声。髓质位于中央,呈条带状高回声。皮质位于髓质周围,呈均匀低回声。淋巴结内血流信号呈稀疏点状或条状分布,部分淋巴结门部及髓质内可见到树权状的血流信号。频谱多普勒检测,动脉血流为低速低阻型或低速高阻型。正常淋巴结长轴径可超过3.0 cm,短轴径大多<5 mm,两者之比>2。

4. 答案:ACDE。

解析:淋巴结结核时淋巴结髓质偏心、变形或显示不清或可见到斑片状强回声灶。

第三章 胸部超声

第一节 乳 腺

A 型题,最佳选择题。由一个题干和 A、B、C、D、E 五个备选答案组成。题干在前,选项在后。每道题的备选项中,只有一个最佳答案。

1. 乳房腺体的深部肌肉是(   )。
   A. 胸大肌　　　　　B. 肩胛肌
   C. 背阔肌　　　　　D. 三角肌
   E. 肱二头肌

2. 乳腺库柏韧带为三角形强回声条,位于(   )。
   A. 表皮层　　　　　B. 真皮层
   C. 皮下脂肪层　　　D. 乳腺体层
   E. 胸大肌层

3. 乳腺超声检查选择的高频探头的频率一般为(   )。
   A. 3~5 MHz
   B. 7~14 MHz
   C. 15~20 MHz
   D. 20 MHz 以上
   E. 以上均可

4. 乳腺超声检查的优点是(   )。
   A. 无放射性,无创伤
   B. 鉴别肿物的物理性质
   C. 显示内部的细微结构
   D. 发现腋窝肿大的淋巴结
   E. 以上都是

5. 正常乳房构造由浅至深依次为(   )。
   A. 皮肤、皮下脂肪、浅筋膜浅层、乳腺腺体、浅筋膜深层、胸大肌及肋骨等
   B. 皮肤、浅筋膜浅层、乳腺腺体、浅筋膜深层、胸大肌及肋骨等
   C. 皮肤、浅筋膜浅层、皮下脂肪、乳腺腺体、胸大肌及肋骨等、浅筋膜深层
   D. 皮肤、皮下脂肪、浅筋膜浅层、乳腺腺体、胸大肌及肋骨等、浅筋膜深层
   E. 皮肤、浅筋膜、皮下脂肪、乳腺腺体、深筋膜、胸大肌及肋骨等

6. 成人妇女超声检查时,在皮肤与乳腺腺体之间见一个三角形强回声条,它最可能是(   )。
   A. 纤维组织
   B. 脂肪组织
   C. 支持韧带(库柏韧带)
   D. 腺体变异
   E. 乳腺导管

7. 下列哪项不是正常乳腺的声像图?(   )
   A. 皮肤为最表面一层增强的弧形光带,厚为 2~3 mm,光滑,整齐,其下浅筋膜较薄,常不显示
   B. 皮下脂肪呈中等回声,境界不甚清楚,内可见角形的库柏韧带
   C. 腺叶呈中等强度回声,导管呈圆形或椭圆形暗区
   D. 胸大肌为均匀束状实性回声
   E. 肋骨横切时呈椭圆形衰减暗区,后伴声影

8. 青年女性,偶然发现乳房内有一蚕豆大小肿物,边界规则完整,活动度好,超声显示有包膜,内为中低回声,它最可能是(   )。
   A. 乳腺囊肿
   B. 乳腺纤维腺瘤
   C. 乳腺癌
   D. 乳腺增生
   E. 乳腺炎

9. 女性,42 岁,体检中发现乳头凹陷,乳晕呈橘皮状改变,它最可能是(   )。

A. 乳腺炎　　　　　　B. 乳腺癌
C. 乳腺增生　　　　　D. 乳腺囊肿
E. 乳腺腺瘤

10. 急性乳腺炎的超声特点是（　　）。
A. 乳腺内回声增强、分布不均、边界清
B. 乳腺内回声增强、分布不均、边界模糊欠清
C. 乳腺内回声中等、分布不均、边界清
D. 乳腺内回声减低、分布均、边界模糊欠清
E. 乳腺内回声减低、分布不均、边界清

11. 赵某，女性，20岁，双侧乳房胀痛，月经前疼痛肿大加重，不敢触摸，月经后缓解，超声显示，乳腺结构紊乱，回声不均，它最可能是（　　）。
A. 乳腺炎
B. 乳腺增生
C. 乳腺囊肿
D. 乳腺发育异常
E. 巨乳症

12. 以下哪项不符合乳腺纤维腺瘤的声像图表现？（　　）
A. 腺体内类圆形低回声结节
B. 形态不规则的低回声肿块
C. 肿块内外无血流或有少许血流信号
D. 结节有完整的强回声边缘
E. 结节多呈均匀的低回声

13. 下列哪项是乳腺纤维瘤的声像图特征？（　　）
A. 边界不光滑，有包膜，均匀低回声，后方多增强
B. 边界光滑，有包膜，均匀低回声，后方多增强
C. 边界光滑，无包膜，均匀低回声，后方多增强
D. 边界光滑，有包膜，均匀低回声，后方多衰减
E. 边界光滑，有包膜，不均匀低回声，后方多增强

14. 女，产后两个月，右侧乳房红肿、疼痛，超声显示：病变区回声紊乱，边界模糊、增厚，欠清晰，内有形态不规则无回声区。最可能的诊断是（　　）。
A. 乳腺囊性增生症
B. 急性乳腺炎
C. 乳腺囊肿
D. 乳腺脓肿

E. 炎性乳癌

15. 下列关于乳腺囊性增生的超声表现，哪一项是错误的？（　　）
A. 两侧乳房轻度增大
B. 回声均匀
C. 有时见大小不等的无回声区
D. 未见实性占位病变
E. 导管扩张

16. 女，30岁，无任何不适，超声检查显示：双乳呈多个圆形、椭圆形无回声区，边界光滑，后方回声增强，它最有可能是（　　）。
A. 乳腺炎
B. 乳腺囊肿
C. 乳腺纤维腺瘤
D. 乳腺癌
E. 巨乳症

17. 关于乳腺增生症，以下哪项不正确？（　　）
A. 可有结节形成
B. 不可能有结节形成
C. 囊性扩张时可有"豹皮样回声"
D. 可有囊肿形成
E. 可有多种病理类型

18. 女，28岁，发现左侧乳房内有"硬结"，不痛，超声检查：左侧乳腺见两个圆形无回声区，边界清晰，光滑，整齐，内透声好，后方回声增强。其最可能是（　　）。
A. 乳腺囊性增生症
B. 乳腺囊肿
C. 乳腺炎
D. 乳腺脓肿
E. 乳腺癌

19. 乳腺小叶腺体大量增生，导管扩张发生在下列哪一时期？（　　）
A. 青春期　　　　　　B. 性成熟期
C. 妊娠期　　　　　　D. 哺乳期
E. 老年萎缩期

20. 下列关于乳腺导管内乳头状瘤的超声表现，错误的是（　　）。
A. 不同程度的局限性乳管扩张，内壁不光滑
B. 扩张的乳管内有中强回声团呈囊实性回声

C. 乳腺内低回声团块与扩张的乳管相通

D. 扩张的乳管内小肿块基本无血流信号

E. 扩张的乳管内小肿块血流十分丰富

21. 肿块小而硬,内部回声不均匀,后方衰减明显,最可能是哪种乳腺癌?（　　）

A. 乳头状导管癌

B. 髓样癌

C. 硬癌

D. 单纯癌

E. 炎性乳癌

22. 乳腺受内分泌的影响而变化,一般女性乳腺的发展过程可分为（　　）。

A. 青春期、妊娠期、哺乳期、老年萎缩期

B. 性成熟期、妊娠期、哺乳期、老年萎缩期

C. 青春期、性成熟期、妊娠期、哺乳期、老年萎缩期

D. 青春期、性成熟期、哺乳期、老年萎缩期

E. 以上都不对

23. 下列对乳腺恶性实质性肿块的 USG 表现描述错误的是（　　）。

A. 后壁回声清晰完整

B. 内部回声不均匀

C. 边缘粗糙,轮廓不规则

D. 肿块后多有回声衰减

E. 皮肤及周围组织被浸润

24. 乳腺癌的超声特征是（　　）。

A. 边界不整,呈锯齿状,无包膜

B. 内部呈低回声区

C. 后方回声呈衰减暗区

D. 向组织及皮肤浸润

E. 以上都是

25. 乳腺纤维腺瘤的超声特征是（　　）。

A. 边界光滑、有包膜、回声均匀、后方多增强

B. 边界不光滑、有包膜、回声均匀、后方多增强

C. 边界光滑、无包膜、回声均匀、后方多增强

D. 边界光滑、有包膜、回声不均、后方多增强

E. 边界光滑、有包膜、回声均匀、后方不增强

26. 女,28 岁,近一月发现右侧乳房内有一硬结,不疼。超声显示:多发圆形无回声区。它最可能是（　　）。

A. 乳腺炎

B. 乳腺脓肿

C. 乳腺癌

D. 乳腺囊肿

E. 乳腺导管扩张

27. 成年女性乳房的主要构成包括（　　）。

A. 皮肤、皮下脂肪及韧带

B. 脂肪、腺叶及小叶

C. 皮肤、皮下脂肪及腺体

D. 皮肤、皮下脂肪及肌肉

E. 腺叶、腺泡及脂肪

28. 乳房良性肿瘤的声像图表现为（　　）。

A. 包膜完整

B. 包膜完整,内部回声均匀

C. 包膜完整,内部回声均匀,后方回声衰减

D. 包膜完整,内部回声均匀,后方回声可增强,也可不增强

E. 内部回声均匀,后方回声衰减

29. 以下哪项不是乳腺脓肿的超声表现?（　　）

A. 肿块边缘局部增厚、界限欠清晰

B. 内呈不均质无回声

C. 边界不光滑

D. 周边可呈蟹足样改变

E. 后方可伴回声增强

30. 关于乳腺增生症的概念,以下哪项是不正确的?（　　）

A. 好发于生育年龄妇女,月经来潮前疼痛加剧

B. 超声见腺体回声增高,分布不均,呈排列紊乱的粗大点片状

C. 有时见乳腺导管扩张或呈类圆形的无回声区,边界清晰,后方回声增强

D. 有时见腺体呈片状低回声,边界不整,球体感不强

E. 腺体血流增多、丰富

31. 最常见的乳腺良性肿瘤是（　　）。

A. 分叶状肿瘤　　　B. 黏液瘤

C. 囊腺瘤　　　D. 纤维腺瘤

E. 乳腺增生症

32. 乳腺溢乳时首先应考虑（　　）

A. 乳腺增生症

B. 导管乳头状瘤

C. 纤维腺瘤

D. 脂肪坏死

E. 乳腺囊肿

33. 乳腺癌的超声特征不包括( )。

A. 边界清晰

B. 边缘毛刺

C. 微小钙化

D. 血流信号丰富

E. 后方声影

34. 下列哪项与乳腺硬癌无关?( )

A. 硬癌为乳腺癌中较常见的一种

B. 硬癌体积小,质地坚硬

C. 表面凹凸不平,境界不清

D. 硬癌肿瘤细胞数少,纤维细胞多,所以肿瘤内部为强回声

E. 肿瘤后方明显衰减

35. 下列乳腺癌中哪一种癌在超声显示上有特征性?( )

A. 黏液癌

B. 导管内乳头状癌

C. 未分化癌

D. 腺癌

E. 以上都不是

36. 中年女性,右腋下淋巴结活检为转移癌,右乳有 1.0 cm×0.8 cm 低回声结节,边界不整,但衰减明显,它最可能是哪一种乳腺癌?( )

A. 乳头状癌　　　　B. 髓样癌

C. 黏液癌　　　　　D. 硬癌

E. 未分化癌

37. 乳腺外侧淋巴回流,首先流向( )。

A. 锁骨上　　　　　B. 锁骨下

C. 胸导管　　　　　D. 腋下

E. 颈侧方

38. 乳腺癌的超声特征是( )。

A. 边界不整,呈锯齿状,无包膜

B. 内部呈低回声区

C. 后方回声呈衰减暗区

D. 向组织及皮肤浸润

E. 以上都是

39. 下面哪一项乳腺病变或结构不伴有后方回

声增强?( )

A. 囊肿　　　　　　B. 脂肪小叶

C. 扩张的导管　　　D. 纤维腺瘤

E. 脓肿

40. 超声显示乳房皮肤和皮下组织增厚,回声增高,腺体结构紊乱,但难发现肿块的乳腺癌是( )。

A. 导管乳头状癌

B. 髓样癌

C. 硬癌

D. 炎性乳癌

E. 单纯癌

41. 以下关于超声造影的说法,正确的是( )。

A. 超声造影引导乳腺肿物穿刺有助于确认病变活性、坏死液化区域

B. 乳腺超声造影能指导穿刺乳腺结节有效成分

C. 鉴别乳腺结节的囊实性

D. 鉴别乳腺肿瘤术后复发与瘢痕

E. 以上都对

42. 女,28 岁。左乳皮肤水肿、发红 2 个月,口服抗生素未见好转。查体:T37.0 ℃,左乳皮肤发红、水肿,呈"橘皮样",乳头内陷,乳房质地变硬,无触痛。未扪及肿块。左腋下扪及多个肿大淋巴结、质硬、融合,无触痛。血常规:WBC 8.0×10⁹/L,N 0.67。最佳治疗方案是( )。

A. 局部按摩

B. 静脉应用广谱抗生素

C. 穿刺活检后行左乳房切除术

D. 局部热敷、理疗

E. 穿刺后活检放疗

43. 下列关于乳腺炎的超声表现中,哪项是错误的?( )

A. 乳腺肿大

B. 探头加压有压痛

C. 炎性肿块初期呈低回声,边界不规整,内部回声不均

D. 脓肿形成后出现不规则无回声区,可有分隔,后壁回声增强

E. 肿块边缘较薄,回声强,血供较少

44. 产后哺乳期乳房出现肿块,超声检测乳腺呈不均质无回声区,内有纤维隔强回声,后方回声加强,应诊为( )。

A. 乳腺脂膜炎

B. 乳腺炎

C. 乳腺囊肿

D. 乳腺脓肿

E. 乳腺癌

45. 在乳腺良性实质性肿块的超声表现中,应除外的是( )。

A. 多有侧边声影

B. 内为均匀实质性低回声

C. 肿块后区回声可增强或不变

D. 多无包膜

E. 边缘及轮廓整齐光滑

46. 正常成人妇女的乳房(不包括胸壁和肌肉)在超声断面图上,主要分为几部分?( )

A. 3 部分　　　　　B. 4 部分

C. 5 部分　　　　　D. 6 部分

E. 7 部分

C 型题,综合分析选择题。包括一个试题背景信息和一组试题。每道题都有其独立的备选项,备选项一般有五个。题干在前,备选项在后。每道题的备选项中,有一个或多个正确答案。

1. 患者女,55 岁,因"发现左乳外上肿物 2 d"来诊。患者于 3 年前绝经。

(1) 首选的检查方法是( )。

A. 超声

B. CT

C. MRI

D. 乳管镜

E. 穿刺细胞学检查

(2) 乳腺钼靶 X 线片:未见明显钙化;乳腺超声:低回声,边界清晰,形态规则。最可能的诊断是( )。

A. 乳腺炎

B. 乳腺增生症

C. 乳腺囊肿

D. 乳腺纤维腺瘤

E. 乳腺癌

(3) 肿物直径为 4～5 cm,单发,较好的治疗方法是( )。

A. 随访

B. 药物治疗

C. 射频治疗

D. 微波治疗

E. 手术切除

2. 某患者临床表现为周期性乳腺胀痛。

(1) 最常见的诊断为( )。

A. 乳腺增生症

B. 乳腺囊肿

C. 乳腺纤维腺瘤

D. 副乳纤维腺瘤

E. 乳腺恶性肿瘤

(2) 如果患者年龄为 30 岁,首选的检查方法为( )。

A. 钼靶　　　　　B. 超声

C. CT　　　　　　D. MRI

E. 红外线

(3) 乳腺增生症的超声表现不包括( )。

A. 内部为不均匀低回声结节

B. 双侧乳房形态对称

C. 有囊肿存在时则为无回声,后方回声增强

D. 常见钙化

E. 双侧乳腺组织增厚

3. 患者女,50 岁,因"发现左乳肿物 2 个月"来诊。查体:左乳内上象限可触及肿物,直径为 2 cm,质地较硬,活动度差。

(1) 临床上首先应考虑的诊断为( )。

A. 乳腺增生结节

B. 乳腺脂肪坏死

C. 乳腺脂肪瘤

D. 乳腺囊肿

E. 乳腺纤维腺瘤

F. 乳腺恶性肿瘤

(2) 临床上主要需要鉴别的疾病包括( )。

A. 乳腺炎性占位

B. 乳腺增生结节

C. 乳腺皮下囊肿

D. 乳腺囊肿

E. 乳腺纤维腺瘤

F. 导管内乳头状瘤

(3) 首先可选用的检查方法有( )。

A. 钼靶 X 线片　　　　B. 超声

C. CT　　　　　　　　D. MRI

E. 红外线　　　　　　F. 光超声

G. PET-CT　　　　　　H. 乳管镜

(4) 进一步检查可选择( )。

A. 钼靶 X 线片

B. 超声造影

C. 增强 CT

D. 增强 MRI

E. 乳管镜

F. 穿刺细胞学检查

(5) 如图 1 所示,声像图表现有( )。

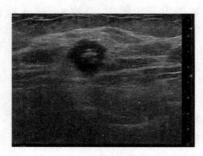

图 1

A. 边界清晰

B. 形态不规则

C. 回声均匀

D. 纵横比大于 1

E. 后方回声增强

F. 边缘毛糙

(6) 符合乳腺恶性肿瘤诊断的指标包括( )。

A. 边界清晰

B. 形态规则

C. 回声不均匀

D. 纵横比大于 1

E. 后方见浅声影

F. RI = 0.72

G. 条状血流信号

H. 边缘毛糙

X 型题,多选题。由一个题干和 A、B、C、D、E

五个备选答案组成。题干在前,选项在后。要求从五个备选答案中选出两个或两个以上正确答案,多选、少选、错选均不得分。

1. 正常成人妇女乳腺通常包括的组成内容是( )。

A. 平滑肌　　　　　　B. 腺叶

C. 小叶　　　　　　　D. 腺泡

E. 导管

2. 下列对乳腺纤维腺瘤的超声表现描述,正确的有( )。

A. 边界光滑、完整

B. 有包膜

C. 内部呈均质、弱回声区

D. 后方回声多增强

E. CDFI 无血流信号

3. 良性叶状囊性肉瘤的声像图特点是( )。

A. 肿瘤边界清楚、完整、光滑

B. 内部呈细点状回声,分布均匀,或为无回声区

C. 后方回声衰减

D. 肿瘤巨大时,可呈囊状或分叶状

E. 后方回声增强

4. 下列对乳腺炎的超声表现描述,正确的是( )。

A. 乳腺肿大

B. 加压有压痛

C. 炎性肿块初期呈低回声,边界不整,内部回声不均

D. 脓肿形成后则出现不规则无回声区,可有分隔,后壁回声增强

E. 肿块边缘较薄,回声强,血供较少

5. 乳腺癌的超声特征不包括( )。

A. 后方回声增强

B. 肿块呈无回声

C. 边缘毛刺状

D. 条状血流信号

E. 粗大钙化

第二节 胸壁、胸膜腔与肺

A型题,最佳选择题。 由一个题干和 A、B、C、D、E 五个备选答案组成。题干在前,选项在后。每道题的备选项中,只有一个最佳答案。

1. 下列哪项不是胸部超声检查的适应证?（　）
 A. 胸壁肿瘤
 B. 胸腔积液
 C. 胸膜病变
 D. 周围性肺癌
 E. 中央性肺癌

2. 关于胸壁炎性病变的描述,错误的是（　）。
 A. 胸壁急性蜂窝织炎声像图主要表现为病变区域软组织增厚,回声不均匀减低
 B. 邻近软组织可出现不同程度的水肿
 C. 脓肿形成早期表现为病变内的低回声更加不均匀,出现液化坏死区
 D. 胸壁结核病变部位正常胸壁层次被破坏
 E. 与炎性病变相比,肿瘤多为实性的低回声包块

3. 胸壁恶性肿瘤的特点不包括（　）。
 A. 生长缓慢,形态较规则,表面光滑
 B. 呈浸润性生长,易对周围结构产生侵袭和破坏
 C. 可导致局部骨结构的破坏,骨皮质回声中断
 D. 血流信号大多较丰富
 E. 侵犯胸膜时胸膜回声模糊不清

4. 下列关于胸壁脓肿的超声表现的描述,错误的是（　）。
 A. 早期出现不均匀低回声,可出现液化坏死区
 B. 腔内可见随探头加压流动的细点状中低回声
 C. 内部可见分隔样中等回声
 D. 脓肿边缘多不规则或模糊不清
 E. 脓肿壁上和内部液化区可见血流信号

5. 下列关于胸壁结核的描述,错误的是（　）。
 A. 病变部位正常胸壁层次被破坏
 B. 病变多呈低回声,形态不一
 C. 较大的病变形态不规则,内部回声不均匀
 D. 病变处血供大多不丰富
 E. 当出现干酪样坏死时,病变内可见钙化的强回声,后伴声影

6. 下列关于胸壁肿瘤的描述,错误的是（　）。
 A. 胸壁良性肿瘤生长缓慢,形态较规则
 B. 胸壁良性肿瘤表面光滑,边界清晰,内部血流较少
 C. 胸壁恶性肿瘤呈膨胀性生长,较大时可能对周围结构产生压迫而非破坏
 D. 胸壁恶性肿瘤呈浸润性生长,易对周围结构产生侵袭和破坏
 E. 大多数胸壁肿瘤难以仅凭超声声像图表现进行病理类型的确诊

7. 下列关于胸膜腔的表述,错误的是（　）。
 A. 胸膜腔上界为胸廓上口,下界为膈,中央部分为纵隔,两侧为胸膜和肺
 B. 胸膜为一薄层浆膜,分为脏、壁两层
 C. 脏层胸膜和壁层胸膜在肺根处相互移行构成不完全封闭的潜在腔隙,称为胸膜腔
 D. 胸膜腔内可有少量浆液
 E. 少量胸腔积液及炎症粘连常出现于肋膈角

8. 检查少量胸腔积液的最佳体位是（　）。
 A. 坐位
 B. 半卧或仰卧位
 C. 俯卧位
 D. 侧卧位
 E. 头仰颈部过伸位

9. 下列关于胸腔积液的描述,错误的是（　）。
 A. 浆液性渗出性胸腔积液最常见的病因为炎性感染
 B. 临床上胸腔积液以漏出液最为常见
 C. 少量胸腔积液常积聚于胸腔最底部及后肋膈窦处
 D. 包裹性积液常见于胸膜腔的侧壁或后壁

E. 血性胸腔积液透声较差,内见密集细点状中低回声

10. 下列关于正常壁层胸膜的声像图表现的描述,错误的是(　　)。

A. 为弧形明亮的细带状强回声

B. 正常状态下,其实际厚度测量较困难

C. 可随呼吸移动

D. 其浅方为胸壁肌层回声

E. 其深方即为胸腔弱回声及含气肺强回声

11. 下列关于胸膜隐窝的描述,正确的是(　　)。

A. 由不同部分壁胸膜返折构成

B. 由不同部分脏胸膜返折构成

C. 由脏、壁胸膜在相互移行转折处形成

D. 肋纵隔隐窝较浅,肺前缘能伸入

E. 深呼吸时肺下缘可伸入肋膈隐窝

12. 下列关于游离胸腔积液的说法,不正确的是(　　)。

A. 少量胸腔积液积聚于胸腔最底部

B. 患者取仰卧位,探头应与床面垂直扫查

C. 须与腹水、膈下积液及膈胸膜增厚相鉴别

D. 大量胸腔积液时肺组织受压上移

E. 患者取坐位,从肩胛线或腋后线肋间扫查

13. 正常胸壁、胸膜腔超声检查可显示皮肤、皮下脂肪、胸壁肌层肌内外侧筋膜结构,显示的回声层数为(　　)。

A. 强-弱-等-弱-强

B. 强-弱-强-弱-强

C. 等-弱-强-弱-强

D. 弱-弱-等-弱-强

E. 等-弱-强-弱-等

14. 下列关于胸膜转移癌的描述,不正确的是(　　)。

A. 瘤多位于胸壁深侧、胸膜腔或肺表面

B. 胸膜可见等回声的结节状隆起

C. 较小病灶不易被超声发现

D. 较小病灶常呈低回声结节

E. 与弥漫性间皮瘤不易鉴别

15. 下列关于肺的表述,错误的是(　　)。

A. 肺位于胸腔内,纵隔的两侧,左右各一,形似圆锥状

B. 上为肺尖,其前内方有锁骨下动脉斜行经过

C. 内侧面可见肺门,此处有血管、主支气管、淋巴管和神经进出

D. 左肺较短宽,由水平裂及斜裂分为上、中、下三叶

E. 深呼吸时,肺下界可向上下移动

16. 下列关于肺超声成像基础的表述,错误的是(　　)。

A. 超声成像波的强弱由两种介质的声阻抗差决定,即声阻抗差越大,反射越强

B. 胸膜线在二维超声图像中表现为低回声

C. 声波在介质中传播会衰减,声能随着传播距离增大而减小

D. 伪像可导致超声误诊,但也可以利用伪像诊断

E. 超声显示胸膜是因为混响伪像

17. 肺超声检查中常见的超声征象有以下几种,除了(　　)。

A. 多重反射

B. 彗星尾征

C. 振铃效应

D. 部分容积效应

E. 混响伪像

18. 以下关于肺超声成像的基础表述,错误的是(　　)。

A. 肺是含气与水的脏器,几乎所有的病变都与水、气的消长相关

B. 几乎所有的超声征象均起自支气管

C. 大多数急性肺疾病都累及外周和胸膜

D. 肺超声征象大多数基于对伪像的分析

E. 正常肺内含有少量液体

19. 以下哪些征象不可以在正常肺超声中出现?(　　)

A. "蝙蝠征"　　　　　B. A线

C. 碎片征　　　　　　D. 肺滑动征

E. 肺搏动征

20. 肺搏动征为心脏搏动通过肺组织传至胸壁,M型模式下表现为胸膜线与心脏一致的运动。肺搏动征可出现在下列哪一情况?(　　)

A. 正常肺超声

B. 完全性肺不张

C. 胸腔积液

D. 气胸

E. 心包积液

21. 以下关于肺炎的超声诊断中,不正确的是（　　）。

A. B 线增多

B. A 线增多

C. 肺实变

D. 胸腔积液

E. 支气管充气征

22. 以下哪项为气胸的特征性表现?（　　）

A. "蝙蝠征"

B. 肺滑动征

C. 肺点

D. 支气管充气征

E. 弥漫性 B 线

23. 碎片征常见于以下哪一情况?（　　）

A. 肺炎或肺不张

B. 气胸

C. 胸腔积液

D. 肺气肿

E. 肺脓肿

24. 下列肺超声的应用中,表达错误的是（　　）。

A. 定性和定量诊断气胸

B. 辅助胸腔积液的诊治

C. 评估肺实变/肺不张

D. 指导呼吸机设置/脱机

E. 鉴别肺炎与肺肿瘤及胸膜病变

25. 下列关于肺炎所致实变肺组织的超声声像图的描述,错误的是（　　）。

A. 多呈楔形或三角形

B. 内可见"超声支气管气相"

C. 与周围正常的肺组织分界欠清晰

D. 实变肺组织内的血管结构受压变形甚至被破坏

E. 回声可酷似肝实质

26. 下列关于正常的肺部超声表现的描述,错误的是（　　）。

A. 探头垂直于肋间隙扫查时,肋骨呈弧形强回声伴典型声影

B. 肋骨的声影之间可见中低回声的肋间肌

C. 正常的壁层胸膜表现为不随呼吸移动的弧形线样低回声

D. 正常肺组织呈强反射体使得深方结构不能显示

E. 正常肺随呼吸运动时,可见"肺表面滑动征"

27. 下列关于肺肿瘤的表述,错误的是（　　）。

A. 周围型肺肿瘤需要与肺炎肺实变、肺脓肿及胸膜肿瘤等进行鉴别

B. 邻近胸膜且无骨性结构遮挡的周围型肺肿瘤可应用超声进行探查

C. 超声可根据肿瘤与周围结构的关系判断肿瘤的浸润范围

D. 超声对于中央型肺肿瘤诊断效能高于 X 线

E. 当肿瘤侵犯脏层胸膜时,肿瘤两侧的脏层胸膜逐渐增厚、不平整并向内凹陷,形成"兔耳征"

28. 下列哪种疾病不是肺部超声诊断适应证?（　　）

A. 肺水肿　　　　　　B. 脓胸

C. 周围性肺癌　　　　D. 气胸

E. 肺气肿

第三节　新 生 儿 肺

A 型题,最佳选择题。由一个题干和 A、B、C、D、E 五个备选答案组成。题干在前,选项在后。每道题的备选项中,只有一个最佳答案。

1. 下列不是新生儿呼吸窘迫综合征超声表现的是（　　）。

A. 肺实变伴支气管充气征

B. 胸膜线与 A 线消失

C. 双肺点

D. 胸腔积液

E. 肺过度充气

2. 下列关于新生儿正常肺脏超声影像学表现的描述,错误的是（　　）。

A. 新生儿正常肺脏在超声下呈低回声

B. 胸膜线与 A 线均呈光滑、清晰、规则的线性

高回声

C. 在 B 型超声下形成一种类似竹节样的表现,称为竹节征

D. 出生 3～7 d 的新生儿不可能出现 B 线

E. 在 M 型超声下,正常肺影像则呈典型的沙滩征

3. 下列新生儿呼吸窘迫综合征(RDS)的肺实变伴支气管充气征特点,错误的是(　　)。

A. 是 RDS 最重要的超声影像学特点和诊断必备依据

B. 实变的程度和范围与疾病程度无关

C. 重度 RDS 实变范围扩大,可扩展至肺野深部

D. 实变可见于两侧肺脏的不同肺野,也可仅限于一侧肺脏的某些肋间

E. 支气管充气征呈密集的雪花状、斑点状或细线状

4. 下列关于新生儿呼吸窘迫综合征(RDS)的描述,错误的是(　　)。

A. 由于肺泡表面活性物质缺乏导致

B. 出生后出现的进行性呼吸困难、呼气性呻吟、青紫和呼吸衰竭

C. 该病在轻度 RDS 急性期或重度 RDS 恢复期可有双肺点

D. 主要见于早产儿,胎龄越小、出生体重越低,发生率越高

E. 所有的患儿可有不同程度的单侧或双侧胸腔积液

5. 下列关于新生儿暂时性呼吸增快症(TTN)的描述,错误的是(　　)。

A. 又称为新生儿湿肺,是新生儿最常见的呼吸系统疾病之一

B. TTN 患儿主要表现为呼吸困难

C. 肺部听诊可有呼吸音减低或闻及粗湿啰音

D. TTN 为自限性,多预后良好,轻症者 5～6 h 或 1 d 内呼吸即转为正常

E. TTN 的主要病理改变是肺不张

6. 下列关于新生儿暂时性呼吸增快症超声表现特点的描述,错误的是(　　)。

A. 肺实变　　　　B. AIS 或双肺点

C. 胸膜线异常　　　D. A 线消失

E. 胸腔积液

7. 下列关于新生儿肺炎的表述,错误的是(　　)。

A. 病因有吸入性和感染性所致

B. 病理学上可见肺泡壁充血、水肿、炎症细胞浸润,肺泡内充满渗出液

C. 临床表现有呼吸困难,有三凹征、呻吟、青紫

D. 肺部听诊可闻及哮鸣音

E. 发病常较早,多在出生后 3 d 内发病

8. 下列新生儿肺炎的超声诊断依据,错误的是(　　)。

A. 肺实变伴支气管充气征

B. 实变区胸膜线异常,B 线消失

C. 非实变区可见较多 B 线或呈 AIS 改变

D. 胸腔积液

E. 偶可见双肺点

9. 下列关于新生儿气胸的描述,错误的是(　　)。

A. 新生儿气胸是肺气漏的最常见形式

B. 任何原因引起肺泡充气不均都可造成肺泡破裂,进而导致气胸

C. 气胸通常分为闭合性气胸、开放性气胸和张力性气胸三种临床类型

D. 小量气胸(肺萎陷在 30% 以下)对患儿的呼吸和循环功能影响较大

E. 大量气胸时视诊常见严重吸气性呼吸困难、三凹征(＋)、双侧胸部不对称

10. 下列关于气胸的超声诊断依据,错误的是(　　)。

A. 实时超声下肺滑存在

B. 存在胸膜线与 A 线

C. 无 B 线

D. 有明确存在的肺点

E. 在 M 型超声下,气体所在部位呈平流层征

C 型题,综合分析选择题。包括一个试题背景信息和一组试题。每道题都有其独立的备选项,备选项一般有五个。题干在前,备选项在后。每道题的备选项中,有一个或多个正确答案。

1. 患者男,25 岁,因"咳嗽、胸闷、低热、乏力 20 d"来诊。经肋间超声检查声像图如图 2 所示。

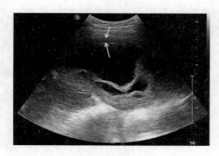

图 2

（1）该声像图中箭头所示的结构为（　　）。

A. 增厚的脏层胸膜

B. 增厚的壁层胸膜

C. 增厚的胸膜顶

D. 增厚的膈胸膜

（2）辨识箭头所示结构的依据不包括（　　）。

A. 紧贴胸壁内侧

B. 不随呼吸移动

C. 其前方为胸壁肌层回声

D. 可见"肺表面滑动征"

E. 胸腔积液将其与肺组织分离开

（3）该病例首先考虑的诊断为（　　）。

A. 肺炎

B. 结核性胸膜炎

C. 胸膜神经纤维瘤

D. 弥漫型胸膜间皮瘤

E. 胸膜转移瘤

（4）关于胸腔积液，下列叙述错误的是（　　）。

A. 正常胸腔内可有少量生理性液体

B. 病理性胸腔积液可分为漏出液和渗出液

C. 渗出液在临床上较为常见

D. 大量胸腔积液时呼吸困难加重，可出现明显心悸，而胸痛缓解或消失

E. 存在胸腔积液时，膈面引起的镜面伪像更加明显

2. 患者男，70 岁，因"呛咳、痰中带血 1 个月余"来诊。患者吸烟史有 30 余年。超声：肺组织局部呈楔形低回声，其尖端可见结节样更低回声，边界清晰。

（1）最可能的诊断是（　　）。

A. 肺结核

B. 支气管肺癌

C. 肺错构瘤

D. 肺转移瘤

E. 胸膜间皮瘤

（2）关于支气管肺癌，下列叙述错误的是（　　）。

A. 为肺的原发性恶性肿瘤

B. 大多数起源于各级支气管黏膜上皮或腺体

C. 组织学分类可分为：鳞癌、腺癌、小细胞癌和大细胞癌

D. 女性发病多于男性

E. 可出现类癌综合征

（3）关于此次超声探查到的楔形低回声，下列叙述错误的是（　　）。

A. 可能为阻塞性肺实变

B. 可能为阻塞性肺不张

C. 楔形低回声邻近的脏层胸膜的线样强回声中断、显著破坏

D. 内可见支气管液相

E. 内可见支气管气相

（4）该患者若出现胸腔积液，则胸腔积液的性状最可能为（　　）。

A. 清亮透彻　　　　B. 脓性

C. 血性　　　　　　D. 蛋清状

E. 乳糜状

X 型题，多选题。由一个题干和 A、B、C、D、E 五个备选答案组成。题干在前，选项在后。要求从五个备选答案中选出两个或两个以上正确答案，多选、少选、错选均不得分。

1. 胸部超声扫查途径有哪些？（　　）

A. 经肋间扫查

B. 肋缘下和剑突下经腹扫查

C. 经胸骨上窝和锁骨上窝扫查

D. 经背部脊柱旁断面扫查

E. 经食管内超声扫查

2. 下列关于胸壁肿瘤的描述，正确的有（　　）。

A. 常见的胸壁良性肿瘤有脂肪瘤、脉管瘤

B. 胸壁良性肿瘤声像图较为多样，大多呈圆形或椭圆形，形态较规则，边界清晰

C. 脉管瘤的声像图表现取决于内部管腔的大小，较大者呈囊样无回声

D. 神经鞘瘤和神经纤维瘤多为单发，呈低回

声结节状或分叶状,有时可见包膜

E. 神经鞘瘤的两端可显示增粗的神经与其连接

3. 下列关于胸膜腔的描述,正确的是( )。

A. 是壁胸膜和脏胸膜之间的潜在腔隙

B. 由壁、脏胸膜相互移行构成

C. 正常时其内可见少量液体呈细带状无回声

D. 积液多先见于肋膈隐窝

E. 正常时即使采用高频探头扫查也难以显示

4. 弥漫性胸膜间皮瘤的超声表现包括( )。

A. 胸膜呈广泛弥漫性增厚,呈多发结节状或不规则低回声或不均匀中等回声

B. 病变表面不规整,基底较宽

C. 多数合并胸腔积液

D. 部分增厚的胸膜可合并钙化灶

E. 病变进展,可出现肋骨破坏

5. 下列关于肺脓肿的叙述,正确的有( )。

A. 最常见的感染途径为吸入式感染

B. 临床发病急骤,病情重,变化快

C. 早期肺脓肿呈类圆形低回声

D. 脓肿出现液化坏死后,超声表现为厚壁脓腔,但不会出现气-液分层

E. 可伴有胸膜粘连、增厚或胸腔积液

6. 下列关于气胸超声表现的描述,正确的有( )。

A. 实时超声下肺滑消失

B. 存在胸膜线与 A 线

C. 无 B 线

D. 有明确存在的肺点

E. 在 M 型超声下,气体所在部位呈平流层征

7. 新生儿肺炎的超声诊断依据为( )。

A. 肺实变伴支气管充气征

B. 实变区胸膜线异常,A 线消失

C. 非实变区可见较多 B 线或呈 AIS 改变

D. 胸腔积液

E. 偶可见双肺点

8. 新生儿肺脏超声检查的适应证有( )。

A. 气胸、肺炎、肺出血、肺不张、胸腔积液

B. 胎粪吸入综合征、呼吸窘迫综合征

C. 肺水肿、肺泡-间质综合征

D. 膈肌异常、先天性肺发育异常

E. 超声引导下支气管灌洗液的留取、胸腔积液与气胸的抽吸等

答案与解析

第一节　乳　　腺

A 型题

1. 答案:A。

解析:乳腺腺体大部分位于胸大肌肌膜上,小部分在前锯肌上。

2. 答案:C。

解析:乳腺周围的脂肪组织呈囊状,其中有不同走向的结缔组织纤维束,称为库柏韧带。

3. 答案:B。

解析:乳腺超声检查选择的高频探头的频率一般为 7~14 MHz。3~5 MHz 频率探头适合腹部超声检查。15~20 MHz 不利于较深部位的显示,常用于浅表关节检查。

4. 答案:E。

解析:乳腺超声检查的优点包括无电离辐射、易鉴别肿块是囊性还是实性、显示内部的细微结构、发现腋窝淋巴结、有利于肿块良恶性的鉴别。

5. 答案:B。

解析:正常乳房解剖层次依次为皮肤、浅筋膜浅层、乳腺腺体、浅筋膜深层、乳房后隙、胸肌筋膜、胸大肌及肋骨等。

6. 答案:C。

解析:库柏韧带上连皮肤与浅筋膜浅层,下连浅筋膜深层,超声表现为三角形的中强回声。

7. 答案:B。

解析:皮下脂肪呈弱回声,边界欠清,有时可见三角形的库柏韧带。

8. 答案:B。

解析:乳腺纤维腺瘤多为椭圆形,边界多清晰,部分可见包膜,内部多呈低回声。

9. 答案:B。

解析:乳腺癌时,乳头深部肿瘤可因侵入乳管使乳头内陷,淋巴回流受阻引起乳房水肿,同时乳腺癌局部的纤维组织增生,乳房悬韧带相对变短,使皮肤形成许多小凹陷,临床上称"橘皮样变"。

10. 答案:D。

解析:急性乳腺炎时,腺体结构紊乱,早期可出现不均匀低回声区,边界不清,后方回声稍增强。

11. 答案:B。

解析:乳腺增生病常表现为经前有明显乳房肿胀、疼痛,经后自行缓解,超声表现为乳腺腺体回声不均,结构紊乱,可伴有囊肿或增生结节。

12. 答案:B。

解析:乳腺纤维腺瘤一般呈圆形或椭圆形,形态规则。

13. 答案:B。

解析:乳腺纤维腺瘤大多呈圆形或椭圆形,形态规则,边界清晰,边缘光滑,可有包膜,内部呈低回声,尚均匀,后方回声不变或稍增强,CDFI 内可见点状血流信号或无血流信号。

14. 答案:B。

解析:急性乳腺炎可有红肿热痛等临床表现,超声图像显示为腺体的增厚肿大,回声减低,边界不清,脓肿形成或乳汁淤积时可出现无回声区。

15. 答案:B。

解析:乳腺囊性增生腺体结构紊乱,回声不均。

16. 答案:B。

解析:乳腺囊肿超声表现为腺体内单发或多发的无回声,多呈圆形或椭圆形,边界清晰,后方回声增强,无回声内无彩色血流信号。

17. 答案:B。

解析:乳腺增生症腺体内可有增生结节、囊肿形成。

18. 答案:B。

解析:乳腺囊肿超声表现为:腺体内单发或多发的无回声,多呈圆形或椭圆形,边界清晰,后方回声增强,内透声良好。乳腺囊性增生症多有乳腺胀痛,腺体结构紊乱,回声不均;乳腺脓肿内透声不佳,可见密集点状回声。

19. 答案:D。

解析:哺乳期乳腺导管内可有乳汁流动,表现为导管扩张。

20. 答案:D。

解析:乳腺导管内乳头状瘤 CDFI 可以见点、条状血流信号进入乳管内的小肿块中,有时血流较丰富。

21. 答案:C。

解析:硬癌多体积小,质硬,界不清,内部回声不均,后方回声明显衰减。

22. 答案:C。

解析:乳腺发展分为以下阶段:胚胎期、幼儿期、青春期、性成熟期、妊娠期、哺乳期、老年期。

23. 答案:A。

解析:乳腺恶性肿块边界欠清晰或不清晰,后方回声无变化或呈衰减。

24. 答案:E。

解析:A,B,C,D 均是乳腺癌的超声特征。

25. 答案:A。

解析:急性乳腺炎时,腺体结构紊乱,早期可出现不均匀低回声区,边界不清,后方回声稍增强,乳腺纤维腺瘤多为椭圆形,边界多清晰,部分可见包膜,内部多呈低回声。

26. 答案:D。

解析:乳腺囊肿超声表现为腺体内单发或多发的无回声,多呈圆形或椭圆形,边界清晰,后方回声增强,内透声良好,无回声内无彩色血流信号。

27. 答案:C。

解析:正常成人妇女的乳房主要由皮肤、脂肪和腺体 3 部分构成。

28. 答案:D。

解析:乳房良性肿瘤内部回声多均匀,边界清晰或欠清晰,边缘光整,后方回声可增强。

29. 答案:D。

解析:周边蟹足样改变为乳腺恶性病变的超声特征,乳腺脓肿周边无包膜,边缘不整。

30. 答案:E。

解析:乳腺增生症腺体内增生区域或增生结节内彩色血流较少或无血流,个别增生结节血流显示丰富。

31. 答案:D。

解析:乳腺纤维腺瘤是乳腺最常见的良性肿瘤之一,发病率仅次于乳腺囊性增生病。

32. 答案:B。

解析:导管乳头状瘤最常见症状为乳头溢液或血性溢液,通常为白色或鲜红色。

33. 答案:A。

解析:乳腺癌边界欠清晰或不清晰。

34. 答案:D。

解析:有三种乳腺癌超声具有一定的特征性:① 导管乳头状癌,乳头下方导管扩张,内充满中低回声区,有蟹足样浸润,后方回声衰减。挤压乳头有分泌物,涂片可找到癌细胞。② 髓样癌,体积较大,直径可在 4~6 cm,呈圆球形,边缘光滑,质地较软,后方不衰减。③ 硬癌:又称浸润导管癌,肿物不大,质地坚硬,多呈不均匀低回声,后方衰减明显是其特点。

35. 答案:B。

解析:见第 34 题。

36. 答案:D。

解析:硬癌又称浸润导管癌,中、老年女性多见,早期肿物不大,实性肿块较多,内部呈不均匀低回声,质地坚硬,后方衰减明显是其特点。转移率较高,首先为同侧腋下。

37. 答案:D。

解析:乳腺淋巴回流途径,外侧均首先回流到腋下,以后可以到其他处。

38. 答案:E。

解析:上述均为乳腺癌典型超声声像图表现。

39. 答案:B。

解析:脂肪小叶不伴有后方回声增强。

40. 答案:D。

解析:炎性乳癌超声表现为腺体结构紊乱,层次模糊,内回声偏低或增强,CDFI 显示较丰富的血流信号,应与急性乳腺炎相区别。

41. 答案:E。

解析:超声造影有助于确认病变活性、坏死液化区域,从而引导穿刺乳腺结节有效成分;鉴别乳腺结节的囊实性;鉴别乳腺肿瘤术后复发与瘢痕;了解恶性肿瘤的浸润范围等。

42. 答案:C。

解析:根据临床症状且腋下扪及肿大淋巴结,高度怀疑乳腺癌,应进一步确诊,早诊断早治疗。

43. 答案:E。

解析:乳腺炎因炎症刺激,使腺体水肿增厚,血流增多。

44. 答案:D。

解析:炎症初期表现为边界不清的低回声区,脓肿形成后出现不规则无回声区,可有分隔。

45. 答案:D。

解析:一般良性实性肿块,如纤维腺瘤有完整包膜结构。

46. 答案:A。

解析:正常成人妇女的乳房在超声上主要分为皮肤、脂肪和腺体 3 部分。

C 型题

1.(1) 答案:A。

解析:超声检查为乳腺疾病的首选影像学方法。

(2) 答案:D。

解析:乳腺纤维腺瘤多表现为形态规则的低回声,边界清晰,内部回声尚均匀。

(3) 答案:E。

解析:乳腺肿块体积较大时,可行手术切除,并常规送病理检查以排除恶性病变的可能。

2.(1) 答案:A。

解析:乳腺增生症主要表现为经前期乳房胀痛不适。

(2) 答案:B。

解析:患者为年轻女性,腺体组织致密,故而乳腺疾病首选影像学检查方法为超声检查。

(3) 答案:D。

解析:乳腺增生症超声表现多无钙化。

3.(1) 答案:F。

解析:乳腺恶性肿瘤质地较硬,且可侵犯周边组织,活动度差。

(2) 答案:ABEF。

解析:囊肿为囊性占位,活动度良好,余均为实性占位,需与乳腺恶性肿瘤相区别。

(3) 答案:AB。

解析:乳腺疾病的检查方法多为超声检查及钼

靶 X 线片。

（4）答案：EF。

解析：乳管镜检查及穿刺细胞学检查均可取部分肿块组织行病理诊断以明确其性质。

（5）答案：BDF。

解析：该病灶边界欠清，回声不均，后方回声无明显变化。

（6）答案：CDEFGH。

解析：乳腺恶性肿瘤形态多不规则，边界欠清或不清。

X 型题

1. 答案：BCDE。

解析：成年女性的 1 个乳腺有 15～20 个乳腺叶，每个腺叶再分支成许多小叶，小叶由若干腺泡及相近的末梢导管汇聚而成。

2. 答案：ABCD。

解析：乳腺纤维腺瘤 CDFI 显示内可见点状血流信号或无血流信号。

3. 答案：ABDE。

解析：该肿瘤以囊性为主，故后方回声增强。

4. 答案：ABD。

解析：乳腺炎主要表现为乳腺的红肿热痛，声像图表现为皮肤和皮下组织增厚、水肿，乳腺组织回声紊乱，后方可伴声影，但多没有占位性回声，脓肿形成可表现为边界不清、形态欠规则的低或无回声，周边无包膜，边缘不整，壁厚薄不均，内部可见中、高或絮状回声。

5. 答案：ABE。

解析：乳腺癌多呈低回声、等回声或不均匀回声，后方回声无变化或衰减，内部可见细小钙化。

第二节　胸壁、胸膜腔与肺

A 型题

1. 答案：E。

解析：此题主要考查胸部超声的适应证，对于

中央性肺癌，超声因受肺气影响，绝大多数均不能显示。

2. 答案：E。

解析：胸壁局灶性的炎性病变应与胸壁肿瘤相鉴别。与炎性病变相比，肿瘤多为实性的低回声包块，边界更为清晰，质地较硬，部分肿瘤可见包膜，抗炎治疗或抗结核治疗后无明显变化，必要时可行超声引导下穿刺活检加以确诊。胸壁脓肿可通过超声引导下穿刺引流出脓液确诊。

3. 答案：A。

解析：典型的胸壁恶性肿瘤生长迅速，形态不规则，表面不规整，边界不清晰，内部血流丰富，肿瘤呈浸润性生长，易对周围结构产生侵袭和破坏。

4. 答案：E。

解析：脓肿形成早期表现为病变内的低回声更加不均匀，出现液化坏死区，呈不规则的无回声，并逐渐融合扩大，形成不规则厚壁脓腔，腔内可见随探头加压流动的细点状中低回声或团絮状杂乱中等回声沉积物，少数内部可见分隔样中等回声。脓肿边缘多不规则或模糊不清，脓肿壁上可见血流信号，脓腔液化区内无血流信号。

5. 答案：D。

解析：病变部位正常胸壁层次被破坏。病变多呈低回声，形态不一，局限性结核可呈结节状改变，回声较均匀；较大的病变形态不规则，内部回声不均匀。病变处血供大多较丰富。病变周边组织回声多增强。当出现干酪样坏死时，病变内可见液化的不规则无回声区，常可见钙化的强回声，后伴声影。坏死区内无血流信号。当形成寒性脓肿时，可见不规则的厚壁脓腔，内壁不规整，腔内可见碎屑样回声。病变可侵犯邻近的肋骨和肋间肌。可合并出现脓胸或肺内病变。

6. 答案：C。

解析：典型的胸壁良性肿瘤生长缓慢，形态较规则，表面光滑，边界清晰，内部血流较少，肿瘤呈膨胀性生长，较大时可能对周围结构产生压迫而非破坏。典型的胸壁恶性肿瘤则生长迅速，形态不规则，表面不规整，边界不清晰，内部血流丰富，肿瘤呈浸润性生长，易对周围结构产生侵袭和破坏。然而，大多数胸壁肿瘤难以仅凭超声声像图表现进行病理类型的确诊，需进行超声引导下穿刺活检以进

一步明确。

7. 答案:C。

解析:脏层胸膜和壁层胸膜在肺根处和肺根下方相互移行构成完全封闭的潜在腔隙,称为胸膜腔,左右各一,互不相同,其内可有少量浆液(1～15 mL)以减少呼吸时的摩擦。正常时胸膜腔内的压力始终为负压。

8. 答案:A。

解析:少量胸腔积液常积聚于胸腔的最底部及后肋膈角。坐位显示最清。须注意与腹水、膈下积液及膈胸膜增厚进行鉴别。

9. 答案:B。

解析:临床上胸腔积液以渗出液最为常见。中青年患者需首先考虑结核性;老年患者的胸腔积液特别是血性胸腔积液,应首先考虑恶性病变或恶性肿瘤转移。

10. 答案:C。

解析:壁层胸膜紧贴胸壁内侧,正常的壁层胸膜表现为不随呼吸移动的弧形线样强回声,此种表现是由壁层胸膜的界面反射所产生。脏层胸膜紧贴在充气的肺组织表面,与含气肺组织构成强反射界面,表现为线样强回声,而正常肺组织呈强反射体使得深方结构不能显示。

11. 答案:D。

解析:壁胸膜按其所在的位置可分为四部分:胸膜顶(又称为颈胸膜)、肋胸膜、膈胸膜及纵隔胸膜。两侧胸壁的肋胸膜与膈胸膜的转折处为肋膈隐窝或称为肋膈窦(亦称肋膈角)。由于肋膈隐窝所处的位置最低,少量胸腔积液及炎症粘连常出现于此。胸膜的前界是肋胸膜折返至纵隔胸膜的界线。

12. 答案:B。

解析:积液常积聚于胸腔最底部及后肋膈窦处,患者坐位,由肩胛下角线至腋后线经肋间扫查,可见膈面上方出现带状无回声区,内部透声良好,常见含气的肺随呼吸上下移动,吸气末无回声区变小。患者取仰卧位时,经腋中线做冠状面扫查,可见膈上出现三角形的无回声区,与胸廓的交角成锐角。少量胸腔积液须注意与腹水、膈下积液及膈胸膜增厚进行鉴别,扫查时应注意横膈与积液的关系,改变体位观察液体的位置变化有助于鉴别。

13. 答案:A。

解析:皮肤、皮下脂肪、胸壁肌层肌内外侧筋膜结构在超声中表现为强-弱-等-弱-强。

14. 答案:C。

解析:胸膜转移瘤可为单发或多发,以多发多见,病变可位于胸膜腔或肺胸膜表面。胸膜可见低回声或中等回声的实性结节。胸膜转移瘤大多合并大量胸腔积液,可为血性胸腔积液,壁胸膜往往广泛增厚,表面可呈结节状或团块样改变。

15. 答案:D。

解析:右肺较短宽,由水平裂及斜裂分为上、中、下三叶,左肺较狭长,由斜裂分为上、下两叶。

16. 答案:D。

解析:正常胸膜线在二维超声图像中表现为光滑均匀的强回声。

17. 答案:D。

解析:肺部超声内 A 线和 B 线的出现与多重反射、彗星尾征及振铃效应有关。部分容积效应较多见于体积较小的低回声或无回声结构,比如血管,尤其是小血管,是比较容易受到这一效应影响的。

18. 答案:B。

解析:肺部几乎所有的超声征象均起自胸膜线,比如 A 线、B 线、实变区。

19. 答案:C。

解析:碎片征是肺实变的超声征象。其余表现均为正常肺部的超声表现。

20. 答案:A。

解析:肺搏动征是肺实变的特征表现。肺不张、气胸、胸腔积液、心包积液都改变了心搏动的传导介质,故无法出现肺搏动征象。

21. 答案:B。

解析:A 线是正常肺部超声征象,当肺炎时,肺水增多,出现 A 线消失、B 线出现甚至肺实变、支气管充气征和胸腔积液。

22. 答案:C。

解析:随着呼吸运动,在实时超声下所见肺滑存在与消失交替出现的分界点称为肺点。肺点是气胸的特异性征象,可准确定位轻、中度三体边界所在的位置,但重度气胸时无肺点。

23. 答案:A。

解析:当实变肺组织与充气肺组织分界不明确

时(实变肺组织向充气肺组织的过渡区),两者之间所形成的超声征象称为碎片征。碎片征常见于肺炎、胎粪吸入综合征和肺出血等疾病。

24．答案:A。

解析:超声对气胸诊断的特异性很高,但是并不可以定量诊断。

25．答案:D。

解析:炎性实变的肺组织大多呈楔形或三角形,与周围正常的肺组织分界欠清。其内血管结构走行规则,CDFI 见彩色血流信号。实变的肺泡腔内充满渗出的液体及炎细胞,改变了肺组织的透声,表现为中低回声及低回声,有时类似肝实质回声,低回声肺组织内可见分支状的支气管强回声,称"超声支气管气相"。支气管内充满液体时称"超声支气管液相"。实变的肺组织包绕含气的肺泡,表现为球形强回声,称"超声肺泡气相"。

26．答案:C。

解析:壁层胸膜紧贴胸壁内侧,正常的壁层胸膜表现为不随呼吸移动的弧形线样强回声,此种表现由壁层胸膜的界面反射所产生。脏层胸膜紧贴在充气的肺组织表面,与含气肺组织构成强反射界面,表现为线样强回声,而正常肺组织呈强反射体,使得深方结构不能显示。

27．答案:D。

解析:邻近胸膜且无骨性结构遮挡的周围型肺肿瘤可应用超声进行探查,观察肿瘤的形态特征,根据肿瘤与周围结构(如胸膜、胸壁、横膈等)的关系判断肿瘤的浸润范围,并可进行超声引导下穿刺活检以获得肿瘤的病理诊断。然而超声对于中央型肺肿瘤的诊断价值有限,往往需要应用 X 线、CT 等影像学检查或纤维支气管镜等进一步明确诊断。

28．答案:E。

解析:肺超声对于肺过度充气程度无法进行判断,故不能诊断肺气肿。

第三节 新 生 儿 肺

A 型题

1．答案:E。

解析:肺实变伴支气管充气征是呼吸窘迫综合征(RDS)最重要的超声影像学特点和诊断必备依据,胸膜线与 A 线消失见于 100% 的 RDS 患儿;在轻度 RDS 急性期或重度 RDS 恢复期可有双肺点,15%～20% 的患儿可有不同程度的单侧或双侧胸腔积液。

2．答案:D。

解析:新生儿正常肺脏在超声下呈低回声,胸膜线与 A 线均呈光滑、清晰、规则的线性高回声;两者等间距平行排列,从肺野浅部入深部,A 线回声逐渐减弱至最后消失。在 B 型超声下形成一种类似竹节样的表现,称为竹节征。出生 3～7 d 的新生儿可有少数几条 B 线,但无肺泡-间质综合征,无胸腔积液和肺实变;出生 7 d 以后 B 线也消失,但在小胎龄早产儿中,B 线可能存在更长时间。在实时超声下可见肺滑。在 M 型超声下,正常肺影像则呈典型的沙滩征。

3．答案:B。

解析:肺实变伴支气管充气征是 RDS 最重要的超声影像学特点和诊断必备依据,即没有实变则不是 RDS。其特点为:① 实变的程度和范围与疾病程度有关,轻度 RDS 实变可仅限于胸膜下的小范围、局灶性实变;而重度 RDS 则实变范围扩大,并可扩展至肺野深部。② 实变可见于两侧肺脏的不同肺野,也可仅限于一侧肺脏的某些肋间;实变区呈不均质低回声,实变区周围(即非实变区)肺组织呈肺泡-间质综合征改变,提示存在肺水肿。③ 支气管充气征呈密集的雪花状、斑点状或细线状,随着病变程度加重,支气管充气征也变得更加粗大。

4．答案:E。

解析:15%～20% 的 RDS 患儿可有不同程度的单侧或双侧胸腔积液,随着疾病康复,积液多可自行吸收而无须特殊处理。RDS 又称肺透明膜病,系由于各种原因引起肺泡表面活性物质原发性或继发性缺乏,导致由肺泡壁至终末细支气管壁嗜伊红透明膜形成和肺不张,以致患儿出生后不久就出现的以进行性呼吸困难、呼气性呻吟、青紫和呼吸衰竭为主要临床表现的严重肺部疾病。既往认为该病主要见于早产儿,胎龄越小、出生体重越低,发生率越高。

5. 答案:E。

解析:在宫内,胎儿肺脏充满了由肺泡上皮细胞分泌的液体,肺泡内液体通过胎儿的呼吸运动经气管、支气管进入羊水中。在妊娠晚期及分娩前的短时间内,胎儿肺脏从分泌液体转为吸收液体,使胎儿肺脏从大量分泌液体的状态迅速转变为只含有少量肺液的状态,一般在生后 6 h 左右肺内液体可清除完毕,如清除延迟,则引起 TTN,所以 TTN 又称新生儿湿肺,其主要病理改变是肺水肿。TTN 主要表现为呼吸困难,多为自限性,预后良好,轻者 5~6 h 或 1 d 天即转正常。肺部听诊可有呼吸音减低或粗湿啰音。

6. 答案:A。

解析:TTN 的主要病理改变是肺水肿,我们认为其主要超声表现如下:① AIS 或双肺点。主要见于轻度 TTN;重度 TTN 在急性期主要表现为致密 B 线、白肺或程度较重的 AIS,恢复期也可出现双肺点。② 无论是轻度还是重度 TTN,均可有胸膜线异常、A 线消失等。③ 胸腔积液。部分 TTN 患儿可有不同程度的单侧或双侧胸腔积液。④ TTN 患儿均无肺实变,如存在,可以排除该病。

7. 答案:D。

解析:上行性感染者以呼吸系统症状为主要表现,呼吸增快、呻吟、体温异常,严重者可发生呼吸衰竭、心力衰竭、抽搐、昏迷、DIC、休克及持续性肺动脉高压等,肺部听诊可闻及干、湿啰音等。血行感染者黄疸、肝脾大、视网膜脉络膜炎、脑膜脑炎等多系统受累表现更为明显。

8. 答案:B。

解析:新生儿肺炎的超声诊断依据主要如下:① 肺实变伴支气管充气征(或支气管充液征),严重大面积肺实变时在实时超声下可见肺滑消失、肺搏动和动态支气管充气征。② 实变区胸膜线异常,A 线消失。③ 非实变区可见较多 B 线或呈 AIS 改变。

④ 少数患儿可有不同程度的单侧或双侧胸腔积液。
⑤ 偶可见双肺点。

9. 答案:D。

解析:小量气胸(肺萎陷在 30% 以下)对患儿的呼吸和循环功能影响较小,多无明显临床症状,或仅表现为呼吸频率增快。大量气胸时,常表现为病情突然恶化,呼吸困难和青紫突然加重,患儿精神萎靡、反应低下。视诊常见严重吸气性呼吸困难、三凹征(+)、双侧胸部不对称,患侧胸廓膨隆饱满,呼吸运动减弱;叩诊呈鼓音,听诊呼吸音减弱或消失,气管向健侧移位;听诊心率减慢,心音低钝遥远,甚至心脏骤停。血压下降甚至休克。动脉血气分析显示 PaO_2 降低和 $PaCO_2$ 增高等。

10. 答案:A。

解析:气胸的超声诊断依据:① 实时超声下肺滑消失。这是超声诊断气胸最重要的征象,如存在,可基本排除气胸。② 存在胸膜线与 A 线。如消失,可基本排除气胸。③ 无 B 线。如存在,也可基本排除气胸。④ 有明确存在的肺点。这是轻、中度气胸的特异性征象,而重度气胸时无肺点,故其诊断气胸的特异性为 100%、敏感性在 70% 左右。B 型与 M 型超声均可发现该点,但 M 型超声更容易。⑤ 在 M 型超声下,气体所在部位呈平流层征。

C 型题

1.(1) 答案:B。

解析:胸膜为一薄层浆膜,分脏层、壁层。脏层胸膜被覆于肺表面,并嵌入肺叶之间;壁层胸膜位于胸壁内面、纵隔外侧面和膈的上面。该图中为紧贴于胸壁内面的增厚的壁层胸膜。

(2) 答案:D。

解析:"肺表面滑动征"是指随呼吸运动时病变与肺表面存在相对运动来鉴别病变位于壁层胸膜、脏层胸膜或肺表面。

(3) 答案:B。

解析:胸膜结核常见于 20~40 岁的中青年男性,症状多不明显或有结核感染反应,如有低热、盗汗、虚弱乏力。临床上胸腔积液以渗出性多见,中青年首先考虑为结核。

(4) 答案:E。

解析:存在胸腔积液时,膈-肺界面消失,镜面伪像消失。

2.(1)答案:B。

解析:患者有30年吸烟史,声像图显示楔形低回声,其尖端可见结节样更低回声。故诊断支气管肺癌。邻近肺门的中央型肺癌因气体干扰常显示不清,当肿瘤阻塞气道,使远端肺组织含气减少时,可见受累肺组织呈楔形或三角形低回声或中低回声,胸膜的线样强回声连续完整,肿瘤则呈低回声位于尖端。

(2)答案:D。

解析:支气管肺癌多数发生于40岁以上,发病与吸烟和环境污染密切相关,好发于60~79岁,我国男女发病比例约为2:1。

(3)答案:C。

解析:见第(1)题。

(4)答案:C。

解析:病理性胸腔积液可分为漏出液和渗出液。漏出液常见病因:充血性心力衰竭、上腔静脉阻塞、缩窄性心包炎、肝硬化、肾病综合征等。渗出液临床较为常见,按积液性质分为:① 浆液性渗出性胸腔积液,常见原因为炎性感染,亦可见于肿瘤(原发性胸膜间皮瘤、淋巴瘤等);② 脓胸,主要病因为肺部感染、肺结核、化脓性心包炎等;③ 血胸,可见于恶性胸膜肿瘤或肺肿瘤、外伤等;④ 乳糜胸,先天性异常或癌栓、寄生虫阻塞致淋巴回流障碍等。因该题患者考虑支气管肺癌,胸腔积液最可能为血胸。

X 型题

1.答案:ABCDE。

解析:经肋间扫查:探头沿肋间隙缓慢滑行移动,结合患者的呼吸运动不断侧动探头,从肋骨上缘向足侧变换角度扫查,警惕遗漏肋骨后方的病变。肋缘下和剑突下经腹扫查:在肋缘下和剑突下应用探头经腹向后上方扫查,利用肝、脾作为声窗,以观察肺底、膈、胸膜、胸腔和纵隔等部位的病变。经胸骨上窝和锁骨上窝扫查:采用小凸阵或扇扫探头经胸骨上窝或锁骨上窝向深方或下方扫查上纵隔或肺组织的病变,当病变位置表浅时,可采用高

频或宽频线阵探头。较大的后纵隔病变可经背部脊柱旁断面扫查。中、后纵隔的病变可采用食管内超声检查。

2.答案:ABCDE。

解析:脂肪瘤、错构瘤及纤维瘤回声往往较高,内部血流信号很少。脉管瘤的声像图表现取决于内部管腔的大小。管腔较大者呈囊样无回声,内可呈多房样改变或纤曲管样结构;管腔很小者呈较高回声。探头加压时淋巴管瘤内部无血流信号,血管瘤内部大多可见较丰富的血流。神经鞘瘤和神经纤维瘤多为单发,呈低回声结节状或分叶状,有时可见包膜,后方回声可轻度增强,内部回声较均匀,有时可伴有囊变或钙化,多数肿瘤的两端可显示增粗的神经与其连接。多发者病变沿神经走行分布。

3.答案:ABDE。

解析:胸膜腔正常时其内可见少量液体但是超声难以显示。

4.答案:ABCDE。

解析:弥漫性胸膜间皮瘤可见胸膜呈弥漫性增厚,呈多发结节状或不规则低回声或不均匀中等回声,表面不规整、呈波浪状,基底较宽,约74%合并胸腔积液,部分增厚的胸膜可合并钙化。病变进展,可出现肋骨破坏征象。

5.答案:ABCE。

解析:肺脓胸最常见的感染途径是吸入或感染,好发于糖尿病患者及免疫力低下的患者。临床发病急,病情重,变化快,常出现高热、寒战、咳嗽、气急、大量脓痰等。早期脓肿呈类圆形低回声、回声不均匀,后方回声轻度增强,与周边炎性实变的肺组织分界不清,当脓肿出现液化坏死后,超声表现为厚型脓腔,内壁不光滑,形态不规则,透声差,可见强回声气体,并可出现气-液分层。可伴有胸膜粘连、增厚或胸腔积液。

6.答案:ABCDE。

解析:气胸的超声诊断依据:① 实时超声下肺滑消失。这是超声诊断气胸最重要的征象,如存在,可基本排除气胸。② 存在胸膜线与A线。如消失,可基本排除气胸。③ 无B线。如存在,也可基本排除气胸。④ 有明确存在的肺点。这是轻、中度气胸的特异性征象,而重度气胸时无肺点,故其诊断气胸的特异性为100%、敏感性在70%左右。B

型与 M 型超声均可发现该点,但 M 型超声更容易发现。⑤ 在 M 型超声下,气体所在部位呈平流层征。

7. 答案:ABCDE。

解析:解析见本节 A 型题第 7 题。

8. 答案:ABCDE。

解析:多种肺部疾病,如气胸、肺炎、胎粪吸入综合征、肺出血、肺不张、胸腔积液、呼吸窘迫综合征、肺水肿和肺泡-间质综合征的诊断,膈肌异常、先天性肺发育异常,以及在超声引导下支气管灌洗液的留取、胸腔积液与气胸的抽吸等均是肺脏超声检查的适应证。

第四章 心脏超声

第一节 心脏的解剖与生理

A型题,最佳选择题。由一个题干和 A、B、C、D、E 五个备选答案组成。题干在前,选项在后。每道题的备选项中,只有一个最佳答案。

1. 心包最容易形成积液的部位是( )。

A. 心包横窦　　　　B. 心包斜窦
C. 心包前下窦　　　D. 心包垂直窦
E. 心包后下窦

2. 心脏的纤维骨架不包括( )。

A. 左纤维三角　　　B. 右纤维三角
C. 瓣纤维环　　　　D. 圆锥韧带
E. 室上嵴

3. 关于心脏的室上嵴,下列叙述正确的是( )。

A. 位于右房室瓣下方
B. 位于左心室流出道室间隔侧
C. 为左心室流入道与流出道的界限
D. 为右房室口与肺动脉瓣口之间室间隔上的隆起
E. 发出腱索与右房室瓣前叶相连

4. 心动周期中,左心室容积最大的时期是( )。

A. 快速充盈期末
B. 缓慢充盈期末
C. 心房收缩期末
D. 快速射血期末
E. 缓慢射血期末

5. 冠状动脉循环的血流特点不包括( )。

A. 途径短、流速快
B. 血压较高、灌注压大

C. 血流量大,冠状动脉血流量占心排血量的4%～5%
D. 动-静脉氧差小
E. 血流量随心动周期波动

6. 把右心室的室腔分为流入道和流出道的是( )。

A. 室上嵴　　　　　B. 梳妆肌
C. 乳头肌　　　　　D. 膈缘肉柱
E. 右心室条束

7. 发挥兴奋延搁传导功能的是( )。

A. 房室结　　　　　B. 房室束
C. 窦房结　　　　　D. 左右束支
E. 结间束

8. 容易淤滞形成血凝块的部位是( )。

A. 左心耳　　　　　B. 右心耳
C. 梳状肌　　　　　D. 卵圆窝
E. 漏斗部

9. 关于心脏的位置和毗邻的叙述,错误的是( )。

A. 心脏约 1/3 位于正中线左侧,2/3 位于正中线右侧
B. 前方对向胸骨体和第 2～6 肋软骨
C. 后方平对第 5～8 胸椎
D. 两侧与胸膜腔和肺相邻
E. 上方连接入心的大血管,下方邻膈

10. 心脏传导系统正确的是( )。

A. 窦房结-希氏束-房室结-结间束-浦肯野纤维-左右束支
B. 窦房结-房室结-结间束-希氏束-左右束支-浦肯野纤维
C. 窦房结-左右束支-房室结-希氏束-结间束-浦肯野纤维
D. 窦房结-希氏束-结间束-房室结-浦肯野纤维-左右束支

E. 窦房结-结间束-房室结-希氏束-左右束支-浦肯野纤维

11. 关于等容舒张期的定义,下列哪项是错误的?(   )

A. 半月瓣关闭

B. 房室瓣未开放

C. 此期时间比减慢舒张期明显延长

D. 心室容积无变化

E. 心室尚无血流充盈

12. 能使左心房前负荷明显增大的是(   )。

A. 高血压病

B. 三尖瓣关闭不全

C. 主动脉瓣狭窄

D. 动脉导管未闭

E. 肺动脉高压

13. 正常人静息状态下的心动周期中,下属分期中哪一时相最长?(   )

A. 等容舒张期　　　B. 快速充盈期

C. 减慢充盈期　　　D. 快速射血期

E. 减慢射血期

14. 下列指数哪项不反映左心泵功能?(   )

A. 心输出量

B. 射血分数

C. 心室容积

D. 室壁收缩期增厚率

E. 每搏量

X型题,多选题。由一个题干和A、B、C、D、E五个备选答案组成。题干在前,选项在后。要求从五个备选答案中选出两个或两个以上正确答案,多选、少选、错选均不得分。

1. 心包窦包括(   )。

A. 心包横突　　　B. 心包斜窦

C. 心包前下窦　　D. 心包垂直窦

E. 心包后下窦

2. 影响心排血量的因素包括(   )。

A. 心率　　　　　B. 前负荷

C. 后负荷　　　　D. 心肌收缩能力

E. 心肌质量

3. 在心动周期中完成心内血液循环的关键因素有(   )。

A. 各相通心腔间存在的压差

B. 瓣膜的单向血流导向作用

C. 心肌收缩力的差异

D. 心肌舒张性能的差异

E. 心电传导序列

4. 下列关于心脏内的静脉回流,叙述正确的有(   )。

A. 心最小静脉直接从心壁内开口于心腔

B. 心浅静脉起自右心室前壁,跨过冠状沟直接开口于右心房

C. 借冠状窦汇集后,开口于右心房

D. 借冠状窦汇集后,入心前与上腔静脉汇合,共同注入右心房

E. 位于心壁内的小静脉有静脉瓣

5. 冠状动脉血流量的调节因素包括(   )。

A. 心肌代谢水平

B. 腺苷

C. 甲状腺素

D. 血管紧张素

E. 肌酐

第二节　心脏超声检查及其正常超声表现

A型题,最佳选择题。由一个题干和A、B、C、D、E五个备选答案组成。题干在前,选项在后。每道题的备选项中,只有一个最佳答案。

1. 正常胸骨旁左室长轴切面不可探及心脏的解剖结构是(   )。

A. 左房　　　　　B. 左室

C. 右房　　　　　D. 右室

E. 主动脉瓣

2. 测量二尖瓣口血流频谱的较理想切面是(   )。

A. 左室长轴切面

B. 二尖瓣水平左室短轴切面

C. 心尖四腔心切面

D. 主动脉根部短轴切面

E. 心尖左室短轴切面

3. 下面有关二尖瓣 M 型超声的说法,不正确的是(　　)。

A. 正常人二尖瓣前叶曲线舒张期上升形成 E,A 两峰

B. 正常人二尖瓣前叶 E 峰代表二尖瓣前叶开放至最高点,此时前叶距前胸壁最近

C. 二尖瓣后叶活动曲线与前叶相反,互为镜像,但运动幅度较前叶低

D. 正常人二尖瓣前叶 A 峰是由于心室收缩所致

E. 正常人二尖瓣前叶曲线收缩期形成一缓慢上升的 CD 段

4. M 型超声心动图心室波群显示的曲线为(　　)。

A. 室间隔及左室后壁曲线

B. 左房后壁曲线

C. 主动脉根部曲线

D. 三尖瓣曲线

E. 主动脉瓣后叶曲线

5. 检测主动脉瓣反流频谱的最佳切面为(　　)。

A. 胸骨旁左室长轴切面

B. 胸骨旁或心尖五腔心切面

C. 心尖左室长轴切面

D. 大动脉短轴切面

E. 胸骨旁四腔心切面

6. M 型超声二尖瓣波群 EPSS 代表(　　)。

A. 二尖瓣 E 峰最高点至室间隔的距离

B. E-A 峰间距

C. E 峰峰值

D. E 峰峰值压差

E. 二尖瓣开口前后径

7. 观察主动脉弓短轴,可用哪个声窗?(　　)

A. 胸骨旁　　　　B. 心尖部

C. 剑突下　　　　D. 胸骨上窝

E. 右锁骨上

8. 下列关于左心舒张功能异常的表现,正确的是(　　)。

A. 等容舒张时间延长

B. 等容舒张时间明显缩短

C. 二尖瓣频谱 E 峰减速时间缩短

D. 二尖瓣频谱 E 波增高

E. TDI 受心脏负荷影响

9. 心肌收缩功能的主要测量指标是(　　)。

A. 左室压力最大下降速率

B. 舒张期压力减半时间

C. 左心室射血分数、心搏量、左心室短轴缩短率

E. 等容舒张期时间

F. 左室心肌松弛时间常数

10. 下列有关左心室射血分数(EF)的描述,错误的是(　　)。

A. 射血分数用来反映左心室的泵血功能

B. EF = SV/EDV

C. EF 静息状态下不小于 52%

D. EF = SV/CO

E. 左室射血分数受心脏后负荷的影响,但它是反映左心室收缩功能的可靠指标

11. 测量肺静脉频谱,取样容积置于(　　)。

A. 胸骨旁四腔心切面,左上肺静脉

B. 心尖四腔心切面,右上肺静脉

C. 剑突下四腔心切面,左下肺静脉

D. 五腔心切面,右下肺静脉

E. 以上均不对

12. 左心室收缩功能评价不包括(　　)。

A. 左房室瓣环位移

B. 心肌应变

C. 心室扭转

D. 收缩同步性评价

E. 二尖瓣舒张期血流速度

13. 在左心室形态和功能正常的情况下,测定左心室容积参数的方法不包括(　　)。

A. M 型超声

B. 单平面面积长度法

C. 单平面 Simpson 法

D. 双平面 Simpson 法

E. 组织多普勒成像

14. 观察房间隔时,下列所列切面不包括哪项?(　　)

A. 心尖区四腔心切面

B. 剑突下区四腔心切面

C. 胸骨旁四腔心切面

D. 心底大血管短轴切面

E. 胸骨旁二尖瓣水平短轴切面

15. 下列对心排出量的定义与计算方法的叙述,正确的是(　　)。

A. 每次心动周期的心排出量

B. 射血期的心排出量

C. 每搏量乘以心率

D. 每一心搏时排到主动脉的血流量

E. 每搏量乘以心率再除以体表面积

16. 以下哪项超声心动图表现是对二尖瓣关闭不全的正确描述?(　　)

A. 左房、左室扩大是二尖瓣关闭不全时重要的继发性改变,具有直接诊断意义

B. 左室功能处于失代偿时,室间隔、左室壁和左房壁运动幅度增强

C. 二尖瓣开放幅度增大,反映二尖瓣反流使左室压力负荷增重

D. 二尖瓣口短轴切面可显示部分或全部瓣叶收缩期关闭缝隙

E. 二尖瓣前后叶在舒张期不能合拢

17. 下列哪项不引起 EPSS 增大?(　　)

A. 左心衰竭

B. 左室扩大

C. 扩张型心肌病

D. 肥厚型心肌病

E. 二尖瓣狭窄

X 型题,多选题。由一个题干和 A、B、C、D、E 五个备选答案组成。题干在前,选项在后。要求从五个备选答案中选出两个或两个以上正确答案,多选、少选、错选均不得分。

1. 超声检查心脏疾病的基本位置是(　　)。

A. 心前位　　　　B. 心尖位

C. 剑突下位　　　D. 右肋弓下位

E. 胸骨上窝

2. 大动脉短轴切面可显示心脏的解剖结构是(　　)。

A. 主动脉瓣　　　B. 左房

C. 右房　　　　　D. 肺动脉瓣

E. 三尖瓣

3. 胸骨旁左室长轴切面可显示下列哪些结构?(　　)

A. 右室　　　　　B. 左室

C. 肺动脉　　　　D. 主动脉瓣

E. 室间隔

4. 心尖四腔切面可显示下列哪些结构?(　　)

A. 左房　　　　　B. 左室

C. 右室　　　　　D. 肺动脉

E. 主动脉

5. 反映左心室收缩功能的指标包括(　　)。

A. 心排血量

B. 快速充盈分数

C. 射血分数

D. 左心室短轴缩短率

E. 每搏量

6. 心脏三维超声成像方式的主要检查声窗是(　　)。

A. 经食管　　　　B. 经腹壁

C. 经胸壁　　　　D. 经主动脉

E. 经下腔静脉

第三节　冠状动脉粥样硬化性心脏病

A 型题,最佳选择题。由一个题干和 A、B、C、D、E 五个备选答案组成。题干在前,选项在后。每道题的备选项中,只有一个最佳答案。

1. 冠心病的病理基础是(　　)。

A. 冠状动脉粥样硬化

B. 老年性动脉硬化

C. 冠状动脉炎症

D. 冠状动脉内膜退行性变

E. 冠状动脉痉挛

2. 在室壁运动记分法中,室壁运动减弱是指室壁运动记分指数(WMSI)(　　)。

A. ≤1　　　　　　B. =1

C. =2　　　　　　D. 接近 0

E. 负数

3. 二维超声检查冠心病的主要根据是(　　)。

A. 心室肌呈不均匀性增厚

B. 心室肌呈普遍性收缩降低

C. 心室肌收缩幅度普遍性增大

D. 左心室腔内径增大

E. 左心室节段性室壁运动异常

4. 诊断左室血栓,应该至少在多少个切面观察到才能确诊?(　　)

A. 1个　　　　　　　B. 2个

C. 3个　　　　　　　D. 4个

E. 5个

5. 心肌梗死并发乳头肌功能不全,超声心动图上一般不会出现(　　)。

A. 彩色多普勒新发现蓝色射流自左室反流入左房

B. 二尖瓣有连枷样运动

C. 二尖瓣反流加重

D. 乳头肌有强回声斑点

E. M型超声可见二尖瓣收缩期 CD 段吊床样改变

6. 室间隔前 2/3 部分由下列哪支冠脉供血?(　　)

A. 前降支　　　　　B. 右主干支

C. 右后降支　　　　D. 左前降支

E. 对角支

7. 引起急性前间壁心肌梗死的冠状动脉分支是(　　)。

A. 左冠状动脉前降支

B. 左冠状动脉主干

C. 左冠状动脉回旋支

D. 右冠状动脉后降支

E. 右冠状动脉右心室前支

8. 冠心病诊断的"金标准"是(　　)。

A. 心肌核素显像

B. 心电图运动实验

C. 超声心动图

D. 冠脉造影

E. 心脏磁共振成像

9. 冠状动脉粥样斑块好发部位依次为(　　)。

A. 左前降支、右冠状动脉、左回旋支及左冠状动脉主干

B. 右冠状动脉、左前降支、左回旋支及左冠状

动脉主干

C. 左回旋支、左前降支、右冠状动脉

D. 右冠状动脉、左冠状动脉主干

E. 左前降支、左冠状动脉主干、右冠状动脉及左回旋支

10. 负荷超声心动图分运动负荷试验和非运动负荷试验两种,非运动负荷试验不包括(　　)。

A. 药物试验,如多巴酚丁胺试验、腺苷试验等

B. 起搏试验

C. 冷加压试验

D. 过度换气试验

E. 平板试验

11. 在室壁运动记分法中,室壁运动显著异常是指室壁运动计分指数 WMSI(　　)。

A. ≤1　　　　　　　B. ≥1,但是<2

C. ≥2　　　　　　　D. 接近 0

E. 负数

12. 下列哪项不是左冠状动脉的主要分支?(　　)

A. 左圆锥支　　　　B. 心室支

C. 后降支　　　　　D. 前降支

E. 回旋支

13. 冠状动脉左前降支不分布哪段室壁?(　　)

A. 下壁心尖段

B. 前室间隔中段

C. 前壁中段

D. 后壁基底段

E. 侧壁心尖段

X 型题,多选题。由一个题干和 A、B、C、D、E 五个备选答案组成。题干在前,选项在后。要求从五个备选答案中选出两个或两个以上正确答案,多选、少选、错选均不得分。

1. 超声评价存活心肌的方法包括(　　)。

A. 心肌声学造影

B. 小剂量多巴酚丁胺负荷超声心动图

C. 三维超声成像

D. 能量多普勒成像

E. 超声斑点跟踪成像

2. 心肌梗死的并发症包括(　　)。

A. 假性室壁瘤

B. 附壁血栓

C. 室间隔穿孔

D. 房间隔瘤

E. 乳头肌功能不全

3. 迄今已有多种左心室壁节段区分和收缩功能评分标准方法,目前采用的方法是被美国超声学会承认并推荐应用的16分法,下列正确的有(　　)。

A. 16节段划分法是用左心室的3个长轴切面和3个短轴切面划分的

B. 3个长轴切面包括左室长轴切面、心尖四腔心切面、心尖二腔心切面

C. 3个短轴切面包括左室短轴二尖瓣水平、乳头肌水平和心尖水平

D. 心尖部短轴切面分为前壁、后壁、下壁、侧壁

E. 长轴切面分为基部、中部、心尖部

4. 缺血性节段性室壁运动异常是冠心病在二维超声心动图上的特征性表现,包括(　　)。

A. 室壁运动减低、消失、反常(矛盾)运动

B. 室壁收缩运动延迟、时间滞后

C. 心肌收缩时的变形及变形率减低

D. 心肌收缩运动梯度低下

E. 室壁收缩期增厚率减低、消失、负值

5. 关于多巴酚丁胺药物负荷试验的结果判定标准及其临床意义,下列叙述正确的有(　　)。

A. 静息状态下室壁运动正常,负荷试验运动增强,表示为正常心肌

B. 静息状态下室壁运动正常,负荷试验运动异常,表示为心肌梗死

C. 静息状态下室壁运动异常,负荷试验运动恶化,表示为心肌缺血

D. 静息状态下室壁运动异常,负荷试验运动无变化,表示为心肌梗死

E. 静息状态下室壁运动异常,负荷试验运动改善,表示为存活心肌(顿抑或冬眠)

第四节　心脏瓣膜病

A型题,最佳选择题。由一个题干和A、B、C、D、E五个备选答案组成。题干在前,选项在后。每道题的备选项中,只有一个最佳答案。

1. 以下瓣膜病变常发生晕厥的是(　　)。

A. 二尖瓣狭窄

B. 二尖瓣关闭不全

C. 主动脉瓣狭窄

D. 主动脉瓣关闭不全

E. 三尖瓣关闭不全

2. 关于退行性主动脉瓣病变,下列描述不正确的是(　　)。

A. 病理改变可为钙化、黏液样变

B. 多为轻度狭窄

C. 一般左冠瓣重于右冠瓣和无冠瓣

D. 可累及心脏传导系统

E. 与性别有关,一般男性多于女性

3. 下列哪项说明主动脉瓣关闭不全系风湿性?(　　)

A. 左心室乳头肌、腱索反射增强钙化

B. 主动脉瓣增厚钙化

C. 主动脉瓣根部扩张

D. 主动脉瓣与二尖瓣叶增厚钙化、缩短,二尖瓣口面积<1.2 cm²

E. 主动脉瓣呈二叶瓣

4. 正常成人的二尖瓣口面积是(　　)。

A. 1.0～2.0 cm²

B. 2.0～3.0 cm²

C. 3.0～4.0 cm²

D. 4.0～6.0 cm²

E. 6.0～8.0 cm²

5. 二尖瓣狭窄时,以下超声检查哪项不正确?(　　)

A. 瓣口血流速度明显增快

B. 肺静脉血流速度亦增快

C. 狭窄早期瓣口血流A峰增高

D. 合并心房纤颤时,A峰消失

E. 左室内可出现湍流信号

6. 对于二尖瓣关闭不全,下列说法不正确的是(　　)。

A. 可引起左心房、左心室扩大

B. 风湿性损害最常见

C. 第一心音多增强

D. 心功能改善时二尖瓣关闭不全亦可改善

E. 可导致右心功能衰竭

7. 重度二尖瓣狭窄位于(　　)。

A. 瓣口面积 2.5 cm² 以下

B. 瓣口面积 3.0 cm² 以下

C. 瓣口面积 2.0 cm² 以下

D. 瓣口面积 1.5 cm² 以下

E. 瓣口面积 1.0 cm² 以下

8. 慢性风湿性瓣膜病常见的瓣膜损害是(　　)。

A. 二尖瓣

B. 主动脉瓣

C. 二尖瓣和主动脉瓣

D. 三尖瓣

E. 肺动脉瓣

9. 风湿性心脏病二尖瓣狭窄患者出现右心衰竭,下列哪项临床表现将减轻?(　　)

A. 下肢水肿

B. 第一心音

C. 颈静脉怒张

D. 心尖区舒张期隆隆样杂音

E. 呼吸困难

10. 关于风湿性心脏病二尖瓣狭窄的典型超声表现,下列描述不正确的是(　　)。

A. 二尖瓣前叶曲线舒张期呈城墙样改变

B. 二尖瓣后叶与前叶曲线呈镜像运动

C. 二尖瓣前叶于舒张期呈圆顶状改变

D. 左房内有时可见附壁血栓

E. 彩色多普勒显示二尖瓣舒张期湍流

11. 亚急性感染性心内膜炎最典型的超声表现是(　　)。

A. 左房室瓣反流

B. 左房室瓣口面积增大,闭合不佳

C. 左房室瓣膜有赘生物

D. M 型超声见 CD 段呈吊床样改变

E. 左房室瓣腱索断裂

12. 二尖瓣结构不包括(　　)。

A. 瓣环　　　　　B. 瓣叶

C. 腱索　　　　　D. 乳头肌

E. 室间隔膜部

13. 二尖瓣狭窄最常见的心律失常是(　　)。

A. 室性心律失常

B. 房室传导阻滞

C. 心房颤动

D. 窦性心动过缓

E. 阵发性室上性心动过速

14. 二尖瓣关闭不全可见于(　　)。

A. 风湿性心脏病

B. 感染性心内膜炎

C. 先天性心脏病

D. 退行性心脏病

E. 以上都是

15. 二尖瓣关闭不全不可能出现的体征是(　　)。

A. 肺动脉瓣区第二心音亢进

B. 杂音常在 3 级以上,可向腋下传导

C. 第一心音减弱

D. 二尖瓣开放拍击音

E. 心界向左下扩大

16. 患者女,42 岁,风湿性心脏病 8 年,超声心动图检查示二尖瓣中度狭窄。近 1 个月工作较劳累,出现咳嗽、咳痰、心慌、乏力和夜间阵发性呼吸困难。对此患者首先应考虑的诊断是(　　)。

A. 亚急性细菌性心内膜炎

B. 急性心包炎

C. 风湿性心脏病合并左心衰竭

D. 风湿性心脏病合并右心衰竭

E. 风湿性心脏病合并肺部感染

17. 正常左室收缩功能时,重度主动脉瓣狭窄峰值速度是(　　)。

A. 大于 4.0 m/s

B. 大于 4.5 m/s

C. 大于 5.0 m/s

D. 大于 3.5 m/s

E. 大于 2.5 m/s

18. 不属于主动脉瓣狭窄的病理生理改变是(　　)。

A. 左心室压力负荷增加

B. 左心室肥厚

C. 心肌缺血

D. 主动脉瓣钙化

E. 心力衰竭

19. 二尖瓣狭窄时,以下超声检查哪项不正确?
( )

A. 瓣口血流速度明显增快

B. 肺静脉血流速度亦增快

C. 狭窄早期瓣口血流 A 峰增高

D. 合并心房纤颤时,A 峰消失

E. 左室内可出现湍流信号

20. 主动脉瓣重度狭窄的超声心动图定量指标
是( )。

A. 瓣口面积<0.5 cm²

B. 瓣口面积<1.0 cm²

C. 瓣口面积<1.5 cm²

D. 瓣口面积<2.0 cm²

E. 瓣口面积<2.5 cm²

X 型题,多选题。由一个题干和 A、B、C、D、E 五个备选答案组成。题干在前,选项在后。要求从五个备选答案中选出两个或两个以上正确答案,多选、少选、错选均不得分。

1. 风湿性心脏病患者心房颤动不好发于
( )。

A. 二尖瓣狭窄

B. 二尖瓣关闭不全

C. 主动脉瓣狭窄

D. 主动脉瓣关闭不全

E. 以上都不是

2. 主动脉瓣关闭不全最常见的病因是( )。

A. 风湿性

B. 先天性

C. 感染性心内膜炎

D. 退行性心脏瓣膜病

E. 梅毒

3. 下列结果说明主动脉瓣关闭不全系非风湿性的是( )。

A. 主动脉瓣短缩,增厚粘连伴狭窄

B. 主动脉瓣环扩张

C. 主动脉瓣呈二叶瓣

D. 主动脉瓣增厚钙化

E. 主动脉瓣根部扩张

4. 二尖瓣关闭不全血流动力学障碍可引起下列哪种改变?( )

A. 左心房扩大

B. 左心房和右心室扩大

C. 左心室扩大

D. 左心房和左心室扩大

E. 全心扩大

5. 主动脉瓣狭窄常见的三联征为( )。

A. 呼吸困难   B. 咯血

C. 心绞痛   D. 心力衰竭

E. 晕厥

第五节 主动脉疾病

A 型题,最佳选择题。由一个题干和 A、B、C、D、E 五个备选答案组成。题干在前,选项在后。每道题的备选项中,只有一个最佳答案。

1. 患者男,45 岁。有动脉粥样硬化病史。突然感到剧烈刀割样胸痛 2 小时,向背部放射。查体发现主动脉瓣区可闻及舒张期杂音。考虑为主动脉夹层可能。下列哪项显示主动脉瓣是否关闭不全及程度的效果更佳?( )

A. 超声   B. 胸片

C. CT   D. DSA

E. MRI

2. 对可疑主动脉缩窄的患者进行超声检查时,主要选择的超声声窗是( )。

A. 胸骨上窝   B. 胸骨左缘

C. 胸骨右缘   D. 心尖部

E. 剑突下

3. DeBakey Ⅰ型主动脉夹层累及的部位是
( )。

A. 升主动脉

B. 升主动脉、主动脉弓、降主动脉、腹主动脉甚至髂动脉

C. 升主动脉及主动脉弓

D. 降主动脉

E. 髂动脉

4. 以下关于主动脉夹层真腔与假腔的说法,错误的是( )。

A. 真腔与假腔之间可存在多个破口

B. 收缩期真腔管径和面积增大,假腔管径和面积减小

C. 收缩期真腔内血流速度较快,假腔内血流速度缓慢

D. 假腔较真腔更易形成血栓

E. 真腔一般较宽,假腔一般较窄

5. 主动脉缩窄最常发生的部位是( )。

A. 主动脉起始部

B. 升主动脉

C. 腹主动脉

D. 主动脉峡部

E. 胸主动脉

6. 主动脉缩窄中最常见的类型是( )。

A. 导管前型

B. 导管后型

C. 导管旁型

D. 主动脉弓发育不良型

E. 导管型

7. 主动脉狭窄是( )型分流。

A. 右向左   B. 左向右

C. 无分流   D. 双向

E. 旁路分流

8. 主动脉缩窄最具特征性的临床表现是( )。

A. 发绀

B. 反复肺炎

C. 心力衰竭

D. 腹痛

E. 下肢血压低于上肢血压

9. 主动脉缩窄最主要的死因是( )。

A. 脑出血

B. 细菌性心内膜炎

C. 主动脉窦瘤破裂

D. 心力衰竭

E. 主动脉瘤

10. 中年男性,突发持续性胸痛,呈撕裂样,既往高血压病史 20 年,应首先考虑( )。

A. 肾动脉狭窄

B. 冠心病

C. 主动脉夹层

D. 主动脉栓塞

E. 主动脉瓣狭窄

11. 主动脉夹层Ⅲ型内膜破口位于( )。

A. 升主动脉

B. 左锁骨下动脉远端

C. 主动脉弓

D. 腹主动脉

E. 髂动脉

12. 主动脉夹层最主要的临床表现为( )。

A. 晕厥   B. 失血性休克

C. 疼痛   D. 呼吸困难

E. 咳血

13. 主动脉夹层一旦明确诊断应立即采取的措施是( )。

A. 急诊手术

B. 止痛、降压及控制心率

C. 升压药维持血压

D. 输血

E. 吸氧

14. 主动脉夹层最常发生内膜撕裂的部位是( )。

A. 升主动脉   B. 主动脉弓

C. 降主动脉   D. 腹主动脉

E. 髂动脉

15. 主动脉夹层好发于主动脉壁的( )。

A. 中外膜之间   B. 内中膜之间

C. 内膜   D. 中膜

E. 外膜

16. 关于主动脉弓离断,下列说法不正确的是( )。

A. 伴有动脉导管未闭

B. 不伴有室间隔缺损

C. A 型离断部位位于左锁骨下动脉起始部远端

D. B 型离断部位位于左锁骨下动脉与左颈总动脉起始部之间

E. C 型离断部位位于无名动脉与左颈总动脉之间

17. 某病人,主动脉弓长轴图检查显示:升主动脉与降主动脉连续性中断,呈现盲端;胸骨上窝及胸骨旁主动脉弓长轴切面显示:发育不良的升主动脉直接发出头臂动脉。此病诊断为( )。

A. 动脉导管未闭

B. 永存动脉干

C. 大动脉转位

D. 主动脉弓离断

E. 主动脉峡部缩窄

18. 下列对马方综合征的二维超声检查所见,哪项是错误的?（　　）

A. 主动脉变宽,伴有二尖瓣退行性变

B. 降主动脉局部缩窄

C. 主动脉根部、升主动脉都明显扩张,形成动脉瘤

D. 主动脉扩张,伴主动脉瓣关闭不全

E. 主动脉形成夹层动脉瘤

19. 主动脉缩窄最常见的部位是（　　）。

A. 主动脉根部

B. 主动脉窦部

C. 升主动脉

D. 主动脉峡部

E. 降主动脉

20. 马方综合征心血管病变的主要病理为（　　）。

A. 主动脉内膜组织破坏

B. 主动脉外膜组织薄弱

C. 主动脉瓣病变

D. 主动脉壁中层弹力纤维组织明显消失

E. 继发于心内膜炎症

X 型题,多选题。由一个题干和 A、B、C、D、E 五个备选答案组成。题干在前,选项在后。要求从五个备选答案中选出两个或两个以上正确答案,多选、少选、错选均不得分。

1. 主动脉夹层的危险因素包括（　　）。

A. 妊娠　　　　　B. 高血压

C. 动脉粥样硬化　　D. 甲亢

E. 马方综合征

2. 主动脉缩窄的超声表现包括（　　）。

A. 缩窄部位管腔明显辨析或可见隔膜样回声

B. 缩窄管腔内可见撕裂的内膜回声

C. 缩窄部位血流加速呈五彩镶嵌状

D. 缩窄部位以远主动脉扩张

E. 缩窄部位远端血流频谱呈缺血样改变

3. 主动脉缩窄危重的婴儿型常表现为顽固的充血性心力衰竭,常见的症状是（　　）。

A. 呼吸浅而快

B. 虚弱、营养不良

C. 皮肤潮凉、多汗

D. 呼吸深而慢

E. 下肢血压较高

4. 主动脉缩窄术后并发症有（　　）。

A. 术后高血压

B. 再缩窄

C. 腹痛

D. 假性动脉瘤

E. 脊髓缺血

5. 以下说法中属于主动脉夹层外科治疗指征的是（　　）。

A. 升主动脉夹层濒临破裂伴主动脉瓣严重关闭不全

B. 内科药物治疗无效,夹层进展

C. 主动脉大分支受累或闭塞,引起脏器功能障碍

D. 并发胸、腹腔及心包积血、出血不能控制

E. 高血压

第六节　心　肌　病

A 型题,最佳选择题。由一个题干和 A、B、C、D、E 五个备选答案组成。题干在前,选项在后。每道题的备选项中,只有一个最佳答案。

1. 扩张型心肌病的二维超声主要表现为（　　）。

A. 心室扩大,心房变小

B. 左室壁弥漫性增厚,室壁运动幅度增大

C. 左心房正常,左心室扩大

D. 右心腔正常或变小

E. 全心或者左心扩大,室壁收缩运动幅度减低

2. 扩张型心肌病患者常合并心脏血栓的部位是（　　）。

A. 左心耳血栓

B. 左心室血栓

C. 右房血栓

D. 左房血栓

E. 右心室血栓

3. 室壁运动弥漫性减低常见于哪种疾病?
（ ）

A. 肥厚性心肌病

B. 风湿性心脏病

C. 限制性扩张性心肌病

D. 心肌病

E. 甲亢性心肌病

4. 患者女,38 岁,有气急、乏力、水肿等充血性心力衰竭的症状,超声心动图诊断为扩张型心肌病,超声表现不包括（ ）。

A. 主动脉瓣提前关闭

B. 二尖瓣 EPSS 增大

C. 室壁运动弥漫性减弱

D. 大心腔,小瓣口

E. 全心腔扩大

5. 肥厚性心肌病二尖瓣主要表现为（ ）。

A. 二尖瓣吊床征

B. 二尖瓣城墙样改变

C. 二尖瓣钻石征

D. 二尖瓣 SAM 征

E. 二尖瓣舒张期震颤波

6. 肥厚型心肌病超声心动图表现错误的是
（ ）。

A. 主动脉瓣提前关闭

B. 左室流出道狭窄

C. 室间隔异常增厚

D. 常见主动脉瓣反流

E. 二尖瓣前叶收缩期前向运动

7. 肥厚型心肌病最常见的心肌肥厚的部位是
（ ）。

A. 左室侧壁

B. 室间隔基底段

C. 左室前壁

D. 心尖部

E. 整个室间隔

8. 肥厚型心肌病梗阻性与非梗阻性的主要鉴别点是（ ）。

A. 前者有左室流出道狭窄,后者无左室流出

道狭窄

B. 前者左房明显扩大

C. 后者左室壁弥漫性增厚

D. 前者室间隔厚度大于后者

E. 前者增厚的心肌回声增粗、增强

9. 下列哪项不是限制型心肌病的超声表现?
（ ）

A. 双心房明显增大,可有附壁血栓

B. 心肌可呈浓密的点状回声

C. 心内膜增厚,回声增强

D. 二尖瓣及三尖瓣可增厚、变形,固定于开放
位置,失去关闭功能

E. 左室流出道狭窄

10. 限制型心肌病与缩窄性心包炎的鉴别要点是（ ）。

A. 心房增大,心室减小

B. 心包积液,腔静脉增宽

C. 二尖瓣较多反流

D. 心包明显增厚

E. 室壁运动减弱

11. 左室心肌致密化不全超声诊断要点为
（ ）。

A. 心肌结构疏松呈蜂窝状

B. 全心增大

C. 室壁均匀变薄

D. 其症状类似缩窄性心包炎

E. 与病毒感染有关

12. 致心律失常性右室发育不良的超声心动图改变不包括（ ）。

A. 孤立性右室流出道扩张

B. 右心室肌小梁排列紊乱及右心室调节束
异常

C. 部分病例右心室心尖可见附壁血栓形成

D. 全心增大,左心为主

E. 右心房常明显扩大

13. 表现为心室壁均匀性、对称性增厚的是
（ ）。

A. 扩张型心肌病

B. 肥厚型心肌病

C. 限制型心肌病

D. 缩窄性心包炎

E. 高血压心脏病

14. 超声心动图观察左心耳内血栓的最佳切面为（　　）。

A. 经食管超声主动脉短轴切面图像左心耳处

B. 胸骨旁左心长轴切面

C. 心尖四腔心切面

D. 左心二腔心切面

E. 剑突下四腔心切面

15. 下列关于梗阻性肥厚型心肌病的超声心动图表现的描述，错误的有（　　）。

A. 室壁非对称性肥厚

B. 左室流出道狭窄

C. 室间隔回声增强不均匀，呈毛玻璃样

D. 主动脉瓣提前关闭

E. 二尖瓣舒张期震颤波

16. 梗阻性肥厚型心肌病取样容积置于主动脉瓣下左室流出道狭窄处，收缩期血流呈（　　）。

A. 负向、高速度、宽频带、层流

B. 负向、高速度、低频带、湍流

C. 负向、低速度、宽频带、湍流

D. 正向、高速度、宽频带、湍流

E. 负向、高速度、宽频带、湍流

17. E峰值正常，减速度缓慢；A峰明显增高，可见于下列哪种疾病？（　　）

A. 高心病

B. 扩张型心肌病

C. 肥厚型心肌病

D. 肺心病

E. 冠心病

18. 下列哪项不是引起左房增大的原因？（　　）

A. 限制型心脏病

B. 扩张型心脏病

C. 缩窄性心包炎

D. 二尖瓣关闭不全

E. 肺动脉瓣狭窄

X型题，多选题。由一个题干和A、B、C、D、E五个备选答案组成。题干在前，选项在后。要求从五个备选答案中选出两个或两个以上正确答案，多选、少选、错选均不得分。

1. 扩张型心肌病左房室瓣的声像图特征包括（　　）。

A. 钻石征

B. 左房室瓣舒张期震颤波

C. SAM现象

D. 大心腔、小瓣口改变

E. 左房室瓣吊床征

2. 限制型心肌病的超声表现可为（　　）。

A. 相应的室壁、室间隔增厚，室壁运动僵硬、低下

B. 相应部位的心室内膜增厚呈不均分布，回声增强

C. 心房极度扩大，可有低速云雾状旋涡血流回声

D. 房室瓣EF斜率减慢

E. 心包增厚伴少至大量心包积液

3. 关于扩张型心肌病，二尖瓣的改变有（　　）。

A. 二尖瓣钻石征

B. 二尖瓣舒张期震颤波

C. 大心腔、小瓣口改变

D. 二尖瓣前后叶同向

E. 二尖瓣前后叶反向

4. 扩张型心肌病经有效治疗后，超声上的改变可有（　　）。

A. 左室腔缩小

B. 室壁运动幅度恢复正常

C. SAM现象

D. 左室血栓可缩小，甚至消失

E. 二尖瓣前后叶同向

5. 下列与限制型心肌病有关的说法，正确的是（　　）。

A. 心肌纤维化、增厚

B. 与病毒感染、免疫有关

C. 有心力衰竭表现

D. 出现心房血栓

E. 下腔静脉增宽

6. 根据左室流出道有无狭窄，肥厚型心肌病分为（　　）。

A. 梗阻性肥厚型

B. 均匀肥厚型

C. 非梗阻性肥厚型

D. 隐匿型肥厚型

E. 心尖部肥厚型

7. 关于梗阻性肥厚型心肌病,下列哪些说法是正确的?(　　)

A. 左室流出道内五彩镶嵌血流

B. 室间隔回声不均匀

C. 室间隔厚度/左室后壁厚度>1.3~1.5

D. 室间隔非对称性肥厚

E. 左室流出道流速为 1.2 m/s

第七节　心包疾病及心脏占位性疾病

A 型题,最佳选择题。由一个题干和 A、B、C、D、E 五个备选答案组成。题干在前,选项在后。每道题的备选项中,只有一个最佳答案。

1. 心脏最常见的良性肿瘤是(　　)。

A. 脂肪瘤

B. 乳头状瘤

C. 黏液瘤

D. 弹力纤维瘤

E. 横纹肌瘤

2. 心脏转移性肿瘤最常累及的部位是(　　)。

A. 左心室　　　　　B. 右心室

C. 心包　　　　　　D. 心肌

E. 心内膜

3. 下列关于缩窄性心包炎超声心动图表现的叙述,错误的是(　　)。

A. 左心室腔正常或缩小

B. 心包不规则增厚,回声增强,以房室交界处最显著

C. 可见双侧心房增大

D. 当伴有包裹性心包积液时,可呈"蛋壳样"改变

E. 深吸气时扩张的下腔静脉可缩窄

4. 心包肿瘤最特异的超声表现是(　　)。

A. 心包腔内可见无回声区

B. 心包腔内可见条索状回声

C. 心包脏层或壁层可见不规则的团块状回声

D. 心包脏层、壁层粘连

E. 心包钙化

X 型题,多选题。由一个题干和 A、B、C、D、E 五个备选答案组成。题干在前,选项在后。要求从五个备选答案中选出两个或两个以上正确答案,多选、少选、错选均不得分。

1. 关于缩窄性心包炎的血流动力学改变及体检征象,下列叙述正确的有(　　)。

A. 左房室瓣、右房室瓣的血流速度加快

B. 肝静脉及上、下腔静脉管径增宽

C. 左心室壁受累时可出现舒张期顿抑改变

D. 室间隔运动不受影响

E. 可出现奇脉

2. 关于大量心包积液,下列叙述正确的有(　　)。

A. 心脏后壁与降主动脉之间的距离正常

B. 无回声区常包绕整个心脏

C. 心脏在无回声区内常有明显的摆动和不同程度的受压变小

D. M 型超声有荡击波征

E. 液体量多>500 mL

3. 需要与右心房血栓鉴别的疾病有(　　)。

A. 右心房黏液瘤

B. 右心房转移瘤

C. 右心房横纹肌瘤

D. 右心房肉瘤

E. 房间隔瘤

4. 关于黏液瘤,下列叙述正确的有(　　)。

A. 女性多见

B. 多发于老年

C. 心房黏液瘤最常见

D. 心室和瓣膜黏液瘤少见

E. 同一心腔可多发

C 型题,综合分析选择题。包括一个试题背景信息和一组试题(二至五个)。每道题都有其独立的备选项。题干在前,备选项在后。每道题的备选项中,有一个或多个正确答案。

1. 患者女,45 岁,因"劳累后心悸、气短 10 年,不能平卧 3 d"来诊。查体:心尖部可闻及舒张期隆

隆样杂音。超声:左房室瓣开放受限,左心房扩大,内可见 3.5 cm×2.5 cm 团块状回声,活动度小。

(1) 最可能的诊断为( )。

A. 左心房血栓

B. 左心房黏液瘤

C. 左心房横纹肌瘤

D. 左心房转移瘤

E. 房间隔瘤

(2) 左心房血栓和左心房黏液瘤的鉴别要点除( )外。

A. 左房室瓣有基础病变

B. 团状附着位置

C. 团状回声大小

D. 团状回声形态

E. 团状活动度

(3) 与左心房血栓形成无关的是( )。

A. 血流缓慢

B. 左心房扩大

C. 心房颤动

D. 左房室瓣反流

E. 左房室瓣狭窄

2. 患者女,45 岁,因"进行性加重性心悸、气短、不能平卧 2 周"来诊。患者左侧乳腺癌病史 3 年。胸部 X 线片:心脏扩大。ECG:频发房性期前收缩。

(1) 为明确诊断,下一步应检查( )。

A. 血常规

B. 肝功能

C. 腹部超声

D. 超声心动图

E. 胸部 CT

(2) 超声心动图检查时应重点关注( )。

A. 各房室大小

B. 室壁厚度和运动幅度

C. 各瓣膜形态和活动情况

D. 有无分流

E. 心腔内有无异常回声

(3) 超声心动图:心包腔内可见大量无回声区,右心房内可见不规则团状回声,考虑为乳腺癌右心房转移。需要进行鉴别诊断的疾病不包括( )。

A. 右心房血栓

B. 右心房黏液瘤

C. 右心房横纹肌瘤

D. 右心房肉瘤

E. 大量心包积液

3. 患者女,45 岁,因"进行性加重性心悸、气短、不能平卧 2 周"来诊。患者左侧乳腺癌病史 3 年。

(1) 入院后应检查( )。

A. 肝功能 B. 心肌酶

C. 心电图 D. 腹部超声

E. 超声心动图 F. 胸部 CT

(2) 超声心动图检查时应关注( )。

A. 各房室大小

B. 室壁厚度和运动幅度

C. 各瓣膜形态和活动

D. 心包内有无异常回声

E. 心腔内有无异常回声

F. 有无肺动脉高压

G. 有无异常血流信号

(3) 可转移至心脏的恶性肿瘤常见的有( )。

A. 支气管癌 B. 肺癌

C. 食管癌 D. 胃癌

E. 肝癌 F. 乳腺癌

G. 纵隔肿瘤 H. 白血病

I. 淋巴瘤

4. 患者女,23 岁,因"反复咳嗽、咳痰伴午后低热、盗汗 3 个月,呼吸困难,烦躁不安,胸闷,大汗淋漓 3 d"来诊。外院诊断为肺结核。查体:心脏搏动减弱,心浊音界向两侧扩大,心音轻而远,HBR 120 次/min,肺部尤尔特征(Ewart sign)(+)。

(1) 为明确诊断,首选的检查是( )。

A. 胸部 X 线片 B. 心电图

C. 腹部超声 D. 超声心动图

E. 胸部 CT F. 胸部 MRI

(2) 此时首先应采取的措施为( )。

A. 立即心包穿刺抽液并送实验室检查

B. 强化抗结核药物治疗

C. 应用利尿药

D. 对症支持疗法

E. 补充清蛋白

F. 化学治疗

（3）关于心包，下列叙述正确的有（ ）。

A. 心包是三角形的浆膜囊腔

B. 包绕着心脏房室及其进出大血管的根部

C. 正常心包腔内有少量液体，一般不超过 10 mL

D. 少量心包积液减少心脏搏动时的摩擦

E. 心包可限制心脏因容量负荷过重而过分扩张

F. 心脏收缩时，心包腔内的负压有助于心房的充盈

G. 防止肺部和胸腔的炎症向心脏蔓延

H. 保护肺不受心脏搏动的撞击

（4）关于心包积液，下列叙述错误的有（ ）。

A. 心包炎必然有心包积液

B. 心包炎是心包壁层及脏层的炎症

C. 急性心包炎多为原发性

D. 心包摩擦音是纤维蛋白性心包炎重要的特异性体征

E. 积液急剧增加或大量积液引起急性心脏压塞

F. 心包积液可分为漏出性、渗出性、脓性、血性、乳糜性、胆固醇性等

G. 心脏压塞时，其心包积液总量很多

H. 心包积液一般不引起明显的血流动力学异常

第八节 先天性心脏病

A 型题，最佳选择题。由一个题干和 A、B、C、D、E 五个备选答案组成。题干在前，选项在后。每道题的备选项中，只有一个最佳答案。

1. 超声常用右房室瓣反流压差计算肺动脉收缩压，此方法不适用于（ ）。

A. 房间隔缺损

B. 室间隔缺损

C. 右房室瓣反流

D. 动脉导管未闭

E. 法洛三联征

2. 二维超声诊断干下型室间隔缺损的直接征象是（ ）。

A. 左心房、左心室扩大

B. 右心室流出道及主动脉根部短轴切面，室间隔缺损上缘位于肺动脉瓣下

C. 左心室长轴切面室间隔上部回声中断

D. 左心室长轴切面室间隔下部回声中断

E. 缺损部位靠近右房室瓣隔叶部位

3. 法洛三联征的超声表现除（ ）外。

A. 右心房、右心室扩大

B. 肺动脉瓣增厚，开放受限

C. M 型肺动脉瓣曲线 a 波消失

D. 肺动脉多普勒超声记录到高速收缩期射流

E. 房间隔缺损处 CDFI 可无分流信号

4. 关于先天性冠状动脉瘘的超声表现，下列叙述错误的是（ ）。

A. 二维超声冠状动脉主干和（或）分支扩张

B. 部分病例可追踪观察到迂曲增宽的冠状动脉引流腔室的瘘口

C. 冠状动脉瘘入右心系统，则为左向右分流

D. 冠状动脉瘘入左心系统，则为左向左分流

E. 冠状动脉瘘入左心室，呈连续性分流频谱

5. 关于右房室瓣下移畸形，下列叙述错误的是（ ）。

A. 四心腔显示房化右心室与右心房合并显示为一巨大的右房腔

B. 右房室瓣下移是指隔瓣下移，前瓣和后瓣不下移

C. 右房室瓣隔瓣附着部位低于左房室瓣前瓣附着部位 1.5 cm

D. 多普勒超声右房室瓣上均有反流

E. 房化右心室越大，手术效果及预后越差

6. 永存动脉干的超声表现除（ ）外。

A. 动脉干骑跨于室间隔缺损之上

B. 肺动脉或分支从动脉干发出

C. 多切面显示只有一组动脉瓣

D. 室间隔缺损通常为膜部型

E. CDFI 显示大动脉干接受来自左、右心室的血流

7. 左室型单心室的超声表现除（ ）外。

A. 心室短轴切面残余心室位于右前方，主心

室位于左后方

B. 心室短轴切面残余心室位于后下方,主心室位于前上方

C. 心尖四腔切面没有正常室间隔回声

D. 心尖四腔切面显示有两组房室瓣或共同房室瓣开向一个共同心室

E. 主动脉和肺动脉排列关系可正常、镜像或转位

8. 关于镜像右位心的二维超声,下列叙述错误的是( )。

A. 心房反位

B. 心尖位于胸腔右侧

C. 肺动脉与右心室连接,主动脉与左心室连接

D. 心室位置互换,左心室在右,右心室在左

E. 心室右袢

9. 某患儿,有发绀,超声诊断为肺动脉闭锁,可作为诊断该畸形的主要依据的是( )。

A. 右心房扩大,右心室较小

B. 右心室未见肺动脉连接,肺动脉近心段呈条索状回声,远心段可显示肺动脉管腔

C. 室间隔上部回声中断,该处右向左分流

D. 房间隔连续性中断

E. 主动脉骑跨

10. 某患者临床诊断为先天性主动脉口狭窄,关于先天性主动脉瓣狭窄,下列叙述错误的是( )。

A. 是先天性主动脉口狭窄中最常见的畸形

B. 多为三叶瓣畸形

C. 经食管超声有助于确诊瓣叶数

D. 在主动脉瓣口及升主动脉内 CDFI 呈五彩镶嵌状

E. 频谱多普勒记录到高速收缩期射流

11. 某患儿于胸骨左缘第 2 肋间闻及收缩及舒张期连续性杂音伴收缩期震颤。二维超声:左心房、左心室增大,冠状动脉主干正常,CDFI 在肺动脉内、外侧壁记录到五彩镶嵌的血流信号。频谱多普勒超声:双期分流。可作为确诊依据的超声表现是( )。

A. 主动脉根部短轴切面升主动脉与肺主动脉之间的连续性中断

B. 主动脉根部短轴切面肺动脉分叉处或左肺

动脉根部有管道与后方的降主动脉相连

C. 胸骨上窝切面缺损位于肺动脉短轴的右侧

D. 右心声学造影降主动脉出现造影剂回声

E. 肺动脉扩张

12. 某患儿超声诊断为三尖瓣闭锁,存活患儿多数合并的畸形是( )。

A. 大动脉转位

B. 肺动脉狭窄

C. 房间隔缺损和室间隔缺损

D. 房间隔缺损

E. 室间隔缺损

13. 某成年患者临床疑诊为主动脉缩窄,以下叙述不正确的是( )。

A. 约 95% 以上的狭窄发生在胸降主动脉起始部

B. 胸骨上窝主动脉弓长轴降主动脉起始部内径局限性缩小,该处管壁增厚,回声增强

C. 可呈隔膜样狭窄

D. 下肢血压高于上肢血压

E. CDFI 见缩窄部位血流束明显变细,色彩明亮,呈五彩镶嵌状

14. 某患儿临床诊断为完全型肺静脉异位引流,下列不属于其超声表现的是( )。

A. 左心房壁回声完整,在左心室长轴和四心腔的左心房后上方可见增粗的共同肺静脉干

B. 剑突下横切面可见腹主动脉与下腔静脉中间有一圈形异常血管(即下行垂直静脉)

C. 胸骨上窝处可检查到增粗的上腔静脉和无名静脉

D. 常合并室间隔缺损

E. 常合并房间隔缺损

15. 对左侧三房心的二维超声显像所见的叙述,下列哪项是不正确的?( )

A. 左心房内出现异常隔膜,左心房被分为两个腔室

B. 肺静脉血只回流到右心房

C. 左心房内的隔膜上有交通口,左心房的两腔互相通连

D. 肺静脉血仍回流到左心房

E. 左心房内的隔膜把左心房分为两部分合并

房缺时,左心房与右心房相通

16. 在下列部位中,哪个不是继发性房间隔缺损的病变部位?( )

A. 卵圆窝部位的房间隔

B. 下腔静脉开口处附近的房间隔后下方

C. 三尖瓣口附近的房间隔下部

D. 上腔静脉开口处附近的房间隔后上方

E. 冠状静脉窦口附近的房间隔

17. 心内膜垫缺损有许多名称,但不能称为( )。

A. 共同房室通道

B. 房室间隔缺损

C. 房室管畸形

D. 原发孔缺损

E. 继发孔缺损

18. 主动脉窦瘤破裂通常不可能出现( )。

A. 主动脉向右心分流

B. 主动脉瓣关闭不全

C. 主动脉向房间隔分流

D. 肺动脉瓣关闭不全

E. 心包压塞

19. 右冠状动脉瘘入右室时,可引起( )。

A. 左心容量负荷增加

B. 右心容量负荷增加

C. 双心室容量负荷增加

D. 左心房增大

E. 双心房增大

20. 不属于共同动脉干的解剖特点的是( )。

A. 一条大动脉

B. 三尖瓣狭窄

C. 一组半月瓣

D. 高位室间隔缺损

E. 正常部位无主肺动脉

21. 法洛四联征的病理改变中,不包括( )。

A. 肺动脉瓣环狭窄

B. 肺动脉口多水平狭窄

C. 漏斗部狭窄

D. 三尖瓣狭窄

E. 周围肺动脉狭窄

22. 三尖瓣闭锁时,可引起的改变是( )。

A. 双心室增大

B. 右心室增大

C. 左心房增大

D. 右心室发育不良

E. 右心房发育不良

23. 先天性心脏病室间隔缺损继发肺动脉高压,什么情况下称为艾森曼格综合征?( )

A. 当室水平发生右向左分流时

B. 当右室扩大时

C. 当室水平发生双向分流时

D. 当右房扩大时

E. 当室水平发生左向右分流时

24. 超声心动图无任何特殊异常的病为( )。

A. 部分型肺静脉异位引流

B. Roger 病

C. 冠状动脉起源于肺动脉

D. 肺动静脉瘘

E. 冠状动脉瘘

25. 下列哪项是法洛四联征的超声所见?( )

A. 主动脉缩小

B. 室间隔缺损并肺动脉狭窄

C. 右心变小

D. 肺动脉扩张

E. 左心扩大

26. 永存动脉干的二维超声检查有什么特殊所见?( )

A. 两个大动脉显示平行并列

B. 肺动脉显示明显大于主动脉

C. 从各个切面图均不能显示独立存在的主肺动脉或其分支,只能从动脉干处显示其存在

D. 肺动脉与左心室连接

E. 肺动脉从冠状动脉起源

27. 下列哪种疾病属于右向左分流的先心病?( )

A. 房间隔缺损

B. 室间隔缺损

C. 主动脉窦瘤破裂

D. 冠状动脉瘤

E. 法洛四联征

28. 原发孔房间隔缺损在二维超声检查时有什么所见?(　　)

A. 显示房间隔最低位处(房、室间隔连接处)缺损

B. 显示左心室扩大

C. 显示房间隔最上部(近心房顶部处)缺损

D. 显示室间隔上段缺损

E. 显示房间隔中央部缺损

29. 主动脉窦瘤破裂最常见的情形是(　　)。

A. 右冠状动脉窦瘤破入右室和无冠状动脉窦瘤破入右房

B. 右冠状动脉窦瘤破入右室和无冠状动脉窦瘤破入左房

C. 无冠状动脉窦瘤破入右室和无冠状动脉窦瘤破入左房

D. 右、无冠状动脉窦瘤均易破入右房

E. 左冠状动脉窦瘤破入左房

30. 右室双出口与完全型大动脉转位的超声鉴别要点是(　　)。

A. 前者合并肺动脉狭窄,后者少见肺动脉狭窄

B. 前者主动脉和肺动脉均起自右心室,后者主动脉起自右心室,肺动脉起自左心室

C. 前者右心室大,后者右心室正常

D. 前者室间隔缺损大,后者小

E. 前者常伴右位心,后者无

X 型题,多选题。由一个题干和 A、B、C、D、E 五个备选答案组成。题干在前,选项在后。要求从五个备选答案中选出两个或两个以上正确答案,多选、少选、错选均不得分。

1. 目前右心声学造影在先天性心脏病诊断中主要用于(　　)。

A. 诊断心内左向右分流

B. 诊断心内右向左分流

C. 二维超声不能确定右心房位置时

D. 右房室瓣反流

E. 肺动静脉瘘

2. 属于左向右分流的先天性心脏病有(　　)。

A. 房间隔缺损

B. 室间隔缺损

C. 右房室瓣下移畸形

D. 主动脉窦瘤破入右心

E. 冠状动脉左心房瘘

3. 经食管超声在房间隔缺损诊断中主要应用于(　　)。

A. 经胸超声检查图像不清晰者

B. 可以清晰显示房间隔缺损断端与上、下腔静脉,冠状静脉窦的关系,有助于房间隔缺损修补术式的选择

C. 对卵圆孔未闭的诊断较经胸检查敏感

D. 可以提高小房间隔缺损的诊断准确率

E. 用于合并肺动脉狭窄的诊断

4. 完全型心内膜垫缺损的超声表现有(　　)。

A. 四腔心切面房室连接处十字交叉结构消失

B. 共同房室瓣腱索经室间隔缺损伸入对侧右心室内为 A 型

C. 共同房室瓣可以区分为左房室瓣与右房室瓣的成分,为 A 型或 B 型

D. CDFI 显示有左房室瓣、右房室瓣收缩期反流

E. 房间隔下段近十字交叉处中断

5. 主动脉右冠窦瘤破入右心室的超声表现有(　　)。

A. 右冠窦呈袋状扩大,扩大的右冠窦连续性中断

B. 较少合并室间隔缺损

C. CDFI 右冠窦血流呈五彩镶嵌状通过窦瘤向右心室分流

D. 频谱多普勒呈连续性分流

E. 频谱多普勒呈收缩期分流

第九节　其他心脏疾病

A 型题,最佳选择题。由一个题干和 A、B、C、D、E 五个备选答案组成。题干在前,选项在后。每道题的备选项中,只有一个最佳答案。

1. 关于心内膜弹力纤维增生症超声表现不正确的是哪项?(　　)

A. 心内膜明显增厚,回声增强,范围一般较

广,从心底到心尖部,短轴显示>1/3或1/2圆周径

B. 左心扩大,左心室一般呈球形扩大,可伴有不同程度的左心室壁向心运动减弱和(或)心肌运动不协调

C. 少数病例可出现左心室腔内附壁血栓,多位于心尖部

D. 二尖瓣口血流频谱可表现为左心室充盈形态异常,E峰降低,减速时间加长,A峰升高,E峰<A峰

E. 二尖瓣前后叶可增厚,回声增强,前叶活动幅度明显减小,前后叶对合不良

2. 心内膜胶原弹力纤维增生症的主要特征是( )。

A. 多见于成人

B. 心内膜增厚,心肌回声增强,运动减弱或消失

C. 全心扩大,心肌收缩无力

D. 心内膜不增厚

E. 进行性左侧心力衰竭

3. 高血压患者心脏出现向心性肥厚的特征是( )。

A. 左心室壁相对厚度及左心室质量指数均正常

B. 左心室壁相对厚度正常而左心室质量指数减小

C. 左心室壁相对厚度正常而左心室质量指数增加

D. 左心室壁相对厚度增加而左心室质量指数正常

E. 左心室壁厚度及左心室质量指数均增加

4. 高血压心脏病早期即出现左心室舒张功能减低时,二尖瓣频谱变化,以下表现不正确的是哪项?( )

A. 轻度舒张功能减低时,左心室舒张压升高,二尖瓣口舒张早期E峰血流速度减低,舒张晚期A峰升高,E/A<1.0

B. 随着舒张功能进一步减低,左心房及左心室充盈压升高,使二尖瓣口E峰升高,A峰减低,出现假性正常化,E/A>1.0

C. 舒张功能再进一步恶化时,左心房及左心室

充盈压进一步升高,E峰高尖,减速时间增长,A峰明显减低,E/A>2.0

D. E/A>2.0时,左心室表现限制型充盈障碍

E. 多普勒成像(tissue Doppler imaging,TDI)测量二尖瓣环舒张期速度,可出现二尖瓣环舒张早期峰值速度E′与舒张晚期峰值速度A′之比E′/A′<1.0

5. 诊断肺栓塞的"金标准"是( )。

A. 超声心动图

B. X线

C. CTPA

D. MRPA

E. 肺动脉造影

6. 有关肺栓塞(PE)的超声心动图检查,下列叙述哪项是错误的?( )

A. 对某些PE患者,通过超声心动图检查可明确诊断

B. 超声心动图对除其他心血管疾病外有重要价值

C. 超声心动图对PE严重程度的判断价值不大

D. 超声心动图检查可用作评价PE溶栓治疗的效果

E. PE超声心动图可表现为右室增大,右室壁运动幅度减低,肺动脉压升高

7. 患者男,36岁,外伤后左股骨骨折,内固定术后卧床3周,气促、呼吸困难1周,伴轻咳、右胸痛,少许白黏痰,少量咯血等症状,无发热。查体:神清,BP 130/60 mmHg,双肺呼吸音粗,未闻及啰音,心率98次/分,律齐。血气分析:PH 7.442,PaO_2 63 mmHg,$PaCO_2$ 29 mmHg。该患者首先考虑诊断为( )。

A. 急性胸膜炎

B. 急性支气管炎

C. 肺血栓栓塞症

D. 院内获得性肺炎

E. 急性上呼吸道感染

8. 下列哪项是肺动脉高压的超声心动图表现?( )

A. M型肺动脉瓣曲线a峰加深

B. 室间隔与左室后壁均增厚

C. 三尖瓣反流流速＞3 m/s

D. 肺动脉瓣口前向血流速度增快

E. 主肺动脉出现窄后扩张

9. 心内膜弹力纤维增生症的超声心动图改变不包括（　　）。

A. 左心室、左心房增大

B. 通常以右心室受累为主，亦可为双心室型

C. 心内膜明显增厚，回声增强，呈"蛋壳样"

D. 室壁运动普遍降低

E. 左心功能减低

10. 下列关于肺动脉高压的超声心动图诊断，错误的是（　　）。

A. M 型肺动脉瓣曲线 a 峰消失

B. 右室壁增厚

C. 根据静息状态下平均肺动脉压的水平，PH 可分为轻度（25～35 mmHg）、中度（36～45 mmHg）和重度（＞45 mmHg）

D. 肺动脉瓣膜钙化，瓣开放受限

E. 主肺动脉扩张

11. 有关高血压性心脏病的超声表现，以下错误的是（　　）。

A. 左心房可轻度增大

B. 各种肾脏病变可引起

C. 病程较长的患者可出现左心室肥厚

D. 右心房明显增大

E. 室间隔与左心室后壁可增厚

12. 下列关于原发性高血压的说法，正确的是（　　）。

A. 激素类药物引起

B. 由肾脏病变引起

C. 大动脉中层逐渐增厚

D. 超声心动图常见右心房增大

E. 频谱多普勒舒张期二尖瓣血流频谱 A/E＞1

C 型题，综合分析选择题。包括一个试题背景信息和一组试题（二至五个）。每道题都有其独立的备选项，备选项一般有五个。题干在前，备选项在后。每道题的备选项中，有一个或多个正确答案。

1. 患者男，61 岁，因"阵发性头晕、头痛 20 年，呼吸困难 30 min"来诊。血压曾达 180/105 mmHg。查体：BP 130/80 mmHg；面色苍白，口唇轻度发绀，咳嗽，端坐呼吸；心尖搏动位置左移，HR 120 次/min，律齐，肺部闻及湿性啰音；踝部水肿。

（1）最可能的诊断是（　　）。

A. 高血压性心脏病

B. 癫痫发作

C. 肺动脉高压

D. 肺栓塞

E. 心肌炎

（2）首先应进行的检查是（　　）。

A. 胸部 X 线片

B. 超声心动图

C. 胸部 CT

D. 肌电图

E. 右心导管检查

2. 患儿男，1 岁，因"感冒后呼吸急促、咳嗽、不能平卧 1 d"来诊。查体：心界扩大，HR 150 次/min，律齐，第二心音增强并有奔马律，肺部有哮鸣音。胸部 X 线片：心影增大，左心增大为主，肺纹理增粗。ECG：左心室肥厚、胸前导联 T 波倒置。

（1）最有助于明确诊断的检查是（　　）。

A. 上、下肢动脉血气分析

B. 超声心动图

C. 肺功能

D. 计算机断层摄影肺血管造影（CTPA）

E. 右心导管检查

（2）超声心动图：全心呈球形扩大，室间隔变薄并呈圆弧样膨向右心室，左心室心尖部圆隆，左心室心内膜回声增强，收缩及舒张运动明显减弱，收缩期室壁增厚率明显减低，左心室射血分数为 28%。患者的诊断应考虑（　　）。

A. 心内膜胶原弹力纤维增生症

B. 扩张型心肌病

C. 限制型心肌病

D. 酒精性心肌病

E. 心肌致密化不全

3. 患者女，71 岁，因"咳嗽、喘息 30 年，心悸，活动后气短，下肢水肿 10 年，意识不清 1 d"来诊。

（1）患者入院后应常规进行的检查有（　　）。

A. 血常规

B. 动脉血气分析

C. 胸腔积液常规及生化

D. 胸部 X 线片

E. 心电图

F. 超声心动图

G. 计算机断层摄影肺血管造影(CTPA)

提示 超声心动图:左心室内径为 40 mm,右心室内径为 31 mm,右心室壁厚度为 6 mm,右房室瓣中度反流,反流速度为 4.6 m/s,估测肺动脉收缩压为 95 mmHg,下腔静脉增宽,内径随呼吸变化率小于 50%。

(2)此时考虑的诊断有(   )。

A. 脑梗死

B. 肺动脉高压

C. 肺源性心脏病

D. 先天性心脏病

E. 右心功能不全

F. 心肌梗死

提示 患者既往吸烟 40 年,40 支/d,考虑为慢性阻塞性肺疾病(COPD)。

(3)患者目前主要的并发症有(   )。

A. 肺源性心脏病、右侧心力衰竭

B. 呼吸衰竭、肺性脑病

C. 酸碱失衡

D. 慢性血栓栓塞性肺动脉高压

E. 左心疾病相关性肺动脉高压

F. 肺血管发育不良

X 型题,多选题。由一个题干和 A、B、C、D、E 五个备选答案组成。题干在前,选项在后。要求从五个备选答案中选出两个或两个以上正确答案,多选、少选、错选均不得分。

1. 肺动脉栓塞患者可出现的超声表现包括(   )。

A. 右心增大,右心室流出道增宽

B. 主肺动脉及左、右肺动脉增宽

C. 肺动脉内不规则团块样回声

D. 肺动脉内未探及确切附加回声

E. 室间隔运动异常

2. 肺动脉栓塞中栓子的来源包括(   )。

A. 血栓　　　　　B. 癌栓

C. 空气栓　　　　D. 脂肪栓

E. 赘生物

答案与解析

第一节　心脏的解剖与生理

A 型题

1. 答案:C。

解析:心包前下窦位于心包腔的前下部、心包前壁与膈之间的交角处,由心包前壁移形至下壁形成,人体直立时,该处位置最低,心包积液常存于此窦中,是心包穿刺比较安全的部位。

2. 答案:E。

解析:心脏纤维骨架包括左、右纤维三角,4 个瓣纤维环(肺动脉瓣环、主动脉瓣环、二尖瓣环和三尖瓣环),圆锥韧带,室间隔膜部和瓣膜间隔等。右心室腔被一弓形的肌性隆起即室上嵴分成流入道(窦部)和流出道(漏斗部)两部分。

3. 答案:D。

解析:右心室腔被一弓形的肌性隆起即室上嵴分成流入道(窦部)和流出道(漏斗部)两部分。

4. 答案:C。

解析:心房收缩期在心室舒张的最后 0.1 s、下一个心动周期的心房收缩期开始。心房收缩将少量血液射入心室,使心室充盈量进一步增加 10%~30%。此后左心室开始收缩,所以此时期心室容积最大。

5. 答案:D。

解析:冠状动脉循环的血流动-静脉氧差大,耗氧量高,对氧的提取率高。

6. 答案:A。

解析:见第 3 题。

7. 答案:A。

解析:房室交界区将来自窦房结的兴奋延搁下

传至心室,使心房和心室肌依次先后分开收缩。

8. 答案:A。

解析:左心房可分为前部的左心耳和后部的左心房窦。左心耳内壁有梳状肌凹凸不平,血液容易淤滞形成血凝块。

9. 答案:A。

解析:心脏斜位于胸腔中纵隔内,约2/3位于正中线的左侧,1/3位于正中线的右侧。

10. 答案:E。

解析:窦房结是心的正常起搏点,产生的兴奋传至左、右心房和房室结,房室结是房室交界区的中央部分,将来自窦房结的兴奋延搁下传至心室,使心房和心室肌依次先后分开收缩,希氏束起自房室结前端,后分为左、右束支,左、右束支在心内膜下交织成心内膜下浦肯野纤维网。

11. 答案:C。

解析:等容舒张期指在心动周期中,心室开始舒张,半月瓣和房室瓣处于关闭状态,此期心室处于压力不断下降的等容封闭状态,当心室舒张至室内压低于房内压时,房室瓣开放。此期时间比减慢舒张期短。

12. 答案:D。

解析:动脉导管未闭在整个心动周期中,由于主动脉压力均高于肺动脉压力,因此单纯动脉导管未闭的分流为持续双期的由主动脉经动脉导管分流入肺动脉,造成肺循环血容量明显增加,血流再经肺输入左心房、左心室使左心血容量增加,产生左心容量负荷过重。

13. 答案:C。

解析:左心室的一个心动周期包括收缩和舒张两个时期,每个时期又可分为若干时相。心室收缩期包括等容收缩期(0.05 s)以及快速(0.10 s)和减慢(0.15 s)射血期。心室舒张期包括等容舒张期(0.06 s)以及快速(0.11 s)和减慢(0.22 s)充盈期与心房收缩充盈期(0.1 s)。

14. 答案:C。

解析:左心泵功能指标可以用心输出量、射血分数、室壁收缩期增厚率及每搏量等评价。心室容积是左心室大小容量的表示,不反映左心泵功能。

X 型题

1. 答案:ABC。

解析:心包窦主要包括心包横窦、心包斜窦、心包前下窦。

2. 答案:ABCD。

解析:心排血量等于搏出量与心率的乘积,凡是影响搏出量和心率的因素均可影响心排血量。在心率恒定的情况下,心室的搏出量取决于心肌纤维缩短的程度和速度。影响心肌收缩的因素包括前负荷、后负荷和心肌收缩能力。

3. 答案:ABE。

解析:在整个心动周期中,由于心房和心室的有序收缩和舒张导致心房、心室和大动脉之间产生压力阶差,从而推动血液有序流动以完成心脏的泵血功能。瓣膜的单向血流导向作用保证了心内血液循环的方向性。

4. 答案:ABC。

解析:心脏内静脉回流大部分静脉血由冠状窦收集回入右心房。位于心壁内的小静脉没有静脉瓣。

5. 答案:ABCD。

解析:冠状动脉血流量的调节包括心肌代谢水平、神经调节、激素调节。其中腺苷、甲状腺素、血管紧张素均能影响冠状动脉的血流量。腺苷是一种遍布人体细胞的内源性核苷,可直接进入心肌经磷酸化生成腺苷酸,参与心肌能量代谢,同时还参与扩张冠脉血管,增加血流量。甲状腺素可提高交感神经的兴奋性,此外还可使血管阻力下降。血管紧张素可使冠状动脉收缩、血流量减少。肌酐是肌肉在人体内代谢的产物,主要由肾小球滤过排出体外。

第二节　心脏超声检查及其正常超声表现

A 型题

1. 答案:C。

解析:探头置于胸骨左缘第3、4肋间,探头指向9~10点钟,探测平面与右肩与左腰方向平行,使声束沿室间隔方向垂直下切,获取清晰的左室长轴切面。主要观察:右室、左室、室间隔、左室后壁、主动脉瓣、主动脉、二尖瓣、左房、降主动脉及心包。

2. 答案:C。

解析:二尖瓣或三尖瓣血流频谱的检测以心尖四腔心为首选。

3. 答案:D。

解析:E峰速度反映了在舒张早期左房与左心室的压力阶差,其受左心室松弛速度和左房压变化的影响(舒张早期峰值速度);A峰速度反映了舒张晚期左房与左心室的压力阶差,受左心室顺应性和左房收缩功能的影响(心房收缩期峰值速度)。

4. 答案:A。

解析:于胸骨左缘第4肋间探查,在左室长轴切面上M型取样线经过二尖瓣腱索水平时可见心室波群。自前至后解剖结构分别为胸壁、右室前壁、右室腔、室间隔、左室腔(及其内腱索)与左室后壁。

5. 答案:B。

解析:主动脉瓣或左心室流出道的检测以心尖五腔心为首选。

6. 答案:A。

解析:E点和室间隔间的距离称为EPSS。EPSS增宽(不存在二尖瓣狭窄时)通常提示左室扩张、左室收缩功能减退或主动脉瓣反流。

7. 答案:D。

解析:探头置于胸骨上凹,探头指向12~1点钟方向,探测平面朝向后下,通过主动脉弓长轴,可显示升主动脉、主动脉弓和降主动脉,三个主动脉分支从右向左分别为无名动脉、左颈总动脉和左锁骨下动脉,其周围可见上腔静脉及右肺动脉等结构。

8. 答案:A。

解析:正常个体的等容舒张时间 IVRT $\leqslant$ 70 ms;左心室松弛功能受损而左心室充盈压正常时,IVRT可延长。

9. 答案:C。

解析:左心室收缩功能可通过M型超声、二维或三维超声、组织多普勒超声、斑点追踪等方法测量,常用的指标如下:左心室射血分数(LVEF)、心搏量(SV)、二尖瓣环收缩期峰值速度(S′)、整体纵向应变(GLS)、左心室短轴缩短率(LVFS)。

10. 答案:D。

解析:LVEF由舒张末期容积(EDV)和收缩末期容积(ESV)的测值计算而来,其公式如下:LVEF = (EDV − ESV)/EDV × 100%。SV = EDV − ESV。

11. 答案:B。

解析:经胸检查心尖四腔切面右上肺静脉血流方向与扫查声束平行,其他肺静脉分支与声束夹角过大,故常采用右上肺静脉测量其血流速度,可见红色为主血流,由右肺静脉进入左心房。

12. 答案:E。

解析:心尖四腔心切面彩色多普勒血流条件下,脉冲波多普勒取样容量在二尖瓣瓣尖水平获取舒张早期E峰(心电图T波之后)及舒张晚期A峰(心电图P波之后)峰值速度,两者比值即为E/A值。E峰速度反映了在舒张早期左房与左心室的压力阶差,其受左心室松弛速度和左房压变化的影响;A峰速度反映了舒张晚期左房与左心室的压力阶差,受左心室顺应性和左房收缩功能的影响。

13. 答案:E。

解析:测量左心室容积参数包括M型超声心动图、单平面Simpson法、双平面Simpson法、单平面面积长度法、三维超声心动图。

14. 答案:E。

解析:心尖区四腔心切面、剑突下区四腔心切面、胸骨旁四腔心切面、心底大血管短轴切面均可见房间隔。

15. 答案:C。

解析:SV(心搏量)指每次心动周期左心室排出的血流量,是定量左心室泵血功能的重要指标。SV的正常值男性为每搏33~78 mL,女性为每搏29~63 mL。CO为每分钟心输出量,CO = SV × R(心率),为4~7/min。CI为心排指数。

16. 答案:D。

解析:二尖瓣短轴关闭时正常人应为一条密闭紧贴的横行线,关闭不全时常在二尖瓣前联合、后联合或中部留有缝隙。

17. 答案:D。

解析:二尖瓣前叶开放时,其E点和室间隔间的距离称为EPSS。EPSS增宽通常存在于左室扩张、左室收缩功能减退或主动脉瓣反流或二尖瓣狭窄时前叶开放受限。肥厚型心肌病合并左室流出道梗阻时 EPSS 减小。

X 型题

1. 答案：ABCE。

解析：① 心前位指左胸前区，上起自左锁骨下缘，下至心尖部，内以胸骨左缘，外以心脏左缘包括的区域。如在右侧探查，应注意标明。② 心尖位指左侧心尖搏动处探查，如为右心尖，应说明。③ 胸骨上窝指探头置于胸骨上窝，向下指向心脏。④ 剑突下位指探头置于剑突之下，指向心脏。

2. 答案：ABCDE。

解析：大动脉短轴切面可显示右室流出道、三尖瓣、右房、肺动脉瓣、肺动脉、主动脉瓣、左房。

3. 答案：ABDE。

解析：见本节 A 型题第 1 题。

4. 答案：ABC。

解析：心尖四腔切面可显示左室、二尖瓣、左房、室间隔、房间隔、左室侧壁、右室、右房、三尖瓣。

5. 答案：ACDE。

解析：见本节 A 型题第 9 题。

6. 答案：AC。

解析：超声心动图主要的检查声窗为经胸壁及经食管，此处可以采集到清晰的图像，完成三维重建。

第三节　冠状动脉粥样硬化性心脏病

A 型题

1. 答案：A。

解析：冠心病的病变基础是动脉粥样硬化的不断进展，而易损斑块的破裂导致的血小板聚集和血栓形成是冠心病急性事件的主要原因。

2. 答案：C。

解析：室壁运动异常划分等级与记分：室壁运动正常，记 1 分；室壁运动减弱，记 2 分；室壁运动消失，记 3 分；室壁反常运动，记 4 分；室壁瘤形成，记 5 分。

3. 答案：E。

解析：冠心病的超声诊断主要通过节段性室壁运动异常，判断缺血性心肌和梗死心肌。① 受累节段室壁变薄，运动减弱、无运动或矛盾运动，收缩期增厚率减低或消失。② 室壁厚度和回声：急性心梗无明显变化，陈旧性心肌梗死节段室壁变薄，回声增强。③ 未受累节段室壁代偿性运动增强。

4. 答案：B。

解析：单一切面观察到的血栓有可能是伪像，也有可能会漏诊，为避免假阳性和假阴性，应该要多切面扫查，至少在 2 个切面观察到才能确诊。

5. 答案：B。

解析：心肌梗死并发乳头肌缺血可表现为：乳头肌收缩减弱，收缩期无缩短、增粗，乳头肌回声可增强；二尖瓣收缩期呈吊床样脱入左心房，前后叶对合不良，致二尖瓣关闭不全，但无连枷样运动；左房、室扩大；CDFI 见不同程度的二尖瓣反流。而二尖瓣瓣叶呈连枷样活动，是乳头肌断裂时见到的超声表现。

6. 答案：D。

解析：根据冠状动脉与各室壁节段性的对应关系，左前降支主要分布在左室前壁和前室间隔前 2/3 区域，显示为心尖两腔、左室短轴和长轴切面。左回旋支主要供血区域为左室侧壁、后壁、前壁基底部，显示为心尖四腔、三腔和两腔切面。右冠状动脉为右室壁、左室下壁和后间隔供血。

7. 答案：A。

解析：见第 6 题。

8. 答案：D。

解析：冠状动脉血管造影术是冠心病诊断的"金标准"。

9. 答案：A。

解析：斑块好发部位依次为左前降支、右冠状动脉、左回旋支及左冠状动脉主干，病变多发生在近心端分叉处，导致冠状动脉管腔狭窄、血流受阻、冠状动脉储备功能降低。

10. 答案：E。

解析：负荷超声心动图分运动负荷试验和非运动负荷试验两种，运动负荷试验包括踏车试验及平板试验,非运动负荷试验包括药物试验、起搏试验、冷加压试验、过度换气试验等,其中药物试验又包括多巴酚丁胺试验、腺苷试验、双嘧达莫试验等。

11. 答案:C。

解析:通常用室壁运动记分法(wall motion score,WMS)来评价心梗患者的病变程度和预后:室壁运动正常,记1分;运动减弱,记2分;运动消失,记3分;矛盾运动,记4分;室壁瘤,记5分。把各节段的记分相加,再除以节段总数即为室壁运动记分指数(WMSI),1分者为正常,大于或等于2分为显著异常。

12. 答案:C。

解析:左冠状动脉的起源处很快分为左前降支和回旋支。左前降支走行心脏前方,会发出对角支和间隔支等分支血管。左回旋支走行于心脏左侧方,会发出钝缘支等分支血管。右冠状动脉走行于心脏右后方,会存在锐缘支、窦房结支、房室结支、后降支、左室后支等分支。

13. 答案:D。

解析:左前降支及其分支分布于左心室前壁、前乳头肌、心尖、右心室前壁一小部分、前室间隔以及心传导系的右束支和左束支的前半。后壁基底段是右冠状动脉的分布区域。

X 型题

1. 答案:AB。

解析:超声评价存活心肌的常用方法包括负荷超声心动图和心肌声学造影。

2. 答案:ABCE。

解析:心肌梗死是冠状动脉内粥样硬化斑块破裂,动态变化发展到血栓使冠状动脉完全闭塞,致使冠状动脉相关供血的心室壁心肌因持久缺血而完全或几乎完全坏死,梗死区域心肌坏死导致局部室壁变薄和运动异常的同时还可引发心脏瓣膜和心室整体形态和功能的改变,导致各种并发症的发生。常见并发症包括乳头肌功能不全或断裂、室间隔穿孔、心室游离壁破裂、假性室壁瘤、室壁瘤、附壁血栓等。

3. 答案:ABCE。

解析:16节段划分法,首先沿左室长轴将左心

室壁分为3段,产生左心室3个环状短轴切面,分别为:① 基底段,从二尖瓣环至乳头肌顶部;② 中段,即乳头肌段;③ 心尖段,乳头肌下缘至心尖。再参考左室长轴和短轴360°圆周,将基底段和中段按每60°划分为一段,这样一共12段;心尖部按每90°划分为一段(共4段),这样共计16个节段。这种划分法与冠状动脉血供分布密切结合,又使各段容易在超声心动图两个以上的常规切面中显示出来。16节段中的任一节段均可在两个不同切面上显示出来。长轴、短轴互相重叠,互相补充。

4. 答案:ABCDE。

解析:缺血性节段性室壁运动异常是冠心病在二维超声心动图上的特征性表现:① 室壁运动减低、消失、反常(矛盾)运动;② 室壁收缩运动延迟、时间滞后;③ 心肌收缩时的变形及变形率减低;④ 心肌收缩运动梯度低下;⑤ 室壁收缩期增厚率减低、消失、负值。

5. 答案:ABDE。

解析:静息状态下室壁运动正常,负荷试验运动增强,表示为正常心肌。静息状态下室壁运动正常,负荷试验运动异常,表示为心肌缺血。静息状态下室壁运动异常,负荷试验运动恶化,表示为心肌缺血。静息状态下室壁运动异常,负荷试验运动无变化,表示为心肌梗死。静息状态下室壁运动异常,负荷试验运动改善,表示为存活心肌(顿抑或冬眠)。

第四节 心脏瓣膜病

A 型题

1. 答案:C。

解析:主动脉瓣狭窄突出的临床表现是心绞痛、昏厥和心力衰竭三联征,取决于狭窄的程度和并发症。

2. 答案:C。

解析:主动脉瓣退行性病变患者的主动脉瓣纤维化、钙化,钙化主要发生在瓣叶根部及瓣环处。

3. 答案:D。

解析:风湿性主动脉瓣狭窄常合并二尖瓣病变。

4. 答案:D。

解析:二尖瓣的正常面积是 4~6 cm²。

5. 答案:B。

解析:二尖瓣狭窄时左房内压力增高,肺静脉血流速度减低。

6. 答案:C。

解析:二尖瓣关闭不全听诊时,二尖瓣听诊区可有较明显的收缩期杂音,一般轻而柔和,可向左腋下或心前区传导。

7. 答案:E。

解析:重度二尖瓣狭窄瓣口面积<1.0 cm²。

8. 答案:A。

解析:二尖瓣狭窄(mitral stenosis)几乎都是由风湿性病变所致,多造成二尖瓣前、后叶同时受累。

9. 答案:E。

解析:二尖瓣长期狭窄将导致左心房扩张,左房压因此持续性升高,左房代偿性扩张,长期持续升高的左房压将进一步引起肺静脉、肺毛细血管及肺动脉内压力被动性升高。若肺动脉压力持续升高,最终将导致右心室压力负荷过重,心腔扩大,发生右心衰竭。呼吸困难是左心衰竭的征象。

10. 答案:B。

解析:二尖瓣狭窄时,M 型超声心动图上主要表现为前后叶开放幅度降低,后叶与前叶运动曲线平行,呈同向运动。

11. 答案:C。

解析:超声心动图检查通过探测感染性心内膜炎的特征性病变:赘生物、瓣膜形态和功能改变、脓肿形成以及血流动力学改变,有助于感染性心内膜炎的早期诊断和治疗。

12. 答案:E。

解析:二尖瓣结构包括二尖瓣瓣叶、瓣环、腱索、乳头肌、左心房和左心室壁等。

13. 答案:C。

解析:由于较重的二尖瓣狭窄,左房至左室血流的通路发生障碍,左房内,尤其是在左心耳部,血流长期处于低流速和高凝状态,易形成血栓。同时,左房腔的扩大还易引起房颤的发生。

14. 答案:E。

解析:二尖瓣关闭不全(mitral regurtgitation)

病因很多,常见的有感染性心内膜炎、风湿热、腱索断裂、二尖瓣脱垂、乳头肌功能不全、扩张型心肌病、心肌梗死等。

15. 答案:D。

解析:二尖瓣关闭不全听诊时,二尖瓣听诊区可有较明显的收缩期杂音,一般轻而柔和,可向左腋下或心前区传导。

16. 答案:C。

解析:咳嗽、咳痰、心慌、乏力和夜间阵发性呼吸困难是左心衰竭的症状。

17. 答案:A。

解析:根据主动脉瓣狭窄程度峰值速度判断标准:轻度为<3 m/s,中度为 3~4 m/s,重度为>4 m/s。

18. 答案:D。

解析:由于主动脉瓣狭窄,收缩期左心室阻力增加,舒张末期压力升高,机体增强左心室收缩力以提高跨瓣压力阶差,致左室心肌向心性肥厚,心肌需氧量增加,心内膜下心肌缺血,当心肌失代偿时,产生心功能不全症状。

19. 答案:B。

解析:二尖瓣狭窄时,左心房压力明显增高,导致肺静脉回流受阻,出现肺淤血、肺水肿等情况,肺静脉血流速度降低。

20. 答案:B。

解析:正常成人主动脉瓣口面积约为 3.0~4.0 cm²,参考面积可将主动脉瓣狭窄分为轻度狭窄(瓣口面积≥1.5 cm²)、中度狭窄(瓣口面积为 1.0~1.5 cm²)和重度狭窄(瓣口面积≤1.0 cm²)。

X 型题

1. 答案:BCD。

解析:由于较重的二尖瓣狭窄,左房至左室血流的通路发生障碍,左房内,尤其是在左心耳部,血流长期处于低流速和高凝状态,易形成血栓。同时,左房腔的扩大还易引起房颤的发生。

2. 答案:ABCD。

解析:在主动脉瓣病变中,风湿性瓣膜病、主动脉瓣退行性钙化是较常见的病因。在主动脉根部病变中,长期高血压导致的主动脉增宽、主动脉夹层、Marfan 综合征等是较常见的病因。

3. 答案:BCDE。

解析:见第 2 题。

4. 答案:ACDE。

解析:二尖瓣长期狭窄将导致左心房扩张,左房压因此持续性升高,左房代偿性扩张,长期持续升高的左房压将进一步引起肺静脉、肺毛细血管及肺动脉内压力被动性升高。若肺动脉压力持续升高,最终将导致右心室压力负荷过重,心腔扩大,发生右心衰竭。伴有较严重的二尖瓣关闭不全时,左心功能亦受影响。

5. 答案:CDE。

解析:主动脉瓣狭窄突出的临床表现是心绞痛、昏厥和心力衰竭三联征。

第五节 主动脉疾病

A 型题

1. 答案:A。

解析:大多数患者存在主动脉瓣关闭不全,超声要实时观察主动脉瓣血流动力学状态,判断是否存在主动脉瓣反流及其程度,为后续治疗提供参考。

2. 答案:A。

解析:二维超声心动图可清晰显示病变的部位、程度及继发性改变。胸骨上窝主动脉弓长轴切面是诊断本病最重要的切面。

3. 答案:B。

解析:DeBakey Ⅰ 型:破口位于升主动脉或主动脉弓部,累及升主动脉、主动脉弓、降主动脉全程。有时甚至延至髂动脉或颈动脉。

4. 答案:E。

解析:假腔一般较宽,形态可不规则,假腔中常可见自发显影或附壁血栓;真腔一般较窄,形态相对规则。

5. 答案:D。

解析:主动脉缩窄是指主动脉弓至肾动脉之间任何部位的主动脉发生不同程度的狭窄,大血管畸形中比较常见,发病率占先天性心脏病患者的

1.1%～14.0%,常合并主动脉瓣畸形和室间隔缺损等其他心脏畸形。缩窄部位多发生于左锁骨下动脉至动脉韧带之间的主动脉峡部。

6. 答案:B。

解析:根据缩窄部位与动脉导管之间的关系,一般分为导管前型和导管后型。导管后型较为多见。

7. 答案:C。

解析:主动脉缩窄是指主动脉弓至肾动脉之间任何部位的主动脉发生不同程度的狭窄,大血管畸形中比较常见,典型的缩窄无分流。

8. 答案:E。

解析:血流动力学状态取决于缩窄类型、程度、侧支循环程度及体肺循环阻力等。可引起左心室心肌肥厚,甚至心力衰竭,狭窄近端血压升高、血管扩张,远端血供减少、血压下降,下肢血压明显低于上肢。临床表现与缩窄类型及程度等有关。病变较重且复杂者出现临床症状较早,患者常出现下半身缺血症状。

9. 答案:D。

解析:血流动力学状态取决于缩窄类型、程度、侧支循环程度及体肺循环阻力等。可引起左心室心肌肥厚,甚至心力衰竭,狭窄近端血压升高、血管扩张,远端血供减少、血压下降,下肢血压明显低于上肢。

10. 答案:C。

解析:临床表现通常为剧烈的持续性疼痛、休克等症状。首发症状一般较常见的是突发性的剧烈"撕裂样"或"刀割样"胸痛或者腹痛。

11. 答案:B。

解析:DeBakey Ⅲ 型破口位于左锁骨下动脉远端,累及胸主动脉(DeBakey Ⅲa 型)或腹主动脉(DeBakey Ⅲb)。如血肿向上逆行扩展则称为逆行性夹层。

12. 答案:C。

解析:临床表现通常为剧烈的持续性疼痛、休克等症状。首发症状一般较常见的是突发性的剧烈"撕裂样"或"刀割样"胸痛或者腹痛。

13. 答案:B。

解析:主动脉夹层最常见的病因是高血压病。

14. 答案:A。

解析:最常发生内膜撕裂的部位是升主动脉,其次是主动脉弓及降主动脉。

15. 答案:B。

解析:主动脉夹层的形成与主动脉壁中层的囊性变性坏死有关,各种引起主动脉壁胶原及弹性组织退化、断裂、囊性变或中层营养血管破裂形成壁内血肿的病变均可导致主动脉夹层形成。

16. 答案:B。

解析:可合并其他心血管畸形,如动脉导管未闭、室间隔缺损等。

17. 答案:D。

解析:二维超声心动图显示升主动脉正常的上升弧度消失,呈垂直向上延伸,并发出头臂动脉,主动脉弓与降主动脉之间连续性中断,并可显示出盲端。

18. 答案:B。

解析:马方综合征是一种先天遗传性的全身结缔组织疾病。可伴有心血管系统异常,包括主动脉瘤和夹层动脉瘤,可伴有主动脉瓣关闭不全及主动脉瓣及二尖瓣退行性改变等。

19. 答案:D。

解析:主动脉缩窄是指主动脉的局限性狭窄性病变,多发生于主动脉峡部,有假说认为是此处动脉导管组织迁移所致。

20. 答案:D。

解析:马方综合征心血管病变主要病理为主动脉根部的中层弹力组织明显消失、中层囊性坏死、平滑肌破坏和胶原纤维增生,主动脉根部扩张伴主动脉瓣关闭不全;在腔内压力的作用下,其主动脉壁显著扩张,主动脉壁变薄而形成主动脉瘤或夹层动脉瘤。

X 型题

1. 答案:ABCDE。

解析:最常见的病因是高血压病,其次是Marfan综合征及其他一些疾病,如二瓣化主动脉瓣、主动脉缩窄、主动脉发育不良、动脉粥样硬化、梅毒性主动脉炎、主动脉脓肿、创伤、妊娠等。

2. 答案:ACDE。

解析:B选项见于主动脉夹层。

3. 答案:ABC。

解析:临床表现与缩窄类型及程度等有关。病变较重且复杂者出现临床症状较早,患者常出现下半身缺血的症状,如下肢乏力、疲劳、发冷及间歇性跛行等。

4. 答案:ABCDE。

解析:主动脉缩窄患者术后主要评价远端腹主动脉血流是否接近正常,有无降主动脉的瘤样扩张或夹层动脉瘤形成。并根据外科手术方式对手术部位进行检查,评价手术效果。

5. 答案:ABCD。

解析:高血压仅为夹层的危险因素,不需要外科治疗。

第六节 心 肌 病

A 型题

1. 答案:E。

解析:扩张型心肌病主要表现为四个心腔均明显扩大,以左心房、左心室为著。左心室呈球形扩大,左心室各壁厚度相对变薄,室壁回声可增强。各节段心肌运动普遍减低。

2. 答案:B。

解析:左心室心尖部可形成附壁血栓,呈单发或多发的团块状(条状、半球状)回声附着于心尖部,有的可形成短蒂并随心脏摆动。

3. 答案:C。

解析:扩张型心肌病患者室壁运动弥漫性减低,左室后壁为著,其振幅≤7 mm,室间隔振幅≤3 mm。

4. 答案:A。

解析:扩张型心肌病患者室壁运动弥漫性减低,左室后壁为著,左室腔明显增大,二尖瓣前后叶开放幅度小,前后叶 E-E 间距<10 mm,D-E 幅度降低,形成"大心腔,小开口",但前后叶仍呈镜像运动,呈"钻石样"改变,E峰至室间隔距离(EPSS)明显增大,一般>10 mm。主动脉振幅明显减低,主动脉瓣开放小,关闭速度减慢。左心室收缩功能明显减低,室壁运动弥漫性减低。

5. 答案:D。

解析:二尖瓣前叶舒张期开放时多可触及室间隔,梗阻者二尖瓣瓣体和腱索收缩期膨向室间隔,前向移动,M型显示二尖瓣CD段呈多层弓背样隆起,这种现象称为收缩期前移现象(SAM)。

6. 答案:D。

解析:左室流出道狭窄,此为肥厚的室间隔突入左室流出道和二尖瓣前叶收缩期前向运动所致,正常左室流出道内径为20～40 mm,梗阻时<20 mm,20～25 mm为非梗阻性。主动脉瓣收缩中期提前关闭,右冠瓣呈M形,无冠瓣呈W形,出现收缩期半关闭切迹。室间隔明显增厚,厚度一般为19～30 mm,二尖瓣前叶舒张期开放时多可触及室间隔,梗阻者二尖瓣瓣体和腱索收缩期膨向室间隔,前向移动。

7. 答案:B。

解析:左心室壁非对称性心肌肥厚:室间隔明显增厚(呈团块状),厚度一般为19～30 mm,甚至可达到40 mm,左心室后壁厚度正常或稍厚,室间隔厚度与左室后壁厚度之比在1.3～1.5以上。

8. 答案:A。

解析:肥厚型心肌病患者左室流出道狭窄,此为肥厚的室间隔突入左室流出道和二尖瓣前叶收缩期前向运动所致,正常左室流出道内径为20～40 mm,梗阻时<20 mm,20～25 mm为非梗阻性。

9. 答案:E。

解析:左室流出道狭窄是梗阻型心肌病患者特征性表现。

10. 答案:D。

解析:临床上主要须与缩窄性心包炎进行鉴别。两者较难鉴别:两者在二维超声心动图上均为双方明显增大,心室相对减小,可伴有心包积液、腔静脉增宽等。鉴别要点:心包增厚、心包积液明显有助于缩窄性心包炎的诊断,心内膜增厚有助于限制型心肌病的诊断。

11. 答案:A。

解析:左心室腔内见多发,过度隆突的肌小梁和深陷其间的隐窝,呈网格样交织,即所谓的"非致密化心肌"。病变多累及左心室中下段,以心尖部、侧壁为主,室间隔基底段基本正常。

12. 答案:D。

解析:右心室弥漫性或局限性增大,严重者局部瘤样膨出,右心室流出道增宽,心尖部增宽,右心室舒张末径/左心室舒张末径>0.5。受累右心室壁明显变薄(1～2 mm),运动明显减弱,肌小梁排列紊乱或消失,右心室节制束异常,构成"发育不良三角区",未受累心肌厚度正常。右心室收缩功能减低,以射血分数减低为著,左心功能可正常。部分病例右心室心尖可见附壁血栓形成。右心房常明显扩大。

13. 答案:E。

解析:高血压心脏病室间隔与左心室壁增厚,一般为向心性、对称性。增厚的心肌内部回声均匀。早期室壁振幅正常或增高,左室收缩功能正常或稍高;晚期呈离心性肥厚,振幅减低,左室收缩功能减低。左心房内径增大,左心室内径多正常。无SAM现象及主动脉瓣收缩中期提前关闭现象。

14. 答案:A。

解析:经食管超声主动脉短轴切面图像左心耳处是观察左心耳血栓的最佳位置。

15. 答案:E。

解析:见第6题。

16. 答案:E。

解析:梗阻性肥厚型心肌病取样容积置于主动脉瓣下左室流出道狭窄处,收缩期血流背离探头呈负向频谱,由于主动脉瓣下左室流出道狭窄,同时二尖瓣前叶收缩期前向运动,使流出道狭窄加重,血流加速,呈宽频带、湍流状态。

17. 答案:C。

解析:肥厚型心肌病二尖瓣频谱的改变主要是由于心肌肥厚,心室舒张延缓,心肌硬度增加,左心室顺应性下降,可表现为E峰<A峰,且E峰减速缓慢,A峰明显增高。

18. 答案:E。

解析:肺动脉狭窄时右心室排血受阻,狭窄近心端右心室压力增高。肺血减少,回流入左房的血流减少,故不会导致左房扩大。

X型题

1. 答案:AD。

解析：左室腔明显增大，心肌收缩无力，二尖瓣前后叶开放幅度减小，前后叶 E-E 间距＜10 mm，形成"大心腔，小开口"，但前后叶仍呈镜像运动，呈"钻石样"改变。

2. 答案：ABCD。

解析：限制型心肌病的超声表现为心室壁厚、腔小、心内膜回声增强、房室瓣关闭不全、双心房扩大、心房内血液瘀滞，也可见附壁血栓、二尖瓣叶活动减弱。此外还有心室舒张功能减低的一系列表现。

3. 答案：ACE。

解析：左室腔明显增大，二尖瓣前后叶开放幅度小，前后叶 E-E 间距＜10 mm，D-E 幅度降低，形成"大心腔，小开口"，但前后叶仍呈镜像运动，呈"钻石样"改变，E 峰至室间隔距离（EPSS）明显增大，一般＞10 mm。

4. 答案：ABD。

解析：扩张型心肌病患者经过治疗以后心室腔可缩小，心肌运动幅度可以恢复正常，经过溶栓治疗后，左心室血栓可减小，甚至消失。

5. 答案：BCDE。

解析：限制型心肌病患者 M 型超声心室波群可显示心内膜增厚，心肌增厚，室壁运动幅度减低，心室腔变小。心内膜增厚，回声增强，以心尖部为著，由异常的回声占据，可致心尖部闭塞，其心内膜最厚可达数毫米，致左心室腔收缩期及舒张期变化不明显。双心房明显增大，可有附壁血栓。心室通常减小，心室腔变形，长径缩短。室壁可有一定增厚，心肌可呈浓密的点状回声。

6. 答案：ACD。

解析：根据左室流出道有无狭窄，肥厚型心肌病分为梗阻性肥厚型心肌病、非梗阻性肥厚型心肌病、隐匿型肥厚型心肌病。

7. 答案：ABCD。

解析：左心室壁非对称性心肌肥厚室间隔明显增厚（呈团块状），厚度一般为 19～30 mm，甚至可达到 40 mm，左心室后壁厚度正常或稍厚，室间隔厚度与左室后壁厚度之比＞1.3～1.5。肥厚的心肌回声增强、不均匀，呈斑点状，毛玻璃样改变，左心室流出道梗阻者可显示流出道内收缩早期充满五彩镶嵌细窄血流束，狭窄越重，色彩混叠越严重。

彩色血流最窄的部位即为左心室流出道梗阻部位。梗阻性肥厚型心肌病患者左心室流出道流速加快，频谱为负向高速充填状射流。形态为曲线逐渐下降，收缩晚期达高峰，呈"匕首样"。当左室流出道内压力阶差＞30 mmHg 时，提示有梗阻。

第七节　心包疾病及心脏占位性疾病

A 型题

1. 答案：C。

解析：心脏原发性肿瘤大多为良性，最常见的是黏液瘤，其次是横纹肌瘤、纤维瘤、脂肪瘤、畸胎瘤和淋巴管囊肿等。

2. 答案：C。

解析：继发性肿瘤远较原发性肿瘤多见，其中以体内诸器官恶性肿瘤转移到心包最为常见。

3. 答案：E。

解析：二维超声心动图表现如下：① 两心房明显增大、心室相对变小。② 心包增厚、局部回声增强、僵硬，呈"蛋壳样"改变，严重者出现钙化。尤以房室瓣环部位为著。当伴有少量心包积液或夹有干酪样物时，形成"三明治"样改变。③ 下腔静脉和肝静脉均增宽，下腔静脉宽度＞2.4 cm。

4. 答案：C。

解析：心包肿瘤二维超声心动图上可见心包局部明显增厚，突出于心包内的低回声或强回声团块。

X 型题

1. 答案：ABCE。

解析：室间隔在舒张早期突然向后运动出现切迹，左心室后壁舒张中晚期运动平直。彩色血流通常无特异性表现，由于心房扩大、房室环扩张，可导致二尖瓣、三尖瓣相对性反流，收缩期左、右心房内见来源于二尖瓣、三尖瓣口的少量反流。二尖瓣口舒张期充盈受限，舒张早期 E 峰速度加快，晚期减慢,E/A 比值明显增大,吸气时左心室等容舒张期延长,峰值流速减低。二尖瓣和三尖瓣口 E 峰速度随呼吸改变显著,二尖瓣口 E 峰吸气时较呼气时下降≥25%,而三尖瓣口 E 峰吸气时较呼气时增加≥40%。二尖瓣和三尖瓣血流 E 峰减速时间缩短≤160 ms。

2. 答案:BCDE。

解析:大量心包积液>500 mL,心脏四周均可见较宽的无回声区,宽度>2.0 cm,心尖部亦见较多无回声区,心脏后壁与降主动脉之间可见大量液性暗区,整个心脏在心包腔内明显摆动,犹如"蛙泳状",室壁搏动受限。

3. 答案:ABCD。

解析:右心房血栓需与心房内的实质性占位相区别。

4. 答案:ACDE。

解析:黏液瘤是最为常见的心脏良性肿瘤,约占50%,发病年龄以30~50岁多见,性别无明显差异。最常见于左心房,约占75%,其次为右心房,占20%左右,发生于心室和瓣膜者甚为少见。多发者可于同一心腔内多处发生,亦可在不同心腔内发生。

C 型题

1. (1) 答案:A。

解析:结合患者既往有症状十余年,可闻及舒张期杂音,超声提示左房室瓣开放受限,考虑诊断患者为二尖瓣狭窄,二尖瓣狭窄时左房最常见的团块回声考虑血栓可能性大。

(2) 答案:C。

解析:占位的病变需从病史、常发部位、形态、活动度、质地等方面进行鉴别,但大小不作为鉴别点。

(3) 答案:D。

解析:左房室瓣反流较大时由于反流束的冲刷作用反而不容易形成左房血栓。

2. (1) 答案:D。

解析:患者有气短、不能平卧病史,胸片提示心脏扩大,首先应该考虑进行超声心动图检查。

(2) 答案:E。

解析:患者既往有乳腺癌病史,所以检查时需关注有无心脏继发性转移灶。

(3) 答案:E。

解析:患者大量心包积液已明确诊断,实质性占位无需与心包积液进行鉴别。

3. (1) 答案:CEF。

解析:患者既往有乳腺癌病史,现不能平卧,需要评估心脏功能及是否有转移情况。

(2) 答案:ABCDEFG。

解析:超声心动图检查时需从二维、彩色及频谱等多方面全面评估。

(3) 答案:ABCDEFGHI。

解析:转移性肿瘤是其他部位恶性肿瘤转移至心脏者,可从邻近器官的恶性肿瘤直接浸润而来,如支气管癌、胃癌、食管癌和纵隔肿瘤等,但大多数经血行转移而来。

4. (1) 答案:D。

解析:患者有呼吸困难的症状,心脏查体阳性,所以首先需要评估心脏功能。

(2) 答案:A。

解析:患者考虑心包填塞,需完善超声心动图检查并穿刺引流送检心包积液。

(3) 答案:BDEFGH。

解析:心包是一个包裹心脏和出入心脏大血管根部的纤维浆膜囊,由位于外面的纤维层和位于内膜的浆膜层组成。纤维层由致密结缔组织构成,比较坚韧,伸缩性小,浆膜层心包薄而光滑,由外面的壁层和内面的脏层构成,壁层紧附于纤维性心包的内面,脏层覆盖于心脏和大血管根部的表面(即心外膜),在大血管根部处脏层与壁层心包互相延续。心包腔是壁层心包与脏层心包之间的腔隙,正常心包腔内有少量淡黄色液体,润滑心脏表面,一般不超过50 mL。心包对心脏及邻近器官有一定的保护作用,限制心脏因容量负荷过重而过分扩张;心脏收缩时,心包腔内的负压有助于心房的充盈。此外,心包还具有防止肺部和胸腔的炎症向心脏蔓延的作用,并可保护肺不受心脏搏动时的撞击。

(4) 答案:ACG。

解析:心包积液(pericardial effusion,PE)为任何原因引起的心包腔内液体量的增多。常见病因包括特发性、感染性、结缔组织病、全身性疾病、肿瘤、心肌梗死后综合征、物理及化学因素等。心包积液往往是心包炎的最主要表现之一,但心包炎并非必然有心包积液。根据病程,心包积液可分为急性(<6周)、亚急性(小于半年)与慢性(大于半年)3种类型。大量心包积液或积液急速增加,左心室后壁后方出现的无回声区宽度在3.0 cm以上者可出现心脏压塞的征象。

第八节　先天性心脏病

A型题

1. 答案:E。

解析:在无右室流出道或肺动脉狭窄时,右室收缩压等于肺动脉收缩压,可以用连续多普勒计算肺动脉压,方法如下:三尖瓣反流压差计算法(右房室瓣反流压差法),心室水平分流计算法,大动脉水平分流计算法,肺动脉瓣反流计算法。当存在右心室流出道或肺动脉狭窄时,肺动脉收缩压=右室收缩压-右室流出道或肺动脉狭窄压差。法洛三联征为房间隔缺损合并肺动脉狭窄,因此不能用三尖瓣反流压差计算法(右房室瓣反流压差)计算肺动脉收缩压。

2. 答案:B。

解析:小型室缺(<5 mm)病程短者,心脏形态学一般无明显变化,心腔大小多数正常。较大室缺,心腔的形态学变化主要是左心增大,左室壁运动增强;随着疾病发展,右室也可增大,合并肺动脉高压时,右室壁增厚。室间隔缺损直接征象及超声分型如下:① 直接征象:两个以上切面显示室间隔连续性中断,断端回声可增强。② 超声分型:大动脉短轴切面,三尖瓣隔瓣基底部至主动脉根部短轴12点钟处为膜周部室缺,缺损部位靠近三尖瓣隔叶根部多为隔瓣下型室缺,靠近三尖瓣隔叶部位(9~10点钟位置)者多为单纯膜部型室缺,靠近12点方位为嵴下型,靠近12点方位至肺动脉瓣之间,为漏斗部室缺。漏斗部室缺又分为嵴内型和干下型,绝大多数为干下型室缺。干下型室缺的缺损上缘位于肺动脉瓣下,无肌性组织回声,嵴内型室缺位于主动脉根部短轴12点方位,与肺动脉瓣之间有肌性

组织回声。缺损位于室间隔的肌小梁部,远离主动脉瓣的室缺为肌部型室缺。

3. 答案:C。

解析:法洛三联征为房间隔缺损合并肺动脉狭窄,肺动脉狭窄是确立诊断的必要条件之一,多数为瓣膜型,少数为混合型,大动脉短轴切面显示肺动脉瓣增厚,回声增强,瓣叶开放受限。M型超声心动图肺动脉瓣曲线a波加深>5 mm。心尖四腔心切面显示右心房、右心室增大,右心室壁增厚。CDFI肺动脉内均呈五彩镶嵌湍流表现,连续波多普勒超声在肺动脉内可探及全收缩期负向射流,流速一般较高,在2.5 m/s以上。由于肺动脉狭窄程度不同,CDFI在房间隔中断处可观察到以下分流改变:① 左向右分流,呈红色信号;② 未发现分流;③ 间歇性左向右(红色)或右向左(蓝色)分流;④ 右向左分流,呈蓝色信号。

4. 答案:E。

解析:冠状动脉瘘的血流动力学改变特点取决于冠状动脉瘘入部位及瘘口大小。瘘入心腔压力越低,瘘口直径越大,瘘口分流量则会越多。如果瘘口的分流量比较大,不仅将导致瘘入腔室容量负荷增加,相应心腔增大,而且也将引起冠脉动脉血流量减低,导致冠状动脉供血区域内心肌缺血。冠状动脉瘘入右心系统和左房的分流呈连续性分流信号,冠状动脉瘘入左心室的分流呈舒张期分流信号,这是因为收缩期时左室收缩压与主动脉压几乎一致,收缩期时无分流信号,因此分流仅发生在舒张期,血流动力学改变类似于主动脉瓣关闭不全。

5. 答案:B。

解析:由于在胚胎时期三尖瓣发育异常,三尖瓣隔瓣和后瓣附着点下移到右室的心内膜上面,下移的三尖瓣将右室分为近瓣环的无功能的"房化右室"和近心尖的"功能右室"。下移的瓣叶及瓣下结构常伴程度不等的畸形,瓣膜短小或部分缺如,甚至正常瓣下结构消失。前瓣虽然正常附着在三尖瓣环上,但瓣叶通常宽大、冗长。常见的合并畸形有卵圆孔未闭、继发孔型房间隔缺损。临床表现主要取决于房化右室大小,三尖瓣附着于右室壁的部位及瓣膜功能不全的程度。三尖瓣下移程度越重,房化右室范围越大,三尖瓣关闭不全程度越重,此时右室排血量明显下降,肺动脉血流量明显减少。

右房明显扩大变薄,且压力较高,若合并房缺,可因心房压力的变化产生右向左分流导致发绀。

6. 答案:D。

解析:原始动脉干未能正常分隔发育成主动脉和肺动脉,单根动脉干起源于两个心室腔基底部,此大动脉干下仅有一组半月瓣,肺动脉从单根动脉干发出,绝大多数合并高位室间隔缺损,通常为干下型,共同动脉干骑跨于室间隔之上。体循环、肺循环和冠状动脉血液均来自此动脉干。永存动脉干同时接受来自左心室的动脉血和右心室的静脉血,导致体循环血氧饱和度降低,患者可出现发绀。

7. 答案:B。

解析:单心室大多有两个心室腔,与房室瓣相连为主心室腔,另一个为残余心室。残余心室无流入道,一般没有心房和房室瓣相连,但可与大动脉连接。少数单心室为共同心室腔,即肉眼观察只有左心室或右心室腔。从临床实用角度出发,Anderson等将单心室分为三种类型,这种分型快速被临床及影像学科普遍采用:① 左心室型单心室,主腔为解剖左心室,心内膜较平滑,右心室窦部缺如,右心室漏斗部为残余心室,此型最常见。② 右心室型单心室,主腔为解剖右心室,左心室窦部缺如,左心室流出道为残余心室,位于右心室的后方。③ 未分化单心室,仅有一个心室腔,无室间隔残迹,兼有左心室与右心室的解剖特征,此型无明确的残余心室。在心室短轴切面,根据残余心室和主心室腔的位置可初步判断单心室的类型:残余心室位于右前方,主心室位于左后方即为左心室型单心室;残余心室位于后下方,主心室位于前上方即为右心室型单心室。未分化单心室找不到残余心室。

8. 答案:E。

解析:镜像右位心的左房-主动脉弓-降主动脉-胃-脾位于右侧,右心房-下腔静脉-肝脏位于左侧,即心房反位,心室左襻,但心脏和大血管的连接关系正常。心脏主要位于右侧胸腔,心脏轴线与心尖指向右侧,内脏转位,心脏的各个节段与正常心脏位置呈镜像反位,即上下、前后方位不变,而左、右位置反转,但心脏的节段连接正常。探头于胸骨左缘探查不能获得心脏声像图,置于胸骨右缘对应位置则可获得相应的心脏声像图。上腹部超声检查下腔静脉位于脊柱左侧,降主动脉位于脊柱右侧,肝脏位于左上腹。

9. 答案:B。

解析:肺动脉闭锁指右心室与肺动脉之间没有直接连通的先天性心脏畸形。病理上先天性肺动脉闭锁又分为室间隔缺损、室间隔完整两种类型。肺动脉闭锁大多为肺动脉瓣及其近段主干闭锁,形成一个纤维化的条索或隔膜。室间隔完整型,房间隔交通为右心的唯一出口,肺血的主要来源是未闭的动脉导管或侧支循环。室间隔缺损型,肺部循环多数来自升主动脉、主动脉弓、降主动脉和未闭动脉导管。主动脉增宽且骑跨,可合并存在房间隔缺损或大动脉转位。

10. 答案:B。

解析:根据梗阻部位的不同,病理上可划分为主动脉瓣狭窄、主动脉瓣下狭窄和主动脉瓣上狭窄。主动脉瓣狭窄多为二叶式畸形,其次为单瓣、三叶瓣、四叶瓣畸形,瓣膜增亮增厚、瓣口狭窄;主动脉瓣下狭窄多为主动脉瓣下室间隔突向左室流出道的膜性狭窄或肌性狭窄;主动脉瓣上狭窄多位于主动脉嵴部(即主动脉窦与升主动脉交界处)。

11. 答案:B。

解析:动脉导管未闭是胎儿时期位于肺动脉与降主动脉之间正常连接的动脉导管未能自然闭合。动脉导管是胎儿时期正常的生理性通道,出生后会闭锁成动脉韧带,如果动脉导管在出生后一段时间内未闭合,由于主动脉压在收缩期及舒张期均高于肺动脉压,所以主动脉内的血液持续性经未闭的动脉导管流向肺动脉(大动脉水平左向右分流),造成肺循环血流量明显增加,进而导致左心回血量明显增加,左心房、左心室因容量负荷过重而扩大。导管细小者可无临床症状,导管直径达 1.0 cm 者多有心功能不全症状。典型体征是心界向左下扩大,于胸骨左缘第 2 肋间闻及收缩及舒张期连续性杂音伴收缩期震颤,当出现重度肺动脉高压时连续性杂音不典型,仅为单纯收缩或舒张期杂音。直接征象为大动脉短轴切面肺动脉分叉处或左肺动脉开口处有管道样结构与后方的降主动脉相通,CDFI 显示为降主动脉血流经导管进入肺动脉的双期连续性五彩镶嵌血流信号。

12. 答案:C。

解析:三尖瓣闭锁是指三尖瓣包括瓣下装置缺

如或发育不全,右心房与右心室之间无直接交通的一种少见先天性心脏畸形。其病理特征为三尖瓣瓣叶未发育或发育不全而融合成一肌性或纤维性隔膜,患儿均合并存在房间隔缺损(或卵圆孔未闭),存活患儿多数合并有室间隔缺损或动脉导管未闭。由于三尖瓣闭锁,右心房与右心室之间无直接通路,体静脉血入右心房后不能直接进入右心室,需经房间隔缺损到左心房,与肺静脉血混合后到左心室,动脉血氧饱和度下降,混合血再通过室间隔缺损进入右心室到达肺动脉。因此,心房水平为右向左分流,而心室水平为左向右为主的分流。动脉血氧饱和度下降,患者出生后即有发绀,伴肺动脉狭窄者发绀较重。大多数患儿在婴幼儿时期死亡。

13. 答案:D。

解析:主动脉缩窄是指主动脉局限性的缩窄或较长段的管样缩窄性病变。缩窄约95%以上发生在降主动脉起始部(即主动脉峡部)。单纯型主动脉缩窄位于导管韧带之后,下半身的血流通过锁骨下动脉和胸降主动脉间的侧支循环供应,故上、下肢血压有明显差异,临床上肢高血压,下肢低血压或股动脉搏动减弱、消失是本病的重要体征。复杂型主动脉缩窄由于缩窄后的降主动脉由右心室到肺动脉的未氧合血液通过未闭的动脉导管供血,出现右向左的导管分流,右室容量负荷及压力负荷过重,导致右室壁肥厚,肺动脉高压等,未氧合血同时供应身体上、下肢,因此上、下肢血压相差不明显,但下半身有发绀。听诊在胸骨左缘2、3肋间可闻及收缩期杂音。主动脉缩窄直接征象:胸骨上窝主动脉弓长轴切面可见降主动脉起始部(即主动脉峡部)管壁增厚,回声增强,该处内径局限性缩窄,少数缩窄部位较长,部分呈隔膜样狭窄。CDFI:主动脉缩窄处前向血流束明显变细,色彩明亮,呈五彩镶嵌状。狭窄远端主动脉前向血流呈扩散状。

14. 答案:D。

解析:完全型肺静脉异位引流依据引流途径分为四种类型:① 心上型(Ⅰ型)。较常见,最常见的引流途径是共同肺静脉干—向上经左位垂直静脉—左无名静脉—右上腔静脉入右房,或共同肺静脉干和近心段的上腔静脉直接相连。② 心内型(Ⅱ型)。常见,引流途径有:共同肺静脉干经冠状静脉

窦(CS)入右房;共同肺静脉干直接开口于右房或左、右肺静脉分别开口于右房。③ 心下型(Ⅲ型)。很少见,即膈下型,共同肺静脉干向下经降垂直静脉下行并穿过膈肌食管裂孔进入腹腔,经过腹主动脉和下腔静脉前方汇入门静脉或下腔静脉,最后回流入右房。④ 混合型(Ⅳ型)。极少见,指同时存在上述两种类型以上的肺静脉异位连接方式。完全型肺静脉异位引流超声多切面多角度均观察左房壁回声完整,在胸骨旁左室长轴切面和心尖四腔心切面的左房后上方探查到增粗的共同肺静脉干。患者几乎均同时伴有房间隔缺损超声征象。右房、右室增大。

15. 答案:B。

解析:三房心是指左心房或右心房内存在一纤维肌性隔膜结构,将心房分为两个房腔,称为真房与副房,可分为左侧三房心和右侧三房心。胚胎发育时期,肺总静脉的吸收障碍或原始左心房发育不良,未能使肺静脉融合并入左心房壁,而演化为一纤维隔膜,将左心房一分为二,分成固有左心房及副房腔。固有左心房(真房腔):位于隔膜下部的左心房部分,接受来自副房或心房水平分流的血液,与二尖瓣和左心耳相通,固有左心房的压力一般不高,也称为低压腔。副房腔:指位于隔膜上部的左心房腔,接受部分或全部肺静脉回流的血液,副房腔常因血流排出受阻,出现类似二尖瓣狭窄的血流动力学变化,腔内压力升高,也称高压腔。

16. 答案:C。

解析:房间隔缺损按胚胎学来源可分为继发孔型和原发孔型。靠近二、三尖瓣口附近房间隔属于心内膜垫组织来源,归为原发孔型房间隔缺损。

17. 答案:E。

解析:心内膜垫缺损也称房室间隔缺损或房室通道缺损。根据房室瓣周围房室间隔组织的发育程度和房室瓣畸形的不同,将心内膜垫缺损分为部分型、过渡型、完全型。继发孔缺损位置在房间隔继发隔,不属于心内膜垫。

18. 答案:C。

解析:主动脉窦瘤破裂可破入右房、右室、右室流出道,使右心容量负荷增加,肺动脉瓣关闭不全。主动脉窦壁的破损可导致主动脉瓣功能不全,闭合不良。主动脉窦瘤破入心包间隙可致心包填塞。

19. 答案:B。

解析:左心室血流入右心室,引起右心室容量负荷增加,右心增大。

20. 答案:B。

解析:共同动脉干的解剖特点为一个位于瓣下的高位室间隔缺损和起自两心室底部有一组半月瓣的动脉干,肺动脉起自该动脉干。半月瓣的瓣叶可为二叶瓣、三叶瓣或四叶瓣。

21. 答案:D。

解析:法洛四联征(TOF)是一种常见的先天性心脏畸形。其基本病理特征为室间隔缺损、主动脉骑跨、肺动脉狭窄和右心室肥厚。此处肺动脉狭窄的范围包括右室流出道、肺动脉瓣、主肺动脉及其分支的狭窄。

22. 答案:D。

解析:三尖瓣闭锁时,三尖瓣口处无血流通过,右心房的血流不能直接进入右心室,需通过房间隔缺损进入左心房,再通过室间隔缺损进入右心室及肺动脉系统,部分血流通过室间隔缺损返回左心室。右心室往往得不到血流灌注,影响其形态及功能的发育。

23. 答案:C。

解析:艾森曼格综合征是指各种左向右分流性先天性心脏病的肺血管阻力升高,使肺动脉压达到或超过体循环压力,导致血液通过心内或心外异常通路产生双向或反向分流的一种病理生理综合征。

24. 答案:D。

解析:肺动静脉瘘的异常分流发生在肺血管水平,超声心动图显示心脏的结构及血流动力学均无明显异常。

25. 答案:B。

解析:法洛四联征是由室间隔缺损、主动脉骑跨、肺动脉狭窄及右室肥厚等四种病理特征并存的心脏畸形。

26. 答案:C。

解析:共同动脉干的解剖特点为一个位于瓣下的高位室间隔缺损和起自两心室底部有一组半月瓣的动脉干,肺动脉起自该动脉干。

27. 答案:E。

解析:法洛四联征疾病中存在肺动脉狭窄,血流进入肺循环受阻,机体缺氧严重,同时右心室的代偿性肥厚,右心室压力增高超过主动脉时出现右向左分流,右心室大部分低含氧血进入主动脉,从而使机体发绀更为加重。

28. 答案:A。

解析:原发孔房间隔缺损也叫部分型心内膜垫缺损,位于房间隔下段靠近十字交叉结构房室瓣处。

29. 答案:A。

解析:主动脉窦瘤是由于主动脉窦基底环上的主动脉壁局部发育不良,缺乏中层弹性组织,致局部管壁薄弱,在高压血流冲击下逐渐膨出而形成主动脉窦瘤,瘤体顶端薄弱易被冲破,通常合并室间隔缺损。主动脉窦瘤好发于右冠状动脉窦,且大多数破入右心室,其次为无冠状动脉窦,多数破入右心房,较少发生于左冠状动脉窦。

30. 答案:B。

解析:右室双出口是指两条大动脉全部或者一条大动脉全部加另一条大动脉的大部分起自解剖右心室,室间隔缺损是左心室唯一出口的一组先天性心血管畸形。完全型大动脉转位是指心房与心室连接一致,而心室与大动脉连接不一致的一组复杂的先天性心血管畸形,即主动脉起自解剖右心室,肺动脉起自解剖左心室。

X 型题

1. 答案:BCE。

解析:右心声学造影是辅助诊断先心病的一项重要检查方法。虽然彩色多普勒超声对显示先心病左向右分流非常直观且敏感,但在复杂型先心病诊断中不能判断心房位置或确定心内是否存在低速的右向左分流,此时右心声学造影具有不可取代的诊断价值;彩色多普勒超声容易漏诊心内存在的低速的右向左分流,而右心声学造影能很敏感地发现此分流,并有助于肺动静脉瘘、永存左上腔等少见的先心病诊断。

2. 答案:ABD。

解析:非发绀无分流型:先天性房室瓣和半月瓣病变,如降落伞形二尖瓣、三尖瓣下移畸形(Ebstein 畸形)、先天性主动脉瓣二叶式畸形、先天性肺动脉瓣狭窄;先天性流入道及流出道梗阻性病变,如二尖瓣瓣上环、主动脉瓣下狭窄、主动脉缩窄;右室流出道狭窄;矫正型大动脉转位等。非发绀左向右分流型:常见的畸形有房间隔缺损(ASD)、室间隔缺损(VSD)、动脉导管未闭(PDA);少见的畸形有部分型心内膜垫缺损、主动脉窦瘤破入右心房或右心室、冠状动脉-右侧心腔瘘等。非发绀右向左分流型:主动脉窦瘤破入左心房(少见病)、冠状动脉-左侧心腔瘘等。

3. 答案:ABCD。

解析:经胸超声检查图像不清晰者可采用经食管超声检查,TEE 可提高对小房缺及腔静脉型房缺的诊断准确率,TEE 可清晰显示房缺断端与上腔静脉、下腔静脉及冠状静脉窦之间的关系,有助于选择适合的房缺手术方式。另外 TEE 对卵圆孔未闭的诊断较经胸超声心动图检查更为敏感。

4. 答案:ACD。

解析:完全型心内膜垫缺损二维超声:① 直接征象:在所有四腔心切面均显示房室连接处近十字交叉结构消失即房间隔下部和室间隔上部的回声失落,这是原发孔型房缺与较大流入道室缺共存时的超声表现。完全型心内膜垫缺损回声失落范围一般比较大,常常在 15 mm 以上。② 二、三尖瓣形成共同房室瓣,划分为"前共瓣"和"后共瓣"。通过在四腔心切面上调整超声束方向,共同房室瓣可呈现"一字形",共瓣开放时,四个房室腔相互交通,四个心腔均扩大,且以右心增大为主。③ 分型:如果共同房室瓣可以区分为二尖瓣和三尖瓣的成分,则为 A 型或 B 型,若房室瓣腱索分别连接在流入道室缺的顶端,则为 A 型;若房室瓣腱索经室缺连接在对侧右室面侧(称之为骑跨),则为 B 型;如果共同房室瓣无二尖瓣和三尖瓣之分,无腱索与室间隔相连接,腱索呈现漂浮状,则为 C 型。完全型心内膜垫缺损常常合并继发孔型房缺、肺动脉瓣狭窄、大动脉转位等心血管畸形。多普勒超声:CDFI 表现不仅有房、室水平的左向右分流,还有房室之间的分流,再加上二、三尖瓣收缩期反流,因此,造成该处彩色血流信号明显紊乱。

5. 答案:ACD。

解析:二维超声胸骨旁左室长轴切面和右室流出道切面显示右冠状动脉窦呈瘤样向外膨出,膨出的右冠状动脉窦连续性中断,窦瘤多破入右室流出道;常常合并室间隔缺损,膨出的右冠状动脉窦可

能部分或全部遮盖室间隔缺损口,导致漏诊室缺或低估室缺大小;主动脉窦部明显增宽;窦瘤破入的相应房室腔扩大。多普勒超声:右冠状动脉窦血流通过窦瘤破裂处呈五彩镶嵌状向右室流出道或右室分流,频谱多普勒呈连续性湍流频谱,分流在舒张期更为明显。

第九节　其他心脏疾病

A 型题

1. 答案:D。

解析:心内膜弹力纤维增生症二尖瓣口血流频谱可表现为左心室舒张功能减低,呈限制型充盈形态,E 峰形态高尖,减速时间缩短,<130 ms,充盈时间亦明显缩短,A 峰降低甚至消失。

2. 答案:B。

解析:心内膜增厚、回声增强,呈"蛋壳样"是心内膜胶原弹力纤维增生症的特征性改变,厚度多>2 mm,以左心室后壁最为明显。

3. 答案:E。

解析:高血压患者心脏左心室长期处于超负荷状态,代偿性左心室向心性肥厚,左室后壁及室间隔呈均匀性增厚,左心室质量指数增加。

4. 答案:C。

解析:左心室舒张功能减低 E 峰形态高尖时,减速时间缩短。

5. 答案:E。

解析:肺栓塞的诊断金标准为肺动脉造影。

6. 答案:C。

解析:超声心动图作为第一线的筛选性的诊断手段,是诊断肺栓塞的影像学的重要组成部分,是急诊情况下最简便实用的诊断工具。

7. 答案:C。

解析:患者外伤后左股骨骨折,内固定术后卧床 3 周,是肺栓塞易患因素,题目中患者临床症状,与肺栓塞相对典型的症状——呼吸困难、胸痛、咯血相符。

8. 答案:C。

解析:连续多普勒超声(CW)测得三尖瓣反流最高流速 V。可计算三尖瓣跨瓣压差 ΔP,即右心室与右心房之间的压差。在没有右心室流出道梗阻的前提下,肺动脉收缩压(SPAP)与右心室收缩压(SRVP)近似相等,即 SPAP = SRVP = 三尖瓣跨瓣压差(ΔP) + 右心房压(RAP),肺动脉高压时三尖瓣反流流速>2.8 m/s。

9. 答案:B。

解析:心内膜弹力纤维增生症超声心动图表现为心脏明显扩大,以左心室为主,呈球状扩大,其他心腔也可有不同程度的扩大。

10. 答案:D。

解析:肺动脉瓣膜钙化,瓣开放受限,是肺动脉瓣狭窄的超声表现。

11. 答案:D。

解析:高血压性心脏病时左室舒张功能减低,左心房室充盈压进一步升高,左心房明显增大。

12. 答案:E。

解析:原发性高血压是指未明确病因,可能与遗传、交感神经兴奋性和内分泌系统功能异常有关。表现为小动脉及微小动脉中层逐渐增厚,病因较长的患者可产生左心室肥厚,左心房增大。而各种肾脏病变、颅内肿瘤、主动脉缩窄及激素类药物引起的为继发性高血压。

C 型题

1. (1) 答案:A。

解析:患者既往有高血压病史,血压曾达 180/105 mmHg。出现面色苍白,口唇轻度发绀,咳嗽,端坐呼吸;心尖搏动位置左移,HR 120 次/min,律齐,肺部闻及湿性啰音;踝部水肿。符合高血压心脏病失代偿后心力衰竭表现。

(2) 答案:B。

解析:超声心动图可以非常准确并且及时地对左心室肥厚等征象进行观察和诊断,并检测其合并症,对于高血压心脏病患者早期诊断以及对其预后评价,具有重要的临床价值。

2. (1) 答案:B。

解析:患儿临床病史及查体,符合心力衰竭表

现,超声心动图操作简单,方便无创,是临床早期明确诊断相关病因的首选方法。

(2) 答案:A。

解析:心内膜胶原弹力纤维增生症超声心动图表现主要有:① 心内膜增厚、回声增强,呈"蛋壳样"是 EFE 的特征性改变,厚度多>2 mm,以左心室后壁最为明显。② 心脏明显扩大,以左心室为主,呈球状扩大,其他心腔也可有不同程度的扩大。③ 左心收缩及舒张功能下降。EF 值多在 45% 以下。

3. (1) 答案:ABDEFG。

解析:患者"咳嗽、喘息 30 年,心悸,活动后气短,下肢水肿 10 年,意识不清 1 d",根据临床表现,待排除肺气肿、肺栓塞、心脏相关疾病,ABDEFG 各项均是上述疾病的常规检查。

(2) 答案:BCE。

解析:根据患者超声心动图检查,右心肥大,三尖瓣反流增多,肺动脉高压,下腔静脉增宽,是肺动脉高压、肺源性心脏病及右心功能不全相关疾病的典型表现。

(3) 答案:AB。

解析:患者有常年吸烟的习惯,并考虑 COPD,肺源性心脏病、右侧心力衰竭、呼吸衰竭及肺性脑病均是其病情加重可出现的并发症。

X 型题

1. 答案:ABCDE。

解析:肺动脉栓塞直接超声征象为在大动脉短轴切面显示右心系统和主肺动脉及分叉处血栓形成,这是最直接和最明确的表现,血栓多为附壁血栓,但也可有活动性血栓。间接超声征象主要为主肺动脉及左、右肺动脉内径增宽,右心腔扩大,右室壁增厚,室间隔形态运动异常,下腔静脉扩张淤血等右心压力负荷增大和肺动脉高压相关改变。符合上述所有选项。

2. 答案:ABCDE。

解析:肺动脉栓子包括血栓栓子、脂肪栓子、羊水栓子及空气栓子、癌栓、感染后赘生物等,其中90%的栓子为血栓,最常见为下肢深静脉及盆腔静脉血栓。符合上述所有选项。

第五章 腹 部 超 声

第一节 肝 脏

A 型题,最佳选择题。 由一个题干和 A、B、C、D、E 五个备选答案组成。题干在前,选项在后。每道题的备选项中,只有一个最佳答案。

1. 下列对肝脏解剖的描述,错误的是( )。
 A. 人体最大的实质性器官
 B. 大部分位于右上腹
 C. 呈楔形
 D. 下界与右季肋平齐
 E. 上界与右锁骨中线第四前肋的上缘平齐

2. 下列对肝脏结构的描述,错误的是( )。
 A. 肝圆韧带处为第一肝门所在
 B. 肝脏的上面与膈肌相附,称为隔面
 C. 肝正中裂将肝脏分为左叶和右叶
 D. 肝静脉注入下腔静脉处,为第二肝门所在
 E. 肝脏面的 H 形沟,将其分为左叶、右叶、方叶和尾叶 4 个叶

3. 肝 Reidel 叶是指( )。
 A. 肝左叶的伸长
 B. 尾状叶的舌状伸长
 C. 肝右叶的舌状伸长
 D. 肝左外叶的舌状伸长
 E. 肝方叶的舌状伸长

4. 有关肝脏镰状韧带,下列说法正确的是( )。
 A. 走行于下腔静脉与胆囊之间
 B. 伴腹水时可见到
 C. 连接肝脏至小网膜囊
 D. 走行于门静脉矢状部左侧与腹壁之间
 E. 走行于肝左静脉与腹壁之间

5. 肝内有三条韧带对超声检查很重要,它们是肝圆韧带、静脉韧带和镰状韧带。肝圆韧带是( )。
 ① 存在于左叶间裂 ② 脐静脉的残留 ③ 在严重肝硬化时可见再通 ④ 在横切面上是一个回声增强区 ⑤ 与门静脉左支囊部相连
 A. ①②
 B. ①②③
 C. ①②③④
 D. ①③④⑤
 E. ①②③④⑤

6. 下列有关肝静脉、门静脉、胆管的描述,错误的是( )。
 A. 肝静脉越靠近第二肝门,管径越宽
 B. 胆总管位于门静脉主干的左后方
 C. 胆管伴行于门静脉左支和右支的腹侧
 D. 肝静脉与门静脉在肝内呈空间垂直交叉分布
 E. 右肝静脉走行肝右叶间裂内

7. 声像图上区别门静脉和肝静脉的最好方法是( )。
 A. 门静脉管壁较厚,回声较肝静脉高
 B. 肝静脉管径较粗
 C. 门静脉分支较多
 D. 追踪它们的发源处
 E. 肝静脉可有搏动

8. 肝脏分叶不正确的是( )。
 A. 正中裂将肝分为左、右半肝
 B. 左肝静脉将肝分为左内、左外叶
 C. 右肝静脉将肝分为右前、右后叶
 D. 中肝静脉将肝分为右前、右后叶
 E. 胆囊与下腔静脉左侧缘连线将肝分为左、右半肝

9. 声像图上,肝方叶与尾状叶的分界标志

（   ）。

A. 静脉韧带

B. 门静脉左支矢状段

C. 门静脉左支横段

D. 肝左静脉

E. 肝圆韧带

10. 正常肝脏扫查时，下列描述错误的是（   ）。

A. 上腹部纵切，呈类三角形图像

B. 肋缘下斜切，呈类扇形图像

C. 肝内门静脉沿肝脏短轴走行，与肝静脉平行分布

D. 于剑突下向肝膈面斜行扫查，可见左、中、右三条肝静脉呈放射状汇聚于第二肝门

E. 纵切或横切尾叶位于下腔静脉与门静脉之间

11. 下列对正常肝内多普勒血流频谱的表述，错误的是（   ）。

A. 肝静脉为离肝血流，多普勒频谱不受心脏搏动而受呼吸影响，多呈双相频谱

B. 肝动脉为向肝血流，多普勒频谱呈脉动型动脉频谱

C. 门静脉为向肝血流，多普勒频谱呈连续性，受呼吸影响，有轻微波动

D. 肝内肝动脉较细，彩色多普勒于门静脉左支旁见与其伴行的红黄色肝动脉血流

E. 肝静脉血流受呼吸影响，吸气时流速加快，呼气时减慢

12. 下列关于肝血管瘤的叙述，正确的是（   ）。

A. 内部回声均匀，可有"结中结"现象

B. 常伴有侧方声影等良性征象

C. 对周围管道多无明显挤压或推移征象

D. 大多边界不清晰

E. 多数为低回声

13. 肝局灶性增生的病理特征中对影像学诊断最有帮助的特征是（   ）。

A. 多位于肝包膜下

B. 病变无明显包膜

C. 中央有一星芒状瘢痕，并有向周围放射状分布的纤维隔

D. 常有出血倾向，但很少恶变

E. 血流丰富

14. 超声对肝囊肿与 Caroli 病鉴别诊断的主要依据在于（   ）。

A. 两者形态的差异

B. 两者大小的不同

C. 两者病灶的数目

D. 囊柱状囊腔是否与胆管相连通

E. 后方回声增强效应的程度

15. 诊断真性肝破裂最可靠的超声依据是（   ）。

A. 肝被膜下梭形无回声区

B. 肝实质内囊性病变

C. 肝被膜连续性中断，肝实质内不规则异常回声，肝周及腹腔出现无回声区

D. 肝下缘角变钝

E. 肝内边界清楚高回声区

16. 非均匀性脂肪肝的特征性声像图表现是（   ）。

A. 肝内单发或多发低回声结节

B. 肝内单发或多发强回声结节

C. 片状局限性弱回声或不均回声区内可见正常走行的血管

D. 周边可见血管绕行

E. 后方回声增强

17. 下列关于急性期血吸虫病肝的叙述，错误的是（   ）。

A. 肝内急性血吸虫卵结节形成

B. 血吸虫卵进入肝后，周围大量嗜酸粒细胞聚集，并发生坏死

C. 超声声像图一般无明显改变，有时可见肝各径线轻度增大

D. 超声可显示肝内多发低回声结节为"嗜酸性脓肿"

E. 肝内血管受压移位

18. 下列疾病中，最容易引起门静脉侵犯形成瘤栓的是（   ）。

A. 肝腺瘤   B. 肝细胞癌

C. 肝转移癌   D. 胆囊癌

E. 淋巴瘤

19. 关于肝脓肿的声像图表现，下列哪一项不

正确?（　　）

 A. 早期病变边界多不清晰,可呈实性状

 B. 随病情进展,内部可出现坏死液化区

 C. 脓肿坏死区逐渐增大

 D. 脓肿壁较厚、不光整

 E. 改变体位,脓肿内部点状回声明显移动

20. 与长期口服避孕药有关的肝肿瘤是（　　）。

 A. 肝局灶结节增生

 B. 肝腺瘤

 C. 肝血管瘤

 D. 肝细胞肝癌

 E. 肝内胆管癌

21. 肝硬化门静脉内发现栓子时,最需要排除下列哪种疾病?（　　）

 A. 巨块型肝癌 B. 结节型肝癌

 C. 弥漫型肝癌 D. 小肝癌

 E. 转移癌

22. 小肝癌的特点不包括（　　）。

 A. 圆形或类圆形

 B. 边界清楚,环以较窄的声晕

 C. 可有侧方声影

 D. 内有高速高阻的动脉血流

 E. 肝内胆管扩张

23. 有钙化的肝转移瘤的原发瘤常见于（　　）。

 A. 胃肠道、卵巢肿瘤

 B. 肺部、纵隔和食管肿瘤

 C. 子宫内膜、肾肿瘤

 D. 神经内分泌肿瘤

 E. 乳腺、甲状腺肿瘤

24. 患者男,31岁,因发热、肝区疼痛来诊,超声发现肝肿大,右肝可见椭圆形占位病变,6 cm×5.5 cm,其边界清晰光滑,内部有低回声肿物,后方回声显著增强,可见侧边声影,根据声像图特征诊断,最可能是（　　）。

 A. 肝囊肿

 B. 肝实性肿瘤

 C. 肝囊肿合并出血

 D. 肝囊肿合并感染

 E. 肝囊腺瘤

25. 患者男,36岁,因"右上腹痛伴高热1周"来诊。超声:肝右叶邻近被膜处5 cm圆形占位,内部回声低而均匀,边界不清,后方回声增强。肝占位最可能的性质是（　　）。

 A. 血肿 B. 脓肿

 C. 出血性囊肿 D. 胆汁性囊肿

 E. 肝细胞癌

26. 患者因发热、腹泻、右上腹痛入院,B超示肝脏肿大,右肝内一圆球状液性区,大小为7 cm×8 cm,邻近肝包膜,壁为1~3 mm,内壁清晰光整,彩色多普勒在壁上测及血流信号,液性区内见细小、均匀弱回声点,未探及气体强回声,后方回声轻度增强。患者最可能的病因是（　　）。

 A. 肝包虫囊肿

 B. 阿米巴肝脓肿

 C. 肝癌坏死液化

 D. 肝血管瘤破裂

 E. 外伤性肝破裂

27. 有牧区生活史,超声检查肝内见外壁光滑的厚壁囊肿,其内见多个大小不等圆形无回声区,最可能诊断是（　　）。

 A. 多囊肝

 B. 肝多发囊肿

 C. 肝脓肿

 D. 肝包虫囊肿

 E. 肝内胆管局限性扩张

28. 关于肝包虫囊肿的声像图分型,下列哪项不正确?（　　）

 A. 单发囊肿型 B. 多发囊肿型

 C. 囊肿突变型 D. 囊壁钙化型

 E. 坏死液化型

29. 下列表现不支持原发性肝癌的是（　　）。

 A. 肿块可单发或多发

 B. 肿块中心液化,呈"靶环征"

 C. 肝内巨大的实性肿块,边缘有弱回声带,内部回声不均匀

 D. 低回声结节,边界清楚,呈圆形或类圆形

 E. 病变区回声强弱不均,边界不清,正常的纹理结构紊乱,门静脉管腔内见实性栓子充填

30. 与原发性肝癌相比较,下列哪项最有利于继发性肝癌的诊断?（　　）

A. 绕以较窄声晕的低回声结节

B. 非癌组织呈肝硬化改变

C. 门静脉内找到癌栓

D. 中高回声结节周围有较宽弱回声环

E. 中高回声结节内呈镶嵌样结构

31. 超声检查常见的肝弥漫性肿大病变是（　　）。

A. 脂肪肝、急性病毒性肝炎、中晚期肝硬化、淤血肝

B. 脂肪肝、肝纤维化、肝血吸虫病慢性期、糖原累积病

C. 脂肪肝、酒精性肝病、急性病毒性肝炎

D. 淤血肝、肝萎缩、肝血吸虫病

E. 酒精性肝损害、肝硬化、肝血吸虫病、肝豆状核变性

32. 以下哪项不是肝硬化患者肝内血流多普勒表现？（　　）

A. 肝内肝动脉扩张，彩色多普勒示血流信号增多，流速增高

B. 门静脉主干及左右支扩张，肝内门静脉可不扩张，门静脉血流颜色变暗或出现反向血流，门静脉内可出现实性充填的栓子

C. 肝静脉扩张，频谱多普勒示静脉血流为三相频谱

D. 门静脉血流颜色变暗，可出现间断反向血流，血栓充填的管腔旁见呈网格状的小静脉回声

E. 附脐静脉扩张，彩色多普勒见红色离肝血流信号

33. 某男性患者，体检发现肝内 3 cm 大小单发高回声结节，边界清晰，后方回声轻度增强，内无明显血流信号，其最可能的诊断是（　　）。

A. 肝硬化结节

B. 局限性脂肪肝

C. 血管瘤

D. 原发性肝癌

E. 肝转移癌

34. 患者男，53 岁，乙肝携带者，无明显症状及体征。超声表现：肝脏回声均匀，肝右后叶一大小约为 25 mm×20 mm 的实质性肿块，边界清晰，中央为稍高回声，周边见细狭低回声晕。CDFI：肿块

周边可见血流环。应考虑诊断为（　　）。

A. 肝血管瘤　　　　B. 肝转移性癌

C. 肝腺瘤　　　　　D. 肝脓肿

E. 肝原发性癌

35. 患者男，2 岁，超声提示肝脏显著增大，内见一 8 cm×10 cm 大小的实性强回声团块，边界清，内回声尚均质，可能的诊断为（　　）。

A. 畸胎瘤　　　　　B. 错构瘤

C. 肝肉瘤　　　　　D. 肝母细胞瘤

E. 肝内血肿

36. 中年女性，肥胖，4 年前因右侧乳腺癌做根治术，无肝炎病史，超声检查发现肝弥漫回声增强，左内叶有一低回声区，大小为 3 cm×4 cm，形态不规则，有正常血管穿过，诊断应首先考虑下面哪组疾病的鉴别？（　　）

A. 肝脓肿与肝转移癌

B. 非均匀性脂肪肝与肝转移癌

C. 原发性肝癌与肝转移癌

D. 肝囊肿与肝转移癌

E. 肝包虫病与肝转移癌

37. 下列哪种继发性肝肿瘤的声像图一般不表现为高回声结节？（　　）

A. 卵巢癌

B. 结肠癌

C. 胃癌

D. 泌尿系恶性肿瘤

E. 淋巴瘤

B 型题，配伍选择题。一组试题（二至四个）共用一组备选项。备选项在前，题干在后。备选项可重复选用，也可不选用。每道题只有一个最佳答案。

A. 肝镰状韧带

B. 肝圆韧带

C. 静脉韧带

D. 左三角韧带

E. 下腔静脉

1. 分隔左内叶与左外叶的是（　　）。

2. 分隔尾状叶与左外叶的是（　　）。

A. 肝内胆管扩张症 Caroli 病

B. 肝包囊虫病

C. 多囊肝

D. 肝多发性囊肿

E. 转移性肝癌

3. 肝内多个无回声区,数目在 10 个以上,大小不等,囊壁薄,无回声区互不相同,应诊断为( )。

4. 肝内多处有囊状回声,囊状回声两端与胆管相通,应诊断为( )。

5. 肝内见囊状回声,呈单囊或分隔成多囊,囊壁增厚约 0.5 cm,应诊断为( )。

A. 高回声型

B. 等回声型

C. 低回声型

D. 无回声型

E. 混合回声型

6. 大肠腺癌肝转移的声像图常表现为( )。

7. 乳腺癌、胰腺癌肝转移的声像图常为( )。

8. 胃肠间质瘤肝转移的声像图常表现为( )。

9. 鼻咽癌肝转移的声像图特点为( )。

C 型题,综合分析选择题。包括一个试题背景信息和一组试题(二至五个)。每道题都有其独立的备选项。题干在前,备选项在后。每道题的备选项中,有一个或多个正确答案。

1. 患者女,39 岁,因"体检时超声发现肝肿物 1 d"来诊。无不适。查体:未见明显异常。肝超声:肝外形正常,内部呈中等回声,左内叶内有一个直径为 3 cm 的低回声肿物,边界清楚,内部回声均匀,CDFI 显示肿物周边及内部有稀疏血流信号,RI = 0.67,肝内、外胆管不扩张。

(1) 需要进一步了解的病史和实验室检查不包括( )。

A. 有无肝炎病史

B. 有无肿瘤病史

C. 口服避孕药史

D. 血常规和肝炎相关病毒检查

E. 血总胆红素检查

(2) 该声像图的描述不够全面,须进行一些补充,其中不重要的是( )。

A. 肝表面是否光滑,内部回声是否粗乱

B. 肿瘤周围有无低回声晕

C. 肿瘤有无侧壁回声失落

D. 后方回声是否增强

E. 边缘回声是否增强

(3) 若患者有肝病史,肝表面不光滑,实质回声粗乱,肿瘤周边有低回声晕,最客观的诊断描述是( )。

A. 局灶性结节性增生

B. 提示血管瘤

C. 腺瘤

D. 提示肝细胞肝癌,建议超声造影

E. 胆管细胞癌可能

(4) 若患者无肝病史,肝表面光滑,实质回声均匀,肿瘤周边回声增强,最客观的诊断描述是( )。

A. 提示肝脓肿

B. 局灶性结节性增生(FNH)

C. 提示血管瘤,建议超声造影

D. 肝细胞肝癌,建议超声造影

E. 胆管细胞癌可能

2. 患者男,50 岁,因"发热(37.0～37.5 ℃)1 周"来诊。患者既往有胆石症病史。查体:T 37.35 ℃,P 130 次/min,R 28 次/min,BP 90/50 mmHg;巩膜无黄染;腹软,肠鸣音正常。

(1) 为明确诊断,应急查的项目有( )。

A. 血常规

B. 红细胞沉降率

C. 尿淀粉酶

D. 血清淀粉酶

E. 心电图

F. 腹部 X 线片

提示 诊治期间低热未退,并出现轻微肝区不适。

(2) 还应做的检查或处置是( )。

A. 腹部超声

B. 禁食

C. 胃肠减压

D. 肌内注射镇痛药(阿托品)

E. 输液

F. 输血

提示 超声:右肝有 2.3 cm×1.6 cm 低回声结节,边界清楚,边缘有少许血流信号,胆囊壁增厚约 0.7 cm,胆囊腔内见强回声伴声影。

(3) 应考虑的疾病有( )。

A. 胆囊炎

B. 胆石症

C. 急性胰腺炎

D. 肝脓肿

E. 肝癌

F. 肝癌破裂

提示 患者症状未见好转,体温升高,上腹压痛明显,并有反跳痛,血 WBC(17.8~10)×10⁹/L。

(4) 此时应进一步检查( )。

A. 血生化

B. 肝、肾功能

C. 甲胎蛋白(AFP)测定

D. 心电图

E. CT

F. 超声引导下穿刺

提示 超声引导下穿刺吸出黄白色液体 3 mL,显微镜下为大量炎性细胞。

(5) 下一步合理的处置有( )。

A. 抗感染

B. 补液

C. 输血

D. 射频治疗

E. 超声引导下引流

F. 手术切开引流

X 型题,多选题。由一个题干和 A、B、C、D、E 五个备选答案组成。题干在前,选项在后。要求从五个备选答案中选出两个或两个以上正确答案,多选、少选、错选均不得分。

1. 肝棘球蚴病的声像图表现特征,可分为( )。

A. 单囊型

B. 多囊型

C. 囊沙型

D. 混合型

E. 母子囊型

2. 小儿期常见的肝脏良、恶性肿瘤是( )。

A. 肝血管瘤

B. 肝纤维瘤

C. 肝胚胎瘤

D. 脂肪瘤

E. 肝畸胎瘤

3. 小肝癌常见的声像图表现有( )。

A. 低回声

B. 高回声

C. 周边有细晕环

D. 回声较均匀

E. 后方回声增强

4. 肝转移瘤的诊断依据主要有( )。

A. 有原发肿瘤病史

B. 肝内有单发或多发病灶

C. 病灶呈"牛眼征"

D. 肝回声均匀

E. 病灶有宽的晕环

5. 门静脉高压时超声和 CDFI 可能检测到的肝外门-体静脉侧支循环征象有( )。

A. 脐静脉重新开放

B. 胃左静脉扩张

C. 食管、胃底静脉扩张

D. 脾门静脉及脾门周围静脉扩张

E. 腹壁脐周静脉扩张

第二节 胆 道 系 统

A 型题,最佳选择题。由一个题干和 A、B、C、D、E 五个备选答案组成。题干在前,选项在后。每道题的备选项中,只有一个最佳答案。

1. 正常成人胆囊超声测量的前后径一般不超过( )。

A. 2.0 cm　　　　B. 2.5 cm

C. 3.0 cm　　　　D. 3.5 cm

E. 4.0 cm

2. 正常成人胆囊的超声测量,长径一般不超过( )。

A. 8.0 cm　　　　B. 9.0 cm

C. 10.0 cm　　　　D. 11.0 cm

E. 12.0 cm

3. 胆囊颈由以下哪项与肝总管连接?( )

A. 肝胰壶腹(Vater 壶腹)

B. 胆总管

C. 肝左、右管

D. 胆囊管

E. 肝内胆管

4. 胆总管十二指肠上段位于（　　）。

  A. 下腔静脉前方

  B. 下腔静脉后方

  C. 门静脉右前方

  D. 门静脉右后方

  E. 肝固有动脉后方

5. 胆道的肝外部分不包括（　　）。

  A. 左右肝管　　　　　B. 肝总管

  C. 胆总管　　　　　　D. 胆囊管

  E. 胆囊

6. 胆总管依行程可分为几段？（　　）

  A. 二段　　　　　　　B. 三段

  C. 四段　　　　　　　D. 五段

  E. 六段

7. 肝内胆管不包括（　　）。

  A. 毛细胆管　　　　　B. 小叶间胆管

  C. 左肝管　　　　　　D. 右肝管

  E. 胆总管

8. 通过胆囊窝中点到第二肝门处下腔静脉左壁的连线，将肝脏分为哪两叶？（　　）

  A. 左叶、右叶

  B. 右前叶、右后叶

  C. 左内叶、右外叶

  D. 尾叶、方叶

  E. 以上都不是

9. 下列对胆总管分段不正确的是（　　）。

  A. 十二指肠上段

  B. 十二指肠内侧段

  C. 胰腺段

  D. 十二指肠后段

  E. 十二指肠壁内段

10. 以下有关胆管解剖的描述，正确的是（　　）。

  A. 肝总管内径为0.4～0.6 cm，位于门静脉的前方，肝固有动脉的左侧

  B. 肝总管在肝十二指肠韧带外缘走行

  C. 胆总管依行程可分为十二指肠上段、十二指肠前段、胰腺段、十二指肠壁内段

D. 胆总管胰腺段位于门静脉前方

E. 胆总管与门静脉内径相近，声像图呈"双筒猎枪征"

11. 形成胆囊憩室最常见的原因是（　　）。

  A. 术后创伤　　　　　B. 肿瘤

  C. 外压　　　　　　　D. 流出梗阻

  E. 结石

12. 关于胆囊声像图的描述，下列哪项不正确？（　　）

  A. 正常胆囊前后径多＜3 cm

  B. 胆囊长径较前后径可更灵敏地反映胆囊张力状态

  C. 胆囊壁的测量宜选择体部的前壁

  D. 正常胆囊厚度不超过3 mm

  E. 胆囊底部多游离，位置易变

13. 下列关于胆囊结石典型声像图的描述，错误的是（　　）。

  A. 强回声团出现在胆囊内

  B. 强回声团可以单发

  C. 强回声团可以多发

  D. 强回声团后方伴有声影

  E. 强回声团不会随体位改变而移动

14. 声像图上，"囊壁-结石-声影"（WES）三联征对应的疾病是（　　）。

  A. 胆囊壁钙化

  B. 阻囊胆固醇沉着病

  C. 胆囊腺癌

  D. 胆囊癌

  E. 胆囊炎伴充满型结石

15. 对"WES"征的认识，下列哪项是错误的？（　　）

  A. 为胆囊腔萎缩，内充满结石的表现

  B. 可显示增厚的胆囊壁呈弱回声

  C. 胆囊内结石易与胃肠气体强回声团混淆

  D. 合并胆囊癌时较易为超声发现

  E. 结石后方声影有助于诊断

16. 关于胆囊结石，下列描述不正确的是（　　）。

  A. 均为强回声团

  B. 随体位移动

  C. 后方伴声影

D. 胆囊窝处弧形强回声带

E. 可伴有胆泥回声

17. 无法进食并给予静脉营养的病人胆囊将会产生( )。

A. 下垂　　　　　　B. 病理性扩张

C. 收缩　　　　　　D. 病变

E. 憩室

18. 以下哪项不是泥沙样胆囊结石的特点?( )

A. 胆囊后壁沉积的强回声带

B. 胆囊壁内强回声不伴有声影

C. 可随体位移动

D. 结石堆积的形态可以改变

E. 强回声带后方伴声影

19. 下列急性胆囊炎超声表现中,哪项不正确?( )

A. 胆囊增大

B. 胆囊壁增厚、毛糙

C. 回声模糊

D. 胆汁透声差

E. 超声 Murphy 征阴性

20. 胆囊沉积状物回声的出现与以下哪项无关?( )

A. 胆总管梗阻患者

B. 溶血性贫血者

C. 嗜高脂饮食者

D. 长期禁食的病人

E. 化脓性胆囊炎

21. 胆囊炎穿孔的典型表现是( )。

A. 胆囊肿大,轮廓模糊

B. 胆囊壁弥漫增厚,形成"双边影"表现

C. 颈部结石嵌顿

D. 探头压迫胆囊区疼痛明显

E. 胆囊壁局部缺损,胆囊周围局限积液

22. 以下哪项不是诊断急性胆囊炎的标准?( )

A. 胆囊结石

B. Murphy 征阳性

C. 胆囊壁厚<3 mm

D. 胆囊积液

E. 胆囊内胆汁淤积

23. 患者出现右上腹疼、发热、白细胞升高,超声检查胆囊明显增大,内见粗斑点状不均匀非沉积性回声,这可能提示为( )。

A. 胆囊癌　　　　　B. 胆囊积脓

C. 水肿胆囊　　　　D. 瓷瓶状胆囊

E. 胆囊积血

24. 胆囊癌的超声分型是( )。

A. 小结节型、壁厚型、实块型

B. 实块型、混合型、结节型

C. 肿瘤充满型、壁厚型及结节隆起型

D. 实块型、小结节型、蕈伞型、壁厚型、混合型

E. 局部型、全壁增厚型、实块型

25. 下列哪项不属于胆囊癌声像图的类型?( )

A. 蕈伞型　　　　　B. 硬化型

C. 厚壁型　　　　　D. 混合型

E. 实块型

26. 在胆囊癌小结节型与胆固醇息肉的鉴别中,支持前者的主要依据是( )。

A. 病灶基底宽阔,直径>1.5 cm

B. 病灶基底较窄

C. 胆囊壁不光滑

D. 发生于胆囊颈部

E. 病灶单发

27. 在胆囊癌小结节型与胆固醇息肉鉴别中,支持前者的最有力表现为( )。

A. 发生于胆囊颈部

B. 单发

C. 病灶>1.5 cm,基底部较宽

D. 胆囊壁不光滑

E. 基底部较窄

28. 鉴别胆囊癌实块型与胆囊内胆泥或血块最有价值的指标是( )。

A. 实性结构回声的大小

B. 实性结构的形态及回声强弱

C. 胆囊腔消失的程度

D. 是否含有结石

E. 团块内检出高速动脉血流信号

29. 患者于肝右前叶下段与左内叶交界处发现低回声不均匀实性肿块,边缘欠清,其内见多个强回声团伴声影,胆囊腔内无回声区消失,最可能诊

断为（   ）。

A．胆囊癌实块型

B．肝细胞肝癌

C．炎性假瘤

D．胆管细胞肝癌

E．肝腺瘤

30．下列除哪项外，均是胆囊胆固醇沉着症的超声表现？（   ）

A．胆囊大小形态一般正常

B．小于1.0 cm的球状或桑葚状略强回声

C．息肉样病变体积小，常是多发

D．较小有蒂或基底窄的乳头状略强回声

E．桑葚状或类圆形略强回声结节，多>1.0 cm

31．下列哪项不是有关胆囊腺瘤的描述？（   ）

A．胆囊腺瘤是真性肿瘤，有恶变倾向

B．多数直径>1.5 cm

C．呈类圆形结节，基底较窄，偶有蒂

D．好发于胆囊颈部和底部

E．腺瘤可呈略强回声或等回声

32．下列哪项是胆囊腺肌症的特征性声像图表现？（   ）

A．胆囊壁弥漫性或局限性增厚，黏膜层破坏

B．增厚囊壁内出现罗-阿窦，黏膜面光滑

C．脂餐试验显示收缩功能亢进

D．胆囊黏膜面粗糙，胆汁透声差

E．增厚的壁内出现点状强回声，后有彗星尾征

33．肝门处横切，显示门脉在内的三个圆形管腔结构，称为"米老鼠征"，下列描述正确的是（   ）。

A．左耳、右耳分别是左、右肝管

B．左耳、右耳分别是肝动脉和肝外胆管

C．左耳、右耳分别是肝外胆管和肝动脉

D．左耳、右耳分别是肝外胆管和门静脉

E．左耳、右耳分别是肝动脉和门静脉

34．不是先天性肝外胆管囊状扩张特点的选项是（   ）。

A．发生癌变的概率增高

B．胆总管部位出现椭圆形或纺锤形囊肿

C．囊内可合并结石

D．囊肿与肝管相通

E．好发于胆总管的下部

35．先天性胆管囊状扩张症临床与声像表现正确的是（   ）。

A．胆总管呈囊状扩张，胆囊与胆囊管亦明显扩张

B．肝门处可见椭圆形或梭形无回声区，上下端与肝内胆管和胆总管相通

C．肝内出现不规整管状、囊状或球状无回声区，与邻近肝内、外胆管互不相通

D．先天性胆管囊状扩张一般不合并结石与癌变

E．先天性胆总管囊肿与Caroli病为两种互为独立的疾病，一般不相互伴发

36．肝胰壶腹部梗阻的病人，出现胆囊肿大和无痛性黄疸，称为（   ）。

A．胆囊水肿

B．胆总管囊肿

C．Courvoisier征

D．哈德门袋

E．胆囊扩张

37．下列对胆道梗阻部位的诊断，错误的是（   ）。

A．肝外胆管梗阻者胰管均扩张

B．部分肝外胆管扩张，提示高位胆管梗阻

C．胆囊大、肝内外胆管均扩张者，提示下段胆管梗阻

D．胆囊大小与梗阻部位及胆囊病理状态有关

E．肝外胆管全程扩张，提示胰头壶腹段梗阻

38．下列关于胆管结石声像图的描述，错误的是（   ）。

A．结石可随体位改变而移动

B．胆管内显示形态稳定的强回声团

C．结石段以上胆管不同程度扩张

D．结石后可伴声影

E．典型时结石周围可见无回声区

39．在鉴别肝外胆管结石或肿瘤性梗阻时，下列哪项有利于结石诊断？（   ）

A．肝内外胆管的扩张

B．肝外胆管腔内见低回声团

C．扩张胆管突然截断

D．胆管腔内强回声团绕以无回声带

E. 以上都不是

40. 一患者查体发现肝右后叶下段一个 0.8 cm 的强回声斑块,后伴干净声影,周围无门静脉分支,肝内外胆管无扩张,其可能诊断为( )。

A. 肝内胆管结石

B. 肝内钙化灶

C. 肝内胆管积气

D. 肝圆韧带断面

E. 以上都不是

41. 患者反复发热伴右上腹疼痛,超声检查示左肝管内数个大小不等的强回声团,前方与胆管壁之间见液性暗带,后方伴声影,提示诊断为( )。

A. 肝内钙化灶

B. 肝内胆管积气

C. 肝内胆管结石

D. 胆管细胞肝癌

E. 胆道蛔虫

42. 一黄疸患者肝内胆管扩张,肝外胆管未显示,胆囊未充盈,其梗阻部位最可能为( )。

A. 胆总管十二指肠后段

B. 肝门部

C. 胆总管胰腺段

D. 胆总管壶腹段

E. 胆总管十二指肠上段

43. 下列哪项是肝外胆管癌的直接征象?( )

A. 肝脏弥漫性肿大

B. 肝内胆管不同程度扩张

C. 扩张胆管远段壁增厚

D. 胰管扩张

E. 肝门淋巴结肿大

44. 关于硬化性胆管炎,下列叙述错误的是( )。

A. 其实质是一种化脓性炎症

B. 临床以缓慢渐进性黄疸为特征,一般无上腹疼痛

C. 以肝内、外胆管的慢性纤维化狭窄和闭塞为其特征

D. 声像图表现为胆管壁增厚,回声增强

E. 受累节段胆管腔节段性狭窄

45. 在胆囊或胆管中,后方无声影的回声团不可能为( )。

A. 息肉

B. 胆泥

C. 气体

D. 血块

E. 肿瘤

46. 下列哪项是肝内胆管极度扩张的声像图表现?( )

A. "双管猎枪征"

B. "海星状"或"树枝状"扩张

C. 平行管征

D. 部分局限性扩张

E. 节段性扩张

47. 患者出现右上腹疼、发热、白细胞升高,超声检查胆囊明显增大,内见粗斑点状不均匀非沉积性回声,这可能提示为( )。

A. 胆囊癌

B. 胆囊积脓

C. 水肿胆囊

D. 瓷瓶状胆囊

E. 胆囊积血

48. 患者女,65 岁。急性右上腹剧烈疼痛 2 天,伴发热、白细胞增高。超声检查显示:胆囊大约为 10 cm×4 cm,胆囊壁厚为 0.4 cm,轮廓线模糊,胆囊腔内有密集、细小斑点,胆囊区触痛明显。其最可能的诊断是( )。

A. 急性单纯性胆囊炎

B. 慢性胆囊炎

C. 急性化脓性胆囊炎

D. 胆囊蛔虫症

E. 胆囊腺肌增生症

49. 患者男,50 岁,因"进行性黄疸 1 个月"来诊。厌油、食欲减退。查体:肝肋下 3 cm,质地稍硬。实验室检查:ALP 35 U/L,TBil 2.7 μmol/L,AFP(-)。B 型超声:肝胆管扩张,胆总管直径为 0.8 cm,肝总管直径为 0.5 cm,未发现结石影。进一步首选检查是( )。

A. CT

B. MRI

C. 内镜超声

D. 内镜逆行胰胆管造影(ERCP)

E. 经皮经肝胆管造影术(PTC)

B型题,配伍选择题。一组试题共用一组备选项。备选项在前,题干在后。备选项可重复选用,也可不选用。每道题只有一个最佳答案。

A. 胆囊壁水肿
B. 胆囊腺肌症
C. 胆囊结石
D. 急性胆囊炎
E. 慢性胆囊炎

1. 胆囊大小为 32 mm×8 mm,壁厚为 4 mm,回声增强,应诊断为(　　)。

2. 胆囊大小为 60 mm×22 mm,壁厚为 5 mm,囊壁间可见强回声光斑,后方伴"彗星尾征",应诊断为(　　)。

3. 胆囊大小为 63 mm×24 mm,壁厚为 5 mm,内壁线不规则,胆囊腔狭窄变形,应诊断为(　　)。

4. 胆囊大小为 65 mm×25 mm,壁厚为 8 mm,超声"Murphy"征阴性,应诊断为(　　)。

5. 胆囊大小为 85 mm×38 mm,壁厚为 4 mm,超声"Murphy"征阳性,应诊断为(　　)。

C型题,综合分析选择题。包括一个试题背景信息和一组试题(二至五个)。每道题都有其独立的备选项,备选项一般有五个。题干在前,备选项在后。每道题的备选项中,有一个或多个正确答案。

1. 患者女,64 岁,因"进行性黄疸 1 个月"来诊。食欲减退,无腹痛,无发热。查体:肝肋下 1.5 cm,胆囊未触及。实验室检查:尿胆红素(+++),DBil(直接胆红素)109 mmol/L。

(1) 首选的检查为(　　)。
A. 腹部 B 型超声
B. 腹部 CT
C. 内镜超声
D. 内镜逆行胰胆管造影(ERCP)
E. 经皮经肝胆管造影术(PTC)

(2) 最可能的诊断为(　　)。
A. 胆总管结石
B. 胆总管癌
C. 肝总管结石
D. 肝总管癌
E. 胆囊癌

(3) 对于明确诊断最有价值的检查为(　　)。

A. 腹部 B 型超声
B. 腹部 CT
C. 内镜超声
D. 内镜逆行胰胆管造影(ERCP)
E. 经皮经肝胆管造影术(PTC)

2. 患者男,57 岁,因"上腹痛、低热、体重减轻 1 个月,尿色变深 2 周,巩膜、皮肤进行性黄染 1 周"来诊。查体:肝肋下 4 cm,边缘钝,右上腹可触及 6 cm×4 cm 肿物。

(1) 为确诊右上腹肿物是否为肿大的胆囊,最适合的检查方法是(　　)。
A. 触诊
B. 上腹部 B 型超声
C. 上消化道钡餐造影检查十二指肠有无弧形压迹
D. CT
E. 胆管水成像
F. 内镜逆行胰胆管造影(ERCP)
G. 经皮经肝胆管造影术(PTC)

(2) 可以提示患者为梗阻性黄疸的有价值的指标有(　　)。
A. URO 5.15 μmol/L
B. Alb 20 g/L
C. GPT 200 U/L
D. GOT 146 U/L
E. TBil 36 μmol/L
F. DBil 22 μmol/L
G. AFP 230 U/L
H. B 型超声:肝内、外胆管扩张

提示　彩色超声:肝外胆管上段内径为 9 mm,胆囊大小为 114 mm×45 mm,胰管内径为 3 mm。

(3) 通过彩色超声结果判断,梗阻部位及病因可能是(　　)。
A. 胆囊管与肝总管汇合处结石
B. 十二指肠乳头部结石
C. 胰头癌
D. 胰尾肿瘤
E. 肝左叶肝内胆管癌
F. 左右肝管汇合处占位性病变
G. 胆总管壶腹部癌

(4) 如果患者粪潜血阳性,则最可能为(　　)。

A. 胆囊癌　　　　　B. 胆管上段癌

C. 胆管下段癌　　　D. 壶腹癌

E. 胰腺癌　　　　　F. 肝内胆管癌

（5）为明确诊断，最有价值的检查为（　　）。

A. 上腹部 B 型超声

B. 增强 CT

C. MRI

D. 内镜超声

E. 口服胆管造影

F. 内镜逆行胰胆管造影（ERCP）

3. 患者女，15 岁，肥胖，平素饮食不规律，经常不吃早餐，反复右上腹疼痛 1 年余。

（1）该患者最不可能的诊断为（　　）。

A. 胆囊息肉样病变

B. 胆囊癌

C. 胆囊蛔虫

D. 胆囊结石

E. 胆囊腺瘤

（2）患者 1 月前，行超声检查，诊断为胆囊结石，2 天前突然出现剧烈右上腹绞痛，伴有恶心、呕吐，应首先考虑为（　　）。

A. 肝内胆管结石

B. 肝总管结石

C. 胆囊颈部结石伴嵌顿

D. 胰管结石

E. 右肾结石

（3）下列哪项体征有助于诊断？（　　）

A. 右肾区叩击痛阳性

B. 麦氏点压痛阳性

C. Murphy 征阳性

D. 中上腹压痛伴振水音

E. 左下腹反跳痛

（4）再次行超声检查，胆囊颈部可见结石，并可见（　　）。

A. 胆囊大小为 25 mm×6 mm，壁厚为 4 mm，毛糙

B. 胆囊大小为 110 mm × 46 mm，壁厚为 6 mm，囊内见回声增多，见絮状回声

C. 胆囊大小为 65 mm×25 mm，壁厚为 3 mm，光滑

D. 胆囊大小为 60 mm×20 mm，壁厚为 3 mm，

囊壁可见 6 mm×3 mm 高回声光斑，随体位改变移动不明显

E. 胆囊大小为 50 mm×30 mm，壁厚为 3 mm，前壁及底部可见一 13 mm×8 mm 囊性结构，其内透声良好，与胆囊腔相通

4. 患者女，60 岁，因"突发右上腹痛 8 h"来诊。查体：T 37.5 ℃，P 75 次/ min，BP 110/80 mmHg；右上腹有深压痛，无肌紧张、反跳痛。

（1）可能的诊断有（　　）。

A. 急性胆囊炎

B. 急性胰腺炎

C. 急性阑尾炎

D. 胃肠道穿孔

E. 胆管结石

F. 右侧输尿管结石

（2）为明确诊断应立即做的检查项目有（　　）。

A. 血常规

B. 血、尿淀粉酶

C. 血、尿胆红素

D. 腹部 X 线片

E. 腹部 B 型超声

F. 腹部 CT

G. 内镜逆行胰胆管造影（ERCP）

H. 经皮经肝胆管造影术（PTC）

X 型题，多选题。由一个题干和 A、B、C、D、E 五个备选答案组成。题干在前，选项在后。要求从五个备选答案中选出两个或两个以上正确答案，多选、少选、错选均不得分。

1. 以下哪几项是慢性胆囊炎的主要声像表现？（　　）

A. 胆囊萎缩变小

B. 囊内胆汁透声良好

C. 增厚囊壁多不光滑

D. 胆囊壁多无异常改变

E. 囊壁多显示增厚

2. 下列哪些关于先天性胆管囊状扩张症的描述是正确的？（　　）

A. 肝内、肝外胆管可同时囊状扩张

B. 按其发生部位不同可分为三种

C. 为胆管壁先天性薄弱所致

D. 肝外胆管囊状扩张称为 Caroli 病

E. 腹部包块、腹痛、黄疸为主要临床症状

3. 下列哪些关于肝内胆管结石的描述是正确的?（　　）

A. 结石一般不随体位改变而移动

B. 肝内出现后伴声影的强回声光团

C. 强回声光团沿肝管走行分布,其周围见液性暗区

D. 合并感染时肝内常可见多发小脓肿

E. 阻塞部位以下的小胆管扩张

4. 关于慢性胆囊炎的特征性声像图表现,下列描述正确的是(　　)。

A. 胆囊肿大,壁增厚,腔内出现沉积性回声团

B. 可能会发生穿孔

C. 胆囊大小形态未见明显异常,胆囊壁可稍增厚

D. 胆囊壁可明显增厚,内腔变小

E. 萎缩性胆囊炎可仅残留一块瘢痕组织

5. 对于鉴别肝外胆管结石或肿瘤性梗阻,下列哪些项有利于肿瘤的诊断?(　　)

A. 肝内外胆管的扩张

B. 肝外胆管腔内见低回声团

C. 扩张胆管突然截断

D. 胆管腔内强回声团绕以无回声带

E. 肝脏弥漫性肿大

6. 急性梗阻性化脓性胆管炎的临床表现有(　　)。

A. 上腹痛　　　　B. 右肩痛

C. 发热　　　　　D. 黄疸

E. 休克

7. 胆囊结石与胆囊息肉超声最主要的鉴别点是(　　)。

A. 是否有声影

B. 回声强度

C. 是否随体位改变而移动

D. 是否有血流

E. 体积大小

8. 胆囊癌的 USG 可分为哪些类型?(　　)

A. 小结节型　　　B. 蕈伞型

C. 厚壁型　　　　D. 混合型

E. 实块型

9. 胆囊癌的声像图可表现为(　　)。

A. 胆囊壁呈局限性或弥漫性不均匀增厚

B. 囊壁增厚同时伴有结节状或乳头状肿物突入腔内

C. 整个胆囊表现为低回声或回声粗而不均匀的实性肿物,并伴有结石强回声

D. 肝内、外胆管扩张

E. 肝门淋巴结肿大

第三节　胰　　腺

A 型题,最佳选择题。由一个题干和 A、B、C、D、E 五个备选答案组成。题干在前,选项在后。每道题的备选项中,只有一个最佳答案。

1. 以下关于胰腺的描述,哪项不正确?(　　)

A. 胰腺分头、颈、体、尾四部分

B. 胰腺位于腹膜后,是一个有包膜的腹膜后脏器

C. 胰头包括钩突部,是胰腺的最大部分

D. 胰颈是胰腺的狭小部分,后方为肠系膜上静脉与脾静脉的汇合处,并形成门静脉

E. 脾静脉是胰腺体、尾的界标

2. 如发现胰头部肿块,还应重视观察以下哪个结构有助于诊断?(　　)

A. 肝　　　　　　B. 脾

C. 门静脉　　　　D. 胆总管

E. 下腔静脉

3. 关于胰腺的解剖位置,下列哪项描述不正确?(　　)

A. 胰头上方为门静脉

B. 钩突后方为肠系膜上静脉

C. 胰体后方为脾静脉

D. 胆总管下段位于胰头后方

E. 十二指肠位于胰头右侧

4. 胰腺与周围血管解剖位置正确的是(　　)。

A. 钩突部的前方为肠系膜上静脉,后方为腹主动脉

B. 胃十二指肠动脉走行于胰头的后下缘

C. 胰头为十二指肠包绕,后方为下腔静脉

D. 胰头后方为肠系膜上静脉与脾静脉的汇合处

E. 脾静脉、肠系膜上动脉、腹主动脉、左肾静脉位于胰尾的后方

5. 下列哪条血管是寻找胰腺体尾部的标志?(　　)

A. 门静脉　　　　　B. 胃左动脉

C. 脾静脉　　　　　D. 左肾动脉

E. 腹主动脉

6. 以下哪个是腹膜后位器官?(　　)

A. 胰腺　　　　　　B. 肝脏

C. 小肠　　　　　　D. 胆囊

E. 脾脏

7. 关于胰的比邻,下列叙述不恰当的是(　　)。

A. 胆总管位于胰头右后方

B. 肠系膜上静脉与脾静脉汇合处位于胰颈后方

C. 正常胰尾部终止于脾门

D. 脾静脉位于胰下方

E. 脾动脉及腹腔干位于胰上方

8. 包绕胰头的结构是(　　)。

A. 门静脉

B. 肝动脉

C. 胆总管

D. 十二指肠降部和横部

E. 下腔静脉

9. 图1中为胰周围组织声像图,其显示腹主动脉(AA)前方横行血管为(　　)。

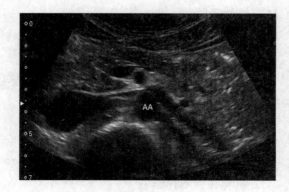

A. 肠系膜上动脉

B. 腹腔动脉

C. 左肾静脉

D. 肠系膜上静脉

E. 肠系膜下动脉

10. 下列哪种情况不会引起肠系膜上动脉与腹主动脉所呈夹角增大?(　　)

A. 慢性淋巴结炎

B. 淋巴结转移癌

C. 恶性淋巴瘤

D. 胰头钩突部肿瘤

E. 胰尾部肿瘤

11. 易与胰头肿块混淆的是(　　)。

A. 肝门部淋巴结

B. 右侧膈肌脚

C. 胃幽门管

D. 右肾上腺

E. 十二指肠

12. 超声测量胰体常根据哪条血管定位?(　　)

A. 肠系膜上动脉

B. 肠系膜上静脉

C. 肺静脉

D. 门静脉

E. 下腔静脉

13. 随年龄增加,胰腺显示为(　　)。

A. 回声减低,体积增大

B. 回声无改变,体积增大

C. 回声增高,体积缩小

D. 回声增高,体积增大

E. 回声减低,体积缩小

14. 下列说法正确的是(　　)。

A. 老人胰腺回声减低

B. 脾静脉位于肠系膜上动脉后方

C. 十二指肠降部和横部包绕胰体

D. 胰体的上缘,腹腔动脉向左右发出脾动脉和肝动脉

E. 胆总管从胰头前上缘穿过

15. 慢性胰腺炎的声像图表现不包括(　　)。

A. 胰形态不规则,边缘不整齐

B. 胰肿大明显,后方回声增强

C. 胰周可见假性囊肿

D. 胰腺导管呈串珠状扩张

E. 胰腺导管内可见结石强回声

16. 关于慢性胰腺炎声像图表现,下列哪项不正确?（　　）

A. 轮廓不清

B. 边界常不规则

C. 实质回声增强,分布不均

D. 主胰管不扩张

E. 胰管内可见强回声,后方伴声影

17. 中年女性,突发上腹疼痛,伴恶心、呕吐,超声显示胆囊多发结石,胰腺增大,轮廓不清,回声减低,周围见少量液性暗区,最可能的诊断是（　　）。

A. 急性胰腺炎　　　B. 慢性胰腺炎

C. 急性胃炎　　　　D. 急性胆囊炎

E. 急性胆管炎

18. 患者男,40 岁,突发上腹疼痛伴腹胀,超声检查:胰腺弥漫性增大,胰腺实质回声减低,胰管不扩张,胃内潴留液,最可能的诊断为（　　）。

A. 急性肠炎　　　　B. 急性胃炎

C. 急性胰腺炎　　　D. 胰腺肿瘤

E. 急性胆囊炎

19. 患者上腹部不适,超声显示胰腺体积轻度缩小,表面不平整,实质回声不均匀,主胰管扩张,呈串珠状,内见结石,提示诊断为（　　）。

A. 急性胰腺炎　　　B. 胰腺癌

C. 胰腺结核　　　　D. 慢性胰腺炎

E. 胰腺囊腺瘤

20. 胰腺疾病中最常见的是（　　）。

A. 胰腺囊肿　　　　B. 胰岛素瘤

C. 胰腺癌　　　　　D. 胰腺囊腺瘤

E. 急性胰腺炎

21. 假性胰腺囊肿可累及胰腺的哪些部位?（　　）

A. 胰头　　　　　　B. 胰尾

C. 胰体　　　　　　D. 胰头和胰体

E. 任何部位

22. 下列胰腺假性囊肿超声表现中,哪项不正确?（　　）

A. 胰腺某一局部或胰腺相邻部位出现无回声区

B. 囊肿大小不等,直径为 1～2 cm 至儿头大小

C. 囊肿形态一般为圆形或椭圆形

D. 较小囊肿多位于胃后方,较大者为贴近前腹壁

E. 胰腺均匀、弥漫性肿大,且内部回声呈均匀低回声

23. 急性胰腺炎恢复期患者,超声检查发现胰腺体尾部 8 cm×6 cm 囊性病变,边界清楚,最可能诊断是（　　）。

A. 胰腺假性囊肿

B. 潴留性囊肿

C. 包虫囊肿

D. 囊腺癌

E. 囊腺瘤

24. 鉴别胰腺癌与慢性胰腺炎,不支持前者的表现是（　　）。

A. 胰腺局部肿大

B. 低回声病灶

C. 边界不清

D. 腹膜后淋巴结肿大

E. 胰管呈不均匀串珠状扩张

25. 如高度怀疑胰腺癌时,下列哪项对确诊无帮助?（　　）

A. 胰周淋巴结肿大

B. 胃黏膜增粗紊乱

C. 十二指肠圈扩大

D. 肠系膜上静脉推压受侵

E. 肠系膜上动脉推压受侵

26. 超声显示胰头肿大伴有扩张的胆管、胰管,提示胰头病变最可能为（　　）。

A. 急性胰腺炎

B. 慢性胰腺炎

C. 假性囊肿

D. 良性肿瘤

E. 癌

27. 关于胰头癌的临床和声像图表现,错误的是（　　）。

A. 无痛性黄疸

B. 胰头肿大

C. 肝内外胆管扩张

D. 胆囊肿大不伴结石

E. 脾大、门静脉扩张

28. 超声检查较难诊断的胰腺疾病是（　　）。

A. 急性胰腺炎

B. 慢性胰腺炎

C. 胰腺囊肿

D. 早期胰腺癌

E. 胰腺假性囊肿

29. 下列关于胰腺癌与慢性胰腺炎的鉴别诊断,哪项不正确?( )

A. 胰腺癌多局限性肿大

B. 肿瘤后方回声多衰减

C. 胰腺癌胰管多呈不均匀串珠样轻度增宽

D. 胰腺炎多弥漫性肿大或萎缩

E. 胰腺癌可伴淋巴结肿大及腹水

30. 下列胰腺癌声像表现错误的是( )。

A. 胰腺分叶状实性肿块,边界不清,边缘见伪足或尖角,近期复查增大明显

B. 胰腺肿块随肿瘤体积增大,回声逐渐不均匀,易出现坏死液化

C. 为较规则结节状,可见弱回声晕环,血供丰富

D. 肿瘤好发于胰头部,远端胰管扩张

E. 多数后方回声衰减,黏液腺癌后方回声可增强

31. 下列对胰腺癌的诊断,不正确的是( )。

A. 胰头为好发处

B. 边界不清楚

C. 胰头处病变,不一定均伴有胆道扩张及黄疸

D. 不均匀低回声肿块

E. 主胰管均扩张

32. 下列对壶腹癌的描述,哪项不正确?( )

A. 常发生于十二指肠乳头或胆总管壶腹区

B. 早期即可引起胆管梗阻

C. 肿瘤一般小,圆形或略呈分叶状

D. 肿瘤均为低回声

E. 常伴胆总管和胰管扩张

33. 下列关于无功能胰岛细胞瘤的说法,正确的是( )。

A. 是胰腺最常见的隐性内分泌肿瘤

B. 多发为主

C. 属于胰岛的 B 细胞肿瘤

D. 偶见空腹或非劳累时的发作性低血糖反应

E. 瘤体较小时即易出现液化

B 型题,配伍选择题。是一组试题共用一组备选项。备选项在前,题干在后。备选项可重复选用,也可不选用。每道题只有一个最佳答案。

A. 功能性胰岛细胞瘤

B. 胰腺假性囊肿

C. 胰头癌

D. 慢性胰腺炎

E. 急性胰腺炎

1. 可引起低血糖的胰腺疾病是( )。

2. 可引起无痛性黄疸的胰腺疾病是( )。

3. 常继发于急性胰腺炎恢复期的疾病是( )。

A. 门静脉

B. 肠系膜上静脉

C. 脾静脉

D. 左肾静脉

E. 右肾静脉

4. 在肠系膜上动脉的后方,位于腹主动脉和肠系膜上动脉形成向前下开放的夹角内的血管是( )。

5. 位于胰腺体尾部的后方,在肠系膜上动脉的前方的血管是( )。

C 型题,综合分析选择题。包括一个试题背景信息和一组试题。每道题都有其独立的备选项,备选项一般有五个。题干在前,备选项在后。每道题的备选项中,有一个或多个正确答案。

1. 患者男,65 岁,出现皮肤黄染 1 月,进行性加重,近 3 日出现大便呈白陶土色。临床诊断为梗阻性黄疸。超声检查发现肝外胆管上段内径为 14 mm,左、右肝管内径均为 9 mm,胆囊大小为 95 mm×40 mm,

(1) 此时应重点扫查哪个部位?( )

A. 肝总管及胆囊管

B. 肝外胆管下段

C. 左、右肝管汇合部

D. 肝总管

E. 胆囊管

（2）超声进一步检查发现，胆总管远段可见一实性低回声团块，与胆管壁分界不清，CDFI 其内可见搏动性血流信号。则超声可诊断为（　　）。

A. 胰头部占位

B. 胆总管下段结石

C. 十二指肠肠壁占位

D. 胆总管上段占位

E. 壶腹周围占位

（3）下列哪项不支持该诊断？（　　）

A. 主胰管多扩张

B. 胆囊壁轻度增厚

C. 较早出现远处转移

D. 可有胰周血管受压推移

E. 体积多较小

2. 患者女，49 岁，因"偶发右上腹痛 3 年，上腹痛伴背部疼痛 1 d"来诊。近 3 年来偶有右上腹部疼痛，伴或不伴恶心、呕吐。1 d 前发生上腹部疼痛，伴背部疼痛，无明显发热。查体：急性病容，巩膜可疑黄染；腹平软，上腹部偏左有压痛，无腹腔积液，肠鸣音正常。

（1）结合病史，应首先考虑（　　）。

A. 胆囊结石

B. 胆管结石

C. 胆石性胰腺炎

D. 溃疡病穿孔

E. 肾结石

（2）为确诊，必要的检查是（　　）。

A. 血常规

B. 肝功能

C. 血、尿淀粉酶

D. 血钙

E. 血胆红素

（3）B 型超声：胆囊内有多发强回声伴声影，胆总管直径为 8 mm。为了确诊胆管结石还应进行的检查是（　　）。

A. 腹部 X 线片

B. CT

C. 静脉胆管造影

D. 内镜逆行胰胆管造影（ERCP）

E. 经皮经肝胆管造影术（PTC）

3. 患者女，56 岁，既往有胆囊炎，胆结石病史，

也有胰腺炎症病史。超声表现：胰腺解剖区见一约 9.7 cm×3.8 cm 不均质回声，形态欠规则，边界可见，并于胰头部见 5.3 cm×5.9 cm 囊性暗区，形态规则，边界清，壁厚薄不均。

（1）超声可提示为（　　）。

A. 胰腺囊性占位

B. 小网膜囊肿

C. 腹腔脓肿

D. 胰腺真性囊肿

E. 胰腺假性囊肿

（2）可做下列哪项检查以确诊？（　　）

A. CT　　　　　　　B. MRI

C. PET　　　　　　D. 血常规检查

E. 尿常规检查

X 型题，多选题。由一个题干和 A、B、C、D、E 五个备选答案组成。题干在前，选项在后。要求从五个备选答案中选出两个或两个以上正确答案，多选、少选、错选均不得分。

1. 胰头的钩突部后方为下腔静脉，前方为（　　）。

A. 门静脉

B. 胆总管

C. 肝动脉

D. 肠系膜上动脉

E. 肠系膜上静脉

2. 下列关于慢性胰腺炎声像图表现的描述，正确的是（　　）。

A. 轮廓不清

B. 边界常不规则

C. 主胰管不扩张

D. 实质回声增强，分布不均

E. 胰管内可见强回声，后方伴声影

3. 关于急性胰腺炎水肿型声像图表现的描述，下列哪些是正确的？（　　）

A. 胰腺弥漫性肿大

B. 胰腺实质回声减低

C. 轮廓线光整

D. 轮廓线清楚

E. 常伴有胰管内强回声，后方伴声影

4. 无痛性梗阻性黄疸伴胆囊增大，可能的原因

有（   ）。

　A. 硬化性胆管炎

　B. 胆囊结石

　C. 胆道蛔虫

　D. 胰头癌

　E. 壶腹周围癌

5. 属于胰腺囊肿分类的是（   ）。

　A. 假性囊肿　　　　B. 先天性囊肿

　C. 皮样囊肿　　　　D. 潴留性囊肿

　E. 包虫囊肿

6. 关于急性胰腺炎时淀粉酶的改变，下列叙述
正确的有（   ）。

　A. 尿淀粉酶增高迟于血清淀粉酶升高

　B. 尿淀粉酶下降较血清淀粉酶下降晚

　C. 尿淀粉酶大于 128 U（温氏法）有诊断意义

　D. 坏死性胰腺炎尿淀粉酶不一定升高

　E. 尿淀粉酶的高低与病变程度呈正比

第四节　脾　　脏

A 型题，最佳选择题。由一个题干和 A、B、C、
D、E 五个备选答案组成。题干在前，选项在后。每
道题的备选项中，只有一个最佳答案。

1. 副脾最常见的位置是（   ）。

　A. 脾脏后缘　　　　B. 脾脏上缘

　C. 脾脏下缘　　　　D. 脾脏膈面

　E. 脾门区

2. 以下关于脾脏解剖的描述，错误的是
（   ）。

　A. 脾脏位于左膈下近后方

　B. 脾脏分为膈、脏两面，脏面中央为脾门

　C. 出入脾门的有脾动、静脉和神经、淋巴管

　D. 脾脏脏面后上方和胃毗邻，下极与胰尾
　　相邻

　E. 脾脏长轴大致与左侧第 10 肋平行

3. 下列哪些疾病常引起脾大？（   ）

　A. 伤寒

　B. 感染性心内膜炎

　C. 肝硬化

　D. 门静脉阻塞

　E. 以上都是

4. 正常成人（男性）脾脏厚径超声测值（   ）。

　A. 小于 3.5 cm　　　　B. 小于 4.0 cm

　C. 小于 4.5 cm　　　　D. 小于 5 cm

　E. 小于 6 cm

5. 下列对脾囊肿的描述，哪项是错误的?
（   ）

　A. 脾内见圆形无回声

　B. 感染出血时可有点状回声

　C. 囊壁光滑、清晰

　D. 假性囊肿内有条索状回声

　E. CDFI 囊内见血流信号

6. 关于急性脾梗死，下列说法错误的是
（   ）。

　A. 病人多具房颤、主动脉瓣赘生物

　B. 病人多具主动脉瓣粥样硬化史

　C. 多因脾动脉内插管、注药后产生

　D. 从脾门向边缘呈楔形弱回声区，楔尖朝向
　　脾门

　E. 梗死区内无血流

7. 脾中央破裂与脾真性破裂的主要区别在于
（   ）。

　A. 实质内有无不均质回声区

　B. 脾内无回声区有无点状强回声

　C. 有无外形的增大

　D. 腹腔内有无游离积血的无回声

　E. 有无左季肋区疼痛

8. 常规超声检查脾时，发现脾门区一个小圆形
结节，边界清晰，与脾回声相等。最可能的诊断是
（   ）。

　A. 外生性脾囊肿

　B. 副脾

　C. 脾门肿大淋巴结

　D. 脾转移瘤

　E. 脾血管瘤

9. 某肝癌患者行肝动脉栓塞术后两天，左上腹
疼痛，超声检查显示脾脏肿大，中下部见楔形低回
声区，尖端指向脾门，CDFI 内无血流信号，最可能
的诊断是（   ）。

　A. 转移癌　　　　　　B. 脾结核

C. 炎性病灶　　　　D. 脾梗死

E. 恶性淋巴瘤

10. 脾脏常见的原发性恶性肿瘤是（　　）。

A. 血管瘤　　　　　B. 淋巴瘤

C. 血管肉瘤　　　　D. 脂肪肉瘤

E. 畸胎瘤

11. 患者男，45 岁。因左上腹及锁骨上淋巴结肿大就诊，经淋巴结活检确诊为非霍奇金淋巴瘤，超声见脾脏增大，内可见小而弥漫的低回声小结节，最可能的诊断是（　　）。

A. 脾血管内皮肉瘤

B. 脾血管瘤

C. 脾脏恶性淋巴瘤

D. 脾梗死

E. 脾错构瘤

C 型题，综合分析选择题。包括一个试题背景信息和一组试题。每道题都有其独立的备选项。题干在前，备选项在后。每道题的备选项中，有一个或多个正确答案。

1. 患者男，28 岁，因"左上腹不适 3 个月，加重 1 个月"来诊。查体：P 76 次/min，BP 100/70 mmHg；腹平软，左上腹轻度压痛。超声：脾厚为 5 cm，脾内见多个大小不等低回声结节，边界清楚。

（1）该患者诊断应首先考虑（　　）。

A. 脾脓肿　　　　　B. 脾结核

C. 脾梗死　　　　　D. 脾血管瘤

E. 脾淋巴瘤　　　　F. 脾转移瘤

（2）为明确诊断，应进行的检查或处置有（　　）。

A. 三维超声

B. 平扫 MRI

C. 增强 CT

D. 超声造影

E. 超声引导下穿刺活检

F. 开腹探查

（3）正确的治疗方案可考虑（　　）。

A. 放射治疗

B. 化学治疗

C. 动脉导管介入治疗

D. 碘油栓塞

E. 手术

F. 中药

X 型题，多选题。由一个题干和 A、B、C、D、E 五个备选答案组成。题干在前，选项在后。要求从五个备选答案中选出两个或两个以上正确答案，多选、少选、错选均不得分。

1. 下列有关脾破裂的分型及描述，错误的是（　　）。

A. 中央型破裂

B. 脾蒂破裂

C. 包膜下破裂

D. 真性破裂

E. 脾尖破裂

2. 下列有关脾肿瘤的描述，错误的是（　　）。

A. 脾脏良性肿瘤以淋巴管瘤多见

B. 脾脏恶性肿瘤以原发性淋巴瘤多见

C. 脾脏恶性肿瘤以全身淋巴瘤累及脾脏最多见

D. 脾淋巴瘤可以表现为弥漫性脾大，也可表现为弥漫细小结节、多发肿块或单发大肿块

E. 脾淋巴瘤多见于 40 岁以上，可有长期发热、浅表淋巴结肿大、脾大、左上腹疼痛等症状

第五节　食管与胃肠

A 型题，最佳选择题。由一个题干和 A、B、C、D、E 五个备选答案组成。题干在前，选项在后。每道题的备选项中，只有一个最佳答案。

1. 超声显示正常胃壁的层次结构从内至外是（　　）。

A. 黏膜层、固有肌层、浆膜层

B. 黏膜层、黏膜下层、肌层、浆膜层

C. 黏膜层、黏膜肌层、黏膜下层、肌层、浆膜层

D. 黏膜层、肌层、黏膜下层

E. 浆膜层、黏膜肌层、黏膜层

2. 经腹壁胃肠超声检查准备，下列哪项是正确的？（　　）

A. 检查应安排在 X 线钡剂检查之后

B. 检查中可饮水 500～700 mL 以充盈胃腔

C. 禁食 48 h

D. 大肠检查时需禁食

E. 胃镜检查之后

3. 胃壁在声像图上可显示的结构层数有（　　）。

A. 6   B. 5

C. 4   D. 3

E. 2

4. 胃壁固有肌层声像图上显示层次为（　　）。

A. 6 层   B. 5 层

C. 4 层   D. 3 层

E. 2 层

5. 胃壁固有肌层声像图上回声为（　　）。

A. 极高回声   B. 高回声

C. 中度回声   D. 低回声

E. 不确定

6. 胃间质瘤起源于胃壁的（　　）。

A. 浆膜层   B. 黏膜层

C. 黏膜下层   D. 黏膜肌层

E. 固有肌层

7. 黏膜皱襞密集的肠管为（　　）。

A. 十二指肠   B. 空肠

C. 回肠   D. 回盲部

E. 结肠

8. 小肠肠壁组织结构由内向外依次为（　　）。

A. 黏膜层、黏膜下层、肌层、浆膜层

B. 黏膜层、黏膜下层、黏膜肌层、肌层、浆膜层

C. 黏膜层、黏膜肌层、黏膜下层、固有肌层、浆膜层

D. 黏膜层、黏膜肌层、浆膜层

E. 黏膜层、肌层、浆膜层

9. 胃壁厚度一般不超过（　　）。

A. 7 mm   B. 6 mm

C. 5 mm   D. 4 mm

E. 3 mm

10. 上腹部横切扫查，横"8"字的交叉点是胃的哪部分？（　　）

A. 胃体   B. 贲门

C. 胃窦   D. 胃角

E. 胃底

11. 诊断胃肠穿孔首选的方法是（　　）。

A. 腹部 X 线片（立位）

B. 超声

C. 上消化道钡餐造影

D. CT

E. 胃镜

12. 十二指肠水平段位于（　　）。

A. 肠系膜上动脉前方

B. 肠系膜上动脉后方

C. 肠系膜上动脉上方

D. 下腔静脉后方

E. 腹主动脉后方

13. 以下脏器中，与小网膜囊和胃后壁不相邻的是（　　）。

A. 膈脚   B. 肝尾叶

C. 胰   D. 左肾

E. 左肾上腺

14. 关于胃肠解剖的叙述，下列哪项是错误的？（　　）

A. 胃分为底、体、窦三部分，4/5 在中线的左侧，1/5 在中线的右侧

B. 胃小弯和部分胃前壁与肝左叶脏面相邻

C. 胃后壁隔小网膜囊与胰腺、左肾、左肾上腺及腹膜后大血管等相邻

D. 十二指肠分为球部、降部、水平部、升部

E. 空肠位于右下腹，回肠位于左上腹

15. 关于胃肠超声检查，下列哪项方法不正确？（　　）

A. 将探头置于季肋下近剑突处，可显示贲门及食管下段的图像

B. 胃内潴留物较多时，可考虑洗胃

C. 首先空腹检查，观察胃有无肿物及潴留物

D. 超声检查应安排在 X 线钡餐和纤维内窥镜检查之后

E. 完成空腹扫查后，饮水 500～700 mL，观察水通过的情况及胃壁结构

16. 下列哪项不是胃充盈后超声检查的主要目的？（　　）

A. 胃癌的早期诊断

B. 显示胃壁厚度及层次

C. 鉴别胃壁增厚和粗大黏膜皱襞

D. 判断肿瘤浸润深度

E. 提高胃后方结构的显示能力

17. 胃充盈后超声检查,声像图上角切迹最不明显的胃型是(　　)。

A. 无力型 　　　　 B. 瀑布型

C. 半角型 　　　　 D. 鱼钩型

E. 胃下垂

18. 关于胃贲门区的超声解剖,下列叙述错误的是(　　)。

A. 贲门位于食管下端与胃底交界处

B. 贲门位于肝左外侧叶后方

C. "鸟嘴征"是贲门及周围结构的长轴图像,鸟嘴尖端指向胃底

D. 贲门长轴图像呈上小下大的喇叭状结构

E. 短轴图像上贲门的食管端呈靶环样结构

19. 以下除哪项外均是先天性肥厚性幽门狭窄的声像特点?(　　)

A. 幽门管长≥20 mm

B. 横断直径≥15 mm

C. 幽门区探及靶环样肿块

D. 幽门壁厚<4 mm

E. 幽门以上部位的胃腔内见潴留物

20. 库肯勃瘤是转移性卵巢肿瘤,常见的原发部位肿瘤是(　　)。

① 胃肠道　 ② 乳腺　 ③ 盆腔器官　 ④ 子宫

A. ①

B. ①②

C. ①②③

D. ①②③④

E. ①③④

21. 患者男,40 岁,诉上腹不适、消瘦,超声检查提示胃窦部胃壁不规则增厚,最厚达 2.5 cm,呈中心强回声的"假肾样"低回声团块,其近端胃腔扩大,内容物潴留最可能诊断是(　　)。

A. 胃平滑肌瘤

B. 胃癌

C. 胃平滑肌肉瘤

D. 慢性肥厚性胃炎

E. 胃黏膜巨大肥厚症

22. 关于肿块型胃癌声像图的描述,下列哪项是错误的?(　　)

A. 肿块呈弱回声并突向胃腔

B. 形态不规则

C. 表面黏膜层隆起,不平整

D. 一般境界较清楚

E. 以上都不是

23. 声像图中胃壁五层结构的最内层代表(　　)。

A. 黏膜肌层

B. 黏膜下层

C. 肌层

D. 浆膜层及其界面回声

E. 以上都不是

24. 关于肿块型胃癌的声像图表现,下列哪项是正确的?(　　)

A. 肿块多呈强回声

B. 病灶多呈"火山口征"

C. 形态不规则

D. 表面黏膜层平整

E. 胃壁弥漫增厚

25. 患儿 18 天,呕吐 5 天,进行性加剧,呕吐物为咖啡色胃内容物。超声所见:幽门管长为 18 mm,直径为 15 mm,环形肌层厚为 6 mm。应诊断为(　　)。

A. 先天性肥厚性幽门狭窄

B. 肠套叠

C. 肠梗阻

D. 先天性肛门闭锁

E. 肠穿孔

26. 下列关于胃肠癌的超声声像图特征,不正确的是(　　)。

A. 病变区胃肠壁增厚

B. 病变区显示为"假肾征"的强回声团块

C. 伴有不同程度的胃腔及病变部分肠腔狭窄甚至变形

D. 病变部胃肠壁僵硬,蠕动波减缓或消失

E. 可见淋巴回流区域淋巴结肿大或脏器转移与转移情况

27. 探头置于胃的哪一部位横向扫查,显示其"oo"字样结构?(　　)

A. 胃体部 　　　　　 B. 胃窦部

C. 贲门胃底部　　　D. 胃底部

E. 胃角部

28. 下列哪项不是超声对胃检查的主要目的？
（　　）

A. 早期胃癌的诊断

B. 胃癌的分期

C. 胃石及异物的确诊

D. 胃壁结构的观察

E. 胃排空与蠕动的观察

29. 超声检查时应排除下列疾病，哪项应除外？
（　　）

A. 肝硬化

B. 库肯勃瘤

C. 腹腔淋巴瘤

D. 肠梗阻

E. 心、肾功能衰竭

30. 2岁男孩，突发性腹痛，大便带血，腹部可触及包块，包块处探及多层强弱回声团，呈"同心圆征"，最可能诊断是（　　）。

A. 肠套叠

B. 肠扭转

C. 小肠肿瘤

D. 急性阑尾炎

E. 坏死性小肠炎

31. 下列对胃平滑肌肉瘤描述错误的是
（　　）。

A. 胃的分叶状肿块

B. 胃壁的结构显示清楚

C. 肿块内回声强弱不均

D. 瘤体内多有坏死、出血的无回声

E. 瘤体内的无回声形态不规则

32. 下列对壶腹癌的描述，哪项不正确？
（　　）

A. 常发生于十二指肠乳头或胆总管壶腹区

B. 早期即可引起胆管梗阻

C. 肿瘤一般较小，圆形或略呈分叶状

D. 肿瘤均为低回声

E. 常伴胆总管和胰管扩张

33. 弥漫浸润型胃癌的声像图特点是（　　）。

A. 肿块多呈强回声

B. 病灶多呈"火山口征"

C. 胃壁五层结构正常

D. 胃腔正常

E. 胃壁显著增厚，结构紊乱

34. 经腹壁胃肠超声检查准备，下列哪项是错误的？（　　）

A. 检查应安排在X线钡剂检查之后

B. 检查前1d晚餐宜进流食

C. 禁食8~12h

D. 大肠检查不必禁食

E. 胃内潴留物较多时可考虑洗胃

35. 下列诊断先天性肥厚性幽门狭窄的标准，正确的是（　　）。

A. 胃壁厚度为0.2~0.5cm，长度为0.5~1.0cm

B. 胃壁厚度为0.3~0.6cm，长度为1.0~1.5cm

C. 胃壁厚度为0.4~0.7cm，长度为1.5~2.0cm

D. 胃壁厚度为0.5~0.8cm，长度为2.0~2.5cm

E. 胃壁厚度为0.6~0.9cm，长度为2.5~3.0cm

36. 关于脐疝的临床特点与超声表现的叙述，下列哪项是错误的？（　　）

A. 超声检查要观察脐血管入腹壁处

B. 肠管脱向脐带

C. 常伴有染色体异常

D. 肝脏脱向脐带

E. 肠管漂浮于羊水之中

37. 以下对胃癌声像表现的描述，正确的是（　　）。

A. 胃壁弥漫性或局限性增厚，呈高回声

B. 胃癌的声像图可分为三型：弥漫浸润型、肿块型、坏死型

C. 病变处内腔变窄，中心强回声区位置可偏移

D. 正常胃壁的三层结构清晰，但均变厚

E. 胃蠕动波亢进

38. 超声显示正常胃壁五层结构的回声强弱排序从内至外是（　　）。

A. 强-弱-强-弱-强

B. 强-弱-强-强-弱

C. 强-强-弱-弱-强

D. 弱-强-弱-强-强

E. 弱-强-强-弱-强

39. 下列不属于胃黏膜下病变的是（　　）。

A. 脂肪瘤

B. 恶性淋巴瘤

C. 迷走胰腺

D. 胃黏膜巨大肥厚症

E. 平滑肌瘤

40. 经腹壁胃肠超声检查，正确的要求应是（　　）。

A. 安排在胃镜检查之后

B. 检查小肠必须饮水

C. 检查大肠癌必须洗肠

D. 检查直肠前应排便

E. 检查胃必须饮水 1400 mL 以上

41. 经体表扫查正常胃声像图表现，下列哪项是错误的？（　　）

A. 胃壁厚度为 3～6 mm

B. 胃体部胃壁显示最厚

C. 经体表超声可显示胃壁呈 3～5 层结构

D. 最内层强回声代表黏膜层及黏膜与胃腔的界面反射

E. 第二层弱回声代表黏膜肌层

42. 容易与胃平滑肌瘤作出鉴别诊断的是（　　）。

A. 胃平滑肌肉瘤

B. 胃溃疡

C. 胃腺瘤

D. 胃淋巴瘤

E. 胃癌

43. 胃肠穿孔的首选方法是（　　）。

A. 超声

B. 常规 X 线检查

C. 上消化道造影

D. CT

E. MR

44. 以下哪一项不是胃肠壁增厚的常见病理声像表现？（　　）

A. "新月征"　　　　B. "马蹄征"

C. "靶环征"　　　　D. "琴键征"

E. "假肾征"

45. 以下关于胃、小肠及大肠解剖的描述，正确的是（　　）。

A. 胃后壁隔着小网膜囊与胰腺、膈脚、左肾、左肾上腺及腹膜后大血管相邻

B. 胃 3/5 在中线左侧，2/5 在中线右侧

C. 十二指肠分为球部、降部、水平部和升部，均位于腹膜后

D. 十二指肠乳头开口于十二指肠降部后壁中部

E. 大肠包括回肠、盲肠、结肠和直肠

46. 以下关于胃肠超声检查的方法，错误的是（　　）。

A. 胃肠超声检查方法包括经腹壁检查、术中检查、经内镜检查、超声引导下穿刺活检

B. 经腹壁胃肠超声检查常采用胃肠充盈检查法

C. 内镜超声使用专用超声探头，可独立完成对食管、胃肠及其周围脏器疾病的检查诊断

D. 直肠腔内超声是使用腔内探头检查直肠壁以及直肠周围脏器的一种技术

E. 内镜超声探头的频率选择范围多为 7.5～20 MHz，微细型内镜超声探头直径仅为 1.0 mm 左右

B 型题，配伍选择题。是一组试题共用一组备选项。备选项在前，题干在后。备选项可重复选用，也可不选用。每道题只有一个最佳答案。

A. 胃

B. 膀胱

C. 结肠

D. 回肠

E. 十二指肠近端

1. 双泡征中，大泡为（　　）。

2. 双泡征中，小泡为（　　）。

C 型题，综合分析选择题。包括一个试题背景信息和一组试题。每道题都有其独立的备选项，备选项一般有五个。题干在前，备选项在后。每道题的备选项中，有一个或多个正确答案。

1. 患儿，出生后 50 天，呕吐、消瘦入院；上腹可

触及橄榄状肿物;B 超示幽门肌增厚,厚为 4～5 mm。胃腔高度扩张。

(1) 超声可提示为( )。

A. 胃窦幽门部痉挛

B. 胃窦幽门部占位

C. 急性胃扩张

D. 先天性肥厚性幽门狭窄

E. 以上都不是

(2) 诊断依据是( )。

A. 幽门管肌层厚度≥2 mm,管长≥10 mm,直径≥11 mm

B. 幽门管肌层厚度≥3 mm,管长≥15 mm,直径≥12 mm

C. 幽门管肌层厚度≥4 mm,管长≥18 mm,直径≥13 mm

D. 幽门管肌层厚度≥4 mm,管长≥20 mm,直径≥14 mm

E. 幽门管肌层厚度≥5 mm,管长≥25 mm,直径≥15 mm

2. 病史:两岁小儿,女性,腹部半年来明显膨隆,超声表现:腹腔见一巨大无回声区,其中可见分隔光带,无回声区周边可见囊壁回声,且保持连续,肠管位于无回声后方一侧,肝脏受压移位。

(1) 可提示为( )。

A. 大网膜囊肿　　　　B. 肠系膜囊肿

C. 大量腹水　　　　　D. 淋巴管囊肿

E. 附件囊肿

(2) 诊断依据不是以下哪项?( )

A. 此病是由肠系膜、结肠系膜和腹膜的淋巴组织与淋巴管系统的交通异常导致的发育性畸形

B. 是先天性淋巴管扩张

C. 儿童少见

D. 常因腹胀、腹痛就诊,囊肿分单房性及多房性,可大或小,巨大囊肿常误诊为大量腹水

E. 该病与大量腹水鉴别诊断较重要。超声发现液性暗区为非游离性,肠间隙未见液性暗区,腹腔内肠管分布于液性暗区后方一侧;液性暗区表面有膜样结构与壁腹膜相分隔

3. 患者女,27 岁。腹胀 1 个月,有下午低热,乏力,消瘦,食欲缺乏,T 37.8 ℃左右。B 超所见,腹膜不规则增厚,腹腔内可见大量腹水,附件有受炎性侵袭肿大。临床上常有长期低热、消瘦乏力、食欲缺乏、腹胀、贫血等症状,腹部膨隆,触之柔韧感,轻压痛,有时可扪及不规则的囊性肿块。腹水常规检查,腹水呈渗出性,AFP 正常。

(1) 可提示为( )。

A. 卵巢纤维瘤

B. 卵巢癌

C. 结核性腹膜炎

D. 腹腔淋巴瘤

E. 内胚窦瘤

(2) 声像图分型不包括以下哪项?( )

A. 腹水型　　　　　　B. 团块型

C. 假肾型　　　　　　D. 混合型

E. 结节型

(3) 本病不需要与下列哪种疾病进行鉴别?( )

A. 腹腔淋巴瘤

B. 卵巢纤维瘤

C. 腹膜转移癌

D. 腹膜假性黏液瘤

E. 胃肠道占位

4. 病史:患者男,64 岁,无痛性黄疸 1 月余,进行性消瘦,无明显不适感,超声表现:肝内外胆管、胆囊明显扩张,胰管不扩张,胆总管远段见一实性团块,呈低回声,与胆管壁分界不清,团块内可见动脉血流信号。

(1) 超声可提示为( )。

A. 胰头部占位

B. 壶腹周围占位

C. 胆总管下段结石

D. 十二指肠壁占位

E. 胆总管上段占位

(2) 本病不需要与下列哪种疾病进行鉴别?( )

A. 胰头部占位

B. 壶腹周围占位

C. 胆总管下段结石

D. 十二指肠壁占位

E. 胆总管上段占位

5. 患者男,28 岁,因"突发腹部剧痛 3 h"来诊。

3 h 前突发中上腹剧痛,服用解痉药无好转,1 h 前转为全腹痛,伴发热。既往史:餐前或午夜偶有上腹不适,时有反酸现象。查体:板状腹,全腹压痛、反跳痛明显。血常规:WBC 升高。

(1) 根据病史,首先考虑的疾病是（　　　）。

A. 胆囊炎

B. 胰腺炎

C. 阑尾炎

D. 胃穿孔

E. 十二指肠穿孔

F. 肠梗阻

(2) 针对此病,超声重点检查的内容是（　　　）。

A. 胆囊大小

B. 胰腺大小

C. 阑尾有无肿胀,阑尾区有无包块及积液

D. 膈下有无游离积液

E. 腹腔及膈下有无游离积气

F. 肠壁有无增厚

(3) 首选的影像学检查是（　　　）。

A. 血常规

B. 腹部 X 线片(立位)

C. 消化道钡剂造影

D. CT

E. MRI

F. 放射性核素扫描

6. 患者男,24 岁,因"转移性右下腹痛伴低热 6 h"来诊。血白细胞轻度升高。服用解痉药及对症治疗无好转。12 h 后症状加重,高热,局部压痛、反跳痛明显,血白细胞显著升高。

(1) 可能性最大的诊断是（　　　）。

A. 胃炎

B. 急性胰腺炎

C. 急性肠炎

D. 急性化脓性阑尾炎

E. 慢性阑尾炎

F. 输尿管结石

(2) 以下超声表现中,不符合阑尾炎的有（　　　）。

A. 阑尾区可见直径为 0.5 cm 的盲管样结构,壁厚为 0.2 cm

B. 阑尾区可见直径为 1.2 cm 的盲管样结构,

壁厚>0.3 cm

C. 右下腹可见盲管样结构,管壁连续性中断

D. 盲管样结构内可见团块状强回声伴声影,周围伴无回声

E. 阑尾可以被压瘪,腔内可见气体样回声

F. 阑尾肿胀,加压时管腔不可压缩

(3) 阑尾炎的间接超声征象不包括（　　　）。

A. 周围多发肿大淋巴结

B. 周围腹腔积液

C. 周围网膜样强回声包绕

D. 阑尾系膜脂肪增厚

E. 胸腔积液

F. 邻近肠管肠壁增厚

X 型题,多选题。由一个题干和 A、B、C、D、E 五个备选答案组成。题干在前,选项在后。要求从五个备选答案中选出两个或两个以上正确答案,多选、少选、错选均不得分。

1. 下列胃的解剖结构分区,正确的是（　　　）。

A. 贲门　　　　　　B. 胃底

C. 胃体　　　　　　D. 胃窦

E. 幽门

2. 关于胃、小肠及结肠的解剖,下列叙述正确的有（　　　）。

A. 胃后壁隔着小网膜囊与胰、左肾、左肾上腺及腹膜后大血管相邻

B. 胃 3/5 在中线左侧,2/5 在中线右侧

C. 十二指肠分为球部、降部、水平部和升部,均位于腹膜后

D. 十二指肠乳头开口于十二指肠降部前壁中部

E. 横结肠属于腹膜间位器官

3. 关于正常胃的声像图表现,叙述错误的有（　　　）。

A. 胃体部胃壁最厚

B. 经体表超声可显示胃壁呈 3~5 层结构

C. 最内层强回声代表黏膜层及黏膜层与胃腔的界面反射

D. 最外层强回声代表浆膜层及浆膜层与周围组织的界面反射

E. 由内向外第四层低回声代表黏膜肌层

4. 关于经腹壁胃肠超声检查,下列叙述错误的有（　　）。

A. 应安排在钡剂造影检查之后

B. 应安排在胃镜检查之后

C. 检查前 1 d 晚餐宜进流食

D. 检查前禁食 4 h

E. 观察胃壁时可饮水作为声窗

5. 关于经体表正常胃的声像图,下列叙述错误的有（　　）。

A. 胃壁厚度为 3～5 mm

B. 胃体部胃壁最厚

C. 可显示胃壁呈 3～5 层结构

D. 最内层强回声代表黏膜层及黏膜层与胃腔的界面反射

E. 饮水后选择左侧卧位利于观察胃窦

6. 关于小肠的解剖,下列叙述错误的是（　　）。

A. 分为十二指肠、空肠和回肠

B. 空肠一般位于左上腹

C. 回肠黏膜皱襞明显,数量多

D. 空、回肠之间无明显界限

E. 肠梗阻时结肠皱襞水肿可呈"琴键征"

7. 胃充盈检查的意义有（　　）。

A. 减少胃内气体及内容物的干扰

B. 清楚显示胃壁结构

C. 清楚显示胃壁血流情况

D. 利于观察梗阻部位

E. 用于观察胃壁蠕动

8. 关于十二指肠的解剖,下列叙述错误的有（　　）。

A. 十二指肠降部内侧邻胰头

B. 十二指肠乳头位于其降部的内侧壁中下部位

C. 位于肠系膜上动脉和腹主动脉夹角的是十二指肠水平部

D. 位于肠系膜上动脉和腹主动脉夹角的是十二指肠球部

E. 十二指肠升部前方是胆囊,后方是胆总管

9. 下列十二指肠的解剖分段正确的是（　　）。

A. 壶腹部　　　　　　B. 降部

C. 水平部　　　　　　D. 胰腺部

E. 升部

10. 浸润型胃肠癌的特征是（　　）。

A. 胃肠壁弥漫性显著增厚

B. 胃肠壁局限性结节状肿块

C. 弥漫增厚的胃肠壁呈"假肾征"

D. 胃肠蠕动减弱

E. 中央区强回声偏移

11. 典型肠梗阻的超声表现有（　　）。

A. 梗阻远端肠管扩张

B. 梗阻近端肠管扩张

C. 梗阻远端肠管蠕动活跃

D. 梗阻近端肠管蠕动活跃

E. 梗阻近端肠管蠕动减弱

12. 以下哪几项是对肠梗阻的正确描述?（　　）

A. 梗阻处肠黏膜皱襞水肿

B. 肠蠕动增强、减弱或消失

C. 合并穿孔时可有腹水

D. 梗阻以上部位肠管扩张

E. 梗阻以上部位的肠管多无扩张

13. 胃肠道穿孔的常见超声表现有（　　）。

A. 膈下固定的气体样强回声

B. 膈下游离的气体样强回声

C. 腹前壁游离的气体样强回声

D. 膈下局限性积液

E. 腹腔积液

14. 急性阑尾炎的超声特点是（　　）。

A. 阑尾的内径多＜0.4 cm

B. 增粗的阑尾呈带状低回声

C. 异常阑尾周围的局限性积液

D. 扩张的阑尾腔内显示积液

E. 发炎的阑尾壁多无异常改变

第六节　腹膜后间隙

A 型题,最佳选择题。由一个题干和 A、B、C、D、E 五个备选答案组成。题干在前,选项在后。每道题的备选项中,只有一个最佳答案。

1. 检查腹膜后间隙常用的探头频率为（　　）。

A. 3.5~5.0 MHz

B. 5.0~8.0 MHz

C. 5.0~10.0 MHz

D. 7.5~10.0 MHz

E. 14 MHz

2. 下列哪些属于腹膜后器官?(　　)

A. 胰腺、肾脏、十二指肠球部

B. 肾脏、肾上腺、十二指肠球部

C. 胰腺、肾上腺、十二指肠球部

D. 肾脏、肾上腺、空肠

E. 胰腺、升结肠、直肠中下段

3. 频谱多普勒技术检测主动脉血流时,下列哪项调节无意义?(　　)

A. 调节滤波

B. 调节速度标尺

C. 屏住呼吸

D. 调解取样容积大小

E. 超声入射角校正

4. 下列哪项不是腹膜后肿瘤的特点?(　　)

A. 位置深、紧贴脊柱前缘

B. 形态呈多样

C. 腹膜后大血管受压或移位

D. 腹膜不随呼吸移动

E. 肿瘤位置不固定

5. 下列不支持腹膜后肿瘤诊断的是(　　)。

A. 膝胸卧位检查,肿物与腹前壁距离增宽

B. 深呼吸时,肝脏与肿瘤产生相对运动

C. 俯卧位检查,肿瘤与腹后壁的距离增宽

D. 胰腺被肿瘤顶向前方

E. 腹主动脉和下腔静脉间距离增宽

6. 下列不是腹膜后间隙结构的是(　　)。

A. 肝脏裸区

B. 胰腺

C. 腹主动脉

D. 肠系膜上动脉

E. 肝总管

7. 腹膜后常见的特征性的良性肿瘤是(　　)。

A. 脂肪瘤　　　　　B. 纤维瘤

C. 畸胎瘤　　　　　D. 嗜铬细胞瘤

E. 神经组织瘤

8. 关于腹膜后良性神经源性肿瘤声像图表现,下列叙述错误的是(　　)。

A. 多发生于脊柱两侧

B. 瘤体内部常伴有出血灶

C. 较大的坏死液化灶呈无回声

D. 肿瘤多单发

E. 肿瘤形态不规则

9. 下列哪个器官不位于腹膜后间隙内?(　　)

A. 胰腺　　　　　　B. 肾上腺

C. 肾　　　　　　　D. 输尿管

E. 降结肠

10. 在特发性腹膜后纤维化病变中,发挥重要作用的细胞是(　　)。

A. 淋巴细胞　　　　B. 浆细胞

C. 嗜酸粒细胞　　　D. 巨噬细胞

E. 中性粒细胞

11. 下列肿瘤中,不属于腹膜后间隙良性肿瘤的是(　　)。

A. 纤维瘤病　　　　B. 间叶瘤

C. 黄色肉芽肿　　　D. 血管内皮瘤

E. 淋巴错构瘤

12. 患者女,36 岁,午后低热 1 个月余,腹胀,腹痛来院就诊,超声检查腹盆腔积液,腹膜增厚,肠管回声杂乱,聚集成团。可提示为(　　)。

A. 肠伤寒

B. 肝硬化并腹水

C. 卵巢癌并腹膜转移

D. 胃癌并腹腔转移

E. 结核性腹膜炎

13. 关于特发性腹膜后纤维化的超声表现,下列哪项是不正确的?(　　)

A. 范围多为肾动脉水平以下的腹主动脉及下腔静脉周围,向下延伸到髂血管周围

B. 后缘常与腹主动脉前壁密不可分

C. 腹主动脉、下腔静脉管腔清晰常受累,变形、移位

D. 病变常包绕一侧或双侧输尿管,引起输尿管和肾盂、肾盏扩张积水

E. 彩色多普勒超声,腹膜后纤维化病灶内常无血流信号

C 型题,综合分析选择题。包括一个试题背景信息和一组试题。每道题都有其独立的备选项。题干在前,备选项在后。每道题的备选项中,有一个或多个正确答案。

1. 患者女,60 岁,经股动脉行冠状动脉造影术后 1 h,突发腹痛、心悸、面色苍白,BP 80/50 mmHg。超声:左侧腹膜后见一 10.2 cm×6.7 cm、边界清楚、形态欠规则的低回声区,内未见明显血流信号。

(1) 最可能的诊断是(　　)。

A. 左侧腹膜后血肿

B. 左侧腹膜后脓肿

C. 左侧腹膜后囊肿

D. 左侧腹膜后脂肪瘤

E. 左侧腹膜后血管瘤

(2) 最有确诊价值的检查是(　　)。

A. 腹部超声

B. 腹部 CT（平扫）

C. 腹部 CT（增强）

D. 腹部 MRI

E. 腹膜后包块穿刺

2. 患者行超声检查时,于右上腹探及一肿块,与肝右叶脏面相贴,深呼吸时,肝脏在肿瘤表面上下移动,下腔静脉向前内侧推移。该肿物边界清晰,内部回声不均匀,可有分隔,呈多房样无回声,尚可见毛发样细条状强回声移动。

(1) 此肿物可能来源于(　　)。

A. 腹膜后间隙　　　　B. 肝右叶

C. 胆囊　　　　　　　D. 胰头

E. 胃

(2) 此肿物最可能诊断为(　　)。

A. 腹膜后淋巴瘤

B. 腹膜后脓肿

C. 腹膜后畸胎瘤

D. 腹膜后淋巴瘤

E. 腹膜后血肿

3. 患者女,44 岁,因"头痛、恶心、呕吐 2 个月,左侧腰部持续性胀痛 2 d,肉眼血尿 1 次"来诊。无反酸、嗳气。实验室检查:尿 RBC 2~3/HP,粪隐血(＋),BUN 6.9 nmol/L,余未见明显异常。

(1) 应考虑到的疾病有(　　)。

A. 胃炎

B. 左肾结石

C. 肾积水

D. 慢性肾衰竭

E. 腹膜后纤维化

F. 左侧腰肌劳损

(2) 为明确诊断,此时可做的检查有(　　)。

A. 腹部 X 线片　　　　B. 腹部超声

C. 腹部 CT　　　　　　D. 颅脑 CT

E. 腹部 MRI　　　　　F. 胃镜

提示　腹部超声:左侧输尿管扩张、左肾积水并腹主动脉周围环周性增厚的低回声。

(3) 最可能的诊断是(　　)。

A. 左侧输尿管结石

B. 多发性大动脉炎

C. 腹主动脉瘤伴发血栓

D. 腹膜后纤维化

E. 腹膜后神经源性肿瘤

F. 源于腹膜后组织的间质性肿瘤

(4) 目前可做的治疗有(　　)。

A. 肾上腺皮质激素

B. 免疫抑制药

C. 三苯氧胺

D. 他莫昔芬

E. 他莫昔芬＋肾上腺皮质激素

F. 输尿管单纯松解术

G. 经皮肾造口术或放置双 J 管内引流术

H. 体外碎石

I. 腹膜后肿瘤放射治疗

X 型题,多选题。由一个题干和 A、B、C、D、E 五个备选答案组成。题干在前,选项在后。要求从五个备选答案中选出两个或两个以上正确答案,多选、少选、错选均不得分。

1. 行腹膜后超声检测时需要做的准备有(　　)。

A. 检查前应空腹

B. 检查前可以进食,无须空腹

C. 应嘱患者憋尿

D. 检查前必要时给予泻药,以减少肠腔内粪便及气体干扰

E. 检查前须服超声显影剂

2. 下列肿瘤中,属于腹膜后间隙良性肿瘤的有( )。

A. 纤维瘤病　　　　B. 间叶瘤

C. 黄色肉芽肿　　　D. 血管内皮瘤

E. 精原细胞瘤

3. 腹膜后间隙肿瘤的特点有( )。

A. 肿瘤位置常较固定,不随体位改变而改变,不易推动

B. 肿瘤不随呼吸上下移动

C. 肿瘤常呈多形性

D. 肿瘤常压迫腹膜后大血管或将其顶起移位

E. 肿瘤位置深,常紧贴脊柱前缘

4. 腹膜液性无回声肿块见于( )。

A. 囊性淋巴管瘤

B. 包虫囊肿

C. 血肿吸收期

D. 腹膜后脓肿

E. 横纹肌肉瘤

5. 下列关于腹膜后寒性脓肿的叙述,正确的有( )。

A. 病灶多位于腰大肌内、椎旁

B. 病变多来源于重症胰腺炎、阑尾炎、十二指肠穿孔等向周围播散

C. 临床症状主要有寒战、高热、白细胞增多等

D. 可沿腰大肌鞘膜下降至腹股沟韧带下部

E. 声像图上呈单房或多房性无回声区,有完整包膜回声,包膜较薄而光滑完整

第七节　肾　上　腺

A 型题,最佳选择题。由一个题干和 A、B、C、D、E 五个备选答案组成。题干在前,选项在后。每道题的备选项中,只有一个最佳答案。

1. 下列对肾上腺的解剖位置的描述,错误的是( )。

A. 肾上腺位于腹膜后脊柱的两旁,相当于 11 胸椎水平

B. 右肾上腺位于右肾上极的内上方

C. 左肾上腺位于左肾上极的内前方

D. 在右肾上极与下腔静脉之间的区域寻找右肾上腺病灶

E. 在脾、肾、下腔静脉三者之间寻找左肾上腺病灶

2. 关于肾上腺扫查的方法,错误的是( )。

A. 仰卧经侧腰部扫查,右肾上腺在右肾上极的外上方寻找

B. 仰卧经侧腰部扫查,左肾上腺在脾、肾、腹主动脉之间查找

C. 仰卧经侧腰部扫查,右肾上腺在右肾上极的内上方找

D. 仰卧经背部扫查,于左肾上极的前方寻找左肾上腺

E. 仰卧经腹右肋缘下斜切扫查,在右肾上极与下腔静脉之间寻找右肾上腺

3. 肾上腺皮质功能亢进不包括( )。

A. Cushing 腺瘤

B. 皮质醇增多症

C. 嗜铬细胞瘤

D. 肾上腺性征异常征

E. 原发性醛固酮增多症

4. 超声检测能发现的肾上腺异常是下列哪项?( )

A. 肾上腺体积增大

B. 肾上腺腺体分泌增多

C. 肾解剖学变异

D. 肾上腺腺体萎缩

E. 肾上腺缺如

5. 最适合用于成人肾上腺扫查的探头频率范围是( )。

A. 2.0～3.0 MHz

B. 3.5～7.0 MHz

C. 5.0～10.0 MHz

D. 6.0～10.0 MHz

E. 7.5～12.0 MHz

6. 一阵发性高血压患者,右侧肾上腺区发现一 4 cm×5 cm 的椭圆形肿块,边界清楚,呈中等不均匀回声,内见不规则小透声区,最可能诊断是( )。

A. 嗜铬细胞瘤

B. 皮质腺瘤

C. 皮质增生

D. 皮质腺癌

E. 转移癌

7. 下列对肾上腺皮质腺瘤的描述,哪项是正确的?（   ）

A. 多为双侧

B. 直径较小,1~2 cm 多见

C. 肿瘤形态常不规则

D. 肿瘤多呈强回声

E. 边界不清

8. 下列关于嗜铬细胞瘤的描述,正确的是（   ）。

A. 肿瘤体积一般较小

B. 肿瘤多呈圆形或椭圆形

C. 边界回声呈低回声并见"晕环"

D. 肿瘤内不会出现液性无回声

E. 肾外嗜铬细胞瘤常位于盆腔

9. 关于肾上腺皮脂腺瘤,下列说法错误的是（   ）。

A. 单侧多见

B. 多呈圆形或椭圆形

C. 边界清楚

D. 低回声结节

E. 双侧多见

10. 关于左侧肾上腺的解剖,下列叙述最确切的是（   ）。

A. 呈三角形,位于左肾上极内前方,胰尾后上方

B. 呈三角形,位于左肾上极内前方,胰尾后上方,腹主动脉后方

C. 呈半月形,位于左肾上极内前方,胰尾后上方,腹主动脉外侧

D. 呈半月形,位于左肾上极内前方,胰尾后上方,腹主动脉后方

E. 呈半月形,位于左肾上极内上方,胰尾后上方,腹主动脉外侧

11. 关于右侧肾上腺的解剖,下列叙述最确切的是（   ）。

A. 呈三角形,位于右肾上极内上方,下腔静脉外侧,膈肌脚后方

B. 呈三角形,位于右肾上极内上方,下腔静脉

后方,膈肌脚前方

C. 呈半月形,位于右肾上极内上方,下腔静脉后方,膈肌脚前方

D. 呈半月形,位于右肾上极内上方,下腔静脉后方,膈肌脚后方

E. 呈半月形,位于右肾上极内前方,下腔静脉后方,膈肌脚后方

12. 肾上腺型艾迪生病（Addison 病）主要的病因是（   ）。

A. 肾上腺结核

B. 特发性肾上腺萎缩

C. 组织胞浆菌病

D. 淀粉样变性

E. 产后大出血

13. 关于正常肾上腺的声像图,下列叙述错误的是（   ）。

A. 新生儿肾上腺约为肾的 1/3 大小

B. 正常肾上腺超声显示率左侧低于右侧

C. 成人肾上腺约为肾的 1/13 大小

D. 新生儿肾上腺部位表浅,周围缺乏脂肪

E. 肾上腺的血供差

14. 关于肾上腺的血液循环,下列哪项是正确的?（   ）

A. 肾上腺血供来自于肾上腺上动脉、下动脉

B. 肾上腺动脉进入被膜后,大部分分支进入髓质

C. 肾上腺动脉与静脉伴行

D. 肾上腺静脉主要以静脉窦形式分布于肾上腺皮质和髓质,回流的小静脉注入中央静脉

E. 右侧肾上腺中央静脉直接注入右肾静脉,左侧肾上腺中央静脉则注入下腔静脉

15. 下列关于肾上腺的相关叙述,正确的是（   ）。

A. 肾上腺的皮质和髓质在发生、结构与功能上基本相同

B. 皮质来源于外胚层,髓质来源于神经冠中胚层

C. 肾上腺血供较为贫乏

D. 肾上腺皮质由外向内分为球状带、束状带和网状带

E. 肾上腺髓质不具有分泌功能

16. 下列关于肾上腺声像图的叙述,错误的是( )。

A. 正常肾上腺儿童显示率高于成人

B. 检查肾上腺时不需要空腹

C. 右侧肾上腺三角形或带状低回声

D. 左侧肾上腺较右侧肾上腺易显示

E. 肾上腺外周是较低的皮质回声,中央为较强的髓质回声

17. 下列哪种肾上腺疾病,超声检查最易诊断?( )

A. Cushing 腺瘤

B. 非功能性腺瘤

C. 肾上腺转移癌

D. 肾上腺囊肿

E. 嗜铬细胞瘤

18. 干扰肾上腺显示的因素是( )。

A. 脾大　　　　B. 肝大

C. 间位结肠　　D. 脂肪肝

E. 胃切除

19. 下列哪项不是肾上腺髓质病变?( )

A. 嗜铬细胞瘤

B. 神经节细胞瘤

C. 神经母细胞瘤

D. 原发性醛固酮腺瘤

E. 神经节细胞瘤和神经母细胞瘤

20. 下列关于嗜铬细胞瘤的临床及声像表现的描述,正确的是( )。

A. 瘤体直径多为 1.0~2.0 cm,呈不规则状低回声结节

B. 瘤体较大,多为 4.0~5.0 cm,呈圆球状,内为中等或低回声,可见液性无回声

C. 90% 发生于肾上腺外

D. 90% 为恶性肿瘤

E. 90% 为双侧病变

21. 下列对嗜铬细胞瘤的超声描述,正确的是( )。

A. 肿瘤体积一般很小

B. 肿瘤多呈圆形或椭圆形

C. 边界回声呈低回声,呈"晕环征"

D. 肿瘤内不会出现无回声区

E. 肾外嗜铬细胞瘤常位于盆腔

B 型题,配伍选择题。一组试题共用一组备选项。备选项在前,题干在后。备选项可重复选用,也可不选用。每道题只有一个最佳答案。

A. 球状带

B. 束状带

C. 网状带

D. 肾上腺髓质

1. 分泌糖皮质激素的是( )

2. 分泌去甲肾上腺素和肾上腺素的是( )

3. 分泌性激素的是( )

4. 分泌盐皮质激素的是( )

5. 原发性醛固酮综合征病变发生在( )

6. 库欣综合征病变发生在( )

7. 嗜铬细胞瘤病变发生在( )

A. 肾上腺神经母细胞瘤

B. 肾上腺髓样脂肪瘤

C. 肾上腺转移瘤

D. 肾上腺皮质腺瘤

E. 肾上腺皮质腺癌

F. 肾上腺嗜铬细胞瘤

8. 瘤体一般较小,呈圆形或类圆形低回声肿块,边界清楚。( )

9. 常发生于双侧肾上腺,偶见于单侧。( )

10. 多见于儿童,体积较大,形态不规则,与周围组织分界不清晰,可呈分叶状,肿块内部回声不均匀,有坏死或伴钙化。( )

11. 体积较大,边界清楚,有薄膜回声,内部呈均匀高回声或高、低回声相间。( )

12. 一般体积较大,直径可达 5~8 cm,肿瘤内常见出血、坏死及囊性变。( )

13. 肿块大小多为 4~5 cm,球体感明显,可发生在腹主动脉旁,髂血管旁、膀胱壁也可发现该肿瘤。( )

14. 被称为"10% 肿瘤"的是( )。

X 型题,多选题。由一个题干和 A、B、C、D、E 五个备选答案组成。题干在前,选项在后。要求从五个备选答案中选出两个或两个以上正确答案,多

选、少选、错选均不得分。

1. 关于原发性醛固酮增多症,下列叙述正确的有(   )。

A. 醛固酮瘤是原发性醛固酮增多症最多的一种类型

B. 主要症状为高血压、肌无力或麻痹、多尿

C. 血钾低,尿钾高,晚期出现多尿

D. 血压升高,波动较明显

E. 腺瘤直径大部分在 1 cm 左右

2. 关于肾上腺神经母细胞瘤,下列叙述正确的有(   )。

A. 肾上腺神经母细胞瘤多见于儿童,恶性程度很高,预后差

B. 由于肿块较大,会对周围脏器造成挤压

C. 常为多发性,转移范围广,以眼部和肾脏较多

D. 肾上腺神经母细胞瘤在超声图像上多表现为体积较大的实性肿块,与周围组织分界清晰,可呈分叶状,肿块内部回声多均匀

E. 肾上腺神经母细胞瘤要与肾母细胞瘤进行鉴别,两者皆为婴幼儿腹部恶性肿瘤,两者的不同之处是肾上腺神经母细胞瘤来源于肾上腺,肿瘤虽对肾有挤压,但仍能探及完整的肾结构,而肾母细胞瘤不能探及完整的肾结构

3. 下列关于肾上腺转移瘤的叙述,正确的有(   )。

A. 常见于乳腺癌、肾癌、肺癌转移

B. 常见于肝癌、肾癌、胃癌转移

C. 肾上腺转移瘤常累及双侧肾上腺,单侧受累少见

D. 肾上腺转移瘤初始于血供丰富的皮质,易引起肾上腺分泌功能紊乱

E. 肾上腺转移瘤初始于肾上腺髓质,而后累及皮质,很少影响肾上腺皮质功能

4. 引起肾上腺皮质功能低下的原因有哪些?(   )

A. 肾上腺结核

B. 特发性肾上腺皮质萎缩

C. 肾上腺转移瘤

D. 下丘脑-垂体功能低下

E. 肾上腺皮质腺癌

5. 关于肾上腺皮质腺癌的超声图像,下列叙述正确的有(   )。

A. 一般体积较大

B. 肿块呈圆形或椭圆形,也可为分叶状

C. 内部回声不均匀,可伴有液性区或钙化

D. 肿瘤可侵犯肾上腺周围组织,肾脏、肝脏及腹膜后等邻近器官可出现肿块征象

E. 彩色多普勒可发现肿瘤内部血流信号较丰富

6. 肾上腺嗜铬细胞瘤又称为"10%肿瘤",是因为(   )。

A. 10%发生于双侧肾上腺

B. 10%发生于肾上腺外

C. 10%为恶性

D. 10%发生于儿童

E. 10%为家族性

第八节　泌尿系统与前列腺

A 型题,最佳选择题。由一个题干和 A、B、C、D、E 五个备选答案组成。题干在前,选项在后。每道题的备选项中,只有一个最佳答案。

肾

1. 肾弓状动脉的位置在(   )。

A. 肾门

B. 肾皮质与髓质之间

C. 肾窦内

D. 肾锥体之间

E. 肾皮质内

2. 正常成人肾盂容量为 5~10 mL,在肾窦内向肾实质展开,形成大盏和小盏的数量分别为(   )。

A. 2~3,4~12

B. 2~3,6~14

C. 2~3,8~12

D. 3~4,8~12

E. 3~4,8~16

3. 肾由几部分结构构成?（　　　）

① 肾实质、肾窦　② 肾皮质、肾髓质　③ 肾锥体、肾柱、肾乳头　④ 肾盏、肾盂、肾动脉、肾静脉、脂肪

A. ①　　　　　　　　　　B. ①②

C. ①②③　　　　　　　　D. ①③④

E. ②③④

4. 正常肾脏的长径、宽径、厚径超声测值分别为（　　　）。

A. 长为 6~9 cm,宽为 4~5 cm,厚为 3~5 cm

B. 长为 9~12 cm,宽为 3.5~6.5 cm,厚为 4~5 cm

C. 长为 12~15 cm,宽为 5.5~7.5 cm,厚为 4~5 cm

D. 长为 7~8 cm,宽为 3~4 cm,厚为 2~3 cm

E. 长为 13~14 cm,宽为 7~8 cm,厚为 5~6 cm

5. 下列关于左肾静脉走行的描述,正确的是（　　　）。

A. 经过肠系膜上静脉前方

B. 穿过腹主动脉后方

C. 经过肠系膜上动脉前方

D. 穿过肠系膜上动脉与腹主动脉之间

E. 穿过肠系膜下动脉后方

6. 下列关于肾解剖的描述,错误的是（　　　）。

A. 形似蚕豆

B. 肾门向内连续为一较大的腔,称为肾盂

C. 肾门在内缘凹陷处

D. 肾实质分皮质和髓质

E. 肾髓质由 10~12 个肾锥体组成

7. 以下关于肾脏局部解剖的描述,正确的是（　　　）。

A. 肾窦为肾动脉分支、肾静脉属支、肾小盏、肾大盏、肾盂和结缔组织充填

B. 肾蒂内结构排列顺序从上向下依次为:肾动脉、肾静脉及输尿管

C. 肾蒂内结构排列顺序由前向后依次为:肾动脉、输尿管、肾静脉

D. 肾髓质由 10~20 个肾锥体组成

E. 每个肾乳头有 10~12 个乳头管开口于肾小盏

8. 肾窦回声呈（　　　）。

A. 高回声　　　　　　　　B. 中等回声

C. 低回声　　　　　　　　D. 无回声

E. 中高回声

9. 下列关于肾脏解剖描述,哪项是错误的?（　　　）

A. 肾脏位于腹膜后脊柱两旁的肾窝内

B. 左肾较右肾略大

C. 左肾较右肾位置高 1~2 cm

D. 肾门部结构由前到后依次为肾静脉、肾动脉、肾盂

E. 肾门结构从上到下依次为肾静脉、肾动脉、肾盂

10. 紧邻于肾后方的肌肉是（　　　）。

A. 腰大肌　　　　　　　　B. 多裂肌

C. 闭孔外肌　　　　　　　D. 腹外斜肌

E. 臀肌

11. 肾扫查应在什么时候进行?（　　　）

A. 屏气时

B. 吸气时

C. 呼气时

D. Valsalva 动作时

E. 无需特别呼吸配合

12. 肾实质回声强度是（　　　）。

A. 高回声　　　　　　　　B. 中等回声

C. 极高回声　　　　　　　D. 较低回声

E. 极低回声

13. 除哪项外,以下结构在肾窦内均可见到?（　　　）

A. 主肾盏　　　　　　　　B. 肾锥体

C. 小肾盏　　　　　　　　D. 肾盂血管

E. 肾窦脂肪

14. 下列哪项不属于肾脏的正常声像图表现?（　　　）

A. 肾脏纵轴面呈椭圆形或扁椭圆形

B. 肾皮质回声与肝实质回声相比呈均匀性中低回声

C. 青少年和婴儿的锥体回声较成年人稍强

D. 肾皮质和锥体之间有时可见短线或点状高回声代表肾内弓形血管

E. 肾盂无回声有时宽达 1~2 cm 仍属正常

15. 肾锥体肥大是由于（　　）。

A. 肾脏的恶性肿瘤

B. 肾脏的良性肿瘤

C. 起源于肾上腺的良性肿瘤

D. 肾脏正常变异

E. 尿路潴留

16. 下列关于肾积水检查方法的描述，不正确的是（　　）。

A. 超声检查不能给出病因诊断

B. 应同时检查膀胱

C. 需检查追踪输尿管

D. 需检查对侧肾脏

E. 最好在患者仰卧位时检查

17. 下列关于肾积水的描述，哪项不正确？（　　）

A. 任何情况下，肾窦部出现宽 10 mm 以上无回声区均可诊断为轻度肾积水

B. 肾实质不同程度萎缩为重度肾积水的特征

C. 中度肾积水肾外形无明显改变

D. 梗阻所致轻度肾积水肾动脉阻力明显增高

E. 重度肾积水时多个囊腔连通

18. 下列关于肾积水的检查方法的描述，不正确的是（　　）。

A. 超声检查不能给出病因诊断

B. 应同时检查膀胱

C. 需检查追踪输尿管

D. 检查对侧肾脏

E. 只能在患者仰卧位时检查

19. 鉴别多发性肾囊肿与肾积水，支持前者的说法是（　　）。

A. 液性区与输尿管积液相通

B. 较大的囊状积水，在边缘见伸入的不完全分隔

C. 多个液性腔相互连通

D. 多个液性区不相通

E. 液性腔有漏斗状突起

20. 患者男，46 岁，超声体检发现左肾病变，呈圆形，边界清晰、整齐光滑，直径为 1.0 cm。肿物内无回声，后方回声明显增强。根据声像图特征，诊断是（　　）。

A. 肾囊肿

B. 肾囊肿合并感染

C. 肾囊肿合并出血

D. 肾肿瘤

E. 以上都不是

21. 关于肾囊肿的鉴别诊断，下列错误的是（　　）。

A. 多囊肾需与多发肾囊肿进行鉴别

B. 肾肿瘤需与出血性肾囊肿进行鉴别

C. 肾积水需与肾盂旁囊肿进行鉴别

D. 肾髓质囊肿需与肾乳头坏死进行鉴别

E. 多发肾囊肿需与重度肾积水进行鉴别

22. 以下哪项不是肾囊肿的声像图表现？（　　）

A. 肾内液性区呈"车辐样"改变

B. 肾内见一圆形无回声区，壁薄，界清

C. 肾内见两个以上无回声区，互不相通

D. 肾内无回声区后方见增强效应

E. 肾内见无回声区，与肾盂不相通

23. 下列对多囊肾声像图特点的描述，正确的是（　　）。

A. 左侧多于右侧

B. 肾体积无明显增大

C. 肾实质回声减弱

D. 囊肿大小相似，形态各异

E. 可伴有肝脏、胰腺等多囊病变

24. 下列对肾细胞癌的描述，正确的是（　　）。

A. 透明细胞型最常见

B. 颗粒细胞型最常见

C. 未分化型最常见

D. 移行细胞癌最常见

E. 腺鳞癌最常见

25. 下列关于肾细胞癌的说法，不正确的是（　　）。

A. 少血供肿瘤即可除外肾癌

B. 无痛性血尿

C. 可伴肾静脉癌栓

D. 椭圆形肿块

E. 肾门淋巴结肿大

26. 下列有关肾实质恶性肿瘤的描述，正确的是（　　）。

A. 成人恶性肾肿瘤一般是指 Wilms 瘤

B. 一般不伴有无痛性肉眼血尿

C. 均呈低回声

D. 彩色多普勒超声有助于诊断

E. 不会发生肾静脉和下腔静脉癌栓

27. 下列关于肾癌的分型与声像图表现的描述,错误的是(　　)。

A. 透明细胞型

B. 颗粒细胞型

C. 未分化型

D. 小肾癌肿块边界清

E. 巨大肾癌肿块内部回声均匀

28. 肾癌时,易出现癌栓的部位是(　　)。

A. 肾动脉

B. 肾静脉或下腔静脉

C. 髂总静脉

D. 髂内静脉

E. 门静脉

29. 肾细胞癌的描述,不正确的是(　　)。

A. 分为透明细胞型、颗粒细胞型和未分化型三种

B. 可伴有肉眼血尿

C. 2～3 cm 直径的小肿瘤,有时呈强回声

D. 彩色多普勒有助于肾癌诊断

E. 不会发生肾静脉和下腔静脉癌栓

30. 女,40 岁,间断无痛性血尿 1 年,声像图示右肾中下部 6 cm×5 cm 中等偏低回声肿块,边界清楚,内部回声欠均匀,肿块向肾表面隆起,并推挤肾窦,右肾静脉内实填。考虑诊断是(　　)。

A. 肾血管平滑肌脂肪瘤

B. 肾母细胞瘤

C. 肾细胞癌

D. 肾盂癌

E. 肾腺瘤

31. 当发现肾脏肿块从下极延伸时应注意(　　)。

A. 继续检查,注意胰腺有无转移

B. 继续检查,注意下腔静脉及肾静脉有无转移

C. 继续检查,注意腹主动脉有无转移

D. 继续检查,注意盆腔有无转移

E. 继续检查,注意输尿管有无转移

32. 最常见的肾良性肿瘤是(　　)。

A. 肾错构瘤

B. 海绵肾

C. 肾上腺瘤

D. 肾柱肥大

E. 肾乳头状瘤

33. 下列关于肾血管平滑肌脂肪瘤的描述,不正确的是(　　)。

A. 肾脏最常见的良性肿瘤

B. 声像图呈边界清晰的圆球状强回声区

C. 较大的肿瘤内部可发生出血

D. 声像图可呈洋葱片样改变

E. 由分化程度不高的血管壁、平滑肌和脂肪组织交织而成

34. 下列关于肾脏血管平滑肌脂肪瘤的描述,正确的是(　　)。

A. 是一种恶性肿瘤

B. 组织成分包括血管、平滑肌和脂肪

C. 不会发生瘤内出血

D. 多呈低回声

E. 边界不清楚

35. 关于肾脏血管平滑肌脂肪瘤,下列说法不正确的是(　　)。

A. 强回声肿块,后方衰减不明显

B. 低回声肿块即可除外血管平滑肌脂肪瘤

C. 边界清楚

D. 强弱回声交错,呈"洋葱片"样图形

E. 肿瘤在短期内无迅速增大

36. 下列关于肾母细胞瘤的临床及超声表现的叙述,错误的是(　　)。

A. 肿瘤体积大

B. 残余肾组织被挤压在一边,不易被发现

C. 因肾盂受压,可出现肾盏积水征象

D. 肿瘤回声多不均匀

E. 不伴淋巴结转移

37. 以下哪项不是肾血管平滑肌脂肪瘤的声像图表现?(　　)

A. 肾脏增大,可见一巨大回声不均实质性团块,仅余少量残余正常肾组织被挤压在一侧,残余肾盏积水

B. 肾实质内见一圆形高回声斑块,大小为

0.5~1.5 cm,边界清晰

C. 肾实质内见一高回声团块,大小为 5 cm 左右,境界清楚,向肾外凸起

D. 肾内高回声团块内见高、低回声平行排列呈"洋葱片样"

E. 肾内见一回声不均团块,直径>5 cm,内大部分为高回声,可见不规则液性暗区

38. 患儿,男性,2 岁,因腹部包块超声检查示左上腹巨大实性肿块,边界尚清,回声不均,见不规则的透声区,与肾脏关系密切,其上残存肾脏积水,最可能的诊断是( )。

A. 肾上腺肿瘤

B. 肾癌

C. 肾盂癌

D. 肾母细胞瘤

E. 腹膜后肿瘤

39. 儿童肾母细胞瘤(Wilms)声像图特点是( )。

① 瘤体较大,边界清晰 ② 内回声不均,呈混合性回声 ③ 瘤体小,边界不清晰 ④ 内回声低、均质 ⑤ 残余肾组织受压肾盂变形,可合并肾盏积水

A. ①②⑤   B. ③④⑤

C. ①⑤   D. ②⑤

E. ①②④⑤

40. 最常见的儿童肾实质性肿瘤是( )。

A. 中胚层的肾肿瘤

B. Wilms 瘤

C. 神经母细胞瘤

D. 肾癌

E. 肾错构瘤

41. 关于肾脏炎症性肿块的临床症状,下列说法错误的是( )。

A. 低血糖   B. 肋腹部痛

C. 寒战   D. 发热

E. 血尿

42. 异位肾常在下列哪一部位找到?( )

A. 对侧肾窝中   B. 同侧膈顶下

C. 小骨盆内   D. 对侧腹腔

E. 对侧膈顶下

43. 纵切肾脏,两肾后部相连,应考虑( )。

A. 游走肾   B. 马蹄肾

C. 肾异位   D. 肾囊肿

E. 肾发育不全

44. 肾周血肿的病因分类有几类?( )

A. 有 3 类:外伤性、医源性、自发性

B. 有 2 类:外伤性、医源性

C. 只有 1 类:外伤性

D. 有 4 类:外伤性、医源性、感染性、自发性

E. 有 5 类:外伤性、感染性、医源性、自发性、先天畸形性

45. 下列关于肾外伤的描述,哪项不正确?( )

A. 血尿是肾损伤的主要症状之一,血尿程度与伤情完全一致

B. 超声可显示肾周围和肾组织破裂处有无血肿形成

C. 声像图表现为肾周或局部实质有血肿暗区存在

D. 陈旧性血肿,血块软化,回声增加,可呈类实性改变

E. 合并肝脾破裂者,肝区或脾区有血肿暗区,腹盆腔内亦可有暗区

46. 患者因血肌酐、尿素氮增高行超声检查示双肾体积缩小,肾皮质回声增强,皮髓质分界不清,肾内结构紊乱不清,彩色多普勒超声示肾内血流信号稀少。最可能的诊断是( )。

A. 急性肾小球肾炎

B. 急性肾小管坏死

C. 急性肾盂肾炎

D. 急性肾功能衰竭

E. 慢性肾功能衰竭

47. 慢性肾小球病变时,肾皮质回声常明显增强,应选用哪一脏器的回声与肾皮质对比最佳?( )

A. 肝脏   B. 脾脏

C. 胰腺   D. 对侧肾皮质

E. 肾周脂肪

48. 对慢性肾功能衰竭的声像图表现,下列叙述错误的是( )。

A. 两肾体积多数缩小

B. 肾实质回声变低

C. 整个肾呈均匀中等回声,正常结构消失

D. 肾皮、髓质回声强度

E. 肾窦回声不明显或消失

49. 慢性肾功能不全失代偿期超声表现是( )。

① 双肾萎缩 ② 双肾皮质回声增强、变薄、皮髓界限不清,皮质厚度与肾功能呈负相关 ③ CDFI:高速低阻型血流 ④ CDFI:低速高阻型血流 ⑤ RI与肾功损害呈正相关

A. ①②④⑤

B. ①②③⑤

C. ①②

D. ①②④

E. ②③⑤

50. 哪种疾病超声易诊断?( )

A. 膀胱较小肿瘤

B. 肾结核

C. 肾淋巴瘤

D. 肾转移癌

E. 肾结石

51. 以下不属于先天性肾发育异常的是( )。

A. 重复肾和异位肾

B. 肾缺如

C. 肾发育不良

D. 融合肾

E. 肾下垂

52. 融合肾的共同声像图表现是( )。

A. 双侧肾同侧连接融合,有各自的集合系统

B. 双侧肾在对侧连接融合,有共同的集合系统

C. 双侧肾在同侧或对侧连接融合,具有各自的集合系统

D. 双侧肾在同侧或对侧连接融合,有共同的集合系统

E. 双侧肾同侧连接融合,有共同的集合系统

53. 关于婴儿型多囊肾的叙述,下面哪一项是正确的?( )

A. 胎儿期肾脏出现少数囊泡是正常的

B. 主要为大囊泡

C. 在晚孕之前总有表现

D. 肾脏可表现为实质性强回声

E. 肾脏体积较正常小

54. 下列关于重复肾的描述,错误的是( )。

A. 肾窦回声分上、下两部分,互不相连

B. 肾脏萎缩

C. 积水时,往往合并同侧输尿管积水

D. 肾外形可见明显异常

E. 应与双肾盂进行鉴别

55. 不会引起肾功能丧失的疾病是( )。

A. 肾积水   B. 肾结核

C. 慢性肾炎   D. 多囊肾

E. 单侧肾囊肿

56. 下列关于肾动脉瘤超声表现的表述,错误的是( )。

A. 呈无回声区

B. 可有附壁血栓

C. 壁可有钙化

D. 囊性区内引出动脉涡流频谱

E. 瘤体内彩色多普勒信号呈红色

57. 下面哪种情况不需要评价肾段动脉的阻力指数?( )

A. 急性肾小管坏死

B. 药物性肾病

C. 急性尿路梗阻

D. 肾内动静脉瘘

E. 移植肾排异

58. 关于尿路梗阻对肾造成危害的描述,下列哪项是错误的?( )

A. 尿路任何部位的梗阻均可造成肾积水

B. 单侧肾积水是上尿路梗阻所致,双侧肾积水多为下尿路梗阻所致

C. 梗阻部位越低,对肾脏造成危害的时间越快

D. 肾外肾盂积水时,肾盂向外扩张,肾实质受影响慢

E. 巨大肾积水均为长期慢性尿路梗阻所致

59. 下列哪个肾脏超声切面图像与传统的前后位 X 线肾盂造影片相似?( )

A. 经侧腰部冠状切

B. 右肋缘下纵切

C. 左腹部纵切

D. 右肋缘下斜切

E. 经背部纵切

60. 患者男,50 岁,发热、右侧季肋部疼痛 12 天,白细胞增高,超声检查见右肾体积增大,其上部见一形态不规则低回声区,大小为 4 cm×3 cm,边界不清楚,病灶内可见小片状液化区。最可能的诊断是( )。

 A. 急性肾盂肾炎

 B. 慢性肾盂肾炎

 C. 急性肾小球肾炎

 D. 慢性肾小球肾炎

 E. 肾脓肿

61. 超声发现一侧肾内局限占位病变时,下列哪项有助于提示肾脓肿的诊断?( )

 A. 患侧肾脏增大,局部隆起

 B. 病灶边界不清

 C. 病灶内血流不丰富

 D. 肾内正常结构受压移位

 E. 患侧肾脏活动度明显受限

62. 患者女,30 岁,尿频、尿急、尿痛一年,声像图示右肾轻度肿大,实质结构紊乱,多个大小不等的不规则液性腔及钙化灶,部分液性腔相互通连并与扩张的肾盂沟通,液性腔及肾盂壁不规则,右输尿管全程扩张,膀胱壁弥漫性增厚、僵硬,容积明显缩小,最可能的诊断为( )。

 A. 急性肾盂肾炎

 B. 肾结核

 C. 慢性肾盂肾炎

 D. 肾积水

 E. 肾囊肿

63. 关于自截肾,下列说法错误的是( )。

 A. 结核性脓肾

 B. 全肾钙化

 C. 肾功能完全丧失

 D. 肾动脉栓塞

 E. 肾盂肾盏纤维化闭塞

64. 声像图上将肾结核的表现分为五型,易与肾结石混淆的是( )。

 A. 扩张回声型(肾盂扩张型)

 B. 混合回声型(干酪空洞型)

 C. 无回声型(结核脓肿型)

 D. 高回声型(纤维硬化型)

 E. 强回声型(钙化型)

65. 下列对肾动脉狭窄的描述,错误的是( )。

 A. 高血压可伴腰背部疼痛

 B. 肾动脉内记录到高速低阻的血流信号

 C. 腹背部听到血管杂音

 D. 晚期患侧肾脏体积缩小

 E. 狭窄后肾内动脉血流加速时间延长,加速度减小

66. 以下哪项是肾钙质沉淀症的声像表现?( )

 A. 肾窦内见点状强回声,后伴弱声影

 B. 肾窦的边缘见点块状强回声,呈放射形排列

 C. 肾窦旁见圆形无回声区,内见细点状强回声聚集,可随体位改变而移动

 D. 肾锥体结构完整,边缘均呈强回声,无声影

 E. 肾盂积水,积水远端见强回声光团,后伴声影

67. 移植肾正常声像图表现为( )。

 A. 肾窦增大

 B. 较正常肾脏回声更多

 C. 皮质薄而髓质锥体增加

 D. 与正常肾声像图一致

 E. 常位于肾窝内

68. 肾移植术后急性排异的临床表现及二维超声特点为( )。

 ① 发生在肾移植术后第 1 周,肾体积迅速增大呈球形,前后径大于 5.5 cm ② 肾髓质锥体肿大,回声减低 ③ 肾窦回声减低 ④ 多发性肾皮质局部低回声区

 A. ①②③④ B. ①③

 C. ①② D. ①④

 E. ①③③

69. 下列哪项不是移植肾发生急性排异反应的表现?( )

 A. 肾体积迅速增大

 B. 肾彩色血流明显减少

 C. 肾内动脉阻力指数 RI≥0.85

 D. 肾体积迅速缩小

 E. 肾窦回声减低

输尿管

1. 输尿管轻度积水时,管腔无回声带一般在多少厘米以下?(   )

A. 0.5 cm
B. 1.0 cm
C. 1.5 cm
D. 2.0 cm
E. 2.5 cm

2. 关于输尿管结石的诊断,不正确的是(   )。

A. 患侧常伴有肾绞痛
B. 结石易出现在输尿管狭窄部
C. 积水输尿管远端未见强回声团者即除外输尿管结石
D. 积水的输尿管远端出现结石强回声团
E. 患侧输尿管出口喷尿减弱或消失

3. 患者女,30 岁,右下腹痛 4 h,在右下腹超声加压扫查见一管样结构,部分管壁模糊,内呈无回声区,一侧见强回声团伴声影,最可能的诊断是(   )。

A. 输尿管结石
B. 消化道穿孔
C. 急性阑尾炎
D. 右侧附件炎
E. 以上都不是

4. 仰卧位下腹部探测输尿管与髂动脉的关系,正确的是(   )。

A. 从前方交叉跨过髂动脉
B. 从后方穿过髂动脉
C. 与髂动脉内侧平行走行
D. 与髂动脉外侧平行走行
E. 以上都不是

5. 患者男,32 岁,突发性左季肋部绞痛 4 h。无发热,血象正常。尿常规:红细胞 20～30 个。超声检查见左肾集合系统轻度分离,该侧输尿管上段宽约 0.6 cm,其远侧段显示不清。该病例不能除外(   )。

A. 肾癌
B. 急性肾盂肾炎
C. 急性肾小球肾炎
D. 输尿管结石
E. 肾平滑肌脂肪瘤

6. 男,32 岁,突发性左季肋部绞痛 4 h,无发热,血象正常。尿常规:红细胞 20～30 个。超声检查见左肾集合系统轻度分离,该侧输尿管上段约为 0.6 cm,其远侧段显示不清。该病例不能除外(   )。

A. 肾癌
B. 急性肾盂肾炎
C. 急性肾小球肾炎
D. 输尿管结石
E. 肾平滑肌脂肪瘤

7. 患者女,31 岁,左腰痛 3 h,尿检有镜下血尿,超声显示左肾盂轻度积水,左输尿管上、中段前后径为 0.8 cm,膀胱壁输尿管处隆起,局部见强回声团,直径约为 0.7 cm,伴声影,超声可提示(   )。

A. 左输尿管囊肿
B. 左输尿管结石
C. 左输尿管肿瘤
D. 左输尿管狭窄
E. 膀胱肿瘤

8. 输尿管上段是指(   )。

A. 输尿管与肾盂交界处
B. 自肾盂输尿管连接部到跨越髂动脉处
C. 髂动脉到膀胱壁
D. 膀胱壁内
E. 以上都不是

9. 双侧输尿管扩张的病因除了考虑输尿管本身的病因外,还应想到的是(   )。

Ⅰ——下尿路梗阻　　Ⅱ——腹膜后纤维化
Ⅲ——尿道外口肿瘤

A. Ⅰ
B. Ⅰ,Ⅲ
C. Ⅱ,Ⅲ
D. Ⅰ,Ⅱ
E. Ⅰ,Ⅱ,Ⅲ

10. 下列关于尿道狭窄的描述,错误的是(   )。

A. 病因可分为先天性、炎症性、外伤性和医源性
B. 骨盆骨折后尿道狭窄多发生在膜部
C. 本病尚可继发尿道结石、前列腺炎等
D. 外伤是后天性尿道狭窄最常见的病因
E. 骑跨伤狭窄部位多位于后尿道膜部

11. 中年女性,突发右腰部及右下腹部剧痛,伴恶心。超声显示右肾轻度积水,最可能的诊断是

（　　）。

    A. 阑尾炎

    B. 右侧附件炎

    C. 右输尿管结石

    D. 右输尿管肿瘤

    E. 膀胱结石、膀胱炎

12. 下列对输尿管结石声像图的描述，不正确的是（　　）。

    A. 结石上方输尿管扩张

    B. 结石回声呈块状

    C. 结石回声呈弧状或条带状

    D. 结石后方伴有声影

    E. 结石横径明显大于输尿管内径

13. 患者男，25 岁，左腰痛 2 h 伴镜下血尿，超声显示左肾盂及左输尿管上段轻度积水，其下端见强回声团伴声影，可提示诊断是（　　）。

    A. 左输尿管囊肿

    B. 左输尿管结石

    C. 左输尿管肿瘤

    D. 左输尿管狭窄

    E. 以上都不是

14. 引起输尿管扩张的最常见原因是（　　）。

    A. 输尿管肿瘤　　　　B. 输尿管结核

    C. 输尿管结石　　　　D. 腹膜后肿瘤

    E. 输尿管畸形

15. CDFI 检测输尿管膀胱开口处结石的特点是（　　）。

    ① 输尿管膀胱开口喷尿频率减少　　② 输尿管膀胱开口喷尿尿流变短　　③ 输尿管膀胱开口喷尿消失　　④ 输尿管膀胱开口喷尿频率增多　　⑤ 输尿管膀胱开口喷尿尿流变粗

    A. ①②③　　　　　　B. ④⑤

    C. ③　　　　　　　　D. ②③

    E. ③④⑤

16. 卧位下腹部探测输尿管与髂动脉的关系（　　）。

    A. 从前方交叉跨过髂动脉

    B. 从后方穿过髂动脉

    C. 与髂动脉内侧平行走行

    D. 与髂动脉外侧平行走行

    E. 以上都不是

17. 超声检查输尿管时，应该在排大便后，并憋尿充盈膀胱，其目的不是（　　）。

    A. 减少肠道气体和粪便对输尿管的干扰

    B. 提高第二段输尿管的显示效果

    C. 推开盆腔内的肠管

    D. 使输尿管充盈

    E. 提高第三段输尿管的显示效果

膀胱

1. 膀胱肿瘤好发于（　　）。

    A. 膀胱前壁　　　　　B. 膀胱三角区

    C. 膀胱后壁　　　　　D. 膀胱底部

    E. 膀胱顶部

2. 膀胱内血块和膀胱肿瘤的最佳鉴别方法是（　　）。

    A. 变换体位后团块可否移动

    B. 用彩色和频谱多普勒检测有无血流

    C. 区别两者内部回声的特点

    D. A+B

    E. A+C

3. 膀胱结石声像图表现中，不能作为诊断依据的是（　　）。

    A. 呈强回声团

    B. 多伴声影

    C. 小结石声影不明显

    D. 随体位改变向重力方向移动

    E. 回声扁平较大而且无声影

4. 患者无痛性血尿，声像图显示膀胱顶部乳头状病灶，15 mm×20 mm，基底部较窄，不随体位移动。首选诊断是（　　）。

    A. 膀胱内异物

    B. 膀胱内血凝块

    C. 膀胱结石

    D. 膀胱乳头状瘤

    E. 膀胱平滑肌瘤

5. 原发性膀胱肿瘤中，临床发病率最高、超声检查发现最多的是（　　）。

    A. 膀胱平滑肌瘤

    B. 膀胱血管瘤

    C. 膀胱移行上皮乳头状癌

D. 膀胱腺癌

E. 膀胱肉瘤

6. 对于发现早期膀胱癌,最好的检查方法是（　　）。

   A. 经腹部超声　　　　B. 经直肠超声

   C. CT　　　　　　　　D. MRI

   E. 膀胱镜

7. 超声对多大的膀胱肿瘤难以检出?（　　）

   A. 1 cm　　　　　　　B. 2 cm

   C. 0.5 cm　　　　　　D. 1 cm 和 2 cm

   E. 1 cm 和 0.5 cm

8. 患儿女,5 岁,出现尿频、尿急 1 月余,超声见膀胱充盈,内壁光滑,腔内见一条形强回声呈卷曲状,随体位改变而移动。其可能诊断为（　　）。

   A. 膀胱癌　　　　　　B. 膀胱息室

   C. 膀胱结石　　　　　D. 腺性膀胱炎

   E. 膀胱异物

9. 患者无痛性血尿,超声示膀胱三角区乳头状隆起性病灶 3 cm×2 cm,基底部较宽,不随体位移动,首选诊断是（　　）。

   A. 膀胱结石

   B. 膀胱内血凝块

   C. 血管瘤

   D. 膀胱癌

   E. 膀胱内异物

10. 声像图上与膀胱肿瘤回声相似而又容易鉴别的疾病是（　　）。

   A. 腺性膀胱炎

   B. 膀胱内血块

   C. 前列腺肥大

   D. 膀胱结核

   E. 子宫内膜异位症

11. 患者男,40 岁,身体健康,在排尿时血压升高,伴有头晕、心悸,无高血压家族史。超声:膀胱壁内见一直径约 3 cm 的中等回声肿物,呈椭圆形,并突向膀胱腔。可能的诊断是（　　）。

   A. 腺性膀胱炎

   B. 神经源性膀胱

   C. 膀胱乳头状瘤

   D. 膀胱壁平滑肌瘤

   E. 膀胱嗜铬细胞瘤

12. 膀胱最多见的黏膜下实性占位病变是（　　）。

   A. 腺瘤　　　　　　　B. 错构瘤

   C. 血管瘤　　　　　　D. 脂肪瘤

   E. 平滑肌瘤

13. 膀胱鳞状上皮癌和腺癌好发于（　　）。

   A. 膀胱三角区　　　　B. 膀胱前壁与顶部

   C. 膀胱侧壁　　　　　D. 膀胱三角后区

   E. 膀胱颈部

14. 下列哪项不是经腹部超声检查膀胱肿瘤的主要目的?（　　）

   A. 肿瘤的定位

   B. 肿瘤的大小及数目

   C. 估计肿瘤浸润程度

   D. 探测有无膀胱外转移

   E. 早期诊断

15. 患者男,70 岁,反复血尿半年。超声检查膀胱内见一强回声团,直径为 2.5 cm,后方伴声影,随体位改变而移动。其可能的诊断是（　　）。

   A. 膀胱癌　　　　　　B. 膀胱息室

   C. 膀胱结石　　　　　D. 腺性膀胱炎

   E. 以上都不是

16. 超声发现盆腔恶性肿瘤附近的膀胱黏膜增厚,要考虑（　　）。

   A. 淋巴结肿大

   B. 肿瘤浸润膀胱

   C. 膀胱炎

   D. 盆腔炎症

   E. 膀胱水肿

17. 下列哪项体表超声无法替代膀胱镜检查?（　　）

   A. 发现早期表浅肿瘤

   B. 确认肿瘤的数目

   C. 确认肿瘤的位置

   D. 测量肿瘤大小

   E. 判断肿瘤的分期

18. 以下哪项不是膀胱肿瘤的声像图表现?（　　）

   A. 膀胱肿瘤好发于膀胱三角区

   B. 膀胱内见实质性团块自壁向腔内突起

   C. 膀胱壁回声清晰完整

D. 彩色多普勒见基底部一支血流束伸入团块

E. 团块部分呈乳头状,部位基底较宽,表面呈菜花样

19. 男性膀胱底毗邻结构不包括( )。

A. 直肠　　　　　　　B. 输精管壶腹

C. 前列腺　　　　　　D. 精囊

E. 射精管

前列腺

1. 传统的前列腺分叶法将其分为五叶,其中最大的是( )。

A. 左、右叶　　　　　B. 前叶

C. 中叶　　　　　　　D. 后叶

E. 中后叶

2. 前列腺增生较少发生的部位是( )。

A. 左、右侧叶　　　　B. 内腺

C. 中叶　　　　　　　D. 后叶

E. 前叶

3. 正常前列腺的超声描述中,以下哪项是错误的?( )

A. 横切时呈左右对称的栗子形

B. 纵切时呈椭圆形

C. 包膜形态整齐,显示不清晰

D. 内部为细小点状回声均匀分布

E. 正中线矢状切面图见尿道口微凹现象

4. 前列腺内强回声呈弧形排列在内外腺之间,应首先考虑哪种疾病?( )

A. 前列腺炎　　　　　B. 前列腺结石

C. 前列腺囊肿　　　　D. 前列腺癌

E. 前列腺肉瘤

5. 男性外伤性尿道断裂易发生的部位是( )。

A. 前列腺部　　　　　B. 膜部

C. 尿道球部　　　　　D. 海绵体部

E. 尿道内口部

6. 可以引起前列腺增大的疾病有( )。

Ⅰ——急性前列腺炎;Ⅱ——慢性前列腺炎;Ⅲ——前列腺增生;Ⅳ——前列腺癌

A. Ⅰ,Ⅱ

B. Ⅰ,Ⅲ,Ⅳ

C. Ⅰ,Ⅱ,Ⅲ

D. Ⅱ,Ⅲ,Ⅳ

E. Ⅰ,Ⅱ,Ⅲ,Ⅳ

7. 前列腺腺体组织主要分区为:周缘区、中央区和移行区,前列腺癌最易发生于( )。

A. 移行区

B. 中央区

C. 周缘区

D. 移行区和周缘区

E. 移行区和中央区

8. 下列叙述中,与前列腺癌无关的是( )。

A. 血清 PSA 明显升高

B. 前列腺内外腺比值异常

C. 前列腺内部回声不均匀伴斑点状强回声

D. 前列腺周缘区低回声结节

E. 前列腺周缘区血流异常丰富

9. PSA 密度大于一定数值可怀疑前列腺癌,这个数值是( )。

A. 1.20　　　　　　　B. 0.56

C. 0.35　　　　　　　D. 0.25

E. 0.12

10. 患者男,65 岁,夜尿增多、排尿费力,尿流缓慢。超声:前列腺内腺多发性结节,结节大小不等,周边血流丰富。最可能的诊断是( )。

A. 膀胱结石

B. 前列腺炎

C. 前列腺增生

D. 前列腺癌

E. 前列腺肉瘤

11. 下列哪项对前列腺癌的诊断帮助不大?( )

A. 前列腺增大,不对称,内回声不均匀

B. 前列腺内部散在杂乱的斑点状及团状不规则强回声

C. 血清 PSA 明显升高

D. 双肾积水,膀胱小梁小房形成

E. 盆腔扫查髂血管旁出现肿大淋巴结

12. 下列关于前列腺疾病的描述,错误的是( )。

A. 前列腺炎多发生于 20~40 岁男性

B. 前列腺炎的致病菌多为大肠埃希菌及葡萄

球菌

C. 国内统计资料表明,40 岁以上男性的前列腺均有不同程度的增生性改变

D. 前列腺癌在我国的发病率很高

E. 前列腺癌在我国的发病率较欧美国家低

13. 下列哪项描述不符合前列腺增生?( )

A. 好发部位多在移行区(内腺区)

B. 前列腺增大,以前后径更显著

C. 增大的前列腺回声减弱,少数呈高回声或等回声

D. 常伴前列腺结石,分布于内外腺交界处

E. 增大的前列腺内很少有结节回声,这是与前列腺癌鉴别的重要特征

14. 前列腺内回声增强除外( )。

A. 前列腺结石

B. 前列腺新生物

C. 前列腺肥大

D. 前列腺斑点状钙化

E. 前列腺炎

15. 前列腺组织中易发生肿瘤及炎症的部位是( )。

A. 前叶和两侧叶

B. 中叶和后叶

C. 后叶或外腺

D. 内腺

E. 两侧叶

16. 前列腺带区划分法不包括下列哪项?( )

A. 移行区　　　　B. 周缘区

C. 中央区　　　　D. 尿道部

E. 尿道周围区

17. 经腹超声测量正常成人前列腺的大小约( )。

A. 长 3 cm,宽 4 cm,厚 2 cm

B. 长 4 cm,宽 3 cm,厚 2 cm

C. 长 3 cm,宽 4 cm,厚 3 cm

D. 长 2 cm,宽 3 cm,厚 4 cm

E. 长 2 cm,宽 4 cm,厚 3 cm

18. 下列前列腺的分叶及分区,正确的是( )。

A. 前列腺分左、右侧叶,后叶,中叶,前叶;内、

外腺两区

B. 前列腺分左、右侧叶,后叶,中叶,前叶;内腺道周围组织和移行区、外腺周缘区和中央区

C. 前列腺分左、右侧叶;内、外腺两区

D. 前列腺分左、右侧叶;后、中、前区

E. 前列腺分左、右侧叶;内、中、外腺区

19. 前列腺囊肿的超声表现为( )。

A. 前列腺内圆形、椭圆形无回声,边界光滑清晰,后方声波加强

B. 前列腺内圆形、椭圆形增强回声,后方声波衰减

C. 前列腺内形态不规则无回声,边界模糊不清

D. 前列腺内圆形、椭圆形低回声,向膀胱内突起

E. 前列腺内圆形、椭圆形无回声,向膀胱内突起

20. 对于前列腺癌的描述,不正确的是( )。

A. 前列腺两侧不对称

B. 血清 PSA 升高

C. 形态不规则,边界不清的低回声结节

D. 好发于内腺

E. 以上都不是

21. 下列关于前列腺增生的说法,不正确的是( )。

A. 好发于内腺

B. 好发于外腺

C. 增生的程度与排尿困难不呈正比

D. 前列腺增大呈球形

E. 可伴有前列腺结石

22. 下列关于前列腺癌的声像图描述,正确的是( )。

A. 肿瘤多为强回声

B. 肿瘤边界清楚

C. 多位于外腺

D. 彩色多普勒无助于诊断

E. 不侵犯包膜

23. 前列腺增生声像图直接征象有( )。

① 前列腺各径线>正常值　② 增大呈圆形、球形、前后径增大比横径明显　③ 内、外腺比例异常　④ 出现增生结节　⑤ 内外腺间出现弧形排列的结石

A. ①②③④⑤　　　　　B. ①③⑤

C. ①②③⑤　　　　　　D. ①④⑤

E. ①②③④

24. 对于前列腺癌的描述,不正确的是(　　)。

A. 前列腺两侧不对称

B. 血清 PSA 升高

C. 形态不规则,边界不清的低回声结节

D. 好发于内腺

E. 以上都不是

25. 关于前列腺癌与前列腺增生的鉴别,下列哪项不正确?(　　)

A. 前列腺癌多数左右不对称,边界不整齐

B. 前列腺癌内腺出现低回声结节

C. 内诊前列腺癌质硬

D. 病变部位血供增多

E. PSA 升高

26. 以下哪项不是前列腺增生的间接声像图表现?(　　)

A. 前列腺外腺增厚,内外腺比例为 1∶2.5

B. 膀胱残余尿量增多

C. 膀胱结石

D. 双肾积水

E. 双侧输尿管扩张

27. 前列腺癌的起源有明显的区带特征,前列腺各区带按照发生肿瘤的概率由高到低排列依次为(　　)。

A. 移行区,周缘区,中央区,尿道旁腺区

B. 移行区,周缘区,尿道旁腺区,中央区

C. 移行区,中央区,周缘区,尿道旁腺区

D. 周缘区,移行区,中央区,尿道旁腺区

E. 周缘区,中央区,移行区,尿道旁腺区

28. 前列腺癌的病理类型最多见的是(　　)。

A. 腺癌　　　　　　　B. 移行上皮癌

C. 鳞癌　　　　　　　D. 未分化癌

E. 髓样癌

29. 根据前列腺癌被发现的方式不同,可将其分类,不属于这种分类的是(　　)。

A. 潜伏型　　　　　　B. 临床型

C. 转移型　　　　　　D. 偶发性

E. 隐匿性

30. 当骨盆骨折时,易受损的是哪一部分尿道?

(　　)

A. 前列腺部尿道

B. 膜部尿道

C. 球部尿道

D. 阴部尿道

E. 悬垂部位

B 型题,配伍选择题。一组试题共用一组备选项。备选项在前,题干在后。备选项可重复选用,也可不选用。每道题只有一个最佳答案。

A. 孤立性肾囊肿

B. 肾盂源性囊肿

C. 肾盂旁囊肿

D. 肾动脉瘤

E. 肾积水

1. 肾实质部单发圆形无回声暗区,壁薄,边界清晰,突向肾外,应诊断为(　　)。

2. 在肾窦回声内出现无回声,但不与肾盏及肾盂相通,可引起肾盂积水,应诊断为(　　)。

3. 肾盏周边部可探及囊性暗区,多为 1～2 cm 大小,其内有时可见强回声,后伴淡声影,应诊断为(　　)。

A. 高回声　　　　　　B. 等回声

C. 极高回声　　　　　D. 弱回声

E. 低回声

4. 肾皮质回声强度为(　　)。

5. 肾髓质回声强度为(　　)。

6. 肾窦回声强度为(　　)。

A. 肾钙质沉着症

B. 海绵肾

C. 肾钙乳症

D. 肾内管壁钙化

E. 肾结核

7. 肾锥体的乳头部可见强回声,呈放射状排列,多无声影,应诊断为(　　)。

8. 双肾内各锥体均完整显示为强回声,无声影,应诊断为(　　)。

A. 多发性肾囊肿

B. 婴儿型多囊肾

C. 成人型多囊肾

D. 调色碟型肾积水

E. 多囊性肾发育不全

9. 好发于新生儿和婴幼儿,一侧肾区出现多囊性肿物,大小不等,对侧肾正常,应诊断为(　　)。

10. 双肾显著增大,肾区内出现多个圆形囊状无回声,大小不等,囊壁整齐,囊肿以外的肾实质回声增强,应诊断为(　　)。

A. 菱角型　　　　　　B. 烟斗型

C. 调色碟型　　　　　D. 花朵型

E. 巨大囊肿型

11. 上下两个肾盏轻度分离,而肾小盏无明显扩张为何型肾积水?(　　)

12. 肾盂和各个肾盏均见无回声,肾实质受压变薄,各个扩张的肾盏形成大小相仿的液性区,呈放射状排列在肾盂周围为何型肾积水?(　　)

A. 患者高热,声像图示肾盂肾盏重度扩张成一液性区

B. 患者高热,腰痛,声像图见肾脏增大,肾实质回声消失,呈多数无回声区,内见众多点状高回声,边界不清,可见与肾周围组织粘连,内可见液性区

C. 患者一天前行肾穿术,声像图示肾下极低回声

D. 患者发热,尿频尿痛,声像图见肾脏大小正常,肾盂壁回声增强呈双层改变,肾盂积水

E. 患者低热,声像图示肾脏肿大,边缘凹凸不平,肾实质厚薄不均,肾盂不规则扩张,肾盂壁上见斑片状强回声

13. 脓肾可能性大的声像表现是(　　)。

14. 肾结核可能性大的声像表现是(　　)。

A. 前列腺囊肿

B. 苗勒管囊肿

C. 射精管囊肿

D. 精囊囊肿

E. 膀胱憩室

15. 前列腺内见无回声暗区,位置不定,后方回声增强,应诊断为(　　)。

16. 前列腺内贴近后尿道可见无回声暗区,后方回声增强,呈水滴状,应诊断为(　　)。

C 型题,综合分析选择题。包括一个试题背景信息和一组试题。每道题都有其独立的备选项,备选项一般有五个。题干在前,备选项在后。每道题的备选项中,有一个最佳答案。

1. 患者男,52 岁,发现血尿 2 个月余,无腰痛,B 超检查右肾探及 4 cm×6 cm 稍低回声团,边尚清,内血流丰富。

(1) 最可能的诊断是(　　)。

A. 肾母细胞瘤　　　　B. 肾癌

C. 肾错构瘤　　　　　D. 肾炎

E. 肾脓肿

(2) 此情况下最需要检查的血管是(　　)。

A. 门静脉

B. 肾静脉及下腔静脉

C. 髂总静脉

D. 肾动脉

E. 肠系膜上静脉

X 型题,多选题。由一个题干和 A、B、C、D、E 五个备选答案组成。题干在前,选项在后。要求从五个备选答案中选出两个或两个以上正确答案,多选、少选、错选均不得分。

1. 关于正常肾动脉血流速度测量值,正确的有(　　)。

A. 峰值流速(PSV)通常>60 cm/s

B. 阻力指数(RI)为 0.56~0.70

C. 搏动指数(PI)为 0.70~1.40

D. 加速度为(11±8) m/s^2

E. 加速时间<0.07 s

2. 可能引起肾积水的疾病包括(　　)。

A. 输尿管高位开口

B. 输尿管结石

C. 输尿管节段性无功能

D. 前列腺增生

E. 尿道狭窄

3. 肾良性肿瘤包括(　　)。

A. 肾脂肪瘤

B. 肾嗜酸细胞瘤

C. 肾母细胞瘤

D. 肾纤维瘤

E. 肾血管瘤

4. 经皮穿刺肾囊肿的适应证是（　　）。

A. 疑有囊肿并囊内感染

B. 疑为肾结石

C. 影像学不易确诊的囊性病变

D. 疑为脓肿

E. 疑为恶性病变,外科不宜手术探查者

5. 超声可探测到,在尿路造影术或 X 线平片中看不到的肾结石是（　　）。

A. 草酸钙结石　　　　B. 胱氨酸结石

C. 磷酸盐结石　　　　D. 尿酸结石

E. 黄嘌呤结石

6. 关于前列腺增生,下列叙述正确的有（　　）。

A. 内、外腺比例失常

B. 内腺见增生结节

C. 前列腺周缘区血流信号增多

D. 前列腺增大饱满

E. 可伴有前列腺结石

7. 引起血精的常见病因有（　　）。

A. 精囊炎　　　　　　B. 精囊结石

C. 精囊肿瘤　　　　　D. 射精管结石

E. 睾丸肿瘤

8. 前列腺增生的后尿道超声改变有（　　）。

A. 尿道内口移位:前移、后移或上移

B. 后尿道延长超过 3 cm

C. 后尿道曲度改变

D. 排尿期后尿道呈漏斗样改变

E. 排尿期尿道腔变细、不规则状或局部有隆起

9. 前列腺癌的生长方式有（　　）。

A. 结节型　　　　　　B. 结节浸润型

C. 浸润型　　　　　　D. 溃疡型

E. 角化型

第九节　阴囊与阴茎

A 型题,最佳选择题。由一个题干和 A、B、C、D、E 五个备选答案组成。题干在前,选项在后。每道题的备选项中,只有一个最佳答案。

1. 用 7.5～10 MHz 高频探头,探测正常附睾,超声显示（　　）。

A. 附睾头,而体尾不显示

B. 附睾头、尾,而体部不显示

C. 睾丸,而附睾不显示

D. 附睾头、体及尾均显示

E. 附睾头、尾及输精管均显示

2. 阴囊中隔将阴囊分为左、右两囊,囊内有（　　）。

A. 睾丸及附睾

B. 睾丸、附睾及精索

C. 睾丸及精索

D. 睾丸、附睾及输精管

E. 睾丸、附睾及睾丸附件

3. 下列关于睾丸、附睾超声显示的描述,错误的是（　　）。

A. 睾丸包膜清晰

B. 睾丸内部回声不均

C. 附睾尾部不易显示

D. 睾丸内血流信号呈点状或条状

E. 睾丸鞘膜腔内少量液体

4. 睾丸网由哪些结构组成?（　　）

A. 由精直小管吻合而成

B. 由睾丸白线组成

C. 由进入睾丸的淋巴、血管、神经、输精管组成

D. 由精曲小管组成

E. 由睾丸小隔组成

5. 超声声像图上膀胱与直肠间的两个袋状低回声结构是（　　）。

A. 附睾头　　　　　　B. 前列腺

C. 精囊腺　　　　　　D. 睾丸

E. 输精管

6. 超声检查阴囊及睾丸时最佳应用探头频率是（　　）。

A. 1.5 MHz　　　　　B. 2.5 MHz

C. 3.5 MHz　　　　　D. 4.5 MHz

E. 7.5 MHz

7. 正常成人的睾丸形态、大小和结构（　　）。

A. 呈圆形

B. 呈卵圆形

C. 三径分别为 4 cm，3 cm，2 cm

D. 三径分别为 3 cm，2 cm，1 cm

E. 周围有一层白膜

8. 阴囊纵向扫查，位于正常睾丸上方的结构是（　　）。

    A. 白膜　　　　　　B. 附睾头

    C. 精索　　　　　　D. 输精管

    E. 附睾体

9. 睾丸分泌雄激素受下列哪项调节？（　　）

    A. 黄体生成素　　　B. 卵泡刺激素

    C. 孕激素　　　　　D. 雌激素

10. 关于阴囊解剖的描述，哪项不正确？（　　）

    A. 阴囊为一囊袋状结构

    B. 阴囊壁由皮肤、肉膜及肌肉组成

    C. 正中有阴囊隔分成左、右两囊

    D. 内由睾丸、附睾等组成

    E. 鞘膜腔内无液体

11. 下列关于阴囊的描述，错误的是（　　）。

    A. 位于阴茎的后下方

    B. 阴囊腔分为两半，各容纳一侧的睾丸和附睾

    C. 肉膜为浅筋膜，内含骨骼肌

    D. 容纳睾丸和附睾

    E. 可调节阴囊内的温度

12. 有关阴茎的解剖，下列说法正确的是（　　）。

    A. 由两块海绵体构成

    B. 分根、体、头 3 部分

    C. 自然悬垂时有 3 个弯曲

    D. 阴茎海绵体内有尿道穿过

    E. 阴茎皮肤厚，弹性差

13. 临床上将尿道的哪部分称为前尿道？（　　）

    A. 前列腺部　　　　B. 膜部

    C. 尿生殖膈部　　　D. 海绵体部

    E. 尿道下部

14. 尿道膜部经过哪个部位？（　　）

    A. 盆膈　　　　　　B. 肛提肌

    C. 尿生殖膈　　　　D. 前列腺

    E. 上述都不对

15. 阴囊内的结构是（　　）。

    A. 睾丸、附睾

    B. 睾丸、附睾及精索

    C. 睾丸、精索

    D. 睾丸、附睾及输精管

    E. 睾丸、附睾及睾丸附件

16. 下列关于睾丸微细结构的叙述，错误的是（　　）。

    A. 睾丸表面有一层白膜

    B. 睾丸间质为生精小管之间的结缔组织

    C. 生精小管的上皮主要是支持细胞

    D. 睾丸实质内有睾丸小叶

    E. 每个睾丸小叶内有 1～4 条生精小管

17. 下列关于睾丸功能的叙述，错误的是（　　）。

    A. 具有产生精子与雄激素的双重功能

    B. 精原细胞产生精子

    C. 支持细胞对精子起营养作用

    D. 间质细胞产生睾酮

    E. 睾丸的生精功能与内分泌功能互不影响

18. 睾丸内分泌雄激素的细胞是（　　）。

    A. 睾丸间质细胞

    B. 生精小管的支持细胞

    C. 生精小管的 A 型精原细胞

    D. 生精小管的 B 型精原细胞

    E. 生精小管的初级精母细胞

19. 精子产生的部位是（　　）。

    A. 精曲小管

    B. 直精小管

    C. 睾丸输出小管

    D. 输精管

    E. 附睾

20. 超声诊断的睾丸附件常位于（　　）。

    A. 睾丸头、体部

    B. 睾丸头部

    C. 睾丸尾部

    D. 睾丸体部

    E. 睾丸体、尾部

21. 正常睾丸附件声像图是（　　）。

① 位于睾丸上、附睾头下方，附着于睾丸白膜上方　② 位于睾丸下、附睾尾下方，附着于睾丸白

膜下方　③ 呈有时带蒂的卵圆形略强于睾丸回声小体,大小为 0.5 cm　④ 为不带蒂蚕豆形低回声小体,大小>1.0 cm

A. ①③ B. ②④

C. ①④ D. ②③

E. ①②③④

22. 男性的雄性激素由哪个结构分泌?（　　）

A. 睾丸白膜 B. 睾丸纵隔

C. 睾丸网 D. 睾丸间质

E. 附睾

23. 临床上输精管结扎术常用部位是（　　）。

A. 睾丸部 B. 精索部

C. 腹股沟管部 D. 盆部

E. 近附睾尾部

24. 从精原细胞到精子形成的过程,被称为（　　）。

A. 生精细胞的增殖

B. 精子发生

C. 精子形成

D. 精子成熟

E. 精子排放

25. 正常睾丸 CDFI 的特点为（　　）。

① 双侧睾丸血流对称,内见枝状血管　② 双侧睾丸血流对称,内见丰富血管　③ 睾丸内多为动脉血流,V_{max} 为 12～13 cm/s　④ 睾丸内多为动脉血流,V_{max} 为 20～30 cm/s　⑤ 睾丸血流 RI<0.55　⑥ 睾丸血流 RI>0.6　⑦ 正常睾丸静脉不易显示　⑧ 正常睾丸静脉易显示

A. ①③⑤⑦ B. ②④⑥⑧

C. ①④⑤⑧ D. ②③⑥⑦

E. ①④⑤⑦

26. 下列有关精囊的描述,错误的是（　　）。

A. 为扁椭圆形的囊状器官

B. 位于膀胱底的后方

C. 为男性附属腺体

D. 直接开口于尿道前列腺部

E. 分泌的液体参与精液的组成

27. 男孩正常青春发育启动的标志是（　　）。

A. 睾丸体积≥1 mL

B. 睾丸体积≥2 mL

C. 睾丸体积≥3 mL

D. 睾丸体积≥4 mL

E. 睾丸体积≥5 mL

28. 下列对阴囊内结构描述不正确的是（　　）。

A. 由皮肤、内膜及肌肉组成

B. 在正中线形成阴囊隔,分左右两囊

C. 无结构

D. 内有睾丸、附睾、精索

E. 睾丸鞘膜腔内有少量液体

29. 关于正常成人睾丸、附睾的超声表现的描述,哪项是错误的?（　　）

A. 睾丸呈卵圆形

B. 睾丸大小为 4 cm×3 cm×2 cm

C. 附睾头呈半月形

D. CDFI 睾丸有点状血流信号

E. 附睾的体、尾不能显示

30. 睾丸附着于鞘膜囊一侧,有液体三面包绕于睾丸周围,此种积液称（　　）。

A. 阴囊鞘膜积液

B. 精索鞘膜积液

C. 睾丸鞘膜积液

D. 精索、睾丸鞘膜积液

E. 交通型鞘膜积液

31. 王某,男,25 岁,发现阴囊肿大,不痛,透光实验阳性,超声显示:睾丸附着于鞘膜囊的一侧,睾丸三面均为无回声区包绕。最可能的诊断为（　　）。

A. 阴囊水肿

B. 睾丸鞘膜积液

C. 精索、睾丸鞘膜积液

D. 交通型鞘膜积液

E. 精索鞘膜积液

32. 睾丸大小正常,鞘膜腔内见无回声区包绕睾丸,应诊断为（　　）。

A. 睾丸鞘膜积液

B. 精索鞘膜积液

C. 隐睾

D. 腹股沟斜疝

E. 睾丸血肿

33. 患者男,6 岁,母亲在为其洗澡时,发现双侧睾丸不对称,右侧较左侧大,大小约为 5 cm×

4 cm×5 cm,无明显疼痛及发热,未触及局部淋巴结肿大,透光试验(＋)。应诊断为(   )。

   A. 精原细胞瘤

   B. 卵黄囊瘤

   C. 睾丸肾上腺迷离瘤

   D. 睾丸间质细胞瘤

   E. 睾丸鞘膜积液

34. 李某,男,13岁,运动时,突感阴囊剧痛、肿胀,超声显示:睾丸周围少量积液,中等回声,8 h后复查,睾丸周围无回声区扩大,CDFI 睾丸无血流信号,最可能的诊断是(   )。

   A. 阴囊血肿   B. 鞘膜积液

   C. 睾丸炎   D. 斜疝绞窄

   E. 睾丸扭转

35. 徐某,男,35岁,已婚,体检时超声显示,睾丸及附睾处各见一0.8 cm无回声区,圆形,边界光滑,它最可能是(   )。

   A. 鞘膜积液

   B. 睾丸、附睾炎

   C. 睾丸、附睾囊肿

   D. 阴囊血肿

   E. 睾丸、附睾肿瘤

36. 无并发症的急性附睾炎声像图特征是(   )。

   A. 附睾头局限性无回声,内有低回声

   B. 附睾均匀性增大,内回声低于正常

   C. 附睾均匀性增大,内回声高于正常

   D. 阴囊肿大伴局限性或普遍性附睾增厚

   E. 附睾均匀性增大,血流稀疏

37. 附睾炎在不同阶段的声像图表现是(   )。

   A. 附睾增大

   B. 附睾显示中等回声

   C. 化脓时附睾出现无回声区

   D. 如有钙化,后方出现声影

   E. 以上都是

38. 患者男,30岁,发现阴囊内有一硬结数月,超声显示右附睾尾部增大,边界不规则,内为不均匀低回声伴有强回声斑,后方有声影,它最可能是(   )。

   A. 附睾炎   B. 附睾肿瘤

   C. 附睾结核   D. 附睾囊肿

   E. 附睾结石

39. 睾丸网扩张的声像图特点是(   )。

① 睾丸纵隔呈无回声和匍匐行管状结构　② 睾丸纵隔呈增强回声和网状结构　③ CDFI:无血流信号　④ CDFI:血流信号丰富

   A. ①③   B. ②④

   C. ①④   D. ②③

   E. ①②③

40. 患儿男,3岁,超声检查左侧睾丸、隐睾大小形态无异常,右侧阴囊内未见睾丸、附睾声像,于右侧腹股沟管内环处见以低回声实性物,大小约为22 mm×15 mm,轮廓清。其最可能的超声诊断为(   )。

   A. 右侧睾丸缺如

   B. 右侧隐睾(腹股沟型)

   C. 右侧隐睾(腹膜后型)

   D. 以上都对

   E. 以上都不对

41. 关于睾丸、附睾囊肿,错误的描述是(   )。

   A. 精液囊肿位于附睾头部及其周围

   B. 囊肿边缘光滑

   C. 精液囊肿,囊内均呈无回声

   D. 睾丸囊肿位于睾丸内

   E. 白膜囊肿位于睾丸边缘

42. 患者男,23岁,发现睾丸内无痛性肿块1个月余。透光试验阳性。结合超声图像,最可能的诊断是(   )。

   A. 睾丸囊肿

   B. 精索鞘膜积液

   C. 附睾结核

   D. 精液囊肿

   E. 附睾囊肿

43. 精索静脉曲张的超声特征是(   )。

   A. 右侧精索静脉曲张达2 mm,彩色多普勒血流显像显示静脉血流

   B. 右侧精索静脉曲张达2.5 mm,彩色多普勒血流显像显示静脉血流

   C. 左侧精索静脉曲张达2 mm,彩色多普勒血流显像显示静脉血流

D. 左侧精索静脉曲张大于 3 mm,彩色多普勒血流显像显示静脉血流

E. 以上都是

44. 患者处于何种状态,超声检查容易发现精索静脉曲张?(　　)

A. 平卧位　　　　　B. 立位

C. 平静呼吸　　　　D. 深呼吸

E. 半坐位

45. 下列哪项不是精索静脉曲张的表现?(　　)

A. 精索静脉迂曲扩张呈丛状

B. 精索静脉内径>3.0 mm

C. 屏气或站立时精索静脉内径明显增粗

D. 屏气时静脉内可出现反流

E. 多发生在右侧

46. 患者男,34 岁。右侧睾丸痛伴畏寒、发热 1 d。查体:右侧附睾肿大,质硬,压痛明显。血常规:WBC $12 \times 10^9/L$,N:87%,B 超检查:右侧附睾增大,血流信号增加。诊断首先应考虑(　　)。

A. 右侧急性睾丸炎

B. 右侧急性附睾炎

C. 右侧附睾肿瘤

D. 右侧附睾结核

E. 右侧睾丸肿瘤

47. 患者男,18 岁,因"右侧阴囊剧痛 6 h,排尿后明显缓解 30 min"来诊。查体:右侧阴囊皮肤轻微发红、肿胀、触痛。超声:右侧睾丸大小为 4.4 cm $\times$ 3.0 cm $\times$ 2.8 cm,实质回声不均匀,血流信号明显增多,附睾正常,精索增粗,血供增多。结合临床症状,下列超声表现中最具诊断意义的是(　　)。

A. 睾丸体积增大

B. 睾丸体积缩小

C. 睾丸实质回声不均匀

D. 睾丸血流信号明显增多

E. 精索增粗

48. 下列关于急性睾丸炎的叙述,错误的是(　　)。

A. 常见的有急性非特异性睾丸炎和腮腺炎性睾丸炎

B. 感染途径有血行感染、淋巴管感染和经输尿管直接蔓延

C. 以睾丸肿胀灼热疼痛为主症

D. 非特异性睾丸炎和腮腺炎性睾丸炎均由杆菌引起

E. 属中医子痈范畴

49. 急性睾丸疼痛常见疾病声像图有(　　)。

① 睾丸扭转:睾丸明显增大;位置上移,CDFI 显示血流减少或没有血流信号　② 睾丸脱臼:一侧阴囊空虚,同侧股部的皮下组织与肌层间可见正常睾丸回声,伴同侧精索轻度扭转　③ 睾丸梗死:睾丸形态异常,内见圆形边界清晰的异常低回声区,伴附睾肿大;CDFI 显示睾丸内极低速血流　④ 急性睾丸炎:睾丸均匀肿大,点、片状低回声;CDFI 显示血流信号增多,V_{max} 增快,RI 减低

A. ①③

B. ①③④

C. ①②③④

D. ②

E. ②③④

50. 下列对睾丸功能影响最小的急症是(　　)。

A. 睾丸扭转

B. 睾丸外伤

C. 睾丸附件扭转

D. 睾丸炎

E. 急性睾丸动脉栓塞

51. 张某,男,30 岁,发现右睾丸下方有硬结,挤压轻度不适,超声显示:右附睾尾增大,呈不规则中等回声、内见强回声斑块、后方有声影,最可能的诊断为(　　)。

A. 睾丸、附睾炎

B. 睾丸、附睾肿瘤

C. 附睾囊肿

D. 附睾结核

E. 附睾外伤后血肿

52. 附睾结核慢性期,超声表现为(　　)。

A. 病灶弥散于整个附睾

B. 病灶呈低回声,境界不清晰

C. 病灶多呈不均匀高回声,可见钙化灶

D. 病灶内可见含细点状回声的液性区

E. 病灶内血供丰富

53. 阴茎纤维性海绵体炎,病灶多位于(　　)。

A. 阴茎白膜及其周围组织

B. 尿道海绵体

C. 阴茎脚

D. 尿道球

E. 海绵体窦

54. 睾丸扭转二维超声改变为（　　）。

A. 急性期睾丸小，回声增强，慢性期呈低回声

B. 急性期睾丸小，回声减低，慢性期呈高回声

C. 急性期睾丸增大，呈低回声，慢性期睾丸小，回声增强

D. 急、慢期睾丸均呈低回声

E. 急、慢期睾丸均呈高回声

55. 关于急性睾丸扭转的超声表现，下列哪项是不正确的？（　　）

A. 患侧精索增粗，可呈线团状

B. 睾丸肿大，回声不均匀

C. 睾丸内血供减少或无血流

D. 可有鞘膜积液

E. 睾丸内血流正常

56. 患者男，12 岁。突然发现阴囊肿胀，剧痛。超声提示：睾丸轻度肿大，中等回声，2～3 h 后复查睾丸回声尚均匀，睾丸内血流消失。该病应该是（　　）。

A. 睾丸炎及附睾炎

B. 阴囊血肿

C. 鞘膜积液

D. 睾丸扭转

E. 斜疝绞窄

57. 大于 360° 的睾丸扭转，超过多少个小时，睾丸则完全坏死？（　　）

A. 6 h　　　　　　B. 12 h

C. 18 h　　　　　D. 24 h

E. 30 h

58. 睾丸附件扭转多发生于（　　）。

A. 婴儿　　　　　B. 儿童

C. 中年　　　　　D. 老年

E. 青壮年

59. 超声诊断睾丸扭转的主要依据是（　　）。

A. 睾丸缩小

B. 睾丸肿大

C. 睾丸血流丰富

D. 睾丸无血供

E. 睾丸周围积液

60. 附件扭转的超声表现是（　　）。

A. 附件内无血供，其周围组织无血供

B. 附件内无血供，其周围组织血供正常

C. 附件内无血供，其周围组织血供增多

D. 附件内血供增多，其周围组织血供增多

E. 附件内血供增多，其周围组织无血供

61. 睾丸最常见的肿瘤是（　　）。

A. 胚胎癌

B. 畸胎瘤

C. 精原细胞瘤

D. 绒毛膜上皮癌

E. 混合性生殖细胞瘤

62. 精原细胞瘤的超声表现最可能是（　　）。

A. 睾丸增大、肿块呈椭圆形、轮廓不整、呈中强回声

B. 睾丸增大、肿块呈椭圆形、轮廓不整、呈不均匀中强回声

C. 睾丸增大、肿块呈圆形、轮廓整齐、呈无回声、后壁回声增强

D. 睾丸增大、肿块呈椭圆形、轮廓不整齐、呈强弱不等的混合性回声，并有囊性变

E. 睾丸增大、肿块呈椭圆形、轮廓整齐、呈中低回声

63. 患者，男，47 岁，自诉阴囊不适。超声检查：左侧睾丸增大，中部见一不均质中等回声，边界尚清，CDFI 显示周边、内部见丰富血流信号。超声提示（　　）。

A. 睾丸癌（精原细胞瘤）

B. 睾丸血肿

C. 睾丸结核

D. 睾丸破裂

E. 睾丸炎

64. 下列哪项不是睾丸胚胎癌的声像图特征？（　　）

A. 睾丸增大，内见肿块回声，正常睾丸组织受侵犯而缺损

B. 肿块边界欠整齐

C. 肿块内部可见到结节

D. 肿块内部回声为均匀低回声

E. 睾丸血流信号明显较健侧多

65. 下列关于睾丸恶性畸胎瘤的说法,错误的是( )。

A. 睾丸增大,表面高低不平,呈分叶状

B. 内部回声极不均匀

C. 不可能出现液化

D. 有时可见钙化强回声及声影

E. 病变睾丸血供丰富

66. 双侧睾丸肿大,内部可见多个低回声团块,边界清楚或不清楚,应考虑的肿瘤是( )。

A. 胚胎癌

B. 畸胎癌

C. 绒毛上皮癌

D. 混合癌

E. 转移癌

67. 生殖细胞性睾丸肿瘤恶性占 95%,其中常见肿瘤有( )。

A. 精原细胞瘤

B. 胚胎癌

C. 绒毛膜上皮癌

D. 畸胎瘤

E. 以上都是

68. 睾丸绒毛膜上皮癌的声像图特点是( )。

A. 内部回声不均匀,为中强回声

B. 内部回声不均匀,为中等回声

C. 内部回声均匀,为中强回声

D. 内部回声均匀,为中等回声

E. 内部回声均匀,为强回声

69. 睾丸肿瘤 95% 起源于( )。

A. 睾丸间质细胞

B. 睾丸生殖细胞

C. 睾丸结缔组织

D. 睾丸纤维组织

E. 输精管上皮组织

70. 睾丸肿瘤的共同点是( )。

A. 睾丸缩小,阴囊内可见肿物,睾丸血流增加

B. 睾丸缩小,阴囊内可见肿物,睾丸血流减少

C. 睾丸增大,阴囊内可见肿物,睾丸血流减少

D. 睾丸增大,阴囊内可见肿物,睾丸血流增加

E. 正常大小睾丸,血流减少

71. 下列对精囊腺癌的描述,错误的是( )。

A. 肿物位于前列腺后上方、膀胱底部

B. 可见于年轻人,也可见于老人

C. 肿物可阻塞输尿管下段和尿道

D. 所有的精囊腺癌与前列腺癌的组织学形态容易区分

E. 大多数患者由于不能彻底外科切除而预后不良

72. 附睾淤积症常见症状( )加重。

A. 劳累、性生活后

B. 休息后

C. 平卧位

D. 久坐后

E. 沐浴后

73. 有关附睾淤积症的治疗,不正确的是( )。

A. 应用阴囊托可改善自觉症状

B. 热水坐浴或理疗可抑制精子发生,改善局部血循环

C. 抗生素试验治疗可鉴别单纯性附睾淤积与感染性附睾炎伴淤积

D. 保守治疗无效者可行附睾切除术

E. 输精管吻合术可逆转附睾病变

74. 患者男,32 岁,输精管结扎术后半年,左侧附睾胀痛,并放射到腹股沟、下腹部及腰骶部。症状多在劳累、长时站立、行走后加重。检查左侧附睾均匀肿大,有一定弹性,表面光滑,与周围无粘连,有轻压痛。附睾端输精管扩张,与精索无粘连。最可能的诊断是( )。

A. 附睾结核

B. 感染性附睾炎

C. 附睾淤积症

D. 输精管残端周围炎

E. 附睾精子肉芽肿

75. 附睾淤积症一般在输精管结扎术后( )个月出现自觉症状。

A. 6   B. 12

C. 18   D. 24

E. 36

76. 男性患者输精管结扎术后 8 个月出现阴囊肿胀、疼痛,性生活后加重,无发热。查体:附睾肿

大,明显压痛,附睾端输精管扩张,与精索无粘连。阴囊超声显示附睾肿大。该患者应考虑的诊断是（　　）。

A. 痛性结节

B. 精子肉芽肿

C. 附睾淤积症

D. 精索炎

E. 附睾炎

77. 患者男,2 岁,左侧阴囊肿大,超声检查发现左侧睾丸、附睾周围见无回声包绕,睾丸、附睾形态、大小、内部回声无异常,超声可诊断为（　　）。

A. 精索鞘膜积液

B. 交通性鞘膜积液

C. 阴囊鞘膜积液

D. 隐睾

78. 异常睾丸网声像图是（　　）。

① 睾丸网扩张　② 精直小管在睾丸纵隔内吻合　③ 睾丸网囊性变　④ 睾丸网腺癌

A. ①③④　　　　　　　B. ②③④

C. ①③　　　　　　　　D. ②④

D. ①②③④

79. 患者男,21 岁,突发右侧睾丸疼痛 1 h,临床诊断右侧睾丸扭转。其超声表现以下哪一项是不正确的?（　　）

A. 睾丸内呈低回声或中等回声

B. 内部回声欠均匀

C. 睾丸轻度肿大

D. 睾丸脓肿

E. 睾丸周围少量液体

80. 如果将扪及的睾丸逐渐推入阴囊内,松手后,睾丸又缩回腹股沟部,称为（　　）。

A. 滑动性睾丸　　　B. 固定性睾丸

C. 回缩性睾丸　　　D. 扭转性睾丸

E. 开放性睾丸

B 型题,配伍选择题。一组试题共用一组备选项。备选项在前,题干在后。备选项可重复选用,也可不选用。每道题只有一个最佳答案。

A. 睾丸鞘膜积液

B. 精索鞘膜积液

C. 婴儿型鞘膜积液

D. 先天性交通性鞘膜积液

E. 腹股沟斜疝

1. 阴囊内三面包绕睾丸的液体延伸至精索部位,应诊断为（　　）。

2. 精索部位可探及囊肿样回声区,应诊断为（　　）。

3. 阴囊及腹股沟内可见液性暗区,与腹腔相连通,应诊断为（　　）。

A. 射精管囊肿

B. 精液囊肿

C. 精囊囊肿

D. 精索囊肿

E. 睾丸囊肿

4. 前列腺内见无回声暗区,后方回声增强,多呈椭圆形,长轴与前列腺长轴平行,尖端指向精阜,应诊断为（　　）。

5. 附睾部位可探及无回声暗区,边清壁薄,后方回声增强,增大仪器增益,暗区内可见细小光点回声,应诊断为（　　）。

A. 非特异性附睾炎

B. 阴囊内丝虫病

C. 附睾肿瘤

D. 附睾结核

E. 附睾囊肿

6. 附睾均匀性肿大,有明显压痛,应诊断为（　　）。

7. 附睾尾部包块硬,与皮肤有粘连,压痛不明显,应诊断为（　　）。

A. 痛性结节

B. 附睾淤积症

C. 精索炎

D. 输精管炎

E. 阴囊血肿

8. 患侧阴囊胀痛,症状在劳累、较长时站立、行走及性生活后加重。附睾均匀肿大,附睾端输精管扩张,应诊断为（　　）。

9. 阴囊局部疼痛,沿精索放射至腹股沟部、耻骨上或下腹部。皮肤表面红肿,精索呈纺锤形或条索状增粗,触痛明显,应诊断为( )。

10. 术后阴囊迅速肿大,皮肤青紫;阴囊内可扪及边界不清的肿块,应诊断为( )。

C型题,综合分析选择题。包括一个试题背景信息和一组试题。每道题都有其独立的备选项,备选项一般有五个。题干在前,备选项在后。每道题的备选项中,有一个或多个正确答案。

1. 患儿男,5岁,因"发现左侧睾丸无痛性肿大1个月"来诊。阴囊超声:左侧睾丸肿大,内见一肿物,回声不均匀,境界清楚,约2.4 cm×1.9 cm×1.7 cm,内有少量液性区,实性区域血供较丰富。

(1) 最可能的诊断是( )。

A. 精原细胞瘤

B. 卵黄囊瘤

C. 淋巴瘤

D. 畸胎瘤

E. 表皮样囊肿

(2) 其病理组织学分类属于( )。

A. 生殖细胞肿瘤

B. 继发性睾丸肿瘤

C. 性腺基质肿瘤

D. 间质性肿瘤

E. 支持细胞肿瘤

(3) 有助于观察此肿瘤疗效的肿瘤标志物是( )。

A. AFP   B. CA19-9

C. CA125   D. CEA

E. PSA

2. 患者男,18岁,因"右侧阴囊剧痛6 h,排尿后明显缓解30 min"来诊。查体:右侧阴囊皮肤轻微发红、肿胀、触痛。超声:右侧睾丸4.4 cm×3.0 cm×2.8 cm,实质回声不均匀,血流信号明显增多,附睾正常,精索增粗,血供增多。

(1) 该患者最可能的诊断是( )。

A. 急性睾丸炎

B. 精索炎症

C. 睾丸扭转

D. 睾丸附件扭转

E. 睾丸外伤

(2) 结合临床症状,下列超声表现中最具诊断

意义的是( )。

A. 睾丸体积增大

B. 睾丸体积缩小

C. 睾丸实质回声不均匀

D. 睾丸血流信号明显增多

E. 精索增粗

(3) 该患者最合适的治疗方案是( )。

A. 睾丸固定术

B. 睾丸切除术

C. 睾丸附件切除术

D. 睾丸修补术

E. 消炎止痛,卧床休息

3. 患儿男,4岁,自幼右侧阴囊空虚,同侧腹股沟触及肿物,站立位进入阴囊,平卧位缩至腹股沟。

(1) 应考虑的疾病有( )。

A. 腹股沟斜疝

B. 腹股沟直疝

C. 精索鞘膜积液

D. 回缩睾丸

E. 滑行睾丸

F. 隐睾

(2) 可选择的检查方法有( )。

A. 盆部X线片

B. 超声

C. X线静脉造影

D. CT

E. MRI

F. 腹腔镜检查

提示 超声:腹股沟肿物呈椭圆形,1.4 cm×0.9 cm×0.8 cm,表面光滑,内部回声均匀,可见少量血流信号。

(3) 可能的诊断是( )。

A. 腹股沟斜疝

B. 腹股沟直疝

C. 腹股沟淋巴结肿大

D. 回缩睾丸

E. 滑行睾丸

F. 隐睾

(4) 可选择的治疗方法有( )。

A. 抗生素治疗

B. 绒毛膜促性腺激素(HCG)治疗

C. 促性腺激素释放激素(LH-RH)治疗

D. 睾丸下降固定术

E. 疝修补术

F. 手术切除肿物

4. 患者男,35 岁。发现阴囊肿块 1 个月余,结婚 5 年未生育。体检:双侧附睾尾均可扪及不规则硬结,与阴囊皮肤粘连,胸片示右肺陈旧性结核病灶。

(1) 最可能的诊断为(　　)。

A. 睾丸结核

B. 附睾结核

C. 精索静脉曲张

D. 慢性附睾炎

E. 阴囊积液

(2) 有效的治疗措施是(　　)。

A. 抬高阴囊促进血液回流

B. 卧床休息

C. 抗生素治疗

D. 抗结核药物

E. 局部理疗

5. 患者男,16 岁,睡眠中突发右侧睾丸疼痛并伴右下腹疼痛 2 h。查体:阴囊无红肿,右侧睾丸、附睾肿大、压痛,左侧睾丸、附睾未触及异常。腹软,无压痛、反跳痛。

(1) 根据病例摘要,患者可能的诊断是(　　)。

A. 急性附睾炎

B. 急性睾丸炎

C. 睾丸扭转

D. 急性阑尾炎

E. 输精管结石

F. 输尿管结石

G. 嵌顿疝

(2) 为明确诊断,最为有效的辅助检查是(　　)。

A. CT 检查

B. 同位素睾丸血流扫描

C. 阴囊多普勒超声检查

D. MRI 检查

E. 输精管造影检查

F. 静脉肾盂造影检查

G. 尿常规检查

提示　若因条件限制,无法行有效的辅助检查。

(3) 患者不能确定诊断,此时应(　　)。

A. 先给予抗生素治疗

B. 密切观察病情发展

C. 开腹探查

D. 睾丸探查

E. 止痛对症处理

F. 禁食水、静脉补液

G. 阴囊局部热敷正确

提示　患者经多普勒超声检查示右侧睾丸未见血流信号,左侧睾丸血流信号正常,确诊为右侧睾丸扭转。

(4) 正确的处理措施是(　　)。

A. 止痛对症处理

B. 给予抗生素抗感染治疗

C. 手法复位

D. 睾丸固定

E. 手术复位

F. 睾丸切除

G. 阴囊热敷

6. 患者男,38 岁。会阴部不适,双侧睾丸疼痛 1 年。社区医院按"前列腺炎"治疗,效果不明显,近期症状加重,出现血精。查体:睾丸正常,左侧附睾尾部肿大,质地偏硬,左输精管增粗,呈"串珠状"改变。直肠指诊:前列腺略大,有大小不等的结节,无压痛。

(1) 最可能的诊断是(　　)。

A. 前列腺癌

B. 附睾、输精管炎

C. 精囊炎

D. 慢性前列腺炎

E. 生殖系结核

(2) 为协助诊断,需补充的最重要的病史是(　　)。

A. 不洁性生活史

B. 泌尿系感染史

C. 附睾炎病史

D. 睾丸炎病史

E. 结核病史

7. 患者男,45 岁,已婚已育,主诉"男性乳房发育、性欲减退伴右侧睾丸肿大半年"就诊。既往史:

高血压病史 3 年。体检:血压 150/95 mmHg
(1 mmHg＝0.133 kPa),两侧乳房弥漫性增大,乳
头、乳晕发育良好,无明显触痛,未触及明显结节;两
侧睾丸位于阴囊内,右侧睾丸增大,大小为 4.0 cm×
4.0 cm×3.5 cm,质地中等偏硬,沉重感,表面光滑,
无触痛,与周围无明显粘连;左侧睾丸、附睾大小及
质地正常,无触痛;阴囊皮肤无红肿。超声检查提
示:右侧睾丸下极低回声结节,大小为 1.2 cm×
1.0 cm,界限清晰,血流丰富,考虑睾丸占位。

(1) 为进一步明确诊断,需进行哪些检查和治
疗?(   )

A. 睾丸穿刺活检

B. 根治性睾丸切除术

C. 血清甲胎蛋白(AFP)、人绒毛膜促性腺激素
(HCG)和乳酸脱氢酶(LDH)检测

D. 血清性激素检测(睾酮、雌二醇、黄体生成
素、卵泡刺激素、泌乳素)

E. 肾上腺功能检查(ACTH、血尿皮质醇、醛固
酮、去甲肾上腺素)及肾上腺 CT 检查

F. 垂体 MRI 检查

G. 钼靶 X 线和乳腺超声检查

H. 甲状腺功能(T3、T4、THS)和甲状腺超声
检查

提示 该患者血清雌二醇水平增高,睾酮水平
下降;肾上腺、甲状腺功能正常,垂体 MRI 检查无
异常;乳腺钼靶检查:增生的腺体。乳晕后区片絮
状致密阴影,密度均匀,腺体边缘模糊,可见毛刷向
四周放射,考虑为增生腺体;血 AFP、HCG、LDH
正常。

(2) 该患者的可能诊断包括(   )。

A. 睾丸精原细胞瘤

B. 睾丸胚胎性癌

C. 睾丸间质细胞瘤(Leydig 细胞瘤)

D. 睾丸胚胎瘤

E. 睾丸支持细胞瘤

F. 原发性男性乳房发育

提示 该患者术前腹部盆腔 CT 检查无异常,
行经腹股沟睾丸探查。术中发现睾丸下极占位,大
小为 1.2 cm×1.0 cm,术中冰冻病理提示:睾丸肿
瘤细胞大小一致,呈多角形,胞质丰富,嗜酸性;核
排列整齐,细胞异型性和核异型性不明显。考虑睾

丸非生殖细胞肿瘤(Leydig 细胞瘤)可能。

(3) 该患者可选择的治疗方案包括(   )。

A. 根治性睾丸切除术

B. 根治性睾丸切除术,术后腹膜后淋巴结清
扫术

C. 放疗

D. 睾丸部分切除术

E. 根治性睾丸切除术,术后单剂量卡铂方案
化疗

F. 睾丸部分切除术＋腹膜后淋巴结清扫术

提示 该患者选择行睾丸部分切除术,术后病
理提示:右侧睾丸间质细胞瘤(Leydig 细胞瘤)。

(4) 该患者的后续治疗包括(   )。

A. 定期体格检查

B. 定期胸部 CT 检查

C. 定期腹部、盆腔 CT 检查

D. 放疗

E. 单剂量卡铂化疗

F. 定期睾酮、雌二醇检测

G. 乳房切除术

X 型题,多选题。由一个题干和 A、B、C、D、E
五个备选答案组成。题干在前,选项在后。要求从
五个备选答案中选出两个或两个以上正确答案,多
选、少选、错选均不得分。

1. 阴茎背深静脉位于(   )。

A. 阴茎海绵体背侧沟内

B. 阴茎海绵体腹侧沟内

C. 阴茎深、浅两层筋膜之间

D. 尿道海绵体中央

E. 阴茎背动脉之间

2. 生精细胞包括(   )。

A. 精原细胞

B. 初级精母细胞

C. 次级精母细胞

D. 精子细胞

E. 精子

3. 男性尿道的特点有(   )。

A. 仅有排尿功能

B. 细长

C. 宽短

D. 弯曲

E. 可分为三部分

4. 男性前尿道与后尿道包括哪些部分？
（　　）

A. 海绵体部　　　　B. 前列腺部

C. 膜部　　　　　　D. 球部

E. 颈部

5. 精索的三层被膜由外向内依次是（　　）。

A. 精索外筋膜　　　B. 提睾肌

C. 精索内筋膜　　　D. 白膜

E. 鞘膜

6. 男性生殖系统的附属腺体包括哪些？
（　　）

A. 精囊　　　　　　B. 前列腺

C. 尿道球腺　　　　D. 输精管

E. 射精管

7. 输精管分为哪几段？（　　）

A. 睾丸部　　　　　B. 皮下精索部

C. 腹股沟管部　　　D. 盆部

E. 阴囊部

8. 下列激素中，具有调节睾丸的生精过程的有
（　　）。

A. FSH　　　　　　B. LH

C. 抑制素　　　　　D. 睾酮

E. 雌二醇

9. 构成曲细精管上皮的细胞是（　　）。

A. 生精细胞　　　　B. 间质细胞

C. 支持细胞　　　　D. 颗粒细胞

E. 纤维细胞

10. 精子发育成熟要经历哪几个阶段？（　　）

A. 初级精母细胞　　B. 次级精母细胞

C. 精子细胞　　　　D. 精子

E. 受精卵

11. 睾丸能分泌的激素有（　　）。

A. 睾酮　　　　　　B. 抑制素

C. 雌激素　　　　　D. 甲状腺素

E. 降钙素

12. 有关精索静脉曲张，超声检查正确的是
（　　）。

A. 99%发生在左侧

B. 精索静脉宽度小于 2 mm

C. 病人站立位检查更佳

D. 精索静脉内径大于等于 3 mm

E. 精索鞘膜积液

13. 睾丸扭转的超声表现可有（　　）。

A. 睾丸实质回声不均匀，无血流信号显示

B. 睾丸实质回声不均匀，血流信号丰富

C. 睾丸实质内出现放射状低回声区

D. 睾丸实质内可出现液性区，内含细点状回声

E. 睾丸血流信号明显减少，动脉血流频谱呈高阻型

14. 青春期后双侧隐睾的后果是（　　）。

A. 丧失生育能力

B. 双睾丸萎缩，可能有雄性激素分泌不足现象

C. 易恶变为睾丸肿瘤

D. 睾丸萎缩，经松解固定术后尚能恢复正常生育能力

E. 乳房发育明显

15. 下列关于睾丸肿瘤的叙述，正确的是
（　　）。

A. 多为原发性

B. 多为良性

C. 分生殖细胞肿瘤和非生殖细胞肿瘤

D. 以淋巴道转移为主

E. 精原细胞瘤多见

16. 在睾丸肿瘤中属于生殖细胞肿瘤的有
（　　）。

A. 睾丸卵黄囊肿瘤

B. 睾丸 Leydig 细胞瘤

C. 睾丸绒毛膜上皮细胞癌

D. 睾丸精原细胞瘤

E. 睾丸胚胎癌

答案与解析

第一节 肝 脏

A 型题

1. 答案:E。

解析:肝脏上界在右侧锁骨中线第五前肋的上缘。

2. 答案:A。

解析:肝脏面可见一 H 形沟,中间的横沟为肝门,其左侧的纵沟下方为肝圆韧带裂,肝圆韧带从左肝下缘肝镰状韧带游离缘开始,在脏面向后至肝门的左端,是胎儿时期脐静脉闭锁后的遗迹。肝门的左端向后有静脉韧带,是胎儿时期静脉导管的遗迹。

3. 答案:C。

解析:肝脏 Riedel 叶是肝右叶下部向下突出生长,如舌状,常称舌叶。

4. 答案:B。

解析:镰状韧带是腹前壁上部和膈下面连于肝上面的呈矢状位的双层腹膜结构,位于前正中线右侧,侧面观形似镰刀。该韧带的下缘游离并增厚,内含肝圆韧带,后者是由胚胎时脐静脉闭锁后形成的遗迹。正常情况下,肝圆韧带及静脉韧带容易识别,腹水时方可显示镰状韧带、三角韧带及冠状韧带。

5. 答案:E。

解析:肝圆韧带是脐静脉闭锁后的遗迹,由脐移行至脐切迹,经镰状韧带游离缘的两层腹膜间达脐静脉窝,止于门脉左支的囊部,与静脉韧带相连。在严重肝硬化门脉高压时,部分患者可见肝圆韧带内的脐静脉再通,静脉反流引起腹壁浅静脉曲张。

6. 答案:B。

解析:胆总管位于门静脉主干的右前方。

7. 答案:A。

解析:门静脉管壁较厚,周围因结缔组织包绕回声较高,而肝静脉管壁薄,回声相对较低。

8. 答案:D。

解析:右肝静脉将肝分为右前和右后叶,中肝静脉是肝左叶与右叶的分界标志。

9. 答案:C。

解析:肝尾状叶位于肝门之后,静脉韧带与下腔静脉之间,静脉韧带是尾状叶与肝左外叶的分界。方叶位于肝门之前,肝圆韧带与胆囊之间。声像图上尾状叶位于门静脉左支横段的后方。

10. 答案:C。

解析:门静脉系统与肝静脉非平行位置关系,而是呈交叉分布。

11. 答案:A。

解析:肝静脉为离肝血流,多普勒频谱受心房压力及呼吸影响,多呈三相频谱。

12. 答案:C。

解析:肝血管瘤多边界清晰,声像图可表现为高回声、中等回声、低回声及混合回声,以高回声多见,无侧方声影,对周围胆管多无明显挤压或推移征象。

13. 答案:C。

解析:病变中央放射状或星芒状血流信号向边缘延伸为肝局灶性增生的典型特征性超声表现。

14. 答案:D。

解析:多发肝囊肿需与 Caroli 病进行鉴别,前者多位于肝实质内,囊腔与肝管、囊腔与囊腔之间不相通,而后者可见多发无回声,沿肝内胆管分布并与之相通。

15. 答案:C。

解析:真性肝破裂超声声像图表现为包膜的连续性中断,肝内回声不均,肝周甚至腹腔出现无回声。

16. 答案:C。

解析:非均匀性脂肪肝特征表现为肝内片状低回声,形状不规则,内见正常走行的血管。

17. 答案:E。

解析:肝急性期血吸虫病肝内血管走行正常。

18. 答案:B。

解析:肝细胞癌合并肝硬化时门静脉阻滞倒流易形成癌栓。

19. 答案:E。

解析:脓肿内点状回声较密集,改变体位移动缓慢。

20. 答案:B。

解析:肝腺瘤常见于有口服避孕药史的 20～30 岁年龄段的年轻女性。

21. 答案:C。

解析:肝脏检查时,如有肝硬化,应注意门静脉系统各血管的情况,对有些不易诊断的弥漫型肝癌,如寻找到门静脉系有癌栓存在,则诊断就变得较为容易,但必须注意与血栓的鉴别。

22. 答案:E。

解析:小肝癌声像图多表现为低回声,边界清晰,周边可见声晕,可有侧边声影,内部可探及高速高阻的动脉血流。小肝癌通常不会造成肝内胆管的显著受压,一般无肝内胆管扩张。

23. 答案:A。

解析:肝转移瘤有钙化常见于胃肠道癌、卵巢内胚窦癌及甲状腺癌的肝转移。

24. 答案:D。

解析:患者有发热、肝区疼痛,肝内病变边界清晰,后方回声明显增强,考虑为肝囊肿合并感染可能。

25. 答案:B。

解析:肝脓肿临床上表现为畏寒发热、右上腹痛、肝大、局部压痛等,超声声像图表现为圆形或类圆形,可单发或多发,早期呈中低回声,边界不清欠规则,囊壁不明显,后方回声可轻度增强。

26. 答案:B。

解析:阿米巴脓肿多继发于阿米巴痢疾后,肝右叶多见,常较大,超声表现为边界清晰的无回声,内见密集点状回声。

27. 答案:D。

解析:"囊中囊"征象多见于肝包虫囊肿。

28. 答案:E。

解析:肝包虫囊肿的声像图分型有:单发囊肿型、多发囊肿型、子囊孙囊型、内囊破裂分离型、囊肿实变型、囊壁钙化型、感染坏死型。

29. 答案:B。

解析:原发性肝癌多表现为"结中结征",较大者可出现不规则的液化坏死,但较少出现中心液化,即"靶环征"的声像图。"靶环征"多见于转移性肝癌,由于转移性肝癌快速生长,中心缺乏营养血管,到一定大小后肿瘤中心部位容易发生坏死液化,形成从中心到边缘特有的"无回声-中高回声-弱回声"三层同心圆结构,即"靶环征",也称"牛眼征"。

30. 答案:D。

解析:中高回声结节周围有较宽弱回声环,称为"靶环"征,常见于胃肠道癌的肝转移。

31. 答案:C。

解析:中晚期肝硬化、肝血吸虫病慢性期肝脏一般缩小。

32. 答案:C。

解析:肝硬化时肝静脉主干及分支变细,不易显示。

33. 答案:C。

解析:血管瘤是肝脏最常见的实性良性肿瘤,该患者无肝炎病史,声像图表现为单发高回声,边界清晰,考虑为血管瘤可能性大。

34. 答案:E。

解析:患者为乙肝携带者,肝脏占位有晕环,应考虑诊断为 HCC。

35. 答案:D。

解析:肝母细胞瘤常见于小儿。

36. 答案:B。

解析:患者肥胖,无肝炎病史,肝脏弥漫性回声增强首先考虑为脂肪肝,因患者有乳腺癌病史,肝内低回声需鉴别诊断肝脏不均匀性脂肪浸润及转移癌,因有正常血管穿过,故而考虑非均匀性脂肪肝可能性大。

37. 答案:E。

解析:上述五种肿瘤转移到肝,只有淋巴瘤基本上均表现为低回声结节,这是因为淋巴瘤的肿瘤细胞间质成分少,肿瘤细胞丰富,分布较为均质。其余4种肿瘤均有可能表现为高回声。

B 型题

答案:1. B; 2. C。

解析:分隔左内叶与左外叶为肝圆韧带。分隔尾状叶与左外叶为静脉韧带。

答案:3. C； 4. A； 5. B。

解析:多囊肝的囊肿数目在 10 个以上,囊壁薄,囊肿大小不一,互不相通。Caroli 病表现为肝内多发无回声,沿胆管分布并与之相通连。肝包囊虫病可单发,可多发呈"车轮状",囊壁较厚,可见囊中囊改变。

答案:6. A； 7. C； 8. E； 9. D。

解析:不同来源的肝转移癌的声像图表现迥异,但也有一定的特点,结肠腺癌肝转移的声像图常表现为高回声型,乳腺癌、胰腺癌肝转移的声像图常为低回声型,胃肠间质瘤肝转移的声像图常表现为混合回声型,鼻咽癌肝转移的声像图特点为无回声型,易被误诊为囊肿伴出血。

C 型题

1. (1) 答案:E。

解析:血总胆红素检查对肿物的鉴别诊断无帮助,肝炎病史、肝炎相关病毒检查有助于鉴别原发性肝癌,肿瘤病史有助于鉴别转移癌,口服避孕药史有助于鉴别肝腺瘤,血常规有助于鉴别肝脓肿。

(2) 答案:D。

解析:后方回声增强无特异性。

(3) 答案:D。

解析:有肝炎病史,声像图考虑有肝硬化,肿物考虑为肝细胞肝癌可能,可行超声造影进一步明确诊断。

(4) 答案:C。

解析:肿物呈均匀低回声,边界清晰,周边回声增强,考虑血管瘤可能,可行超声造影进一步明确诊断。

2. (1) 答案:ABDF。

解析:患者血压低,心率增快,病程中有低热,故应急查血常规了解血色素及红细胞沉降率。患者有胆结石病史,因此应排除胰腺炎,而血清淀粉酶升高要早于尿淀粉酶,且特异性好,故将血清淀粉酶作为急查指标。选项 F 为腹部 X 线,有助于排除消化道穿孔和肠梗阻。

(2) 答案:A。

解析:腹部超声检查可进一步明确患者的病因,如有无胆囊炎、胰腺炎、肝脓肿等。

(3) 答案:ABDE。

解析:该患者胆囊内可见强回声,胆囊壁增厚,考虑胆囊结石、胆囊炎,肝内的低回声结节性质不明,肝脓肿早期及肝癌均需考虑。

(4) 答案:ABEF。

解析:患者发热及腹痛症状进一步加重,应考虑肝脓肿可能,为了解肝功能、电解质情况和病灶范围,需行 ABE,F 是明确诊断可靠的选择。

(5) 答案:ABE。

解析:穿刺明确是肝脓肿,按照肝脓肿进行治疗,故选 ABE。

X 型题

1. 答案:ABCDE。

解析:肝棘球蚴病的声像图表现有多样,单囊型、多囊型、母子囊型、囊沙型或混合型。

2. 答案:AC。

解析:肝血管瘤为肝脏常见的良性肿瘤,小儿期亦不除外。小儿期常见的恶性肿瘤则为肝母细胞瘤,亦称为肝胚胎瘤。

3. 答案:ACDE。

解析:小肝癌中 10% 以下可出现高回声,多为低回声。

4. 答案:ACDE。

解析:肝转移瘤可单发可多发,无特异性。

5. 答案:ABCDE。

解析:门静脉高压时 CDFI 显示上述五个选项均提示肝外门-体静脉侧支循环形成。

第二节 胆道系统

A 型题

1. 答案:D。

解析:正常成人胆囊长径为 7～9 cm,宽径约为

2.5～3.5 cm。一般胆囊长径超过 9 cm,或宽径超过 4 cm 称胆囊增大。

2. 答案:B。

解析:见第 1 题。

3. 答案:D。

解析:胆囊颈通过胆囊管与肝总管汇合成胆总管。

4. 答案:C。

解析:胆总管位于门静脉的右前方,肝固有动脉右侧。

5. 答案:A。

解析:肝内胆管包括毛细胆管、小叶间胆管、左右肝管;肝外胆管包括肝总管、胆囊管和胆总管。

6. 答案:C。

解析:胆总管分十二指肠上段、十二指肠后段、胰腺段及十二指肠壁内段。

7. 答案:E。

解析:见第 5 题。

8. 答案:A。

解析:通过胆囊窝中点到第二肝门处下腔静脉左壁的连线,将肝脏分为肝左、右叶。

9. 答案:B。

解析:胆总管分十二指肠上段、十二指肠后段、胰腺段及十二指肠壁内段。

10. 答案:B。

解析:肝总管位于肝固有动脉右侧,门静脉右前方;胆总管依行程可分为十二指肠上段、十二指肠后段、胰腺段、十二指肠壁内段;胆总管内径为门静脉的 1/3～1/2。

11. 答案:D。

解析:正常位于胆囊黏膜上小指样大小的凹陷,随年龄增长而逐渐加深,可深入肌层或浆膜层呈囊状。胆囊造影显示锯齿状甚至局部出现大突起等改变,常与慢性胆囊炎和伴随的胆囊内压升高有关。如发生急性或慢性胆囊炎即可行胆囊切除术。

12. 答案:B。

解析:胆囊前后径更灵敏地反映胆囊张力状态。

13. 答案:E。

解析:胆囊结石可随体位改变而移动。

14. 答案:E。

解析:充满型胆囊结石可有囊壁-结石-声影三联征(WES)表现。

15. 答案:D。

解析:合并胆囊癌不易发现。

16. 答案:A。

解析:胆囊结石成分不同,部分不表现为强回声团,如胆囊泥沙样结石表现为回声强弱不等的强回声带。

17. 答案:B。

解析:静脉营养不刺激胆囊内胆汁排放,导致胆汁淤积,进而引起胆囊病理性扩张。

18. 答案:B。

解析:胆囊泥沙样结石可表现为强回声带伴声影。

19. 答案:E。

解析:急性胆囊炎可以表现为胆囊增大,胆囊壁增厚、毛糙,胆囊透声差,回声模糊,超声 Murphy 征阳性。

20. 答案:C。

解析:嗜高脂饮食者不会引起胆汁淤积的现象。

21. 答案:E。

解析:胆囊炎穿孔的典型表现是穿孔处胆囊壁的连续性中断,局部缺损。

22. 答案:C。

解析:急性胆囊炎常伴胆囊壁水肿增厚。

23. 答案:B。

解析:根据临床表现及超声表现,胆囊积脓可能性大。

24. 答案:D。

解析:胆囊癌根据大体病理不同,声像图表现略有差异,可分为五类:厚壁型、结节型、蕈伞型、混合型及实块型。

25. 答案:B。

解析:胆囊癌表现为厚壁型、结节型、蕈伞型、混合型及实块型。

26. 答案:A。

解析:基底部较宽及直径>1.5 cm 为主要鉴别依据。

27. 答案:C。

解析:小结节型胆囊癌与胆囊隆起样病变不易鉴别,但前者表现结节基底部宽,直径多>1.5 cm,

结节周围可有囊壁增厚,结节内探及动脉频谱。

28. 答案:E。

解析:胆泥及血块无血供。

29. 答案:A。

解析:右前叶与左内叶交界处即胆囊窝部位实性肿块伴结石,胆囊癌可能性大。

30. 答案:E。

解析:该选项为胆囊癌的超声表现。

31. 答案:B。

解析:多数直径<1.5 cm。

32. 答案:B。

解析:胆囊腺肌症的病理表现为胆囊壁黏膜层增生和肌层增厚,黏膜上皮多处外突形成罗-阿窦,典型者窦扩大成囊,深入穿透肌层,一般不超过浆膜面,因此胆囊腺肌症特征性表现是胆囊壁增厚,壁内出现罗-阿窦,胆囊黏膜面光滑。

33. 答案:B。

解析:肝外胆管上段与门静脉伴行,有肝作透声窗易于显示,内径为伴随门静脉的 1/3～1/2,横断面位于门静脉右前方,与门静脉和位于门静脉左前方的肝动脉组成"米老鼠征",肝外胆管上段及肝动脉分别为米老鼠的右耳和左耳。

34. 答案:E。

解析:先天性肝外胆管囊状扩张好发于胆总管中上段。

35. 答案:B。

解析:先天性肝内胆管扩张症又称 Caroli 病,是以肝内胆管呈多发性、节段性、囊性扩张并与胆道系统相通为特点的肝内胆管的先天性疾病,表现为肝实质内多个圆形、椭圆形的无回声区,与胆道相通,内常伴结石。

36. 答案:C。

解析:库瓦济埃(Courvoisier)征:在胰头癌压迫胆总管导致阻塞时,发生明显黄疸,且逐渐加深,胆囊显著肿大,但无压痛,称为 Courvoisier 征,又称胆总管渐进阻塞征。在胆总管结石梗阻所致的黄疸病人中,由于胆囊也常有慢性炎症,囊壁因纤维化而皱缩,且与周围组织粘连而失去移动性,因而有黄疸但胆囊常不肿大,称为 Courvoisier 征阴性。

37. 答案:A。

解析:肝外胆管如胆囊管、肝总管及胆总管上段梗阻时均不伴胰管扩张。

38. 答案:A。

解析:胆囊结石可随体位改变而移动。

39. 答案:D。

解析:胆管强回声伴无回声为胆管结石的典型超声表现。

40. 答案:B。

解析:肝内胆管与门静脉分支伴行,肝内胆管结石表现为胆管腔内强回声团绕以无回声带,上述描述肝内钙化灶可能性大。

41. 答案:C。

解析:肝内胆管结石超声表现为肝内强回声伴声影,周围见无回声区及门静脉属支伴行。

42. 答案:B。

解析:肝外胆管未显示,胆囊不充盈伴肝内胆管扩张,提示上段胆管梗阻可能,所以肝门部梗阻可能性大。

43. 答案:C。

解析:扩张胆管远段壁增厚为直接征象,其余为间接征象。

44. 答案:A。

解析:硬化性胆管炎又称狭窄性胆管炎,实质上不是一种化脓性疾病,以肝内、外胆管的慢性纤维化狭窄和闭塞为其特征,临床上较少见,一般无胆石,亦无胆管手术史,不少病例同时伴有溃疡性结肠炎,目前认为与细菌及病毒感染、免疫功能异常以及某些先天性遗传因素相关。主要表现为梗阻性黄疸,呈进行性的缓慢过程,无上腹绞痛病史,仅上腹不适或腹胀、明显皮肤瘙痒、食欲减退、恶心、乏力,超声表现为胆管壁明显增厚,回声增强,厚为 4～6 mm,甚至超过 10 mm,受累节段胆管腔内径狭窄或闭锁,呈僵硬的强回声带,狭窄以上胆管系轻度扩张,累及胆囊致胆囊壁增厚,胆囊收缩功能减低或消失。急性梗阻性胆管炎:超声表现为肝外胆管增粗、管壁增厚,胆管腔扩张,扩张胆管内可见结石、蛔虫回声,胆汁内可见密集细点状回声或絮状沉积物,肝内胆管扩张,可伴胆囊增大,肝内、肝周可并发脓肿。

45. 答案:C。

解析:胆道手术史,肝内胆管积气的气体后方呈多重反射,位置形态不稳定。

46.答案:B。

解析:其余四项肝内胆管轻扩均可表现。

47.答案:B。

解析:发热、白细胞升高、囊内密集点状回声均提示感染可能,急性化脓性胆囊炎可能性大。

48.答案:C。

解析:发热、白细胞升高、囊内密集点状回声均提示感染可能,急性化脓性胆囊炎可能性大。

49.答案:E。

解析:PTC和ERCP均为有创检查,适用于梗阻性黄疸、胆道扩张者。高位梗阻首选PTC,低位梗阻选用ERCP。结石梗阻直接行ERCP,疑恶性梗阻,首选PTC。经皮经肝胆管造影术(PTC/PTCD)选择剑突下偏右为穿刺点或右侧腹壁为穿刺点,局麻后在超声引导下使用胆道穿刺针穿刺扩张胆管,拔出针芯后有胆汁从针鞘尾端流出,在透视监视下注入少量对比剂确认针头端在胆管内后引入导丝,经导丝引入外鞘,之后注入对比剂进行胆道造影,明确胆道梗阻部位、程度以及有无解剖学异常;然后经鞘管引入导丝尝试开通狭窄段,如开通成功,则置入内外引流管或放置胆道支架进行胆汁内引流,否则置入外引流管行胆汁体外引流。内镜逆行胰胆管造影(ERCP)是经口插入内镜至十二指肠降部并寻找十二指肠乳头,从内镜活检孔经十二指肠乳头插入造影导管至胆总管,注射复方泛影葡胺造影,X线透视下见胰管或胆管显影。根据病情行十二指肠括约肌切开术(EST)、内镜下放置鼻胆引流管(ENBD)、内镜下乳头气囊扩张术(EPBD)、网篮取石术、胆管支架植入术、胆道清理术等。

B 型题

答案:1. E; 2. B; 3. C; 4. A; 5. D。

解析:1.胆囊缩小,壁增厚,回声增强,应为慢性胆囊炎,选E。2.胆囊大小正常,壁增厚,壁间可见小的无回声和小强回声光斑,后方伴"彗星尾征",考虑诊断为胆囊腺肌症,选B。3.胆囊大小正常,壁异常增厚,内膜线不规则,胆囊腔狭窄变形,应考虑诊断胆囊癌,选C。4.胆囊大小正常,壁增厚,超声"Murphy征"阴性,考虑诊断慢性胆囊炎。

5.胆囊略大,壁增厚,超声"Murphy征"阳性,考虑诊断急性胆囊炎,选D。

C 型题

1.(1)答案:A。

解析:腹部超声无创、简便、价格低廉,是胆道梗阻的首选筛查方法。

(2)答案:D。

解析:胆囊未触及,排除胆总管结石、胆总管癌及胆囊癌;无腹痛,排除肝总管结石。

(3)答案:D。

解析:因胆囊未触及,DBil(直接胆红素)109 mmol/L增高,因此考虑梗阻的部位在肝总管或之上,内镜逆行胰胆管造影(ERCP)和经皮经肝胆管造影术(PTC)均是有价值的检查。但PTC多用于黄疸比较严重的患者,在PTC的基础上行PTCD减黄治疗。本患者的DBil 109 mmol/L,最有价值的检查还是考虑为ERCP。

2.(1)答案:B。

解析:腹部超声无创、简便、价格低廉,是首选筛查方法。

(2)答案:FH。

解析:梗阻性黄疸时,小胆管破裂,直接胆红素(又称结合胆红素)可溶性高,可通过小胆管进入肝窦进而进入血管,可从肾脏排出,引起直接胆红素升高,直接/结合胆红素升高提示梗阻性黄疸。

(3)答案:CG。

解析:肝外胆道及胰管扩张,壶腹周围病变为壶腹癌或胰头癌可能性大。

(4)答案:D。

解析:粪潜血阳性表明病灶侵及肠道,十二指肠壶腹病变可能性大。

(5)答案:F。

解析:内镜逆行胰胆管造影(ERCP)的适应证较广,可用于胆道结石和肿瘤的诊断或治疗,同时还有可能在内镜的引导下进行活检和治疗。

3.(1)答案:B。

解析:经常不吃早餐者易患胆囊结石及胆囊息肉样病变。该患者年轻,换胆囊癌的可能性极小。

(2)答案:C。

解析:因1月前诊断为胆囊结石,故这次突发右上腹绞痛首先考虑为胆囊颈部结石伴嵌顿,引起急性胆囊炎所致。

(3)答案:C。

解析:"Murphy 征"阳性是急性胆囊炎的特征性体征。

(4)答案:B。

解析:该患者随着急性结石性胆囊炎的病变进展,胆囊腔内有炎性渗出物和胆汁的混合物,形成絮状的胆泥样物,因此再次超声检查时,除了胆囊颈部可见结石外,胆囊内会表现出回声增多的现象。

4.(1)答案:ABCE。

解析:消化道穿孔表现为腹肌紧张,压痛等;输尿管结石表现为腰痛及下腹痛,血尿。

(2)答案:ABCE。

解析:该患者无腹肌紧张,因此无需腹部平片排除消化道穿孔;腹部 CT 不宜作首选检查;ERCP 及 PTC 为有创操作,不作为首选检查。

X 型题

1. 答案:ACE。

解析:慢性胆囊炎超声常表现为胆囊萎缩变小,囊壁增厚,多不光滑。

2. 答案:ABCE。

解析:Caroli 病为先天性肝内胆管囊状扩张症。

3. 答案:ABCD。

解析:阻塞部位以上的小胆管扩张。

4. 答案:ABCDE。

解析:上述表现均可为慢性胆囊炎的超声表现特征。

5. 答案:ABCE。

解析:肝外胆管结石可见胆管腔内强回声团绕以无回声带。

6. 答案:ACDE。

解析:右肩痛为胆囊炎的临床表现。

7. 答案:AC。

解析:胆囊结石声像图显示:① 强光团;② 后伴声影;③ 可移动。胆囊息肉声像图显示:① 高回声光团;② 无声影;③ 不移动。

8. 答案:ABCDE。

解析:胆囊癌表现为厚壁型、结节型、蕈伞型、混合型及实块型。

9. 答案:ABCE。

解析:胆囊癌一般不引起胆道梗阻。

第三节 胰 腺

A 型题

1. 答案:B。

解析:胰腺仅胰尾部有包膜,是分界胰尾胰体的标志。

2. 答案:D。

解析:胆总管下行至胰头部位与胰管汇合于十二指肠乳头,胰头部位肿瘤压迫胆总管可引起胆道扩张,所以观察胆总管及肝内胆管是否扩张有助于诊断。

3. 答案:B。

解析:肠系膜上动、静脉位于钩突前方。

4. 答案:C。

解析:钩突部的前方为肠系膜上静脉,后方为下腔静脉;胃十二指肠动脉走行于胰头的前方;胰颈是胰腺的狭小部分,后方为肠系膜上静脉与脾静脉的汇合处,并形成门静脉;肠系膜上动脉位于钩突前方,左肾静脉在胰颈的下半部后方汇入下腔静脉。

5. 答案:C。

解析:脾静脉起自脾门处,经脾动脉稍下方和胰后面右行,与肠系膜上静脉汇合成肝门静脉,胰尾与脾血管一起,位于脾肾韧带两层之间。

6. 答案:A。

解析:胰腺位于腹上区和左季肋区,横于第1~2腰椎体前方,并紧贴于腹后壁,位于腹膜后。

7. 答案:D。

解析:脾静脉位于胰腺后方。

8. 答案:D。

解析:胰头为胰右端膨大的部分,位于第2腰椎体的右前方,其上、下方和右侧被十二指肠包绕。

9. 答案:C。

解析:左肾静脉跨越腹主动脉前方,横行于腹主动脉与肠系膜上动脉之间,接受左睾丸静脉和左肾上腺静脉。

10. 答案:E。

解析:胰尾位于左上方至左季肋区,在脾门下方与脾的脏面接触,各面均有包膜,可依次与胰体分界,与腹主动脉和肠系膜夹角较远。

11. 答案:E。

解析:十二指肠包绕胰头。

12. 答案:A。

解析:胰体的测量以腹主动脉或肠系膜上动脉前方为准,胰尾测量以脊柱左侧为准,胰头测量不包括钩突,正常值为胰头<2.5 cm,胰体、尾<2.0 cm。

13. 答案:C。

解析:随年龄增加,胰腺显示为回声增高,体积缩小。

14. 答案:D。

解析:腹腔干起自腹主动脉前壁,随即分为胃左动脉、肝总动脉和脾动脉。

15. 答案:B。

解析:胰腺肿大、回声减低、后方回声衰减是急性胰腺炎的超声表现。

16. 答案:D。

解析:慢性胰腺炎胰腺导管不同程度扩张,呈串珠状。

17. 答案:A。

解析:胰腺增大、轮廓不清、回声减低、周围见少量液性暗区是急性胰腺炎的超声表现,该患者很可能为胆源性胰腺炎。

18. 答案:C。

解析:患者突发上腹疼痛伴腹胀,超声显示胰腺弥漫性增大,胰腺实质回声减低。

19. 答案:D。

解析:上述均为慢性胰腺炎的表现。

20. 答案:E。

解析:急性胰腺炎是胰腺疾病中最常见的病变。

21. 答案:E。

解析:胰腺假性囊肿系外伤、炎症后胰液外渗被临近组织包裹而成,囊壁由纤维组织构成,囊壁内无胰腺上皮细胞。故可累及上述部位。

22. 答案:E。

解析:胰腺均匀、弥漫性肿大,且内部回声呈均匀低回声为急性胰腺炎的超声表现。

23. 答案:A。

解析:胰腺假性囊肿系外伤、炎症后胰液外渗被临近组织包裹而成,囊壁由纤维组织构成,囊壁内无胰腺上皮细胞。

24. 答案:E。

解析:见第16题。

25. 答案:B。

解析:其余四项均是胰腺癌的间接征象。

26. 答案:E。

解析:胰腺良性肿瘤主要为胰腺囊腺瘤及胰岛细胞瘤,均好发于体尾部,囊腺瘤内部见囊性,胰岛细胞瘤较小,与超声表现不符;急性胰腺炎表现为胰腺肿大、回声减低;慢性胰腺炎胰腺不肿大,常伴胰管串珠样扩张;胰腺假性囊肿为囊性包块,与胰腺组织分界清晰,与上述超声表现不符。

27. 答案:D。

解析:由于钩突与胰头和胰颈之间夹有肝门静脉起始部和肠系膜上动、静脉,故胰头肿大时,可压迫肝门静脉起始部引起血液回流障碍,引起腹水、脾大等症状。胆囊可伴或不伴结石。

28. 答案:D。

解析:胰腺为腹膜后器官,位置较深,常因肠气影响超声诊断,早期胰腺癌症状不明显,体积较小,超声较难诊断。

29. 答案:C。

解析:胰管串珠样不均性增宽是慢性胰腺炎的超声表现。

30. 答案:C。

解析:较规则结节状,晕环不是胰腺癌的超声表现。

31. 答案:E。

解析:胰体尾部胰腺癌可不引起主胰管扩张。

32. 答案:D。

解析:壶腹部癌包括壶腹癌、十二指肠乳头部癌、胆总管下端癌,位于扩张的胆总管末端,以低回声为主,少数表现为高回声或混合回声,部分表现为管壁增厚,较胰头癌更小,轮廓更清晰。

33. 答案:C。

解析:胰岛细胞瘤是最常见的胰腺内分泌肿瘤,分为功能性和无功能性,好发部位依次为胰尾、体、头部,以功能性多见,常单发,瘤体较小,瘤体90%小于2 cm,功能性胰岛细胞瘤包括胰岛素瘤、胃泌素瘤、高血糖素瘤、血管活性肽瘤和胰多肽瘤,以胰岛素瘤多见。

B 型题

答案:1. A; 2. C; 3. B。

解析:功能性胰岛细胞瘤可分泌胰岛素,引起低血糖。胰头癌压迫或侵犯胆总管下段,是无痛性黄疸的原因之一。胰腺假性囊肿常继发于急性胰腺炎的恢复期。

答案:4. D; 5. C。

解析:4. 左肾静脉跨越腹主动脉前方,横行于腹主动脉与肠系膜上动脉之间,接受左睾丸静脉和左肾上腺静脉。5. 脾静脉起自脾门处,经脾动脉稍下方和胰后面右行,与肠系膜上静脉汇合成肝门静脉,胰尾与脾血管一起,位于脾肾韧带两层之间。

C 型题

1. (1) 答案:B。

解析:胆囊增大、肝内胆管及肝外胆管上段扩张,考虑肝外胆管下段梗阻。

(2) 答案:E。

解析:从主题干中可知该患者有阻塞性黄疸,梗阻部位位于胆总管下段,根据选项,A,B,E 都有可能。再从该题提供的信息:胆总管远段可见一实性低回声团块,故可除外胰头占位和胆总管下段结石,答案为 E。

(3) 答案:C。

解析:壶腹周围癌远处转移一般出现较晚。

2. (1) 答案:C。

解析:右上腹疼痛伴背痛,可考虑胆囊炎,不除外胆囊结石,目前左上腹疼痛,胆囊结石致胰腺炎可能性大。

(2) 答案:C。

解析:急性胰腺炎,血尿淀粉酶是较敏感指标,血尿淀粉酶大于正常三倍以上可诊断。

(3) 答案:D。

解析:内镜逆行胰胆管造影(ERCP)是肝门胆管结石的常用诊断方法。

3. (1) 答案:E。

解析:胰腺炎病史伴胰周囊性包块,胰腺假性囊肿可能性大。

(2) 答案:A。

解析:CT 检查可清楚地显示正常胰腺及其病变的轮廓、密度、形状和大小,是胰腺病变超声检查后的首选补充检查方法,也是胰腺病变诊断的主要影像学检查方法。

X 型题

1. 答案:DE。

解析:肠系膜上动、静脉伴行走行于钩突前方。门静脉在第2腰椎体的右侧胰颈的后面由肠系膜上静脉和脾静脉汇合而成。胆总管位于胰头后方与十二指肠降部之间,可部分或全部被胰头实质包埋,肝动脉位于胆总管左侧。门静脉位于胆总管左后方。

2. 答案:ABDE。

解析:慢性胰腺炎可见主胰管扩张。

3. 答案:ABCD。

解析:胰管内结石一般为慢性胰腺炎的声像图表现。

4. 答案:DE。

解析:硬化性胆管炎、胆囊结石、胆道蛔虫均可引起疼痛。

5. 答案:ABDE。

解析:胰腺分真性囊肿及假性囊肿,真性囊肿包括先天性囊肿、潴留性囊肿、退行性囊肿、赘生性囊肿与寄生虫性囊肿,囊壁内层为上皮细胞。

6. 答案:ABD。

解析:淀粉酶升高的幅度与胰腺炎的病情严重程度不成比例,急性轻型胰腺炎血清淀粉酶升高,但重症胰腺炎血清淀粉酶可升高、正常甚至降低;尿淀粉酶正常值为 80~300 U/dL(Somogyi)。

第四节 脾 脏

A 型题

1. 答案：E。

解析：副脾指正常脾以外存在的、与主脾结构相似、有一定功能的脾组织，发生率超过 10%～30%。副脾多位于脾门附近，约 1/4 位于脾蒂血管及胰尾周围。

2. 答案：D。

解析：脾脏脏面上前方与胃邻接，下方自前向后分别是结肠脾曲和左肾上极。

3. 答案：E。

解析：伤寒、感染性心内膜炎、肝炎后及血吸虫性肝硬化、门静脉阻塞、慢性粒细胞白血病等常引起脾脏肿大。

4. 答案：B。

解析：正常成人（男性）脾脏厚径超声测值为 3.0～4.0 cm，超过 4.0 cm 则可诊断为脾大。

5. 答案：E。

解析：脾囊肿内部无血流信号。

6. 答案：C。

解析：急性脾梗死多由左心附壁血栓及瓣膜赘生物脱落引起。

7. 答案：D。

解析：脾中央破裂脾外无异常无回声区，真性破裂脾外或腹腔内可见无回声区。

8. 答案：B。

解析：副脾超声表现为脾门处一个或多个圆形或椭圆形的等回声结节，边缘光整，回声与脾相似，但与脾分界清楚，约半数有与脾门动静脉相通的血管分支。

9. 答案：D。

解析：患者有肝动脉栓塞术史，脾内显示楔形低回声，考虑脾梗死。

10. 答案：B。

解析：原发脾淋巴瘤虽远比继发脾淋巴瘤少见，但仍是最常见的脾原发恶性肿瘤，分为 Hodgkin 和 non-Hodgkin 两种，以后者多见。

11. 答案：C。

解析：脾恶性肿瘤中以淋巴瘤最为常见，大多为全身淋巴瘤在脾的一种表现，而原发于脾的恶性淋巴瘤较少见，结合本例中患者淋巴瘤病史，知选项 C 正确。

C 型题

1.（1）答案：E。

解析：青年男性，既往无其他器官肿瘤病史，脾内多发的低回声结节应首选考虑脾淋巴瘤可能性大。

（2）答案：CDE。

解析：增强 CT 可进一步明确病灶性质及侵犯范围，超声造影可明确脾内结节的微血供灌注情况，超声引导下穿刺活检是目前确诊脾淋巴瘤的重要手段。

（3）答案：BE。

解析：脾淋巴瘤的治疗方案包括手术、化疗，根据所提供的资料，该患者脾脏的病灶适合化疗和手术，暂不考虑放疗。

X 型题

1. 答案：BE。

解析：脾破裂分为真性破裂、中央破裂及包膜下破裂。

2. 答案：AB。

解析：脾脏良性肿瘤常见的有血管瘤、错构瘤和淋巴管瘤，以海绵状血管瘤多见。脾脏恶性肿瘤分为原发性恶性肿瘤、转移性恶性肿瘤和淋巴瘤。其中以淋巴瘤多见，可以是全身性淋巴瘤累及脾，也可以原发于脾，前者多见。

第五节 食管与胃肠

A 型题

1. 答案：C。

解析:该题考察胃壁的正常超声表现。超声造影剂充盈后正常胃壁5层结构清晰可见,3条强回声和两条低回声线呈平行相间排列。从内至外依次为:强回声的黏膜层,低回声的黏膜肌层,强回声的黏膜下层,低回声的固有肌层,强回声的浆膜层与周围组织,故选C。

2. 答案:B。

解析:该题考查经腹胃肠超声检查的病人准备。① 检查前日晚病人应进清淡饮食。禁食8~12 h,必要时服用缓泻药清理胃肠道。超声检查应在 X 线钡剂或胃镜检查之前,急腹症患者除外。② 经腹壁胃超声扫查,需空腹饮水 500~700 mL 或服用胃肠口服声学造影剂 400~600 mL 以充盈胃腔。临床怀疑梗阻、穿孔、胰腺炎者禁服。③ 结肠检查前需排便;乙状结肠及直肠上段检查者可充盈膀胱;需保留灌肠者,检查前日的晚餐进流食,睡前口服轻泻剂以清洁灌肠,故只有选项 B 正确。

3. 答案:B。

解析:该题考查胃壁的正常超声表现。超声造影剂充盈后正常胃壁5层结构清晰可见,3条强回声和两条低回声线呈平行相间排列。

4. 答案:C。

解析:该题考查胃壁的正常超声表现。超声造影剂充盈后正常胃壁5层结构清晰可见,3条强回声和两条低回声线呈平行相间排列。从内至外依次为:强回声的黏膜层,低回声的黏膜肌层,强回声的黏膜下层,低回声的固有肌层,强回声的浆膜层与周围组织。

5. 答案:D。

解析:见第4题。

6. 答案:E。

解析:该题考查胃间质瘤的病理。胃间质瘤是源发于胃肌层(固有肌层)的间叶组织肿瘤,可分为良性及恶性间质瘤。

7. 答案:B。

解析:空肠为黏膜皱襞密集的肠管,回肠黏膜面环状皱襞逐渐稀少。

8. 答案:C。

解析:该题考查肠壁的正常超声表现。肠壁的结构由内向外依次为黏膜层、黏膜肌层、黏膜下层、固有肌层、浆膜层。

9. 答案:C。

解析:本题考查胃壁的正常解剖。自第一层强回声的黏膜面至第五层强回声的浆膜面之间的距离代表了胃壁的厚度。正常充盈的胃壁厚度为3~5 mm,成人胃幽门部厚度<6 mm,小儿或新生儿<4 mm。

10. 答案:D。

解析:本题考查胃的解剖。胃角又称食管胃角或贲门切迹,食管前庭端通过膈食管裂孔后,沿肝脏的食管压迹与胃相连接处右侧边缘(小弯侧)相对平直,左侧与胃底之间形成切迹,在活体内切迹较深,成一锐利的角,即胃角。因其特殊的解剖关系,该处超声横切扫查呈横"8"字。

11. 答案:A。

解析:本题考查的为临床知识。诊断胃肠穿孔的首选方法是腹部立位平片,膈下可见游离气体。

12. 答案:B。

解析:本题主要考查十二指肠的解剖。十二指肠水平部在腹主动脉与肠系膜上动脉夹角之间走行,肠系膜上动脉、静脉紧贴十二指肠水平段前面下行。

13. 答案:B。

解析:本题主要考查腹部的解剖。肝尾状叶位于静脉韧带裂与腔静脉之间。

14. 答案:E。

解析:本题考查的是胃肠道的解剖。空、回肠之间无明显界限。一般将系膜小肠的近2/5称为空肠,远侧3/5称为回肠。从位置上,空肠位于左上腹部,回肠位于右下腹。

15. 答案:D。

解析:本题考查经腹胃肠超声检查的病人准备。超声检查应安排在 X 线钡餐和纤维内镜检查之前。

16. 答案:A。

解析:本题主要考查经腹部胃充盈后超声检查的主要目的。答案 A 是错误的。经腹部超声检查在诊断早期胃癌的敏感性约为15%,检查相当困难。由于无症状,早期癌的诊断主要依赖纤维胃镜检查。

17. 答案:B。

解析:此题考查胃常见的分型。常见分型有:

角型、钩型、瀑布型、长钩型。瀑布型胃的特点是：胃底向后下方反折,部分重叠于胃体后方,胃泡较大,胃体小。食物进入贲门后,先充满胃底最低处,然后向上溢出,再向下倾注如瀑布状,该型角切迹最不明显。

18. 答案:C。

解析:食管中下段及贲门痉挛狭窄并发食管中上段扩张,当食管内存大量液体时,食管下段呈鸟嘴状变细进入膈下胃腔,称"鸟嘴征"。尖端指向胃体。

19. 答案:D。

解析:幽门壁厚>4 mm。

20. 答案:B。

解析:卵巢转移性肿瘤不少原发于消化道肿瘤及乳腺癌,以胃肠道肿瘤转移为多见。

21. 答案:B。

解析:患者有消瘦病史,声像图显示胃壁不规则增厚,呈中心强回声的"假肾样"低回声团块,其近端胃腔扩大,内容物潴留。

22. 答案:E。

解析:本题考查肿块型胃癌的超声表现:基底宽,呈低回声或不均质病灶,边缘可不规则,一般境界较清楚。

23. 答案:E。

解析:本题考查胃壁的正常超声表现。超声造影剂充盈后正常胃壁5层结构清晰可见,3条强回声和两条低回声线呈平行相间排列。从内至外依次为:强回声的黏膜层,低回声的黏膜肌层,强回声的黏膜下层,低回声的固有肌层,强回声的浆膜层与周围组织,因此最内层是胃强回声的黏膜层。

24. 答案:C。

解析:本题考查进展期胃癌的分型。进展期胃癌胃壁局限性或弥漫性增厚、隆起,厚度一般超过1.0 cm,形态不规则,通常呈不均质低回声。① 肿块型胃癌:基底宽,呈低回声或不均质病灶,边缘可不规则;② 溃疡型胃癌:肿物突向胃腔,基地宽,肿物表面溃疡凹陷呈"火山口征";③ 弥漫或局限增厚型胃癌:病变可限于胃窦区或弥漫至整个胃壁(皮革胃),其短轴切面呈假肾征或"面包圈征"。

25. 答案:A。

解析:先天性幽门环肌肥厚、增生,使幽门管腔狭窄而引起的机械性幽门梗阻,称为先天性肥厚性幽门狭窄。多于生后2~3周出现呕吐,呕吐物为乳汁及胃液或乳凝块,不含胆汁,呕吐严重时可呈咖啡色。典型声像图改变为幽门肌增厚,幽门管延长。动态观察胃潴留较多,胃蠕动增强,幽门窦肥厚,为肥厚性幽门狭窄的间接征象。肥厚的幽门环肌显示低密度回声,相应的黏膜层为高密度回声,幽门管长径≥16 mm,肌层厚≥4 mm,直径≥14 mm。结合该患儿的临床症状及声像图表现,选A。

26. 答案:B。

解析:"假肾征"是病变处增厚的低回声胃肠壁与胃肠道内残留的强回声气体构成的。

27. 答案:E。

解析:本题考查胃的解剖。胃角又称食管胃角或贲门切迹,食管前庭端通过膈食管裂孔后,沿肝脏的食管压迹与胃相连接处右侧边缘(小弯侧)相对平直,左侧与胃底之间形成切迹,在活体内切迹较深,成一锐利的角,即胃角。因其特殊的解剖关系,该处超声横切扫查呈横"8"字。

28. 答案:A。

解析:早期胃癌超声往往不易发现。

29. 答案:D。

解析:超声检查不能完全排除肠梗阻的诊断。

30. 答案:A。

解析:肠套叠的临床表现:腹痛、呕吐、血便、腹部包块,其声像图表现为沿长轴见局部呈多层低和中等回声相间的"套筒征",短轴切面呈"同心圆征"或"靶环征"。

31. 答案:B。

解析:胃壁局限性增厚,胃平滑肌肉瘤体积较大,形态多不规则,内部回声强弱不均匀,并见出血、坏死的不规则液性暗区。

32. 答案:D。

解析:壶腹癌肿瘤可为低回声或不均质回声。

33. 答案:E。

解析:弥漫浸润型胃癌肿块多为低回声,病变可局限于胃窦或弥漫至整个胃壁,胃壁显著增厚,胃腔缩小,胃壁结构紊乱,边界不清。病灶多呈"火山口"为溃疡型胃癌的典型表现。

34. 答案:A。

解析:检查应安排在X线钡剂检查之前。

35. 答案:D。

解析:先天性肥厚性幽门狭窄的标准:幽门管肌层厚度≥4 mm,管长≥20 mm,直径≥14 mm。

36. 答案:E。

解析:脐疝是脐带入口处腹壁薄弱引起腹腔内脏器向外疝出,膨出物表面均覆盖包膜。超声表现胎儿腹前壁圆形团块,内为肝脏、肠管,脐带插入处位于团块表面。因疝环狭窄可致肠管闭塞引起羊水过多。常伴有染色体异常。

37. 答案:C。

解析:胃壁弥漫性或局限性增厚,呈低回声;胃癌的声像图可分为三型:弥漫浸润型、肿块型、溃疡型;正常胃壁的结构消失,胃蠕动减弱。只有选项 C 正确。

38. 答案:A。

解析:见第 1 题。

39. 答案:D。

解析:胃黏膜巨大肥厚症属于黏膜本身的病变。

40. 答案:D。

解析:胃肠超声检查应安排在胃镜检查之前,检查前日晚病人应进清淡饮食。禁食 8～12 h,必要时服用缓泻药清理胃肠道,直肠检查前需排便。需空腹饮水 500～700 mL 或服用胃肠口服声学造影剂 400～600 mL 以充盈胃腔。

41. 答案:B。

解析:胃窦部胃壁显示最厚。

42. 答案:E。

解析:胃平滑肌瘤为良性肿瘤,一般边界清晰,形态尚规则,回声较均匀。胃癌为恶性肿瘤,边界不清。

43. 答案:B。

解析:胃肠穿孔的首选方法为腹部立位平片。

44. 答案:D。

解析:"琴键"征是肠梗阻的声像图表现。

45. 答案:A。

解析:胃分为底、体、窦三部分,4/5 在中线的左侧,1/5 在中线的右侧;十二指肠上部为腹膜内位器官;十二指肠乳头位于其降部的内侧壁中下部位;回肠属于小肠。

46. 答案:A。

解析:超声引导下穿刺活检不属于胃肠超声的检查方法,属于超声介入。

B 型题

答案:1. A; 2. E。

解析:双泡征中大泡为胃,小泡为十二指肠近端。

C 型题

1.(1)答案:D。

解析:结合患儿的症状、体征,超声提示幽门肌增厚及胃腔高度扩张。

(2)答案:D。

解析:先天性肥厚性幽门狭窄超声诊断的标准:幽门管长径≥16 mm,肌层厚≥4 mm,直径≥14 mm。

2.(1)答案:D。

解析:淋巴管囊肿衬以内皮细胞的多个腔体构成异常淋巴积液,可发生在任何包含淋巴组织的部位,沿组织间隙生长。好发于儿童的头、颈部及腹腔等部位。腹腔淋巴管瘤超声表现为单房或多房囊性肿块,呈均匀液性暗区,后方回声增强,境界清。邻近肠管受压推移,病灶较大时肝脏亦受压。鉴别诊断:本病需与肠源性囊肿、卵巢囊肿、大量腹水等病变相鉴别。肠源性囊肿位于胸腔后下纵隔多见,可合并椎体畸形,腹腔少见。卵巢囊肿大部分为附件区囊肿,病灶小。腹水为游离性,肠间隙可见液性暗区。

(2)答案:C。

解析:淋巴管囊肿好发于儿童。

3.(1)答案:C。

解析:青年女性,有午后低热,乏力,消瘦,食欲缺乏;超声显示腹膜增厚伴腹水,附件受累;查体:腹部膨隆,触之柔韧感,轻压痛,有时可扪及不规则的囊性肿块;腹水为渗出性。首先考虑结核性腹膜炎。结核性腹膜炎因其起病隐匿、病程长、症状体征缺乏特异性,临床诊断比较困难。单纯腹水型需与心、肝、肾源性腹水相鉴别,后三者腹水为漏出液;团块型、结节型及混合型需要与腹膜肿瘤进行鉴别。

（2）答案：C。

解析：结核性腹膜炎分为：腹水型（又称单纯型）、团块型、结节型、混合型。不包括假肾型。

（3）答案：E。

解析：本题考查的是结核性腹膜炎的鉴别诊断。结核性腹膜炎需要与腹膜肿瘤进行鉴别；因本题中该患者附件肿大，故需与卵巢肿瘤进行鉴别；腹腔淋巴瘤因其发病多样性亦需鉴别。

4.（1）答案：B。

解析：壶腹周围癌包括壶腹、胆总管下端癌和十二指肠腺癌，临床症状为黄疸、消瘦和腹痛，与胰头癌易混淆。该题中患者有黄疸、消瘦，超声显示胆总管远段占位，肝内外胆管扩张，故超声提示壶腹周围占位。

（2）答案：B。

解析：本题中患者首先考虑壶腹周围占位。

5.（1）答案：E。

解析：急性十二指肠穿孔常发生在球部前壁，男性较女性多，常有溃疡病史。全腹部压痛、反跳痛，腹肌紧张呈"板样"强直。病人发热，白细胞升高。

（2）答案：E。

解析：十二指肠穿孔的病人常有膈下游离积气。

（3）答案：B。

解析：胃肠道穿孔首选的检查方法是腹部立位X线片。80%的病人膈下可见新月状游离气体影。

6.（1）答案：D。

解析：急性阑尾炎的诊断主要依靠临床症状（发热、转移性右下腹痛、呕吐等）、体征（右下腹压痛、反跳痛、肌紧张）及实验室检查（白细胞计数、中性粒细胞增高）。故该患者首选考虑急性化脓性阑尾炎。

（2）答案：AE。

解析：阑尾炎的超声表现有：① 阑尾肿胀，成人外径≥7 mm，儿童外径≥6 mm，内径多＞6 mm，阑尾壁厚≥3 mm，加压时管腔不可压缩，局部压痛明显；② 纵断面呈圆形或同心圆形，中央可见无回声的积液或积脓；③ 单纯阑尾炎阑尾结构比较清晰，当伴有溃疡、坏死甚至穿孔时，可出现黏膜界面回声或其他部位回声中断或消失，形态不规则，阑尾周边可见无回声的积液或积脓；④ 阑尾腔内可伴有

粪石样强回声；⑤ 间接征象：周边可伴有炎性脂肪组织，患儿可伴有肠系膜淋巴结肿大，相邻的回、盲肠黏膜增厚。

（3）答案：E。

解析：见第（2）小题。

X 型题

1. 答案：ABCD。

解析：临床上称的"胃窦"是包括幽门窦在内的幽门部。

2. 答案：AB。

解析：本题考查的是解剖。胃大部分位于左季肋区，小部分位于腹上区。胃 3/5 在中线左侧，2/5 在中线右侧。胃后壁与胰、横结肠、左肾上部和左肾上腺相邻，胃底与膈和脾相邻。十二指肠球部、横结肠都是腹膜内位器官。十二指肠乳头开口于十二指肠降部内侧壁中下部位。

3. 答案：AE。

解析：本题考查正常胃的声像图表现。胃壁最厚处位于幽门处。由内向外第四层低回声为胃的固有肌层。

4. 答案：ABD。

解析：该题考查经腹胃肠超声检查的病人准备。① 检查前日晚病人应进清淡饮食。禁食 8～12 h，必要时服用缓泻药清理胃肠道。超声检查应在 X 线钡剂或胃镜检查之前，急腹症患者除外。② 经腹壁胃超声扫查，需空腹饮水 500～700 mL 或服用胃肠口服声学造影剂 400～600 mL 以充盈胃腔。临床怀疑梗阻、穿孔、胰腺炎者禁服。③ 结肠检查前需排便；乙状结肠及直肠上段检查者可充盈膀胱；需保留灌肠者，检查前日的晚餐进流食，睡前口服轻泻剂以清洁灌肠。

5. 答案：BE。

解析：胃壁最厚处位于幽门处。饮水后选择右侧卧位利于观察胃窦。

6. 答案：CE。

解析：本题考查小肠的解剖。小肠分为十二指肠、空肠和回肠，空肠一般位于左上腹，回肠位于右下腹，空、回肠之间无明显边界。回肠黏膜皱襞明显，数量多。肠梗阻时，因小肠黏膜环状皱襞密集，

可伴有水肿增厚,呈"琴键征"或"鱼刺征"。

7. 答案:AB。

解析:胃充盈检查减少胃内气体及内容物的干扰,清楚显示胃壁结构。

8. 答案:DE。

解析:位于肠系膜上动脉和腹主动脉夹角的是十二指肠水平部,十二指肠降部的前方是胆囊,后方是胆总管。

9. 答案:ABCE。

解析:十二指肠解剖分段分为壶腹部、降部、水平部、升部。

10. 答案:AC。

解析:浸润型胃肠癌是指癌组织向胃肠壁局限性或弥漫性浸润,与周围正常组织分界不清。B、E是肿块型胃肠癌的声像图表现。D为所有进展期胃癌的共性。

11. 答案:BD。

解析:肠梗阻因梗阻的病因、梗阻部位、病程长短及有无绞窄等,声像图可有多种表现:① 梗阻近端肠道显著扩张;② 梗阻近端肠管蠕动频繁、亢进,蠕动波幅度增大,伴有肠道内液体往复流动及"气过水征",梗阻局部肠蠕动增强、减弱或消失;③ 梗阻处肠黏膜皱襞水肿;④ 合并穿孔时腹腔可有水。

12. 答案:ABCD。

解析:见第11题。

13. 答案:BCE。

解析:胃肠道穿孔最直接的超声征象为胃、肠道壁的连续性中断,但超声不易显示。超声最主要的表现为肝、脾与膈肌间游离气体的多次强反射回声,即"等距横纹征",其次超声可探查到腹盆腔内游离积液。

14. 答案:BCD。

解析:见本节C型题第6题第(2)小题。

第六节 腹膜后间隙

A型题

1. 答案:A。

解析:检查腹膜后间隙,凸形探头成像效果最好,常用频率为 3.5~5.0 MHz。

2. 答案:B。

解析:腹腔内脏器根据腹膜包裹情况,有一类就是腹膜两侧完全包裹,有的只是器官有三面或者多面被腹膜包裹。将腹腔内的器官分为腹膜内位器官、腹膜间位器官和腹膜外位器官。腹膜后器官又称为腹膜外器官,指的是在腹腔只有一面被腹膜包裹,几乎不能活动的器官,主要包括胰腺、肾脏、双侧输尿管、肾上腺、十二指肠降部、十二指肠水平部、十二指肠升部以及直肠中下段。腹膜间位器官,此类器官三面或多面包被腹膜,如升结肠、降结肠、肝、膀胱、子宫等。腹膜内位器官,此类器官几乎全部包被腹膜,活动度较大。主要的器官有:胃、十二指肠球部、空肠、回肠、阑尾、横结肠、乙状结肠、脾、卵巢、输卵管等。

3. 答案:C。

解析:呼吸运动影响静脉血流测定,对动脉测定无影响。

4. 答案:E。

解析:腹膜后肿瘤位置深在,随呼吸和体位变换的活动幅度比腹膜脏器小,位置一般固定。

5. 答案:C。

解析:俯卧位检查,肿瘤与腹前壁的距离增宽。

6. 答案:E。

解析:腹膜后间隙上至横膈,下至盆腔,两侧相当于腰方肌外缘,前面为腹后壁的壁腹膜,肝脏裸区,十二指肠、直肠的部分等,后面为腰大肌。因此肝总管不属于腹膜后间隙。

7. 答案:C。

解析:畸胎瘤是腹膜后最常见的良性肿瘤。

8. 答案:E。

解析:腹膜后良性神经源性肿瘤形态规则。

9. 答案:E。

解析:腹膜后器官主要有腹主动脉和下腔静脉及其分支、部分肝脏、胰腺、大部分十二指肠、升结肠、肾脏、肾上腺、输尿管及淋巴结、淋巴管。

10. 答案:D。

解析:该病是以腹膜后组织慢性非特异性非化脓性炎症伴纤维组织增生为特点的少见疾病,其发挥重要作用的是巨噬细胞。

11. 答案:C。

解析:腹膜后肿瘤来源于脂肪组织、结缔组织、筋膜、肌肉、神经、血管及淋巴组织。不包括黄色肉芽肿。

12. 答案:E。

解析:结合病史,声像图表现为腹水、腹膜增厚。

13. 答案:C。

解析:腹主动脉、下腔静脉管腔清晰或有动脉硬化表现,常无明显移位。

C 型题

1.(1)答案:A。

解析:患者有冠状动脉造影手术病史,超声无明显血流信号,再根据临床症状可以考虑为术后血肿。

(2)答案:E。

解析:腹膜后穿刺可以判断有无血肿。

2.(1)答案:A。

解析:腹膜后肿块可以使腹膜后脏器移位,如下腔静脉向前内侧移位。

(2)答案:C。

解析:肿块在呼吸时,位置固定,且肿块可以使腹膜后脏器移位,如下腔静脉向前内侧移位,说明病灶来源于腹膜后,根据声像图特征,考虑包块最可能诊断为畸胎瘤。

3.(1)答案:BCEF。

解析:根据临床症状诊断,胃炎及慢性肾衰竭不符合。

(2)答案:ABCDE。

解析:除了胃镜检查,其他检查均可辅助诊断该病。

(3)答案:D。

解析:超声声像图特征符合腹膜后纤维化表现。

(4)答案:ABCDEFG。

解析:体外碎石是肾结石治疗方法,腹膜后肿瘤放射治疗是恶性肿瘤治疗方法,不用于腹膜后纤维化治疗。

X 型题

1. 答案:AD。

解析:腹膜后超声检测时需要排除肠腔气体干扰,因此需要空腹,必要时给予泻药。

2. 答案:ABD。

解析:腹膜后间隙良性肿瘤来源于脂肪组织、结缔组织、筋膜、肌肉、神经、血管及淋巴组织。不包括黄色肉芽肿。精原细胞瘤是起源于睾丸的原始生殖细胞。

3. 答案:ABCDE。

解析:腹膜后间隙肿瘤位置深,常紧贴脊柱前缘,不随体位改变而改变其位置,不易推动,不随呼吸上下移动,常呈多形性,压迫腹膜后大血管或将其顶起移位。

4. 答案:ABCD。

解析:横纹肌肉瘤属于恶性肿瘤,一般表现为低回声实性肿块。

5. 答案:ACD。

解析:腹膜后寒性脓肿病灶多位于腰大肌内、椎旁;病变多来源于脊柱结核,当病变破坏椎体时,脓液流入腹膜后间隙形成寒性脓肿,并可沿腰大肌鞘膜下降至腹股沟韧带下部;临床上病人多有低热、盗汗、乏力等结核的症状。声像图上显示腹膜后间隙的囊性包块,常为圆形、椭圆形、条状或梭形,壁厚、不光整,边界不规则,与周围组织分界不清,内部有坏死组织时,可有不规则斑点状回声,并随体位改变移动。腹膜后囊性肿瘤声像图上常呈单房、多房,有完整包膜回声,包膜较薄而光滑完整。

第七节 肾 上 腺

A 型题

1. 答案:E。

解析:在脾、肾、腹主动脉三者之间寻找左肾上腺病灶。

2. 答案:A。

解析:仰卧经侧腰部扫查,右肾上腺在右肾上极的内上方寻找。

3. 答案:C。

解析:肾上腺皮质功能亢进包括皮质醇增多症

(Cushing 综合征:由肾上腺皮质增生或腺瘤引起)、原发性醛固酮增多症和肾上腺性征异常征。嗜铬细胞瘤虽有儿茶酚胺分泌增多,但为髓质疾病。

4. 答案:A。

解析:超声可以发现体积增大的肾上腺,对于正常肾上腺显示不如 CT,MRI 敏感,不能发现肾上腺腺体萎缩及缺如。

5. 答案:B。

解析:成人肾上腺扫查的探头为正常腹部凸阵探头,频率为 3.5~7.0 MHz。

6. 答案:A。

解析:患者有高血压病史,嗜铬细胞瘤一般为 4.0~5.0 cm,圆球状或椭圆球状,边界呈较高的条带状回声,内为中等或低回声,有时可见坏死液性无回声。

7. 答案:B。

解析:肾上腺皮质腺瘤 90% 单侧生长,直径多为 1.0~2.0 cm,瘤体呈圆球状或椭圆球状低回声结节,边界清楚,明亮。

8. 答案:B。

解析:嗜铬细胞瘤一般为 4.0~5.0 cm,圆球状或椭圆球状,边界呈较高的条带状回声,内为中等或低回声,有时可见坏死液性无回声。嗜铬细胞瘤位于肾上腺者占 90%,恶性者占 10%,90% 为单侧病变。

9. 答案:E。

解析:肾上腺皮质腺瘤 90% 单侧生长,直径多为 1.0~2.0 cm,瘤体呈圆球状或椭圆球状低回声结节,边界清楚,明亮。

10. 答案:C。

解析:左侧肾上腺的解剖呈半月形,位于左肾上极内前方,胰尾后上方,腹主动脉外侧。

11. 答案:B。

解析:右侧肾上腺的解剖呈三角形,位于右肾上极内上方,下腔静脉后方,膈肌脚前方。

12. 答案:B。

解析:肾上腺 Addison 病主要由特发性肾上腺萎缩引起。

13. 答案:E。

解析:正常肾上腺的血供来自肾上腺上、中、下动脉,分别起自膈下动脉、腹主动脉及肾动脉。

14. 答案:E。

解析:肾上腺的血供极为丰富,肾上腺上、中、下动脉分别来自膈下动脉、腹主动脉和肾动脉。肾上腺动脉进入被膜后,分支形成动脉性血管丛,其中大部分分支进入皮质,形成窦状毛细血管网,并与髓质毛细血管沟通。少数小动脉分支穿过皮质直接进入髓质。肾上腺静脉不与动脉伴行,主要以静脉窦形式分布于肾上腺皮质和髓质,回流的小静脉注入中央静脉。右侧肾上腺中央静脉直接注入下腔静脉,左侧肾上腺中央静脉则注入左肾静脉。

15. 答案:D。

解析:肾上腺是人体内重要的内分泌器官。肾上腺组织由外向内分为被膜、皮质和髓质三层。肾上腺皮质和髓质在发生、结构与功能上均不相同,实际上是两种内分泌腺。皮质来自体腔上皮(中胚层),髓质来源于神经冠(外胚层),与交感神经系统相同。肾上腺皮质由外向内分为球状带、束状带和网状带。肾上腺髓质由交感神经细胞和嗜铬细胞组成,分泌去甲肾上腺素和肾上腺素。肾上腺的血供极为丰富,肾上腺上、中、下动脉分别来自膈下动脉、腹主动脉和肾动脉。

16. 答案:B。

解析:检查肾上腺时,为避免肠道气体对图像的干扰,需空腹检查。正常肾上腺儿童显示率高于成人,这是因为儿童的肾上腺占肾大小的 1/3,而成人的肾上腺只占肾大小的 1/13,且儿童肾周脂肪远少于成人,故易显示。成人右侧肾上腺常以右肝为声窗,多呈三角形或带状低回声,外周则是较低的皮质回声,中央为较强的髓质回声,而左侧肾上腺由于胃肠积气等原因相对较难显示。

17. 答案:D。

解析:肾上腺囊肿表现为边界清晰的无回声区,超声易于发现。

18. 答案:C。

解析:与肾上腺的解剖位置有关。

19. 答案:D。

解析:原发性醛固酮腺瘤为肾上腺皮质肿瘤。

20. 答案:B。

解析:嗜铬细胞瘤一般为 4.0~5.0 cm,圆球状或椭圆球状,边界呈较高的条带状回声,内为中等或低回声,有时可见坏死液性无回声。嗜铬细胞瘤位于肾上腺者占 90%,恶性者占 10%,90% 为单侧病变。

21. 答案:B。

解析:嗜铬细胞瘤一般为 4.0～5.0 cm,圆球状或椭圆球状,边界呈较高的条带状回声,内为中等或低回声,有时可见坏死液性无回声。嗜铬细胞瘤位于肾上腺者占 90%,恶性者占 10%,90% 为单侧病变。异位的嗜铬细胞瘤常位于腹主动脉旁。

B 型题

答案:1. B;2. D;3. C;4. A;5. A;6. B;7. D。

解析:肾上腺皮质由外向内分为球状带、束状带和网状带。球状带细胞分泌盐皮质激素,主要是醛固酮,调节电解质和水盐代谢;束状带细胞分泌糖皮质激素,主要是皮质醇,调节糖、脂肪和蛋白质的代谢;网状带细胞分泌性激素。肾上腺髓质由交感神经细胞和嗜铬细胞组成,分泌去甲肾上腺素和肾上腺素。因此,原发性醛固酮综合征病变发生在皮质的球状带,库欣综合征病变发生在皮质的束状带,嗜铬细胞瘤病变发生在肾上腺髓质。

答案:8. D;9. C;10. A;11. B;12. E;13. F;14. F。

解析:肾上腺皮质腺瘤的体积一般较小,常小于 3 cm,呈圆形或类圆形低回声肿块,边界清楚。肾上腺转移瘤(肺癌多见)常发生于双侧肾上腺,偶见于单侧。肾上腺神经母细胞瘤多见于 5 岁以下儿童,体积较大,形态不规则,与周围组织分界不清晰,可呈分叶状,肿块内部回声不均匀,有坏死或伴钙化。肾上腺髓样脂肪瘤往往体积较大,边界清楚,有薄膜回声,内部呈均匀高回声或高、低回声相间。肾上腺皮质癌一般体积较大,直径可为 5～8 cm,肿瘤内常见出血、坏死及囊性变。被称为"10%肿瘤"的是嗜铬细胞瘤,因其 10% 发生在肾上腺之外,10% 发生在双侧肾上腺,10% 为恶性。此外,嗜铬细胞瘤的大小多为 4～5 cm,球体感明显,可发生在腹主动脉旁,髂血管旁和膀胱壁内。

X 型题

1. 答案:ABCD。

解析:腺瘤直径多为 1～2 cm。

2. 答案:ABE。

解析:肾上腺神经母细胞常为多发性,转移范围广,以眼部和肝脏较多。肾上腺神经母细胞瘤超声图上多表现为体积较大的实性肿块,形态不规则,与周围组织分界不清晰,可呈分叶状,肿块内部回声不均匀,如有出血或坏死则可形成斑片状强回声伴声影。

3. 答案:ACE。

解析:肾上腺转移性肿瘤多来源于乳腺癌、肾癌、肺癌等,其中小细胞肺癌较其他类型的肺癌更易发生转移。肾上腺转移瘤初始于肾上腺髓质,而后累及皮质,因此很少影响肾上腺皮质功能,肾上腺转移瘤超声表现为双侧肾上腺区低回声肿块,偶有单侧肾上腺区低回声肿块,呈圆形或椭圆形,也可呈不规则形,边界清楚,内部回声均匀,如果肿瘤内出血或坏死,内部回声不均,可有无回声液性区。

4. 答案:ABCD。

解析:肾上腺皮质功能低下为两侧肾上腺绝大部分被破坏而引起皮质激素不足的一种疾病。本病可分原发性与继发性。原发性慢性肾上腺皮质功能低下又称 Addison 病,是由于肾上腺结核、特发性肾上腺皮质萎缩和肾上腺转移瘤等原因导致肾上腺皮质功能受损引起的肾上腺皮质功能低下。继发性肾上腺皮质功能低下多见于下丘脑-垂体功能低下患者,由于促肾上腺皮质激素释放因子(CRF)或促肾上腺皮质激素(ACTH)的分泌不足,肾上腺皮质萎缩。肾上腺皮质腺癌较少引起肾上腺皮质功能低下。

5. 答案:ABCDE。

解析:肾上腺皮质腺癌发现时往往体积较大(>5 cm),肿块呈圆形或椭圆形,也可为分叶状,内部回声不均匀,可伴有液性区或钙化,肿瘤可侵犯肾上腺周围组织,肾脏、肝脏及腹膜后等邻近器官可出现肿块征象。

6. 答案:ABCDE。

解析:肾上腺嗜铬细胞的肿瘤也称为"10%肿瘤",是因为约 10% 为恶性;约 10% 为双侧多发,多见于家族性疾病;约 10% 好发于肾上腺以外,称为副神经节瘤;约 10% 为儿童发病,多见于家族性疾病。

第八节 泌尿系统与前列腺

A 型题

肾

1. 答案:B。

解析:肾动脉的分支为叶间动脉,穿行于肾柱内,上行至皮质与髓质交界处,形成与肾表面平行的弓状动脉。

2. 答案:C。

解析:肾盂在肾窦内向肾实质展开,形成 2~3 个大盏和 8~12 个小盏,每个小盏收集 1~2 个肾乳头排出的尿液。

3. 答案:A。

解析:肾脏由肾实质和肾窦组成。

4. 答案:B。

解析:平均成年人肾脏正常长为 10~12 cm,宽为 5~7 cm,厚为 3~5 cm。

5. 答案:D。

解析:左肾静脉走行于肠系膜上动脉与腹主动脉之间。

6. 答案:B。

解析:肾门是泌尿系统脏器,肾的血管、淋巴管、神经和肾盂的出入部位,中部凹陷,是肾窦的开口。

7. 答案:B。

解析:肾实质包绕肾窦,肾窦为肾盏、肾盂、肾动脉、肾静脉和脂肪等占据,脂肪充填于肾盂、肾盏和肾血管的间隙中。肾髓质由 10~12 个肾锥体组成,肾锥体的尖端即为肾乳头,与肾小盏相接,每一个肾乳头有 10~20 个乳头管开口于肾小盏。肾动脉、肾静脉、淋巴、神经均从肾门进出,肾盂由此处通出,由前向后为肾静脉、肾动脉、肾盂,由上向下为肾动脉、肾静脉、肾盂。

8. 答案:A。

解析:肾窦回声呈高回声。

9. 答案:E。

解析:肾门结构从上到下依次为肾静脉、肾动脉、肾盂。

10. 答案:A。

解析:腰大肌位于肾脏后方。

11. 答案:A。

解析:屏气时肾脏相对固定。

12. 答案:B。

解析:肾实质回声强度是中等回声。

13. 答案:B。

解析:肾锥体属于肾实质。

14. 答案:C。

解析:青少年和婴儿的锥体回声可较成年人低。

15. 答案:D。

解析:肾锥体肥大是肾脏正常变异的一种。

16. 答案:E。

解析:肾积水检查时患者最好是站立位检查,重力作用下输尿管显示更清楚。

17. 答案:A。

解析:肾盂无回声区有时宽度为 1~2 cm 可能仍属正常,如膀胱过度充盈时。

18. 答案:E。

解析:肾积水检查可采取多种体位,如仰卧位、侧卧位、俯卧位。

19. 答案:D。

解析:多发性肾囊肿有菲薄的囊壁,导致相互之间不相通,肾积水不会出现。

20. 答案:A。

解析:肾囊肿表现为无回声伴后方回声增强。

21. 答案:D。

解析:坏死的肾乳头不脱落,易形成钙化,表现为坏死区周围强回声。

22. 答案:A。

解析:肾内液性区呈均匀无回声。

23. 答案:E。

解析:多囊肾可伴有多囊肝及胰腺囊性病变等。

24. 答案:A。

解析:肾透明细胞性癌(clear cell renal cell

carcinoma,CCRCC)是最常见的肾细胞癌。

25．答案：A。

解析：肾癌多表现为周边及内部血流信号丰富，但少血供并不能完全除外肾癌。

26．答案：D。

解析：Wilms瘤常常发生于儿童，肾实质恶性肿瘤常伴有无痛性肉眼血尿、回声多为不均匀混合回声，易发生肾静脉和下腔静脉癌栓。

27．答案：E。

解析：肾细胞癌分为四型：① 透明细胞型；② 颗粒细胞型；③ 混合细胞型；④ 未分化细胞型。肾癌较大时内部常常出现坏死，回声多为不均匀。

28．答案：B。

解析：肾细胞癌具有沿肾静脉扩散引起肾静脉、下腔静脉瘤栓和阻塞的倾向。

29．答案：E。

解析：见第28题。

30．答案：C。

解析：患者发现右肾低回声肿块，并侵犯右肾静脉，结合年龄和病史，考虑为肾细胞癌。

31．答案：B。

解析：下腔静脉及肾静脉是肾脏肿瘤转移的第一站。

32．答案：A。

解析：肾错构瘤是肾脏最常见的良性肿瘤。

33．答案：E。

解析：肾血管平滑肌脂肪瘤是良性肿瘤，由血管、平滑肌和脂肪组织交织而成。

34．答案：B。

解析：肾脏血管平滑肌脂肪瘤由血管、脂肪细胞和平滑肌三种成分组成。

35．答案：B。

解析：RAML 由平滑肌、血管及成熟脂肪组织组成，三种成分比例及分布不同导致超声回声不同，乏脂肪时表现为低回声肿块。

36．答案：E。

解析：易血行转移，淋巴转移次之。

37．答案：A。

解析：肾血管平滑肌脂肪瘤又称良性间叶瘤，声像图分为两种类型：一种为边界清晰的圆形强回声，声衰减不明显，无声影；另一种类型呈"洋葱片"样图形。

38．答案：D。

解析：根据声像图表现可先判断肿块来源于肾脏，而儿童肾脏肿瘤中以肾母细胞瘤最为多见。

39．答案：A。

解析：肾母细胞瘤体积较大，边界清晰，瘤体内部常伴有钙化，声像图上多表现为强回声。

40．答案：B。

解析：肾母细胞瘤常见于2～4岁的儿童。

41．答案：A。

解析：肾内炎性肿块表现为发热、疼痛。

42．答案：C。

解析：异位肾常见于骨盆内。

43．答案：B。

解析：马蹄肾是较常见的先天性双肾融合性畸形，融合部位多在双肾下极。

44．答案：A。

解析：肾周血肿的病因分类有3类：外伤性、医源性、自发性。

45．答案：A。

解析：血尿是肾脏损伤常见的症状，常与肾损伤程度呈正比。轻度损伤可为显微镜下血尿，肾实质破裂和肾盏、肾盂相通时，出现肉眼血尿。但肾蒂血管裂伤，输尿管完全断裂或被血块堵塞，可不出现血尿。

46．答案：E。

解析：随着肾功能损害程度的加重，其声像图表现为肾脏逐渐缩小，且出现肾包膜欠光整，轮廓线不清晰，肾内结构杂乱，肾实质回声弥漫性增粗增强。

47．答案：B。

解析：正常情况下，肾皮质回声与脾脏回声接近。

48．答案：B。

解析：肾脏实质回声增强。

49．答案：A。

解析：慢性肾功能不全失代偿期超声 CDFI 表现为低速高阻型血流。

50．答案：E。

解析：结石与肾脏组织声阻抗大，因此具有很强的对比度。

51. 答案:E。

解析:肾脏位置下移距离超过了正常范围,不属于先天发育异常。

52. 答案:C。

解析:两侧肾相融合称为融合肾,有各种类型,如蹄铁形肾、盘形肾、乙状肾、块肾等。其中最常见的是蹄铁形肾。

53. 答案:D。

解析:婴儿型多囊肾为无数微小囊肿,超声下显示不出微小囊肿,或有时可见个别 1~2 cm 囊肿。

54. 答案:D。

解析:重复肾多数融合为一体,多数不能分开,表面有一浅沟,但肾盂、输尿管上端及血管分开,亦有各自的肾盂、输尿管和血管。外形不一定都是明显异常。

55. 答案:E。

解析:肾囊肿属良性病变,不会引起肾脏功能丧失。

56. 答案:E。

解析:瘤体内血流成湍流,彩色多普勒信号呈红蓝交织的血流信号。

57. 答案:C。

解析:急性尿路梗阻不会对肾脏血流产生影响。

58. 答案:C。

解析:梗阻部位越低,对肾脏影响时间越长。

59. 答案:A。

解析:经侧腰部冠状切能显示肾脏的冠状位,与前后位 X 线肾盂造影片相似。

60. 答案:E。

解析:结合患者有发热、腰痛、白细胞升高病史,超声发现右肾内一个囊实混合性包块,首先要考虑肾脓肿。

61. 答案:E。

解析:肾皮质脓肿简称肾脓肿,肾皮质脓肿形成时,患侧肾形增大,向外隆起,肾内出现低回声区,有球体感,边界模糊,且肾活动受限,尤以低回声区处与肾周围组织明显粘连,在呼吸时牵住肾脏,使之不能上下移动,是诊断肾脓肿的主要依据。

62. 答案:B。

解析:肾结核能够累及整个泌尿系,首先累及肾脏,造成肾空洞积水、纤维化,继而引起输尿管、膀胱结核。

63. 答案:D。

解析:结核肾发展至整个肾钙化而功能丧失称自截肾,不会导致肾动脉栓塞。

64. 答案:E。

解析:肾结核钙化型(似结石型)被膜不规则,内可见多个大小不等强回声团,后伴声影,与结石的鉴别是肾结核钙化位于肾的表浅部位,而肾结石位于肾盂或肾盏内。

65. 答案:B。

解析:肾动脉狭窄时血流呈高速高阻状态。

66. 答案:D。

解析:肾钙质沉淀症是钙质在肾组织内沉着,多发生于高钙血症,声像图极为典型,各椎体均完整显示呈强回声,但无声影。

67. 答案:D。

解析:正常移植肾与正常肾声像图一致,位于髂窝内。

68. 答案:A。

解析:以上都是肾移植术后急性排异的特点。

69. 答案:D。

解析:发生急性排异反应者,彩色多普勒超声下可见移植肾体积增大,皮质增厚,回声不均匀,肾皮质与髓质界限不清,肾锥体肿大,肾内血流灌注差,叶间动脉血流明显减少,移植肾各级动脉阻力指数增高(有文献报道 RI 在 0.7~0.8 时应考虑有排斥反应的可能性)。

输尿管

1. 答案:B。

解析:输尿管轻度积水时,管腔无回声带一般在 1 cm 以下。

2. 答案:C。

解析:输尿管远端发现结石,并不能代表上面没有结石。

3. 答案:A。

解析:管样结构,一侧内见强回声伴声影,最可能是输尿管结石。

4. 答案:A。

解析:输尿管从髂动脉上面交叉。

5. 答案:D。

解析:突发绞痛伴血尿,超声表现为左肾轻度积水,左输尿管上段扩张,首先考虑输尿管结石。

6. 答案:D。

解析:患者有典型症状。

7. 答案:B。

解析:左肾积水,左输尿管中上段扩张并可见输尿管下段有强回声光团提示输尿管结石。

8. 答案:B。

解析:输尿管上段是指肾盂输尿管连接部到跨越髂动脉处。

9. 答案:E。

解析:下尿路梗阻、腹膜后纤维化、尿道外口肿瘤都可以导致双侧输尿管扩张。

10. 答案:E。

解析:受伤部位多位于尿道球部。

11. 答案:C。

解析:右肾积水,结合突发体征,考虑为输尿管结石。

12. 答案:E。

解析:结石横径稍大于输尿管内径。

13. 答案:B。

解析:输尿管内强光团伴声影,左肾积水,结合病史,考虑为输尿管结石。

14. 答案:C。

解析:引起输尿管扩张的最常见原因是输尿管结石。

15. 答案:A。

解析:输尿管膀胱开口喷尿频率减少,尿流变细,甚至消失。

16. 答案:A。

解析:输尿管从髂动脉前面交叉跨过。

17. 答案:D。

解析:目的:减少肠道气体和粪便对输尿管的干扰,推开盆腔肠管,提高第二、三段输尿管显示效果。

膀胱

1. 答案:B。

解析:膀胱肿瘤好发于膀胱三角区。

2. 答案:D。

解析:血块可以移动,但没有血流信号。

3. 答案:E。

解析:回声扁平较大而且无声影不能作为诊断膀胱结石的依据。

4. 答案:D。

解析:膀胱内病灶不随体位移动,考虑起源于膀胱的肿瘤,结合形态病史,考虑膀胱乳头状瘤。

5. 答案:C。

解析:膀胱最常见肿瘤是移行上皮肿瘤。

6. 答案:E。

解析:膀胱镜能早期发现膀胱癌。

7. 答案:C。

解析:超声分辨力有限。

8. 答案:E。

解析:患者为儿童,超声表现为膀胱壁光滑,内见一异物。

9. 答案:D。

解析:膀胱三角区占位,结合病史,最常见的就是膀胱癌。

10. 答案:B。

解析:血块随体位改变而移动。

11. 答案:E。

解析:结合临床典型病史,首先考虑膀胱嗜铬细胞瘤。

12. 答案:E。

解析:膀胱最多见的黏膜下实性占位病变是平滑肌瘤。

13. 答案:B。

解析:膀胱癌中以移行细胞癌多见,好发于膀胱侧壁和三角区,鳞癌和腺癌少见,好发于膀胱前壁和顶部。

14. 答案:E。

解析:腹部超声分辨能力有限,对早期病灶无法诊断。

15. 答案:C。

解析:强回声伴声影,首先考虑膀胱结石。

16. 答案:B。

解析:要考虑肿瘤侵犯膀胱壁。

17. 答案:A。

解析:体表超声分辨率有限,无法发现早期表浅病变。

18. 答案:C。

解析:病灶处膀胱壁多显示不完整。

19. 答案:E。

解析:前方:有耻骨联合;后方:男性有精囊腺、输精管末端和直肠;下方:男性邻接前列腺。

前列腺

1. 答案:A。

解析:最大的是左、右叶。

2. 答案:D。

解析:后叶是前列腺癌的好发部位。

3. 答案:C。

解析:前列腺包膜整齐,显示清晰。

4. 答案:B。

解析:前列腺内外腺之间的强回声,首先考虑前列腺结石。

5. 答案:D。

解析:男性尿道最容易发生断裂的部位是球部尿道。男性尿道包括头段、阴茎悬垂部、球部、膜部、前列腺部尿道。每个部位都可能造成尿道狭窄,引起尿道断裂。由于球部尿道这一段最容易受到外界影响和损伤,损伤后会引起排尿困难及刺激性症状,比如尿流变细、射程变短、尿频、尿急等,当受到完全性损伤时,可发生严重的尿潴留现象。

6. 答案:E。

解析:以上各种疾病均可引起前列腺体积增大。

7. 答案:C。

解析:前列腺癌最易发生在周缘区。

8. 答案:B。

解析:前列腺增生时,内外腺比值异常。

9. 答案:E。

解析:PSA 密度>0.15 时,患前列腺癌的危险性增高。

10. 答案:C。

解析:结合症状和超声表现,符合前列腺增生表现。

11. 答案:D。

解析:双肾积水和膀胱改变与前列腺癌没有直接关系。

12. 答案:D。

解析:前列腺癌在欧美国家发病率较高,但我国比较少见,近年发病率逐渐增加。

13. 答案:E。

解析:前列腺增生超声表现多为内腺多发结节回声。

14. 答案:E。

解析:急性前列腺炎时前列腺体积增大,形态饱满,实质回声降低。

15. 答案:C。

解析:前列腺组织中易发生肿瘤及炎症的部位是后叶或外腺。

16. 答案:D。

解析:前列腺带区划分法不包括尿道部。

17. 答案:A。

解析:正常成人前列腺大小约长 3 cm,宽 4 cm,厚 2 cm。

18. 答案:B。

解析:前列腺分左、右侧叶,后叶,中叶,前叶五叶;内腺道周围组织和移行区、外腺周缘区和中央区。

19. 答案:A。

解析:囊肿的一般表现多为圆形、椭圆形无回声,边界光滑清晰,后方回声增强。

20. 答案:D。

解析:前列腺癌好发生于外腺。

21. 答案:B。

解析:前列腺增生好发生于内腺。

22. 答案:C。

解析:肿瘤多为低回声,边界欠清晰,多位于外腺,易侵犯包膜,彩色多普勒能探测病变内的血流信号,有助于诊断。

23. 答案:A。

解析:以上均是前列腺增生的直接征象。

24. 答案:D。

解析:前列腺癌好发生于外腺。

25. 答案:B。

解析:前列腺癌常发生在外腺。

26. 答案:A。

解析:前列腺增生是内腺增生,外腺受压变扁。

27. 答案:D。

解析:前列腺癌最常见于周缘区,其次是移行区、中央区、尿道旁腺区。

28. 答案:A。

解析:最常见的是腺癌。

29. 答案:C。

解析:转移型不属于上述分类方式。

30. 答案:B。

解析:骨盆骨折时最易受损的是尿道膜部。

B 型题

答案:1. A; 2. C; 3. B。

解析:肾实质部圆形无回声暗区,边壁薄,突向肾外为孤立性肾囊肿。在肾窦回声内出现无回声,但不与肾盏及肾盂相通,可引起肾盂积水为肾盂旁囊肿。肾盂源性囊肿类圆形液性暗区与某一肾盏相连,囊内常含钙乳或泥沙样结石,有点状强回声附于囊肿后壁。

答案:4. E; 5. D; 6. A。

解析:肾皮质回声强度是低回声,肾髓质回声强度是弱回声,肾窦回是高回声。

答案:7. B; 8. A。

解析:7. 海绵肾病理特征是乳头部集合管扩张,形成肾髓质无数大小不等的囊腔,继发尿盐沉积。8. 肾钙质沉着症表现为肾锥体部弥漫性钙盐沉积。

答案:9. E; 10. C。

解析:9. 多囊性肾发育不全是一种较常见的肾脏囊性疾病,男性多见,常为单侧发病。10. 成人型多囊肾表现为肾体积增大,肾内无数个大小不等的囊肿以及肾实质回声增强。

答案:11. A; 12. C。

解析:11. 上下两个肾盏轻度分离,其积水形状应与菱角类似。12. 超声对肾积水程度的判断标准如下。积水早期:超声图像无明显变化;轻度积水:肾窦内有带状卵圆形或菱形回声区,实质变化不明显;中度积水:肾窦呈典型的手套状、烟斗状或车轮状无回声区,实质变薄但大于正常厚度的1/2;重度积水:肾窦内有较大多房囊状无回声区,实质明显变薄但大于正常的1/4;极重度积水:肾窦内无回声区呈巨大囊肿形或有不完全分隔,实质菲薄,不易分辨。

答案:13. B; 14. E。

解析:13. 肾脏的严重化脓性感染称为脓肾,肾实质破坏广泛,整个肾脏成为一个脓性囊腔,声像图颇似肾积水,但图像较模糊,结合病史可以诊断。14. 肾结核是常见的肾特异性感染,本身症状不明显,声像图变化多端,分为五型:扩张回声型、混合回声型、无回声型、强回声型、似结石型。

答案:15. A; 16. B。

解析:15. 前列腺内见无回声暗区,位置不定,后方回声增强为前列腺囊肿。16. 前列腺内贴近后尿道可见无回声暗区,后方回声增强,呈水滴状为苗勒管囊肿,又称前列腺囊囊肿。

C 型题

1.（1）答案:B。

解析:结合年龄和病史,右肾探及低回声团,首先考虑肾脏恶性病变。

（2）答案:B。

解析:肾静脉及下腔静脉是肾脏血流的回流通路,检查是为了发现有没有栓子。

X 型题

1. 答案:BCDE。

解析:一般认为肾动脉峰值流速 <100 cm/s,阻力指数为 $0.55 \sim 0.7$,加速时间 <0.07 s,加速度 >3 m/s^2。

2. 答案:ABCDE。

解析:引起肾积水的疾病包括以上各种。

3. 答案:ABDE。

解析:肾母细胞瘤是肾的恶性肿瘤,其余都是肾的良性肿瘤。

4. 答案:ACDE。

解析:经皮穿刺肾囊肿的适应证:① 巨大的单纯性肾囊肿、肾盂周围囊肿及肾周围假性囊肿压迫肾实质影响肾功能或引起尿路梗阻者。② 上述疾病临床疑为合并恶性肿瘤存在者,需对囊肿穿刺抽液进行生物化学分析和细胞病理学检查者。③ 临床上需要对囊肿内注射对比剂进行 X 线造影检查者。

5. 答案:BE。

解析:胱氨酸结石及黄嘌呤结石密度较低,X 线能透过。

6. 答案:ABDE。

解析:前列腺增生病理上移行区(内腺)细胞增生和肥大,表现为前列腺增大,外形饱满,内外腺比例失常,出现增生结节和结石。周缘区往往因受压变薄,血流信号减少。

7. 答案:ABCD。

解析:睾丸肿瘤可以引起血精,但不是常见病因。

8. 答案:ABCDE。

解析:以上都符合前列腺增生的后尿道改变。

9. 答案:ABC。

解析:前列腺癌的生长方式有结节型、结节浸润型、浸润型。

第九节　阴囊与阴茎

A 型题

1. 答案:D。

解析:采用高频探头,附睾头、体、尾均可显示,正常附睾部位输精管不显示。

2. 答案:B。

解析:囊内有睾丸、附睾及精索。

3. 答案:C。

解析:正常附睾尾易被超声显示。

4. 答案:A。

解析:精曲小管结合成精直小管,进入睾丸纵隔交织成睾丸网。

5. 答案:C。

解析:精囊腺位于前列腺后上方低回声结构。

6. 答案:E。

解析:阴囊及睾丸是浅表器官,使用高频探头检查。

7. 答案:BCE。

解析:正常睾丸呈卵圆形,三个径分别为 4 cm,3 cm,2 cm,周围有一层白膜包绕。

8. 答案:B。

解析:纵向扫查时,附睾头位于睾丸上方。

9. 答案:A。

解析:下丘脑能够分泌促性腺激素释放激素(GnRH)作用于腺垂体,促进其分泌黄体生成素,在男性也可叫作间质细胞刺激素(LH)和卵泡刺激素(FSH)。这两种物质可以分别作用于睾丸间质细胞和支持细胞,前者促进雄激素的生成,后者促进ABP 生成,ABP 结合雄激素,使生精小管内的雄激素保持一定水平,有利于精子的生成。

10. 答案:E。

解析:鞘膜腔内有少量浆液。

11. 答案:C。

解析:肉膜为阴囊的浅筋膜,在阴囊皮肤的深面,含平滑肌纤维,其平滑肌可随外界温度变化而反射性舒缩,以调节阴囊内的温度,有利于精子的发育。

12. 答案:C。

解析:男性尿道在行程中粗细不一,有三个狭窄、三个扩大和两个弯曲。

13. 答案:D。

解析:前尿道和后尿道是连续不断的,位于阴茎、前列腺等部位。前尿道一般包括海绵体部和尿道球部。后尿道一般包括尿道膜部和前列腺部。

14. 答案:C。

解析:尿道膜部是男性尿道穿越尿生殖膈的部分,长为 1.5 cm,周围有尿道膜部括约肌环绕,为男性尿道中尿道前列腺与尿道球腺之间,尿道膜部为最固定又较薄弱的一段,这里最狭窄,尿道膜部有一弯曲,称为耻骨下弯曲,其角度为93°。

15. 答案:B。

解析:男性外阴部下垂的囊状物,内有睾丸、附睾和精索等器官。

16. 答案:C。

解析:生精小管又名曲细精管、曲精小管。成人的生精小管每条长为 30~70 cm,直径为 150~250 μm,管壁厚为 60~80 μm。一个睾丸所有的生精小管连起来大约有 250 m。生精小管管壁由生精上皮构成,生精上皮由支持细胞和 5~8 层生精细胞组成。

17. 答案:E。

解析:睾丸内分泌的物质主要是雄激素,该激素由睾丸间质细胞分泌。睾酮的生理功能比较多,主要有以下几个方面:① 促进胎儿的男性生殖器官发育,促使第一性征形成。男性胎儿睾酮分泌不足、女性胎儿受到过多雄激素作用可出现假两性畸形。② 青春期时促进男性第二性征的出现以及第二性征的维持。如出现胡须、喉结隆起、声音低沉、肌肉和骨骼发达、出现阴毛等。③ 能够作用于支持细胞上的雄激素受体,再通过支持细胞的作用促进精子的生成。④ 促进蛋白质的合成,同时抑制蛋白质的分解,故有加速机体生长的作用。⑤ 作用于中枢神经系统,参与调节具有雄性特征的行为活动。还能刺激和维持正常的性欲。⑥ 促进肾脏合成促红细胞生成素,刺激红细胞的生成。⑦ 有类似肾上腺皮质激素的作用,可使钠水潴留。

18. 答案:A。

解析:睾丸间质细胞受垂体前叶嗜碱性细胞分泌的间质细胞刺激素(黄体生成素)的作用,能合成分泌雄激素,可促进精子的发生和男性生殖器官发育,以及维持第二性征和性功能。

19. 答案:A。

解析:精子是在睾丸的精曲小管内产生。其产生过程经历了精原细胞、初级精母细胞、次级精母细胞、精细胞,最后才形成精子。睾丸精曲小管产生精子后,此精子没有达到成熟状态,没有受精能力,也没有运动能力,需要运输到附睾,经过一系列变化以后才逐渐成熟,其成熟过程大约需要 14 天。

20. 答案:B。

解析:睾丸附件和附睾附件分别附着于睾丸的上极和附睾头,大部分附件可带蒂,多呈卵圆形。

21. 答案:A。

解析:睾丸附件和附睾附件分别附着于睾丸的上极和附睾头,大部分附件可带蒂,多呈卵圆形,回声与睾丸相似。

22. 答案:D。

解析:睾丸间质细胞主要分布在睾丸的曲精小管之间,细胞通常为椭圆形、不规则形、圆形或者卵圆形,无分泌颗粒。睾丸间质细胞通常受黄体生成素的作用,分泌雄性激素,雄性激素在男性的生殖生育过程中的作用是非常重要的,还具有维持男性的性功能以及第二性征的作用。

23. 答案:B。

解析:输精管结扎术常用部位为精索部,介于睾丸上端与腹股沟管浅环之间,此段位于皮下,又称皮下部。输精管结扎术是输精管绝育术的一种,输精管结扎术是结扎并切除一小段输精管,使精子不能排出体外,达到不育的目的。

24. 答案:B。

解析:精子发生过程起始于生精干细胞的分化,终止于成熟的精子形成。不同的生精细胞在曲细精管中按照特殊的细胞联系排列,形成所谓的精子发生过程。

25. 答案:A。

解析:双侧睾丸血流对此,内见树枝状血管,睾丸内多为动脉,呈低速低阻血流,正常睾丸静脉不易显示。

26. 答案:A。

解析:精囊又叫精囊腺,为长椭圆形的囊状器官,位于膀胱底的后方,输精管壶腹的外侧,左右各一,由迂曲的管道组成,其排泄管与输精管壶腹的末端合成射精管。精囊分泌的液体组成精液的一部分。

27. 答案:D。

解析:刚出生的婴儿到 12 岁以前的儿童,睾丸处于相对静止期,体积为 1~4 mL。12 岁以后的男孩进入青春发育期,睾丸体积迅速增大,成年男性的睾丸体积为 16~25 mL。

28. 答案:C。

解析:阴囊内容物包括睾丸和附睾,均为有结构的组织。

29. 答案:E。

解析:采用高频探头附睾体、尾部可显示。

30. 答案:C。

解析:睾丸鞘膜积液是围绕睾丸的鞘膜腔内液体积聚超过正常量。

31. 答案:B。

解析:见第31题。

32. 答案:A。

解析:睾丸被积液包绕,考虑睾丸鞘膜积液。

33. 答案:E。

解析:睾丸鞘膜积液,少量积液,液体聚集于睾丸上、下极周围;大量积液,液体可环绕睾丸(除后缘外),睾丸体积增大。

34. 答案:E。

解析:睾丸不完全扭转早期,睾丸大小正常或轻度肿大,实质回声均匀或欠均匀,血流信号减少,睾丸鞘膜积液。本例患者8 h复查时睾丸内无血流信号说明睾丸完全扭转。

35. 答案:C。

解析:睾丸、附睾处无回声,边界光滑,符合囊肿表现。

36. 答案:B。

解析:急性附睾炎超声图像显示回声衰减。

37. 答案:E。

解析:附睾炎性病变体积增大,多以尾部明显,呈结节状多见。弥漫性增大多表现为附睾尾部、体部、头部弥漫性增大,回声不均,可偏低或强弱不均。慢性附睾炎多表现为局部轻度肿大,多见于尾部,呈低回声至高回声,不均匀,无明显界限,常伴有纤维化改变。

38. 答案:C。

解析:附睾结核的声像图与附睾炎相似,常表现为不规则低回声肿块,如有钙化则出现声影。

39. 答案:A。

解析:睾丸网扩张的超声表现为:睾丸实质内表现出大小不等的无回声区,占据整个睾丸的1/3或2/3,主要分布在睾丸纵隔邻近区域,无回声区域内无彩色血流充填,邻近睾丸组织彩色血流正常。

40. 答案:B。

解析:隐睾指睾丸在下降过程中因受其他因素影响而停留于同侧腹股沟皮下环以上的腹股沟内或腹膜后。腹股沟隐睾约占75%,腹膜后隐睾约为25%。隐睾容易发生恶变,也可伴发睾丸扭转、炎症,双侧隐睾还可导致不育。临床表现自幼阴囊空虚,以单侧多见,较大的腹股沟隐睾可触及。

41. 答案:A。

解析:精液囊肿又称附睾囊肿,常见部位是附睾头部。

42. 答案:D。

解析:精液囊肿为附睾头部椭圆形无回声肿物,有时可见低回声沉淀平面。附睾囊肿一般体积较小。

43. 答案:E。

解析:精索静脉曲张临床型超声特征表现为蔓状静脉丛扩张,内径超过2 mm。

44. 答案:B。

解析:立位检查时,由于重力静脉回流压力增大,更易发现精索静脉曲张。

45. 答案:E。

解析:精索静脉曲张多发生于左侧。

46. 答案:B。

解析:急性附睾炎,附睾尾部肿大,多呈不均匀低回声,炎症也可局限于附睾头部或弥漫于整个附睾。附睾血供明显增多,血流信号分布不均匀。

47. 答案:D。

解析:急性睾丸炎多表现为一侧睾丸弥漫性肿大,回声不均匀,继发于流行性腮腺炎的睾丸炎症可发生于双侧睾丸。睾丸血供明显增多,血流信号呈扇形分布。睾丸动脉及其分支的血流速度加快,频谱呈高速低阻型。急性附睾炎多伴发精索炎症,表现为精索增粗,回声不均匀增强。

48. 答案:D。

解析:腺炎病毒(mumps virus)是流行性腮腺炎的病原体,属副粘病毒科。腮腺炎病毒为球形,核衣壳呈螺旋对称,有包膜。包膜上有血凝素-神经氨酸酶刺突(HN)和融合因子刺突(F)。

49. 答案:C。

解析:以上四条都符合急性睾丸疼痛常见疾病声像图。

50. 答案:D。

解析:感染控制后,睾丸功能可恢复正常。

51. 答案:D。

解析:大多数的睾丸、附睾结核继发于泌尿系结核,结核病灶多位于附睾尾部,也可局限于附睾头部或弥散于整个附睾。结核性肉芽肿、干酪样坏死、脓肿及纤维化、钙化等是其主要的病理改变。临床上,以附睾痛性肿块为常见表现,肿块边界不清晰,并有反复发作史。症状发作时,疼痛加剧,肿块增大,可伴有阴囊壁红肿。

52. 答案:C。

解析:附睾结合慢性期时,病灶回声增强,易形成钙化。

53. 答案:A。

解析:本病的特点是阴茎海绵体白膜的损害。

54. 答案:C。

解析:睾丸扭转早期,睾丸缺血、缺氧造成睾丸水肿,体积增大,呈低回声;慢性期,血供减少,体积减小,回声增强。

55. 答案:E。

解析:睾丸扭转时,内血流减少或者消失。

56. 答案:D。

解析:患者睾丸内血流消失,结合症状,考虑睾丸扭转。

57. 答案:D。

解析:睾丸扭转超过 24 h,则完全坏死。

58. 答案:B。

解析:睾丸附件为 Muller 管的残留体,附睾附件为 Wolf 管的残留体,两者分别附着于睾丸上极和附睾头。附件多呈卵圆形,直径为 2～5 mm,有的附件蒂部细而短,在外力的作用下容易发生扭转。扭转的附件淤血肿胀或缺血坏死,附件附着处组织充血水肿。附件扭转多见于儿童和少年。

59. 答案:D。

解析:彩色多普勒超声检查:因精索自身扭转而致睾丸血液循环障碍,表现为患侧睾丸增大,回声减低。彩色多普勒血流图显示,其内血流信号明显减少或消失。

60. 答案:C。

解析:附件扭转时,附件内无血供,周围组织血供增多。

61. 答案:C。

解析:生殖细胞肿瘤发生于曲细精管的生殖上皮,其中精原细胞瘤最为常见,生长速度较缓慢,预后一般较好。

62. 答案:E。

解析:精原细胞瘤超声表现:睾丸体积增大,肿块呈椭圆形,轮廓整齐,呈中低回声。

63. 答案:A。

解析:精原细胞瘤呈实质性团块,以不均匀低回声多见,境界清楚。畸胎瘤(癌)呈多房性囊性团块,囊腔内含有细点状回声及团状强回声等,境界清楚。胚胎癌、卵黄囊瘤以实性为主,回声不均匀,可含有少量液性区,境界清楚或不清楚。

64. 答案:D。

解析:睾丸胚胎癌声像图表现为:睾丸增大,在睾丸内出现不均匀肿块回声,在低回声区内有高回声,偶有囊性变和钙化正常睾丸组织回声受侵犯、缺损直至全部消失,肿瘤边界欠整齐,肿瘤内部可见到结节,结节内部回声较低。

65. 答案:C。

解析:睾丸恶性畸胎瘤的声像图表现为:睾丸增大,表面高低不平,呈分叶状,内部回声极不均匀,常有多个不规则液性区,或有钙化强回声和声影出现。

66. 答案:E。

解析:睾丸原发肿瘤多为单侧,双侧肿瘤多为继发性改变,考虑转移癌。

67. 答案:E。

解析:生殖细胞性睾丸肿瘤中以精原细胞瘤最常见,其次是胚胎癌、畸胎瘤、绒毛膜上皮癌等。

68. 答案:D。

解析:睾丸绒毛膜上皮癌的声像图表现有内部回声欠均匀,强度中等,肿瘤内有时有出血、坏死和钙化。

69. 答案:B。

解析:睾丸肿瘤是在青年男性中最常见的恶性肿瘤,分为原发性和继发性两类。绝大多数为原发性,分为生殖细胞肿瘤和非生殖细胞肿瘤两大类。生殖细胞肿瘤发生于曲细精管的生殖上皮,其中精原细胞瘤最为常见,生长速度较缓慢,预后一般较好;非精原细胞瘤如胚胎癌、畸胎癌、绒毛膜上皮癌等,比较少见,但恶性程度高,较早出现淋巴和血行转移,预后较差。非生殖细胞肿瘤发生于睾丸间质细胞。

70. 答案:D。

解析:大多数恶性肿瘤血供丰富,血管分布紊乱,血流速度加快。畸胎瘤(癌)血供不丰富,血流信号主要分布于分隔内。

71. 答案:D。

解析:精囊腺癌是来源于精囊被覆上皮的恶性肿瘤,有的被覆高柱状上皮伴微乳头,形态似前列腺导管腺癌。

72. 答案:A。

解析:附睾淤积症是由于精子、睾网液及附睾液无法排出,滞留附睾内,导致阴囊胀痛、附睾肿大伴压痛。单纯性附睾淤积症患者轻度疼痛,在劳累、较长时间站立、行走及性生活后加重。双侧附睾均匀性肿大,有弹性,表面光滑,无粘连。

73. 答案:A。

解析:阴囊托主要用于以下目的:临床上急(慢)性附睾炎、鞘膜积液等阴囊手术及肾移植、巨大腹股沟斜疝术后需将阴囊托起,以达到减轻局部水肿和(或)减少出血的目的;阴囊潮湿通过阴囊袋配合中药地茯益肾方消除症状,精索静脉曲张通过托起阴囊有利于症状的缓解。

74. 答案:C。

解析:见第73题。

75. 答案:A。

解析:附睾淤积症常见于近附睾端结扎者,一般于手术半年后出现附睾持续肿胀、压痛、酸胀不适症状。

76. 答案:C。

解析:附睾淤积常见于近附睾端结扎者,术后半年以上附睾持续肿胀、压痛、酸胀不适。

77. 答案:C。

解析:① 精索鞘膜积液,积液包绕精索,多呈长椭圆形液性包块,境界清楚。② 睾丸鞘膜积液,少量积液,液体聚集于睾丸上、下极周围;大量积液,液体可环绕睾丸(除后缘外)。③ 交通性鞘膜积液,精索或睾丸鞘膜腔内聚集的液体量,在平卧位或挤压时可明显减少,也可合并斜疝。④ 混合型鞘膜积液,精索下段周围及睾丸鞘膜腔内较多量积液。⑤ 伴有炎症、出血时,鞘膜腔积液内出现细点状、带状及絮状物回声。

78. 答案:A。

解析:生精小管首先汇合成为精直小管(也称直精小管),精直小管进入睾丸纵隔形成睾丸网,之后睾丸网发出12~15条输出小管通过睾丸后上缘进入附睾。

79. 答案:D。

解析:睾丸扭转二维超声:① 睾丸完全扭转,睾丸体积轻度增大,实质回声不均匀。② 睾丸不完全扭转早期,睾丸淤血肿大,实质回声不均匀。晚期,睾丸缺血坏死,实质内出现小片状低回声区或放射状低回声。③ 精索末段扭曲、增粗,呈"线团"征,并可嵌入"睾丸门"而形成"镶嵌"征。④ 附睾肿大,回声不均匀。阴囊壁增厚,回声不均匀。睾丸鞘膜腔少量积液。彩色与频谱多普勒:① 睾丸完全扭转,睾丸及扭曲精索内血流信号消失。② 睾丸不完全扭转早期,睾丸内血流信号明显减少,睾丸内动脉的血流阻力指数增高。晚期睾丸内无血流信号显示。

80. 答案:A。

解析:滑动性睾丸指可于腹股沟区扪及,并可逐渐推入阴囊内,松手之后又缩回腹股沟部的隐睾。

B 型题

答案:1. C; 2. B; 3. D。

解析:婴儿型为睾丸鞘膜腔与精索鞘膜腔相通的积液。精索鞘膜积液仅仅为精索部位有液性暗区。先天性交通性鞘膜积液为睾丸鞘膜腔与精索鞘膜腔还与腹腔相通的积液。

答案:4. A; 5. B。

解析:4. 射精管囊肿位于前列腺侧叶内,表现为尖端指向精阜的无回声区。5. 附睾部位的无声区为附睾囊肿,也称精液囊肿。

答案:6. A; 7. D。

解析:急性附睾炎时,附睾可局部水肿,以附睾尾部多见,也可弥漫性肿大或合并睾丸弥漫性肿大。睾丸、附睾组织充血水肿,严重时可迁延成脓肿。临床表现为阴囊急性肿大、发红、疼痛,以一侧多见,少数患者伴有高热、寒战等症状。附睾结核痛性肿块为常见表现,肿块边界不清晰,并有反复发作史。症状发作时,疼痛加剧,肿块增大,可伴有阴囊壁红肿。重症者睾丸、附睾触诊不清,阴囊壁触及结节或皮肤破溃。

答案:8. B; 9. C; 10. E。

解析:附睾淤积症是由于精子、睾网液及附睾液无法排除,滞留附睾内,导致阴囊胀痛、附睾肿大伴压痛。单纯性附睾淤积症患者轻度疼痛,在劳累、较长时间站立、行走及性生活后加重。双侧附睾均匀性肿大,有弹性,表面光滑,无粘连。

精索炎病较急,局部疼痛较为明显,并可沿精索放射至腹股沟部,甚至可达耻骨上或下腹部。表面皮肤红肿,精索呈纺锤形或条索状增粗,触痛明显,输精管不清。如有脓肿形成可有波动感。

阴囊损伤的主要症状是出血及疼痛,如未伤及睾丸多无休克。阴囊血肿:小的血肿采用阴囊上托、局部压迫、冷敷等治疗;若血肿较大,且渐进加重则手术治疗。术中清除血凝块,并彻底止血。应用抗生素抗感染治疗。若合并感染形成脓肿则应切开引流。

C 型题

1.(1)答案:B。

解析:患儿睾丸内囊实性病灶伴血供丰富,首先考虑卵黄囊瘤。

(2)答案:A。

解析:属于生殖细胞瘤。

(3)答案:A。

解析:AFP 是其肿瘤标志物。

2.(1)答案:A。

解析:右睾丸病变,结合红肿热痛病史,考虑急性睾丸炎。

(2)答案:D。

解析:炎症充血表现,血流明显增多。

(3)答案:E。

解析:对于炎症治疗,应消炎止痛,减少活动。

3.(1)答案:AE。

解析:滑行睾丸特点是在外力作用下,于腹股沟和阴囊之间滑动。腹股沟斜疝表现为腹股沟肿块,可表现为随压力来回滑动。

(2)答案:BEF。

解析:可以选择超声、MRI 及腹腔镜检查。

(3)答案:E。

解析:隐睾回声和睾丸相似。

(4)答案:BCD。

解析:多数滑行睾丸对激素治疗有效,或者进行睾丸下降固定术治疗。

4.(1)答案:A。

解析:大多数的睾丸、附睾结核继发于泌尿系结核,结核病灶多位于附睾尾部,也可局限于附睾头部或弥散于整个附睾。附睾结核超声表现为附睾尾部肿大、形态不规则,病灶多呈不均匀低回声,无明显境界。病灶也可局限于附睾头部或弥散于整个附睾。

(2)答案:D。

解析:结核病在确定治疗原则和选择疗法之前,应确定结核病的类型和现阶段病灶的情况,并检查肺以外其他部位有无活动性结核存在,遵循五个原则:早期、适量、联合、规律、全程,才能确保治疗彻底。

5.(1)答案:ABC。

解析:睾丸、附睾肿大、压痛提示患者有炎症或扭转。

(2)答案:BC。

解析:检查方式包括 99mTc 睾丸扫描,显示患睾血流灌注降低减少。彩色多普勒超声检查:因精索自身扭转而致睾丸血液循环障碍,表现为患侧睾丸增大,回声减低。彩色多普勒血流图显示,其内血流信号明显减少或消失。

(3)答案:D。

解析:当无法明确诊断时需及时手术探查。

(4)答案:CDE。

解析:睾丸扭转的治疗手段如下。① 手术复位。作出睾丸扭转诊断后,应争取时间立即手术复位,争取在症状出现 6 小时内完成手术。将扭转的睾丸复位后观察血运正常,再行睾丸、精索与阴囊内层鞘膜间断缝合固定,以免术后复发。如术中发现睾丸血循环极差,复位后仍不能恢复,应切除睾丸。② 手法复位:一般在病初可以试行。应先给予镇痛剂及解痉剂,半小时后再将横位并上提的睾丸进行轻柔的手法复位。复位成功后再用"丁"字带托起阴囊,让患侧睾丸充分休息。但手法复位后不能防止再次复发。

6.(1)答案:E。

(2)答案:E。

解析:大多数的睾丸、附睾结核继发于泌尿系结核,结核病灶多位于附睾尾部,也可局限于附睾头部或弥散于整个附睾。重症者结核病灶甚至蔓延至精索、睾丸、阴囊壁。结核性肉芽肿、干酪样坏死、脓肿及纤维化、钙化等是其主要的病理改变。临床上,以附睾痛性肿块为常见表现,肿块边界不清晰,并有反复发作史。症状发作时,疼痛加剧,肿块增大,可伴有阴囊壁红肿。重症者睾丸、附睾触诊不清,阴囊壁触及结节或皮肤破溃。

7.(1)答案:CDEFGH。

(2)答案:CE。

(3)答案:AD。

(4)答案:ABCF。

解析:睾丸间质细胞瘤罕见,占睾丸肿瘤的1%~3%,是最常见的性索/间质肿瘤。儿童睾丸间质细胞瘤为良性,约有10%成人的睾丸间质细胞瘤为恶性,可能发生腹膜后淋巴结转移或远处脏器转移。恶性睾丸间质细胞瘤肿瘤体积常大于5 cm,有坏死或血管浸润。该病可发生于任何年龄段,其中,约有20%发生于儿童,约80%发生于成人。儿童睾丸间质肿瘤高发年龄为3~9岁,成人睾丸间质肿瘤高发年龄为21~59岁。5%~10%的患者有隐睾史。常为单侧,3%为双侧。成人患者最常见的临床表现是无痛性睾丸增大或肿物,30%的患者有乳房增大,男性乳房增大的表现往往较睾丸肿物更早,平均比睾丸间质细胞瘤的诊断早3年。儿童患者常见症状为无痛性睾丸肿大,假性性早熟,如出现喉结,声音低沉,阴毛增生,阴茎增粗、时常勃起。超声检查是临床上辅助诊断睾丸病变的首选方法。成人睾丸间质细胞瘤患者的血清和尿中的雌激素常常升高。儿童睾丸间质细胞瘤患者的血清睾酮升高,部分患儿的尿17-酮升高。间质细胞瘤患者的血清甲胎蛋白(AFP)和人绒毛膜促性腺激素(β-hCG)多在正常范围。外科手术切除是唯一有效的治疗方法,对儿童睾丸畸胎瘤患者术中冰冻病理检查结果排除恶性肿瘤者,可以考虑行保留睾丸手术。根治性睾丸切除术能够治愈大多数患者,对于病理怀疑恶性的病例,可以考虑腹膜后淋巴结清扫术。远处转移的患者对放疗或化疗不敏感。

X 型题

1.答案:AE。

解析:阴茎背深静脉位于阴茎海绵体背侧沟内,阴茎背动脉之间。

2.答案:ABCDE。

解析:生精细胞(germ cells)包括精原细胞、初级精母细胞、次级精母细胞、精子细胞和精子。实质上这是一个连续的分化发育过程,称为精子发生。

3.答案:BDE。

解析:男性尿道在行程中粗细不一,有三个狭窄、三个扩大和两个弯曲。三个扩大在前列腺部、尿道球部和尿道舟状窝。

4.答案:ABCD。

解析:男性尿道自膀胱颈部的尿道口至尿道外口,长约为16~22 mm。管径平均为5~7 mm。可分为阴茎部(海绵体部)、球部、膜部和前列腺部。临床上把前列腺部和膜部称后尿道。

5.答案:ABC。

解析:精索是从腹股沟管深环至睾丸上端的一对柔软的圆索状结构,其内主要有输精管、睾丸动脉、蔓状静脉丛、输精管动静脉、神经、淋巴管和鞘韧带等,自皮下环以下,精索外被三层被膜(精索外筋膜、提睾肌、精索内筋膜)。

6.答案:ABC。

解析:男性的附属腺主要有前列腺、精囊腺和尿道球腺。这些腺体各有各的功能,一旦出现腺体口阻塞,细菌病毒感染,就会引起局部炎症,甚至是肿瘤。这些腺体分泌的分泌物参与精液的形成,所以前列腺是性腺之一。当男人性兴奋时,除了阴茎勃起,性腺也开始分泌。有时,即使没有阴茎勃起,性腺也会分泌,所以刺激时一些分泌物流出尿道口是正常的。

7.答案:ABCD。

解析:输精管由附睾伸到精囊腺颈,与附睾管直接连续,是睾丸的最终排出管道。它起始于附睾尾部,经附睾内侧沿睾丸后缘上行,穿过腹股沟外环,通过腹股沟管到腹股沟内环水平,终于射精管。经腹股沟外环进入腹股沟管,进入腹股沟内环后沿小骨盆外侧壁向后下方前进,再转向内,跨越输尿管末端上方,经膀胱与直肠之间至膀胱底,在精囊上端沿精囊内侧向下内方,呈梭形膨大,成为输精管壶腹,壶腹下端渐细,于前列腺底的后上方与精囊排泄管汇合而成射精管。

8. 答案:ABCD。

解析:LH 和 FSH 分别作用于睾丸间质细胞和支持细胞,前者促进雄激素的生成,后者促进 ABP 生成,ABP 结合雄激素,使生精小管内的雄激素保持一定水平,有利于精子的生成。支持细胞可以分泌抑制素作用于腺垂体,抑制其分泌 FSH。这些上游物质减少时,睾酮的浓度便能下降。睾酮能够作用于支持细胞上的雄激素受体,再通过支持细胞的作用促进精子的生成。

9. 答案:AC。

解析:生精小管的生精上皮是精子产生的地方,由生精细胞和支持细胞构成,成人的生精小管有 30~70 cm 长。精子的产生过程包括生精细胞的分化、支持细胞的作用、雄激素的调节等。

10. 答案:ABCD。

解析:生精细胞并不是一种细胞,它是多种细胞的统称,包括精原细胞、初级精母细胞、次级精母细胞、精子细胞、精子。前者依次发育分化为后者,且依次从生精上皮的基部到管腔面排列,最终形成精子进入到管腔之中,并借助生精上皮外侧的肌样细胞的收缩作用向下一级管腔移动。

11. 答案:ABC。

解析:支持细胞可以分泌抑制素作用于腺垂体,抑制其分泌 FSH。睾丸间质细胞受垂体前叶嗜碱性细胞分泌的间质细胞刺激素(黄体生成素)的作用,能合成分泌雄性激素,可促进精子的发生和男性生殖器官发育,以及维持第二性征和性功能。

同时睾丸的间质细胞和支持细胞都能分泌少量的雌二醇。成年男性每天分泌雌二醇的量为 30~40 μg。睾丸内产生的雌二醇是以雄激素为来源,经过一种酶的催化而转化来的。

12. 答案:ACD。

解析:99% 发生在左侧,站立位更易显示,精索静脉内径≥3 mm,可以诊断曲张。

13. 答案:ACE。

解析:睾丸扭转时无血流信号,睾丸周围可见液性区。

14. 答案:ABC。

解析:① 双侧睾丸萎缩,引起男性内分泌不足。② 青春期后双侧隐睾萎缩,影响精子的生长,将会丧失生育能力。③ 容易恶变为睾丸肿瘤。

15. 答案:ACDE。

解析:睾丸肿瘤分生殖细胞肿瘤和非生殖细胞肿瘤,多为恶性,95% 为精原细胞瘤。

16. 答案:ACDE。

解析:男性细胞瘤根据其组织起源分为 4 大类:① 生殖细胞肿瘤;② 间质肿瘤;③ 生殖细胞和间质混合性肿瘤;④ 睾丸网肿瘤。其中性索间质肿瘤(Leydig 细胞瘤)来源于间质细胞。生殖细胞肿瘤发生于曲细精管的生殖上皮,其中精原细胞瘤最为常见,生长速度较缓慢,预后一般较好;非精原细胞瘤,如胚胎癌、畸胎癌、绒毛膜上皮癌、卵黄囊肿瘤等,比较少见,但恶性程度高,较早出现淋巴和血行转移,预后较差。

第六章　妇科超声

A 型题,最佳选择题。由一个题干和 A、B、C、D、E 五个备选答案组成。题干在前,选项在后。每道题的备选项中,只有一个最佳答案。

第一节　女性内生殖器官的解剖与生理

1. 女性内生殖器包括(　　)。
① 阴道　② 子宫　③ 输卵管　④ 卵巢
A. ①
B. ①②
C. ①②③
D. ①②③④
E. ②③

2. 道格拉斯窝位于下列哪两个结构之间?(　　)
A. 骶骨与直肠
B. 腹膜与直肠
C. 子宫与膀胱
D. 直肠与子宫
E. 直肠与盆腔

3. 女性腹腔最低部位是(　　)。
A. 子宫直肠窝
B. 肝肾间隙
C. 膀胱直肠窝
D. 脾肾间隙
E. 膀胱子宫窝

4. 从子宫侧缘到盆腔的翼状双层腹膜反折将盆腔分成前后两个间隙,这一结构是(　　)。
A. 输卵管
B. 圆韧带
C. 阔韧带
D. 髂腰肌
E. 主韧带

5. 子宫动脉起自哪条动脉?(　　)
A. 左肾动脉(左侧),腹主动脉(右侧)
B. 腹主动脉
C. 髂内动脉
D. 髂外动脉
E. 髂总动脉

6. 关于子宫的解剖的说法,下列哪项是错误的?(　　)
A. 子宫壁由浆膜层、肌层构成
B. 子宫壁由浆膜层、肌层、内膜构成
C. 子宫动脉主干沿途发出弓状动脉
D. 绝经后妇女子宫内膜厚度一般不超过 4 mm
E. 子宫位于骨盆中央,呈倒置的梨形

7. 下列哪项最有可能产生假性胎囊超声图像?(　　)
A. 卵黄囊
B. 黄体囊肿
C. 子宫蜕膜管型
D. 盆腔炎性包块
E. 卵巢实性肿瘤

8. 下列关于卵巢的描述,错误的是(　　)。
A. 卵巢位置变异较多
B. 卵巢表面的白膜为一层致密的结缔组织
C. 卵巢借卵巢系膜与子宫阔韧带相连
D. 卵巢内含有大量的始基卵泡
E. 绝经后卵巢呈周期性变化

9. 关于卵巢的正常声像图表现,不正确的是(　　)。
A. 多位于髂内动脉的内侧前方
B. 断面声像图呈杏仁形,呈弱至等回声
C. 成年妇女的卵巢大小约为 4 cm×3 cm×1 cm
D. 小于 25 mm 为未成熟卵泡,多不能排卵
E. 同侧的输卵管和盆腔内血管可显示

10. 排卵前正常卵泡的最大直径范围是(　　)。
A. 8~10 mm
B. 10~17 mm

C. 17～24 mm

D. 30～35 mm

E. 35～40 mm

11. 卵泡监测一般从月经周期第几日开始?（　　）

A. 8～9 天

B. 10～11 天

C. 12～13 天

D. 13～14 天

E. 6～7 天

12. 超声诊断成熟卵泡的标准是（　　）。

① 卵泡表面无卵巢组织覆盖　② 卵泡长径≥20 mm　③ 卵泡张力高,壁薄而光滑　④ 子宫直肠窝少量积液

A. ①　　　　　　　　B. ①②

C. ①②③　　　　　　D. ①②③④

E. ①③

第二节　妇科超声检查技术

1. 下列关于妇科超声检查方法的叙述,不正确的是（　　）。

A. 经腹超声检查,应使膀胱适度充盈

B. 经阴道超声检查,膀胱应充盈

C. 阴道探头应放入阴道穹隆部

D. 经阴道超声检查的基本检查手法包括倾斜、推拉、旋转等

E. 经宫腔超声检查对宫内病变的观察较经阴道检查更为细致和全面

2. 经阴道超声检查的优点是（　　）。

A. 可清晰显示盆腔大肿块与邻近器官的关系

B. 患者需要充盈膀胱

C. 也适宜未婚阴道出血者

D. 可发现宫腔内较小病变

E. 更能显示盆腔大肿块

3. 正常情况下,超声无法显示的女性生殖系统结构是（　　）。

A. 子宫　　　　　　　B. 卵巢

C. 输卵管　　　　　　D. 子宫动脉

E. 阴道

4. 下列关于经阴道超声检查方法的叙述,哪项正确?（　　）

A. 经阴道超声检查必须充盈膀胱

B. 检查时取平卧位

C. 经阴道探头可放入阴道内任何部位

D. 探测位置较高的盆腔脏器,则无法应用经阴道超声

E. 无需结合经腹扫查结果

5. 超声检查盆腔之前,适度充盈膀胱的目的是（　　）。

① 作为透声窗　② 推开肠管　③ 作为辨认脏器的标志　④ 作为解剖的参照结构　⑤ 有助于提高子宫位置,以便充分暴露脏器

A. ①②　　　　　　　B. ①②③

C. ①②③④　　　　　D. ①③④

E. ①②③④⑤

第三节　女性生殖系统正常超声表现

1. 正常宫颈测量值为（　　）。

A. 长度不超过 3 cm

B. 前后径不小于 3 cm

C. 前后径不超过 3 cm

D. 长度不超过 5 cm

E. 长度不超过 6 cm

2. 经产妇子宫增大的超声诊断标准是长、宽、厚三径相加大于（　　）。

A. 15 cm　　　　　　B. 16 cm

C. 17 cm　　　　　　D. 18 cm

E. 14 cm

3. 下列关于子宫动脉的描述,不正确的是（　　）。

A. 子宫动脉发自髂内动脉前干

B. 其分支分别供应子宫、输尿管、卵巢及阴道上部

C. 成年女性非孕期子宫动脉频谱正常波形显示为收缩期的峰尖锐舒张期速度减低

D. 频谱随月经周期无明显变化

E. 子宫两侧的血供相同

4. 正常成年妇女非妊娠期子宫动脉的正常频谱形态是（　　）。

A. 收缩期尖峰,舒张期速度减低,并形成舒张早期"切迹"

B. 高速、低阻波形

C. 低速、低阻波形

D. 收缩期双峰,无舒张早期"切迹"

E. 阻力指数(RI)<0.4

第四节　外生殖器与阴道发育异常

1. 先天性子宫畸形不包括下列哪种?（　　）

A. 幼稚子宫

B. 先天性无子宫

C. 双角子宫

D. 宫腔粘连

E. 纵隔子宫

2. 下述哪项不属先天子宫畸形?（　　）

A. 纵隔子宫

B. 混合缺陷

C. 双子宫

D. 子宫内膜息肉

E. 双角单颈子宫

3. 下列关于子宫畸形的描述,正确的是（　　）。

A. 始基子宫的宫腔线回声清晰

B. 双子宫分为单颈子宫及双颈子宫

C. 单角子宫,双附件可以正常

D. 纵隔子宫宫底外形有显著变化

E. 不合并阴道畸形

4. 先天性无阴道常合并（　　）。

A. 残角子宫

B. 幼稚子宫

C. 先天性无子宫

D. 不全纵隔

E. 弓形子宫

5. 下列哪项临床超声表现与子宫发育畸形无关?（　　）

A. 原发性闭经

B. 不孕

C. 习惯性流产

D. 难产

E. 子宫内膜息肉

6. 哪种子宫畸形具备下列声像图特点:子宫外形正常,宫底较宽,宫体中央可见条样衰减回声,将子宫分成对称或不对称两部分,各有宫角回声?（　　）

A. 单角子宫　　　　B. 残角子宫

C. 双子宫　　　　　D. 纵隔子宫

E. 正常子宫

7. 青春期前子宫停止发育,青春后期宫颈比宫体长,宫体小,前后径<2 cm。符合下列哪项诊断?（　　）

A. 幼稚子宫

B. 单角子宫

C. 先天性无子宫

D. 始基子宫

E. 正常子宫

8. 关于子宫畸形,下列叙述错误的是（　　）。

A. 先天性无子宫常合并双侧卵巢发育异常

B. 幼稚子宫表现为子宫小,宫体与宫颈比例为1:2,可见线状内膜回声

C. 始基子宫表现为膀胱后方条索状肌性结构回声,宫体与宫颈分界不清,无内膜回声

D. 纵隔子宫时,根据纵隔是否达到子宫颈内口分为完全性和不完全性纵隔子宫

E. 子宫畸形常伴发泌尿系统畸形

9. 下面哪项超声检查结果不属于先天性子宫畸形?（　　）

A. 幼稚子宫或先天性无子宫

B. 双子宫

C. 双角单颈子宫

D. 纵隔子宫

E. 宫腔粘连

10. 下列哪项临床或声像图表现与子宫发育畸形无关?（　　）

A. 原发性闭经　　　B. 不孕

C. 习惯性流产　　　D. 难产

E. 子宫内膜增厚

11. 下列除哪项外,超声声像图上阴道内可见到无回声?( )

A. 阴道闭锁 　　 B. 阴道纵隔

C. 阴道内积尿 　　 D. 阴道积血

E. 阴道积脓

12. 子宫先天性发育异常常伴有哪个器官异常?( )

A. 肾脏 　　 B. 消化道

C. 颅脑 　　 D. 心脏

E. 脊柱

第五节　子宫疾病

1. 女性生殖器官中最常见的肿瘤是( )。

A. 畸胎瘤

B. 子宫肌瘤

C. 宫颈癌

D. 子宫内膜癌

E. 卵巢浆液性囊腺癌

2. 子宫肌瘤彩色多普勒经腹超声特征是( )。

A. 肌瘤中心见丰富血流,分布规则

B. 肌瘤中心见丰富血流,分布杂乱

C. 肌瘤周围显示血流,呈环状或半环状

D. 肌瘤内多见极丰富血流

E. 无血流

3. 下列哪项不是子宫肌瘤声像图表现?( )

A. 子宫增大或出现局限性隆起

B. 肌瘤结节一般呈圆形低回声区

C. 子宫内膜移位与变形

D. 宫腔内见无回声区

E. 膀胱产生压迹与变形

4. 子宫肌瘤常见的临床表现除外( )。

A. 月经量多 　　 B. 不孕

C. 慢性贫血 　　 D. 经期延长

E. 无痛性出血

5. 关于子宫肌瘤病理学特点,下列叙述正确的是( )。

A. 子宫肌瘤有真包膜

B. 肌瘤容易恶变

C. 肉瘤样变性最常见

D. 黏膜下肌瘤易扭转引起急腹症

E. 肌壁间肌瘤最多见

6. 与子宫肌瘤声像图表现鉴别诊断最困难的是( )。

A. 子宫内膜弥漫性增厚

B. 黄体囊肿

C. 盆腔炎性包块

D. 子宫腺肌症

E. 卵巢畸胎瘤

7. 以下哪项属于子宫肌瘤良性退行性变?( )

① 玻璃样变　② 钙化　③ 脂肪变性　④ 肉瘤样变

A. ① 　　 B. ①②

C. ①②③ 　　 D. ①②③④

E. ④

8. 下列哪项与子宫肌瘤鉴别诊断最不相关?( )

A. 卵巢实性肿瘤

B. 盆腔炎性包块

C. 宫腔积液

D. 子宫肥大症

E. 子宫腺肌症

9. 下列关于子宫肌瘤声像图表现的描述,错误的是( )。

A. 肌瘤变性时,内部可见无回声区

B. 肌瘤结节一般呈低回声区

C. 有黏膜下肌瘤时,内膜显示更清晰

D. 子宫增大

E. 膀胱受压变形

10. 下面哪项与子宫肌瘤超声鉴别诊断最相关?( )

A. 多囊卵巢

B. 黄体囊肿

C. 卵巢实质性肿瘤

D. 滤泡囊肿

E. 囊性畸胎瘤

11. 关于子宫肌瘤的声像图表现,下列叙述正确的是(　　)。

　A. 子宫肌瘤周围具有真包膜,故与正常肌层分界清楚

　B. 肌瘤内部回声多样,多数为低回声,少数为等回声或中强回声

　C. 肌瘤发生玻璃样变性时,变性区旋涡状结构消失,呈边界模糊的强回声区

　D. 较大的浆膜下肌瘤可压迫或推挤宫腔,使内膜移位或显示不清

　E. 带蒂的黏膜下肌瘤可以突入宫颈管内,仔细扫查可见蒂与子宫内膜相连

12. 根据子宫肌瘤与子宫肌壁的关系,肌瘤可分为(　　)。

　① 宫颈肌瘤　② 肌壁间肌瘤　③ 浆膜下肌瘤
　④ 黏膜下肌瘤

　A. ①③④　　　　　　　　B. ②③
　C. ②③④　　　　　　　　D. ①②③④
　E. ①②③

13. 发生在下列哪一层的子宫肌瘤最可能带蒂?(　　)

　① 肌层　② 浆膜下　③ 黏膜下　④ 平滑肌肉瘤

　A. ②③　　　　　　　　　B. ①④
　C. ①②③　　　　　　　　D. ②③④
　E. ②

14. 子宫肌瘤变性与下面哪项声像图表现最相关?(　　)

　A. 肌瘤直径<2 cm

　B. 肌瘤位置,如黏膜下肌瘤

　C. 肌瘤较大,内见无回声区

　D. 单发肌瘤

　E. 多发肌瘤

15. 下列哪项不符合子宫肌瘤变性?(　　)

　A. 肌瘤囊性变

　B. 肌瘤纤维成分为主

　C. 玻璃样变

　D. 肌瘤钙化

　E. 肌瘤红色样变

16. 下面哪项与子宫肌瘤超声鉴别诊断无关?(　　)

　A. 子宫肥大症

　B. 子宫腺肌症

　C. 卵巢实质性肿瘤

　D. 子宫内膜增殖

　E. 多囊卵巢

17. 下列哪项不是子宫肌瘤的声像图特征?(　　)

　A. 子宫常增大

　B. 子宫形态多正常,宫腔线无偏移

　C. 单个肌瘤常呈结节状弱回声

　D. 较大肌瘤易发生变性

　E. 子宫常减小

18. 下列关于子宫肌瘤彩色多普勒血流显像特点的叙述,错误的是(　　)。

　A. 供血来源于子宫正常血管

　B. 肿块周围可见半环状血流信号

　C. 血供发生障碍时易致肿瘤变性

　D. 肿块可见丰富低阻血流信号

　E. 黏膜下肌瘤的瘤蒂内可检测到血流信号

19. 引起月经过多的常见病因是(　　)。

　A. 浆膜下子宫肌瘤

　B. 黏膜下子宫肌瘤

　C. Asherman 综合征

　D. 卵巢畸胎瘤

　E. 输卵管妊娠

20. 下列哪组人群子宫腺肌症最多见?(　　)

　A. 青春期女性

　B. 未婚女性

　C. 30～50 岁经产妇

　D. 绝经前妇女

　E. 绝经后妇女

21. 不孕症伴有痛经,常发生于(　　)。

　A. 多囊卵巢综合征

　B. 子宫内膜异位症

　C. 子宫内膜增殖症

　D. 卵巢囊肿

　E. 黏膜下子宫肌瘤

22. 对子宫内膜异位的叙述,下列哪项是正确的?(　　)

　A. 囊肿直径一般为 2～3 cm

　B. 卵巢子宫内膜异位症约 50%以上累及双侧

卵巢

C. 囊肿常为薄壁

D. 囊内含清亮液体

E. 囊肿一般不与周围组织相连

23. 子宫内膜异位症声像图特征是(　　)。

① 子宫增大,形态饱满　② 子宫肌壁回声粗糙不均匀,与子宫壁无明显界限　③ 子宫内膜线移位　④ 易与子宫肌瘤相混淆

A. ①
B. ①②

C. ①②③
D. ①②③④

E. ①③④

24. 关于子宫腺肌瘤彩色多普勒血流显像的描述,哪项是正确的?(　　)

A. 一般无特异表现,供血来源于子宫正常血管

B. 肿块周围可见环状血流

C. 肿块周围可见半环状血流

D. 肿块内见丰富高阻血流

E. 肿块内见丰富低阻血流

25. 关于子宫腺肌症,叙述错误的是(　　)。

A. 异位内膜在子宫肌层多呈弥漫性生长,累及后壁居多

B. 子宫肌层内含有具有功能的子宫内膜腺体和间质细胞

C. 子宫内膜异位症中,异位子宫内膜最易侵犯的部位是子宫

D. 子宫腺肌症的典型超声特征为肌层内不均质回声伴栅栏状衰减

E. 局灶型子宫腺肌症呈局限性生长,形成结节或团块,与周围肌层无明显界限

26. 下列哪项不符合子宫内膜异位症?(　　)

A. 随月经周期变化

B. 发生于子宫肌层称子宫腺肌症

C. 发生于卵巢称巧克力囊肿

D. 良性疾病,不发生远处转移和种植

E. 可种植于盆腔

27. 绝经后妇女超声测量子宫内膜厚度正常值是(　　)。

A. 子宫内膜呈线状或厚度≤4 mm

B. 子宫内膜厚度≤6 mm

C. 子宫内膜厚度≤8 mm

D. 子宫内膜厚度≤10 mm

E. 子宫内膜厚度≤12 mm

28. 关于子宫内膜的检查,下列哪项是正确的?(　　)

A. 在矢状面上测量时应包括双层内膜的厚度

B. 横切面测量最可靠

C. 只应包括一层内膜

D. 经腹超声检查时测量最可靠

E. 在整个月经周期中变化不大

29. 下列不是子宫内膜息肉声像的是(　　)。

A. 子宫内膜局限性隆起增厚

B. 病灶呈中等回声

C. 病灶呈低回声

D. 病灶及周围肌纤维形成包膜

E. CDFI 检查常可见到血管从息肉基底部进入

30. 关于子宫内膜息肉的描述,下列哪项是错误的?(　　)

A. 经阴道超声表现为子宫内膜局限性增厚隆起

B. 息肉是非赘生性的

C. 息肉是内膜局限性部位受激素刺激而形成

D. 息肉内常可见极丰富、分布杂乱的血流

E. 非弥漫性子宫内膜增生可产生子宫内膜息肉

31. 子宫腔内回声增强不应见于(　　)。

A. 子宫腺肌症

B. 妊娠物残留

C. 内膜息肉

D. 内膜肿物、增生

E. 三苯氧胺治疗

32. 子宫内膜癌最常见于下列哪种人群?(　　)

A. 青年女性

B. 已婚未孕女性

C. 育龄妇女

D. 绝经前后妇女

E. 任何年龄组

33. Ⅰ期子宫内膜癌是指(　　)。

A. 病灶局限在内膜

B. 病灶侵犯宫颈管

C. 病灶扩散到浆膜层

D. 病灶向卵巢输卵管转移

E. 转移盆腔以外的器官

34. 下列关于子宫体癌的病理特点的叙述,不正确的是( )。

　　A. 发生于子宫体的内膜层

　　B. 以腺癌为主

　　C. 绝经前后妇女多见

　　D. 弥漫性子宫体癌子宫内膜呈息肉状

　　E. 局限性肿瘤突向宫腔

35. 子宫颈癌中晚期肿瘤的声像图表现中,应除外( )。

　　A. 多无明显征象

　　B. 宫颈体积增大

　　C. 形态多不规则

　　D. 边缘较模糊

　　E. 宫颈回声不均

36. 关于子宫内膜癌的临床与超声表现,下列哪项是错误的?( )

　　A. 绝经期出血

　　B. 多为老年妇女

　　C. 阴道排液

　　D. 超声表现宫腔积液

　　E. 常合并卵巢囊肿

37. 下列哪项不是子宫内膜癌声像图表现?( )

　　A. 子宫增大

　　B. 子宫内膜厚度<4 mm

　　C. 子宫内膜呈团块状回声

　　D. 宫腔内积液

　　E. 子宫内膜不均匀增厚

38. 下列关于子宫体癌声像图表现的叙述,错误的是( )。

　　A. 早期子宫体癌,多无异常所见

　　B. 癌组织阻塞子宫颈管时可表现为宫腔积液、积脓或积血所致的无回声区

　　C. 弥漫性子宫内膜癌呈不均匀性增厚

　　D. 经阴道超声可检测子宫内膜癌肌层浸润深度

　　E. 肿瘤血流频谱多普勒检测呈高阻特征

39. 下列关于子宫体癌的病理学改变及临床诊断,错误的是( )。

　　A. 又称子宫内膜癌

　　B. 子宫内膜为弥漫性增厚或团块状

　　C. 好发于更年期与绝经期妇女

　　D. 经腹超声能准确诊断早期子宫体癌

　　E. 主要临床表现为阴道出血

40. 对于子宫内膜癌治疗方案的选择,最重要的参考因素是( )。

　　A. 肿瘤血供丰富

　　B. 肿瘤大小

　　C. 肿瘤形态

　　D. 肿瘤回声

　　E. 肿瘤浸润肌层深度

41. 女性,58 岁,绝经 6 年后不规则阴道流血 7 天,阴道镜示阴道及子宫颈形态尚可,宫颈管口有少量血性分泌物,声像图示子宫体积增大。首先考虑的病变是( )。

　　A. 子宫肌瘤

　　B. 子宫平滑肌肉瘤

　　C. 葡萄胎

　　D. 子宫内膜癌

　　E. 子宫腺肌瘤

42. 下列哪种疾病与雌激素长期刺激有关?( )

　　A. 子宫颈癌

　　B. 绒毛膜癌

　　C. 恶性葡萄胎

　　D. 子宫内膜癌

　　E. 子宫颈囊肿

43. 对子宫内膜癌手术范围选择及预后判断最重要的声像图表现是( )。

　　A. 肿瘤血流丰富

　　B. 肿块大小

　　C. 子宫肌层浸润深度>50%

　　D. 肿块形态

　　E. 肿块回声不均

44. 下列关于子宫内膜癌彩色多普勒超声表现的描述,错误的是( )。

　　A. 肿瘤内部可见较丰富血流

　　B. 肿瘤血管 RI<0.5

　　C. 肿瘤血管 RI>0.8

D. 肿瘤周边可见丰富血流

E. 肿瘤血管 RI 对鉴别诊断有帮助

45. 关于子宫内膜癌声像图表现，下列哪项是错误的？（　　）

A. 内膜癌肿块内部可见较丰富血流

B. 频谱多普勒检测呈低阻特征

C. 内膜厚度<5 mm

D. 经阴道超声可观察病变是否累及子宫颈

E. 癌组织阻塞子宫颈管时可表现宫腔积液

46. 绝经后阴道大量恶臭分泌物，短期内多次超声检查发现子宫和原有肌瘤迅速增大，考虑为（　　）。

A. 子宫肌瘤退变

B. 子宫肉瘤

C. 葡萄胎

D. 子宫内膜癌

E. 子宫肌瘤红色样变

47. 患者，55 岁，绝经 5 年后阴道流血一周，诊断性刮宫，病理为子宫内膜高分化腺癌，下列哪项是错误的？（　　）

A. 超声检查肝脏、肾脏

B. 经阴道超声检查判断肌层浸润深度

C. 已有病理诊断，不需要再做经阴道子宫超声检查

D. 超声检查观察是否累及宫颈

E. MRI 检查判断子宫肌层浸润深度

48. 下列哪项与子宫内膜癌超声鉴别诊断无关？（　　）

A. 子宫肌瘤变性

B. 绒毛膜上皮癌

C. 子宫颈囊肿

D. 子宫平滑肌肉瘤

E. 多发性子宫肌瘤

49. 绝经后妇女发现子宫内膜局限性增厚，首先考虑的疾病是（　　）。

A. 子宫息肉

B. 子宫肌瘤变性

C. 子宫内膜癌

D. 绒毛膜上皮癌

E. 子宫内膜增生

50. 关于子宫内膜癌的描述，下列哪项是错误的？（　　）

A. 患者多为老年妇女

B. 临床表现有绝经期后出血、阴道排液

C. 声像图可见宫腔积液

D. 声像图表现可与子宫肌瘤变性类似

E. 常合并卵巢囊肿

51. 子宫增大不会出现在（　　）。

A. 子宫肌腺瘤

B. 先天性子宫畸形

C. 原发闭经

D. 子宫肌瘤

E. 子宫肉瘤

第六节　卵巢瘤样病变

1. 下列关于非赘生性囊肿的判断，正确的是（　　）。

A. 非赘生性囊肿不是真性卵巢肿瘤

B. 囊肿一般体积较大

C. 多不能自行消退

D. 均为无双侧性

E. 需要手术治疗

2. 下列关于卵巢非赘生性囊肿的临床和声像图表现的叙述，不正确的是（　　）。

A. 是一种囊性结构而不是肿瘤

B. 绝经后妇女常见，多能自行消退

C. 黄素囊肿多是双侧性

D. 黄素囊肿是黄体血液化形成

E. 滤泡囊肿常为多发性

3. 关于卵巢瘤样病变，下列叙述错误的是（　　）。

A. 卵巢瘤样病变并非卵巢肿瘤

B. 包括卵巢内异症囊肿（即巧克力囊肿）、卵巢生理性囊肿、多囊卵巢等

C. 卵巢冠囊肿、卵巢黄素囊肿、黄体囊肿属于卵巢瘤样病变

D. 一般体积不大，都能自行消失

E. 常见于育龄妇女

4. 妊娠头三个月，盆腔超声检查，下列哪项最

常见？（　　）

A. 黄素囊肿

B. 黄体囊肿

C. 皮样囊肿

D. 卵巢旁囊肿

E. 卵巢囊腺瘤

5. 关于黄体囊肿的描述，下列哪项是错误的？（　　）

A. 是黄体形成过程中，黄体血肿液化所致

B. 囊肿直径一般为 3 cm 左右

C. 妊娠黄体囊肿产后才消失

D. 较大的黄体囊肿可自发破裂，发生急腹症

E. 黄体囊肿破裂声像图表现,酷似宫外孕破裂表现

6. 下列哪项最常与葡萄胎并发？（　　）

A. 黄体囊肿

B. 黄素囊肿

C. 卵巢旁囊肿

D. 皮样囊肿

E. 滤泡囊肿

7. 下列关于卵巢囊性病变影像的描述,哪项不正确？（　　）

A. 滤泡囊肿多＜3 cm

B. CT 能准确区分浆性、黏液性囊腺瘤

C. 单纯囊肿多为单房性

D. 单纯囊肿多＜5 cm

E. 多囊卵巢病双侧卵巢常同时受累

8. 下列哪种声像图最易与宫外孕相混淆？（　　）

A. 葡萄胎

B. 附件肿块

C. 过期流产

D. 宫内孕并黄体囊肿

E. 盆腔炎

9. 下列不属于卵巢非赘生性囊肿的是（　　）。

A. 卵泡囊肿

B. 黄体囊肿

C. 妊娠黄体囊肿

D. 巧克力囊肿

E. 黄素囊肿

10. 下列哪项不是卵巢非赘生性囊肿？（　　）

A. 卵泡囊肿

B. 皮样囊肿

C. 黄体囊肿

D. 黄素囊肿

E. 多囊卵巢

11. 关于卵巢非赘生性囊肿的临床和声像图表现,下列哪项不正确？（　　）

A. 肿瘤轮廓清晰

B. 囊壁纤薄

C. 黄素囊肿多呈双侧性

D. 黄体囊肿由黄体血肿液化形成

E. 卵泡囊肿常为多发性

12. 关于卵巢非赘生性囊肿临床表现和声像图特征,不正确的是（　　）。

A. 黄体囊肿由黄体形成过程中黄体血肿液化形成

B. 黄素囊肿常与滋养细胞瘤伴发

C. 黄素囊肿多呈双侧性

D. 卵巢非赘生性囊肿是卵巢囊性肿瘤,多不能自行消退

E. 绝经后妇女较少见

13. 关于多囊卵巢声像图表现,下列哪项是不正确的？（　　）

A. 卵巢髓质可见较丰富的血流

B. 卵巢切面可见 10 个以上卵泡

C. 卵泡大小多数＜5 mm

D. 双卵巢小于正常

E. 卵巢髓质回声明显增强

14. 下列哪项不是多囊卵巢声像图表现？（　　）

A. 双侧卵巢呈均匀性增大

B. 卵巢一个切面卵泡数目多在 10 个以上

C. 卵泡直径多＜5 mm

D. 卵巢髓质回声减弱

E. 卵巢髓质面积增大,卵泡被挤向卵巢周边

15. 下列哪项与多囊卵巢不相关？（　　）

A. 库欣综合征　　　B. 月经稀少

C. 不排卵　　　　　D. 多毛

E. 肥胖

16. 患者女,18 岁,月经稀少,多毛,肥胖。肛查:子宫正常大小,双侧卵巢增大,血 LH/FSH＞3.0,诊断可能为（　　）。

A. 多囊卵巢　　　　B. 卵巢肿瘤

C. 垂体瘤　　　　　D. 子宫畸形

E. 子宫内膜炎

17. 下列关于卵巢子宫内膜异位囊肿的描述，不正确的是（　　）。

A. 又称卵巢巧克力囊肿

B. 50%以上累及双侧卵巢

C. 多有痛经，呈继发性渐进性，有逐渐加剧倾向

D. 声像图为圆形或不规则无回声区，壁厚欠光滑中等大小，其内为不均匀回声

E. 不随月经周期变化

18. 关于子宫内膜异位症，下列哪项不正确？（　　）

A. 卵巢子宫内膜异位症约50%以上累及双侧卵巢

B. 囊内含巧克力样陈旧性血液

C. 囊肿多与周围组织紧密粘连

D. 囊肿声像图表现不随月经周期变化

E. 囊肿直径一般为5~6 cm，最大可达25 cm

19. 下列关于子宫内膜异位症的说法，不正确的是（　　）。

A. 卵巢子宫内膜异位症约50%以上累及双侧卵巢

B. 囊壁均较薄，囊内回声较均匀

C. 囊肿多与周围组织紧密粘连

D. 囊肿声像图表现随月经周期变化

E. 囊肿直径最长可达28 cm

20. 下列关于子宫内膜异位症的声像图表现，不正确的是（　　）。

A. 囊内可见不均匀点状回声

B. 在月经期检测时，常可发现肿块缩小

C. 无回声区内细小强回声可随体位移动

D. 呈圆形或不规则形

E. 囊壁厚

21. 下列对子宫内膜异位症声像图的描述，哪项是错误的？（　　）

A. 声像图类型不随月经周期变化

B. 多囊型

C. 单纯囊肿型

D. 囊内均匀点状回声型

E. 囊内团块型

22. 下列哪项不是卵巢巧克力囊肿的分型？（　　）

A. 单纯囊肿型　　　　B. 囊内团块型

C. 脂液分层型　　　　D. 多囊型

E. 混合型

23. 下列哪项不属于卵巢子宫内膜异位症的特征性表现？（　　）

A. 继发性、渐进性痛经

B. 囊肿易发生蒂扭转

C. 其声像图类型随月经周期而变化

D. 囊壁厚、欠光滑，内可见颗粒状细小回声或"分层征"

E. 囊肿多与周围组织粘连紧密

24. 关于子宫内膜异位症，下列哪项正确？（　　）

A. 卵巢子宫内膜异位症多为单侧

B. 囊壁较薄

C. 囊内回声较均匀

D. 囊肿声像图表现不随月经周期变化

E. 囊肿多与周围组织紧密粘连

25. 囊肿内呈分层征，易与皮样囊肿混淆的是（　　）。

A. 卵巢冠囊肿

B. 库肯勃肿瘤

C. 子宫肌瘤

D. 输卵管妊娠

E. 子宫内膜异位囊肿

26. 下列关于卵巢巧克力囊肿的描述，错误的是（　　）。

A. 半数以上累及双侧卵巢

B. 囊肿直径多>5 cm

C. 单发或多发囊肿

D. 病理为黄体囊肿

E. 囊肿常与邻近结构粘连

27. 下列哪项符合巧克力囊肿声像图改变？（　　）

① 含有强回声颗粒的囊肿　② 不规则壁的囊肿　③ 边界相对光滑的无回声区　④ 囊肿与子宫密切黏着致使子宫有"缺损"或"压迹"表现

A. ①　　　　　　　　B. ①②

C. ①②③　　　　　　D. ①②③④

E. ②③④

第七节 卵巢肿瘤

1. 卵巢良性肿瘤的声像图特点是（ ）。

A. 肿块形态不规则，边界不整，实性部分回声不均

B. 肿块多为囊性，内回声较单纯，囊内分隔薄而均匀规则，内壁光滑

C. 多伴腹水

D. CDFI 示肿块内部及周边血供丰富，呈高速低阻频谱，RI<0.5

E. 多伴骨转移

2. 关于卵巢囊性畸胎瘤，下面哪项不正确？（ ）

A. 又称皮样囊肿，是最常见的卵巢肿瘤

B. 常见于青年女性

C. 声像图表现多样化，脂液分层面团征等

D. 通常单侧发病

E. 易发生恶变

3. 下列关于卵巢囊性畸胎瘤声像图表现的描述，不正确的是（ ）。

A. 杂乱结构征

B. 脂液分层征

C. 瀑布征

D. 囊壁不规则、不完整

E. 有完整的包膜

4. 关于卵巢囊性畸胎瘤的临床和声像图表现，下列哪项是错误的？（ ）

A. 最常见于青年女性

B. 后方无声影或声衰减

C. 是常见的卵巢肿瘤

D. 也称皮样囊肿

E. 可见脂液分层平面

5. 下列关于卵巢囊性畸胎瘤的叙述，哪项是错误的？（ ）

A. 可产生声影

B. 也称皮样囊肿

C. 最常见于青年女性

D. 脂肪层浮在液体上方，可见脂液平面

E. 经阴道彩色多普勒血流显像囊壁常显示丰富低阻血流

6. 下列哪种疾病易发生蒂扭转？（ ）

A. 附件炎性包块

B. 慢性输卵管积水

C. 卵巢冠囊肿

D. 阑尾炎性包块

E. 囊性畸胎瘤

7. 下列卵巢肿瘤中，哪种肿瘤不产生性激素？（ ）

A. 黏液性囊腺瘤

B. 原发性绒毛膜癌

C. 畸胎瘤

D. 卵泡膜细胞瘤

E. 颗粒细胞瘤

8. 下列哪种卵巢肿瘤合并腹膜种植的可能性最小？（ ）

A. 交界型囊腺瘤

B. 黏液性囊腺瘤

C. 囊性畸胎瘤

D. 浆液性囊腺癌

E. 黏液性囊腺癌

9. 关于浆液性囊腺瘤的描述，下列哪项是错误的？（ ）

A. 主要发生于生育年龄

B. 可分为单纯性、乳头状两种

C. 可为单房伴有乳头

D. 囊壁均较厚、不规则，伴腹水

E. 浆液性乳头状囊腺瘤的乳头状突起，可充盈整个囊腔似实质肿瘤

10. 关于卵巢单纯性浆液性囊腺瘤，下列哪项描述是错误的？（ ）

A. 呈圆形或椭圆形无回声区

B. 囊壁纤薄，光滑完整

C. 肿瘤轮廓清晰

D. 肿瘤内部可见多个分隔和丰富血流

E. 囊肿一般为中等大小（5～10 cm）

11. 关于卵巢浆液性囊腺瘤临床和声像图表现，下列哪项不正确？（ ）

A. 肿瘤轮廓清晰

B. 囊壁纤薄

C. 囊肿后壁及后方回声增强

D. 双侧性占 80%

E. 肿瘤直径一般为 5～10 cm

12. 关于卵巢良性黏液性囊腺瘤声像图特点,下列叙述错误的是( )。

A. 囊腔内有较多分隔

B. 肿瘤体积较大

C. 无回声内有细小点状回声

D. 囊内无分隔

E. 少数有乳头生长

13. 关于卵巢黏液性囊腺瘤声像图表现,下列哪项是错误的?( )

A. 肿瘤呈圆形或椭圆形无回声区

B. 囊壁呈均匀厚壁型

C. 呈多房结构

D. 肿瘤体积一般较小,常为双侧性

E. 少数肿瘤内有乳头状物

14. 下列关于卵巢黏液性囊腺瘤声像图表现的叙述,不正确的是( )。

A. 囊壁呈均匀厚壁

B. 囊壁边界不清晰

C. 无回声区内有细小点状回声

D. 少数有乳头状物

E. 直径多在 10 cm 以上

15. 多房性卵巢肿瘤常见于( )。

A. 浆液性囊腺瘤

B. 黏液性囊腺瘤

C. 卵巢囊性畸胎瘤

D. 转移性肿瘤

E. 无性细胞瘤

16. 下列哪种肿瘤与麦格综合征有关?( )

A. 子宫肌瘤

B. 子宫体癌

C. 卵巢纤维瘤

D. 输卵管癌

E. 库肯勃瘤

17. 下列哪项是恶性肿瘤?( )

A. 脓肿

B. 皮样囊肿

C. 库肯勃瘤

D. 子宫肌瘤红色变性

E. 黄素囊肿

18. 下列哪项符合卵巢恶性肿瘤声像图特点?( )

A. 无腹水

B. 肿瘤壁薄、清楚、整齐

C. 混合性或实性肿瘤壁厚薄不均、不清晰、有不规则突起

D. CDFI 示肿瘤内和周边无血流信号

E. 肿瘤内可见血流信号,RI＞0.8

19. 关于卵巢浆液性囊腺癌的临床和声像图表现,下列哪项是正确的?( )

A. 多为单纯囊性

B. 单侧多见

C. 是少见的卵巢恶性肿瘤

D. 肿瘤新生血管血流频谱为低阻波形

E. 肿瘤多为实性

20. 关于卵巢浆液性囊腺癌,下列哪项是错误的?( )

A. 是儿童及青少年最常见的卵巢恶性肿瘤

B. 肿瘤生长快,常伴出血坏死

C. 多为部分囊性,部分实性

D. 彩色多普勒血流显像,乳头状光团内显示较丰富血流

E. 约 50% 为双侧性

21. 关于卵巢黏液性囊腺癌声像图表现,下列哪项是错误的?( )

A. 呈多房结构

B. 分隔不均匀性增厚

C. 增厚的囊壁可向周围浸润

D. 经阴道彩超有助于早期发现肿瘤

E. 肿瘤血管频谱多普勒测定多呈高阻波形,阻力指数(RI)＞0.8

22. 下列对卵巢黏液性囊腺癌的描述,哪项不正确?( )

A. 多由黏液性囊腺瘤演变而来

B. 多为双侧性

C. 囊内有较多分隔,不均匀性增厚

D. 增厚的囊壁可向周围浸润

E. 囊瘤频谱呈低阻波形

23. 关于卵巢浆液性囊腺癌,下列哪项是错误

的?（　　）

　　A. 是成人最常见的卵巢恶性肿瘤

　　B. 肿瘤生长很快,常伴出血坏死

　　C. 多为部分囊性,部分实性

　　D. 经阴道彩色多普勒血流显像,乳头内可显示较丰富的血流

　　E. 90%为单侧性

24. 关于卵巢无性细胞瘤,下列叙述错误的是（　　）。

　　A. 卵巢恶性生殖细胞实性肿瘤

　　B. 常见于儿童及青年妇女

　　C. 肿瘤彩色多普勒血流显像显示丰富血流

　　D. 卵巢性实性良性肿瘤

　　E. 卵巢少见肿瘤

25. 关于卵巢转移癌,下列叙述错误的是（　　）。

　　A. 多来自胃肠道、乳腺

　　B. 多为双侧发生

　　C. 肿瘤以实性为主

　　D. 肿瘤边界不清

　　E. 肿瘤内部血流丰富

26. 库肯勃瘤是（　　）。

　　A. 良性卵巢肿瘤

　　B. 原发于胃肠道的卵巢转移性肿瘤

　　C. 囊性肿瘤

　　D. 子宫肿瘤

　　E. 卵巢恶性肿瘤

27. 关于卵巢恶性肿瘤分期,Ⅲ期指（　　）。

　　A. 肿瘤局限于一侧卵巢

　　B. 肿瘤伴盆腔以外的腹腔内转移,有腹膜后淋巴结转移

　　C. 肿瘤有盆腔内扩散

　　D. 肿瘤伴远处转移,胸水中找到癌细胞

　　E. 肿瘤伴远处肝转移

28. 鉴别巨大卵巢囊肿与腹水,下列哪种检查方法是禁忌的?（　　）

　　A. 超声检查

　　B. 腹部 X 线平片

　　C. 胃肠道造影

　　D. 腹腔镜检查

　　E. 检测腹部移动性浊音

29. 下列哪项不是卵巢实质性恶性肿瘤?（　　）

　　A. 绒毛膜上皮瘤

　　B. 无性细胞瘤

　　C. 实性畸胎瘤

　　D. 内胚窦瘤

　　E. 肉瘤

30. 妇科恶性肿瘤的血流频谱特点是（　　）。

　　A. 低速低阻　　　　B. 低速高阻

　　C. 高速高阻　　　　D. 高速低阻

　　E. 高速无阻

第八节　盆腔炎性疾病

1. 输卵管分为哪几部分?（　　）

　A. 峡部、壶腹部、漏斗部、伞部

　B. 间质部、峡部、壶腹部、漏斗部

　C. 角部、间质部、壶腹部、漏斗部

　D. 角部、峡部、壶腹部、伞部

　E. 角部、峡部、壶腹部、漏斗部、伞部

2. 下列哪项不是慢性输卵管积水声像图表现?（　　）

　A. 多在双侧附件区出现纺锤性肿块

　B. 肿块边缘较清晰,呈薄壁状

　C. 肿块间隔及囊壁较厚,多为实性

　D. 肿块内部呈明显无回声区

　E. 与子宫周围粘连严重时可与子宫直肠陷凹积液连成一片包围子宫

3. 下列不符合急性盆腔炎的声像图表现的是（　　）。

　A. 子宫直肠陷凹积液

　B. 早期阶段声像图一般无特殊表现

　C. 卵巢缩小

　D. 附件部可见大小不等增厚迂曲连续管状结构

　E. 管状长形肿块边缘模糊

4. 下列对盆腔炎性肿块鉴别诊断的描述,哪项不正确?（　　）

　A. 主要应与宫外孕、子宫内膜异位症相鉴别

B. 卵巢内膜异位囊肿随月经周期变化

C. 宫外孕破裂时,常表现有急腹症

D. 与多囊卵巢难以鉴别

E. 要注意与正常充液肠袢相鉴别

5. 女性,白细胞、中性粒细胞增高,下腹压痛,白带增多,超声检查见盆腔囊性肿块。最可能的诊断为(   )

A. 宫颈糜烂

B. 盆腔脓肿

C. 结核性盆腔炎

D. 慢性盆腔炎

E. 盆腔肿瘤

6. 关于盆腔静脉曲张症,下列哪项是错误的?(   )

A. 是由慢性盆腔静脉淤血引起的

B. 盆腔静脉数量增多,呈丛样分布

C. 彩色多普勒显示各静脉丛间有交通支连接

D. 绝大多数发生于未生育妇女

E. 频谱多普勒为持续低速血流

7. 关于盆腔静脉曲张症,下列哪项是错误的?(   )

A. 是由慢性盆腔静脉淤血所致

B. 绝大多数发生在30~50岁经产妇

C. 各静脉丛间无交通支相连,频谱呈搏动性双向波形

D. 子宫旁可见串珠状或蜂窝状无回声区

E. 彩色多普勒血流显像蜂窝区内见红、蓝相间血流

8. 下列对盆腔炎性肿块鉴别诊断的描述,哪项不正确?(   )

A. 主要应与宫外孕、子宫内膜异位症相鉴别

B. 子宫内膜异位症肿块大小随月经周期有变化

C. 宫外孕破裂时,常表现有急腹症

D. 慢性盆腔炎一般不与功能性卵巢囊肿同时存在

E. 要注意与正常充液肠袢相鉴别

9. 下列哪项与盆腔炎性肿块超声鉴别诊断无关?(   )

A. 宫外孕

B. 卵巢子宫内膜异位症

C. 充液的肠袢

D. 卵巢肿块

E. 多囊卵巢

10. 患者女,32岁。因"体检发现盆腔囊性肿物2d"来诊。月经周期正常,无痛经。3年前曾行右侧卵巢囊肿剥离术,术后偶有右下腹不适感。超声:右侧卵巢正常结构可见,其内侧可见52 mm×43 mm无回声,张力低,形态欠规则,与右侧卵巢及子宫右侧相连,边界清楚,内透声好,可见少许中等回声分隔;子宫及左侧卵巢未见异常。最可能的诊断为(   )。

A. 盆腔包裹性积液

B. 盆腔脓肿

C. 卵巢囊肿

D. 卵巢巧克力囊肿

E. 卵巢黄素囊肿

第九节　计划生育相关疾病

1. 宫腔内环状强回声,后伴彗星尾征,应考虑是(   )。

A. 子宫内膜过度增生

B. 子宫内膜息肉

C. 子宫肌瘤钙化

D. 宫内节育器

E. 子宫内膜癌钙化

2. 子宫内节育器正常位置是上缘距宫底外缘多少厘米以内?(   )

A. 1 　　　　　　　B. 1.5

C. 2 　　　　　　　D. 2.5

E. 3

B型题,配伍选择题。一组试题共用一组备选项。备选项在前,题干在后。备选项可重复选用,也可不选用。每道题只有一个最佳答案。

A. 黏液性囊腺瘤

B. 浆液性囊腺瘤

C. 黏液性囊腺癌

D. 浆液性囊腺癌

E. 转移性癌

1. 破裂易引起腹膜种植的良性肿瘤是( )。

2. 双侧性多见的卵巢恶性上皮性肿瘤是( )。

A. 14 mm

B. 10 mm

C. 4 mm

D. 20 mm

E. 8 mm

3. 育龄妇女正常子宫内膜厚度不超过( )。

4. 绝经后妇女正常子宫内膜厚度一般不超过( )。

C型题,综合分析选择题。包括一个试题背景信息和一组试题(二至五个)。每道题都有其独立的备选项,备选项一般有五个。题干在前,备选项在后。每道题的备选项中,有一个或多个正确答案。

1. 患者女,32岁,停经40 d,不规则阴道出血5 d,突发腹痛2 h,超声检查左侧附件区见一混合回声包块,盆腔内可见液性暗区。

(1) 可提示为( )。

A. 黄体破裂

B. 附件炎性包块

C. 盆腔炎

D. 宫外孕

E. 盆腔积液

(2) 为进一步明确诊断,该患者应该行( )。

A. 腹腔镜

B. CT

C. 血或尿 HCG

D. MRI

E. 宫腔镜

2. 患者女,28岁,月经正常,B超示子宫、双卵巢大小正常,左卵巢上方见单房5 cm圆形无回声区,张力高,内壁光,后壁回声增强,随访一年肿块大小无明显变化。

(1) 诊断可能是( )。

A. 浆膜下肌瘤囊性变

B. 多囊卵巢

C. 左侧卵巢冠囊肿

D. 左卵巢滤泡囊肿

E. 左卵巢浆液性囊腺癌

(2) 上述疾病尚需与哪种疾病鉴别?( )

A. 左侧输卵管积水

B. 盆腔静脉曲张症

C. 腹水

D. 肿大淋巴结

E. 淋巴瘤

3. 患者女,65岁,自述绝经10年,不规则阴道出血半个月,二维超声检查见宫腔分离,子宫内膜增厚。

(1) 可提示为( )。

A. 子宫内膜癌

B. 子宫颈癌

C. 宫腔积液

D. 子宫内膜息肉

E. 子宫内膜积血

(2) 该疾病与下列哪项有关?( )

A. 雄激素过高

B. 孕激素过高

C. 绒毛膜促性腺激素过高

D. 雌激素过高

E. 雌激素与孕激素过高

(3) 需结合哪种检查?( )

A. CW

B. PW

C. PW + CDFI

D. M超

E. M超 + CW

4. 患者女,38岁,因"经期延长,淋漓不尽1年"来诊。超声:子宫增大,正常形态消失,肌层内见多个大小不等的中低回声,边界清晰。CDFI:周边可见环状及条状血流;子宫右上方另可见45 mm×52 mm的低回声区,形态规则,内部回声均匀;内见少许短条状血流。

(1) 根据以上声像图表现,患者子宫右上方占位最不可能为( )。

A. 子宫阔韧带肌瘤

B. 子宫浆膜下肌瘤

C. 卵巢畸胎瘤

D. 卵巢纤维瘤

E. 子宫发育异常

(2) 该病变的超声鉴别诊断方法中不确切的是（　　）。

A. 仔细寻找右侧卵巢并观察卵巢形态是否正常

B. 仔细观察病变与子宫的关系

C. 彩色多普勒超声观察病变的血流分布特点

D. 彩色多普勒超声检查病变的血供来源

E. 仔细观察病变包膜是否完整

(3) 彩色多普勒超声仔细检查,在病变内部可探及条状血流自子宫右侧宫角穿入,呈动脉频谱,PSV = 30 cm/s,RI = 0.51。则最可能的诊断是（　　）。

A. 子宫浆膜下肌瘤

B. 子宫腺肌瘤

C. 卵巢畸胎瘤

D. 卵巢纤维瘤

E. 卵巢癌

5. 患者女,62 岁,因"不规则阴道出血 2 个月(共 5 次)"来诊。绝经 7 年。经腹超声:子宫内膜厚为 11 mm,回声不均匀;CDFI:内膜内部可探及血流信号。

(1) 最可能的诊断是（　　）。

A. 宫腔内凝血块

B. 子宫内膜增生

C. 子宫内膜息肉

D. 子宫内膜癌

E. 子宫黏膜下肌瘤

(2) 经阴道超声:子宫饱满,内膜正常形态消失,宫腔内见边界不规则的不均匀回声区,内部可探及较丰富的动静脉血流信号,PSV = 33 cm/s,RI =0.34。为明确诊断,首选检查为（　　）。

A. 超声造影成像

B. CT

C. MRI

D. 宫颈刮片

E. 诊断性刮宫

6. 患者女,48 岁,因"接触性阴道出血半年余"来诊。

(1) 该患者最先应考虑的疾病是（　　）。

A. 子宫内膜增生

B. 子宫内膜息肉

C. 子宫内膜癌

D. 宫颈癌

E. 卵巢癌

(2) 妇科查体:宫颈肥大,质地偏硬。宫颈刮片病理:宫颈癌。超声检查时不可能出现的是（　　）。

A. 宫颈见边界清楚、回声均匀的圆形低回声肿物

B. 宫颈结构模糊

C. 宫颈肿物内部血流信号增多,呈散在条状或分支状

D. 可记录到低阻力型动脉频谱

E. 一侧肾盂、输尿管扩张

7. 患者女,38 岁,孕 3 产 1,因"经量增多并经期延长 2 年余"来诊。无明显痛经。妇科查体:子宫均匀性增大,质中。

(1) 临床首选的辅检查为（　　）。

A. 腹部 X 线片

B. 盆腔超声

C. 盆腔 CT

D. 盆腔 MRI

E. 宫腔镜

(2) 根据临床表现及声像图特征,该患者诊断为黏膜下肌瘤。关于黏膜下肌瘤的声像图表现,叙述错误的是（　　）。

A. 以中强回声最常见

B. 内膜移位或变形,肌瘤向宫腔内突入

C. 肌瘤蒂较长时,可突入宫颈管或阴道内

D. 瘤体周边和内部常可记录到动脉和静脉频谱

E. 肌瘤发生变性时,瘤体血流信号明显减少

(3) 关于子宫肌瘤,下列叙述错误的是（　　）。

A. 最常见的症状是月经量增多,白带增多

B. 浆膜下肌瘤蒂扭转时可出现急性腹痛

C. 肌瘤压迫症状包括尿频、便秘等

D. 临床表现与生长部位、生长速度及有无变性等无关

E. 妇科查体发现子宫增大,表面不规则,结节状突起,质硬

8. 患者女,30 岁,因"进行性加重性痛经 5 年"来诊。妇科查体:子宫均匀性增大,质硬并有压痛,

左侧附件区可触及囊性包块,直径约为 4 cm,右侧附件未触及包块。

(1) 临床首选检查为(　　)。

A. 盆腔 X 线片

B. 盆腔超声

C. 盆腔 CT

D. 盆腔 MRI

E. 宫腔镜

(2) 根据临床表现和声像图特征,该患者诊断为子宫腺肌症。不属于子宫腺肌症声像图表现的是(　　)。

A. 子宫增大,饱满圆钝

B. 子宫肌壁回声粗糙不均

C. 子宫内膜增厚

D. 子宫内膜线多向前移位,也可向后移位

E. 增厚的子宫后壁中可见斑点状无回声区

9. 患者女,38 岁,因"阴道不规则出血 1 年"来诊。妇科查体:子宫正常大小,表面光滑,子宫及双侧附件未触及明显肿物。临床考虑子宫内膜病变,故申请超声检查。

(1) 首选的超声检查方法是(　　)。

A. 经腹超声

B. 经阴道超声

C. 经会阴超声

D. 经直肠超声

E. 超声引导下诊断

(2) 超声:子宫大小形态正常,宫腔内可见大小为 18 mm×13 mm 中强回声区,边界清晰,CDFI:可见条状血流伸入。首先考虑的疾病为(　　)。

A. 子宫内膜腺瘤样增生

B. 子宫内膜息肉

C. 子宫黏膜下肌瘤

D. 子宫内膜癌

E. 子宫绒毛膜癌

(3) 子宫内膜息肉的声像图特点不包括(　　)。

A. 病变与周围正常内膜界限清晰

B. 病变与正常肌层有清晰分界

C. 病变部位内膜基底层完整

D. 病变部位肌层血流信号明显增加

E. 彩色多普勒超声检查见有条状血流信号伸

入病灶内

10. 患者女,36 岁,孕 2 产 1,因"月经推迟 4 d,右下腹痛伴发热 2 d"来诊。平素月经规律,伴有痛经史。

(1) 作为超声医师,根据患者的临床表现,应该重点检查的部位有(　　)。

A. 肝

B. 胆囊及肝外胆管

C. 胰

D. 阑尾区

E. 肾及输尿管

F. 子宫及附件

提示　声像图:子宫形态饱满,58 mm×55 mm×51 mm。内膜厚为 11 mm;左侧卵巢 28 mm×20 mm,右侧卵巢显示不清,右侧附件区可见 52 mm×39 mm 形态不规则无回声,内见较多分隔并充满点状中等回声,壁上血运略丰富;盆腔可见少量透声尚可的游离性积液,最大深度为 2.8 cm。

(2) 根据以上声像图表现,右侧附件区占位不能排除的诊断包括(　　)。

A. 宫外孕破裂

B. 浆膜下子宫肌瘤

C. 右侧附件区炎性包块

D. 右侧附件巧克力囊肿

E. 右侧卵巢黄体囊肿破裂

F. 右侧附件恶性肿瘤

(3) 为明确诊断,必要的实验室检查有(　　)。

A. 血常规

B. 尿常规

C. 血 HCG

D. 血 AFP

E. 血 CA125

F. 抗子宫内膜抗体

提示　实验室检查:血 HCG(-),CA125 略高于正常。

(4) 首选检查可考虑(　　)。

A. 腹部 X 线片

B. 盆腔 CT

C. 盆腔 MRI

D. 超声引导下对右侧附件囊性包块进行诊断性穿刺抽吸

E. 超声引导下对占位病变进行穿刺活检

F. 腹腔镜

11. 患者女,33 岁,因"下腹隐痛 1 个月"来诊。以右下腹较为明显,无发热。平时月经规律,痛经。1 年前行右侧卵巢巧克力囊肿剔除术。

(1) 作为超声医师,根据患者的临床表现,应该重点检查的部位有(　　)。

A. 肝

B. 胆囊及肝外胆管

C. 胰

D. 阑尾区

E. 肾及输尿管

F. 子宫及附件

提示　超声:子宫大小正常,子宫左侧见无回声区,55 mm×45 mm×59 mm,形态不规则,壁稍厚,其内透声欠佳,充满均匀弱光点;另于子宫右前方见无回声区,102 mm×166 mm×57 mm,壁薄,形态不规则,张力不高,透声尚可,内见少许纤细分隔,其边缘见少许卵巢样结构;盆腔未见明确积液。

(2) 根据以上声像图表现,子宫右前方包块可能的超声提示为(　　)。

A. 卵巢巧克力囊肿

B. 卵巢浆液性囊腺瘤

C. 卵巢黏液性囊腺瘤

D. 输卵管积水

E. 盆腔包裹性积液

F. 盆腔炎性包块

(3) 根据以上声像图表现,子宫左侧包块可能的超声提示为(　　)。

A. 附件区包裹性积液

B. 输卵管积水

C. 卵巢黏液性囊腺瘤

D. 卵巢浆液性囊腺瘤

E. 卵巢黄体囊肿

F. 卵巢巧克力囊肿

(4) 有助于诊断左侧附件区包块的检查或操作有(　　)。

A. 血常规

B. 血清 CA125

C. CT

D. 超声引导下穿刺

E. 腹腔镜手术

F. 随诊观察,于月经后复查超声

(5) 结合病史,子宫右前方包块最可能的诊断是(　　)。

A. 巧克力囊肿

B. 卵巢浆液性囊腺瘤

C. 卵巢黏液性囊腺瘤

D. 输卵管积水

E. 盆腔包裹性积液

F. 盆腔炎性包块

X 型题,多选题。由一个题干和 A、B、C、D、E 五个备选答案组成。题干在前,选项在后。要求从五个备选答案中选出两个或两个以上正确答案,多选、少选、错选均不得分。

1. 子宫体壁包括(　　)。

A. 内膜层　　　　　　　B. 内膜下层

C. 肌层　　　　　　　　D. 浆膜层

E. 浆膜下层

2. 下列关于子宫动脉的描述,正确的是(　　)。

A. 由髂内动脉前干分出

B. 频谱与月经周期无明显关系

C. 分为上行支及下行支

D. 下行支分布于宫颈及阴道

E. 上行支分布于宫底、输卵管及卵巢

3. 成熟卵泡的特点有(　　)。

A. 卵泡最大直径超过 20 mm

B. 卵泡外形饱满呈圆形或椭圆形

C. 卵泡位置移向卵巢表面

D. 卵泡最大直径<17 mm

E. 卵泡常被卵巢组织覆盖

4. 下列描述哪几项正确?(　　)

A. 腹部超声检查前不需充盈膀胱

B. 腹部及阴道超声检查时患者采取相同体位

C. 阴道超声时不需转动探头角度即可观察子宫各个角度及方位结构

D. 经阴道超声不需充盈膀胱,或少量充盈膀胱以利于子宫定位

E. 腹部超声做纵向、横向等多角度扫查

5. 关于子宫腺肌症,下列说法正确的有

（　　）。

  A. 子宫常增大,以后壁增厚居多

  B. 子宫常增大,以前壁增厚居多

  C. 子宫腔内膜线居中,位置无改变

  D. 子宫大小和内部回声、月经前后比较常无变化

  E. 子宫大小和内部回声、月经前后比较常有变化

6. 关于子宫内膜息肉,下列叙述正确的有（　　）。

  A. 声像图多表现宫腔单发或多发局限性中高回声

  B. 可致内膜基底线变形或中断

  C. 多数病例可在息肉蒂部显示点状或短条状血流信号

  D. 息肉蒂部内膜基底层完整,与肌层分界清晰

  E. 绝经后患者内膜息肉易发生囊性变

7. 关于子宫内膜增生症,下列叙述正确的有（　　）。

  A. 多见于青春期和更年期女性

  B. 是由于子宫内膜受雌激素持续作用却无孕激素拮抗,而发生不同程度的增生性改变

  C. 常见的临床症状为月经紊乱、经期延长、不规则阴道出血等

  D. 按子宫内膜增殖的程度分为单纯型、复杂型和不典型增生

  E. 声像图表现为内膜增厚,呈均匀高回声,内膜基底层与子宫肌层分界清晰

8. 有关卵巢子宫内膜异位症,以下哪几项正确?（　　）

  A. 卵巢子宫内膜异位症约 50% 以上累及双侧

  B. 囊内含巧克力样陈旧性血液

  C. 囊肿边缘薄而光滑

  D. 囊肿多与周围组织紧密粘连

  E. 囊肿内为澄清液体

9. 关于子宫肌瘤的彩色多普勒与频谱多普勒表现,下列叙述正确的有（　　）。

  A. 肌瘤周边可见环状或半环状血流信号,呈分支状进入瘤体内部

  B. 浆膜下子宫肌瘤多可显示来自子宫的供血血管

  C. 部分肌瘤由于声衰减,仅可显示近场血流信号

  D. 瘤体内部血流阻力较高,RI 值一般>0.70

  E. 发生肉瘤变时,瘤内血流异常丰富,流速增加,阻力下降,RI<0.40

10. 下列可作为子宫内膜癌与子宫内膜息肉鉴别要点的有（　　）。

  A. 病灶的回声类型

  B. 病灶的形态边界

  C. 病灶区内膜基底层连续性

  D. 病灶区肌层回声与血流有无异常

  E. 病灶内血流信号的特点、丰富程度及阻力指数

11. 关于多囊卵巢综合征,下列叙述正确的有（　　）。

  A. 常有月经稀发或闭经、多毛、肥胖等症状

  B. 双侧卵巢常呈均匀性增大,包膜较厚,髓质回声增强

  C. 卵泡沿周边排列,直径多<1 cm

  D. 卵巢内同一超声切面卵泡数常超过 10 个

  E. 超声不能直接诊断多囊卵巢综合征,诊断应结合病史、症状及实验室检查

12. 下列属于卵巢瘤样病变的是（　　）。

  A. 多囊卵巢

  B. 卵巢滤泡囊肿

  C. 卵巢黄素囊肿

  D. 卵巢巧克力囊肿

  E. 卵巢冠囊肿

13. 畸胎瘤内容物可由下列哪些组织构成?（　　）

  A. 脂肪　　　　　　B. 毛发

  C. 骨骼　　　　　　D. 牙齿

  E. 羊水

14. 卵巢癌声像图表现为（　　）。

  A. 盆腹腔内较大肿块,可为双侧性

  B. 肿块形态不规则,边界不清

  C. 肿块回声杂乱

  D. 分隔形成的带状回声厚薄不均

  E. 可发现肿瘤的腹膜种植及肝转移等异常

15. 关于卵巢浆液性囊腺癌,下列叙述错误的

是（　　）。

A. 卵巢浆液性囊腺癌占卵巢恶性肿瘤的10%，卵巢黏液性囊腺癌占卵巢恶性肿瘤的40%～50%

B. 声像图上能区别浆液性囊腺癌和黏液性囊腺癌

C. 囊壁较厚，囊内有粗细不均的分隔，内壁上可见实性乳头状突起

D. 肿物边缘、分隔及实性区可探及丰富血流信号

E. 可探测到低阻动脉频谱

16. 关于库肯勃氏（Krukenberg）瘤，下列哪项说法正确？（　　）

A. 原发于胃肠道的卵巢转移肿瘤

B. 超声检查常发现双侧卵巢受侵犯

C. 多伴有腹水

D. 肿瘤组织中存在印戒样细胞

E. 卵巢良性肿瘤

17. 关于输卵管积水的声像图表现，下列叙述错误的有（　　）。

A. 常无明显症状，多数患者因不孕症检查发现

B. 一般为单侧性

C. 附件区囊性包块，呈腊肠样、弯曲长管状或盲袋状

D. 囊壁较厚，内部可见完全分隔

E. 常伴有盆腔粘连

18. 子宫内节育器常会发生以下哪些情况？（　　）

A. 位置下移

B. 带环妊娠

C. 嵌顿肌层

D. 脱落于腹腔

E. 引起出血

19. 妇科肿块穿刺的适应证有（　　）。

A. 卵泡囊肿

B. 黄体囊肿

C. 巧克力囊肿

D. 包裹性积液

E. 确定盆腔肿块的性质

答案与解析

A 型题

第一节　女性内生殖器官的解剖与生理

1. 答案：D。

解析：女性内生殖器包括阴道、子宫、输卵管及卵巢，后两者常被称为子宫附件。

2. 答案：D。

解析：道格拉斯窝（Douglas 窝）又名子宫直肠陷凹，位于子宫与直肠之间，是女性盆腔最低处，也是少量积液最常积聚的地方。

3. 答案：A。

解析：站立位或半卧位时女性腹腔最低部位为道格拉斯窝，又名子宫直肠陷凹，位于子宫与直肠之间。

4. 答案：C。

解析：这是一个解剖记忆题，子宫韧带包括4组韧带，分别是子宫主韧带、子宫阔韧带、子宫圆韧带和子宫骶韧带。子宫阔韧带位于子宫两侧的双层腹膜皱襞，呈翼状，由覆盖子宫前后壁的腹膜自子宫侧缘向两侧延伸至达盆壁而成。

5. 答案：C。

解析：子宫动脉起自髂内动脉前干，在腹膜后沿盆腔侧壁向内下方走行，进入子宫阔韧带底部转向内，距子宫颈外侧约2 cm处从输尿管前上方跨过向内行，分支至子宫、输卵管和卵巢。

6. 答案：A。

解析：子宫壁由浆膜层、肌层及内膜构成。

7. 答案：C。

解析：怀孕后的子宫内膜称为蜕膜，子宫蜕膜

管型是子宫腔内的蜕膜组织完整地剥离后的囊状管型,如未排除,最有可能产生假性胎囊超声图像。

8. 答案:E。

解析:卵巢绝经后无周期性变化,体积常缩小,无明显卵泡。

9. 答案:D。

解析:正常成年妇女卵巢大小约为 4 cm×3 cm×1 cm,多位于髂内动脉的内侧前方,直径<17 mm 者为未成熟卵泡。

10. 答案:C。

解析:成熟的优势卵泡符合卵泡最大直径达20 mm,优势卵泡最大直径范围为 17~24 mm,直径<17 mm 者为未成熟卵泡,卵泡位置移向卵巢表面,且一侧无卵巢组织覆盖,并向外突出,有利于排卵。

11. 答案:B。

解析:卵泡监测一般从月经周期 10~11 日开始,一开始隔天监测,后每天监测,优势卵泡最大直径范围为 17~24 mm,直径小于 17 mm 者为未成熟卵泡。

12. 答案:C。

解析:成熟的优势卵泡符合最大直径达20 mm、位置移向卵巢表面,且一侧无卵巢组织覆盖,并向外突出,有利于排卵,卵泡张力高,壁薄而光滑。排卵可以导致盆腔出现少量积液,但是盆腔少量积液不作为诊断成熟卵泡的标准。

第二节 妇科超声检查技术

1. 答案:B。

解析:经阴道超声检查,膀胱不需要充盈。

2. 答案:D。

解析:经阴道超声检查与传统经腹部超声比较无需充盈膀胱,避开了肠气干扰及腹壁脂肪层衰减对图像清晰度的影响,可以提高图像分辨力,易于发现宫壁及宫腔较小病灶。盆腔大包块因经阴道超声扫查范围限制反而要结合经腹部超声作出综合诊断。

3. 答案:C。

解析:正常输卵管内径较细,且前方有盆腔内肠管,超声难以识别,当输卵管有病变时,输卵管增粗、管腔内有积液、形成结节或包块,超声常可识别。

4. 答案:D。

解析:经阴道超声检查使用的探头频率多为 3~10 MHz,检查采取的体位为截石位,探头置于阴道后穹窿部扫查,不需充盈膀胱。因探头频率较高,对探测位置较高的盆腔脏器作用有限,需要结合经腹超声检查结果。

5. 答案:E。

解析:五项均是适度充盈膀胱的目的。

第三节 女性生殖系统正常超声表现

1. 答案:A。

解析:成人子宫颈长约为 2.5~3.0 cm。

2. 答案:D。

解析:子宫的大小受年龄、体型、种族、生育史影响,生育年龄未产者子宫长、宽、厚三径之和<15 cm,经产妇三径之和<16 cm,绝经后长三径之和<13 cm,若经产妇三径之和>18 cm,则诊断为子宫增大。

3. 答案:D。

解析:子宫动脉血流频谱变化随着月经周期的改变发生变化,在分泌晚期和月经期 RI,PI 值增高,增殖期为中间值,而 RI,PI 减低是在分泌早、中期,妊娠后 RI 和 PI 在放射状动脉和螺旋动脉中明显降低。

4. 答案:A。

解析:子宫动脉的正常频谱形态(非妊娠期)是:收缩期尖峰,舒张期速度减低,并形成舒张早期"切迹"。子宫动脉血流频谱变化随着月经周期的改变发生变化,在分泌晚期和月经期 RI,PI 值增高,增殖期为中间值,而 RI,PI 减低是在分泌早、中期,妊娠后 RI 和 PI 在放射状动脉和螺旋动脉中明显降低。

第四节　外生殖器与阴道发育异常

1. 答案:D。

解析:先天性子宫畸形包括先天性无子宫、始基子宫、幼稚子宫、双子宫、双角子宫、残角子宫、纵隔子宫及混合缺陷。

2. 答案:D。

解析:见第1题。

3. 答案:B。

解析:双子宫分为双子宫单宫颈及双子宫双宫颈,子宫畸形常合并阴道畸形。

4. 答案:C。

解析:先天性无阴道常合并先天性无子宫。

5. 答案:E。

解析:子宫内膜息肉与子宫发育畸形无关,其余四项均与之相关。

6. 答案:D。

解析:纵隔子宫子宫外形正常,宫底较宽,宫体中央可见条样衰减回声,将子宫分成对称或不对称两部分,各有宫角回声,纵隔子宫可分为完全性纵隔子宫及部分性纵隔子宫,其中完全性纵隔子宫的纵隔从宫底延伸至宫颈内口部位。

7. 答案:A。

解析:幼稚子宫宫颈比宫体长;宫体小,前后径<2 cm。

8. 答案:A。

解析:先天性无子宫常合并有先天性无阴道,可见双侧卵巢回声,子宫畸形因副中肾管完全未融合常伴发泌尿系统畸形。

9. 答案:E。

解析:见第1题。

10. 答案:E。

解析:子宫发育畸形常可导致原发性闭经、不孕、习惯性流产及难产。声像图特征为子宫体积缩小、形态异常、无内膜或内膜薄。

11. 答案:B。

解析:阴道闭锁、阴道内积尿、阴道积血、阴道积脓及阴道斜隔均可见阴道内无回声(阴道积液)。

12. 答案:A。

解析:子宫畸形因副中肾管完全未融合常伴发泌尿系统畸形,最常见的有肾缺如。

第五节　子 宫 疾 病

1. 答案:B。

解析:子宫肌瘤是女性生殖器官中最常见的肿瘤。

2. 答案:C。

解析:子宫肌瘤表现为富血管性,典型的子宫肌瘤血管呈环绕周围或半环状包绕肌瘤,多为高速中等阻力血流频谱。

3. 答案:D。

解析:除了D选项是宫腔积液声像图表现外,其余四项均是子宫肌瘤声像图表现。

4. 答案:E。

解析:子宫肌瘤常见的临床表现为月经量多、经期延长、慢性贫血及不孕。

5. 答案:E。

解析:子宫肌瘤以肌壁间肌瘤最多见,占60%～70%。带蒂的浆膜下肌瘤如其蒂长,易致扭转引起急腹症。子宫肌瘤不容易恶变,肉瘤样变很少见,最常见的变性有玻璃样变、囊性变,子宫肌瘤周围有被压缩的肌纤维组成的假包膜。

6. 答案:D。

解析:子宫肌瘤与子宫腺肌症都有子宫增大、局部宫壁肌瘤或腺肌瘤样改变。

7. 答案:C。

解析:子宫肌瘤良性退行性变有玻璃样变、脂肪变性、钙化及液化或囊性变。子宫肌瘤恶性样变有红色样变和肉瘤样变。

8. 答案:C。

解析:子宫肌瘤是子宫实质性占位,常合并子宫增大,与子宫腺肌症及附件实性包块难以区分。

9. 答案:C。

解析:黏膜下肌瘤因子宫内膜受肌瘤挤向宫腔对侧导致内膜移位与变形、显示模糊。

10. 答案:C。

解析:子宫肌瘤与卵巢实性肿瘤最难鉴别。

11. 答案:B。

解析:子宫肌瘤周围肌纤维被压迫形成假包膜,肌瘤内部回声多样,肌瘤发生玻璃样变性时,变性区旋涡状结构消失,呈边界模糊的弱回声区。带蒂的黏膜下肌瘤可以突入宫颈管内,仔细扫查可见蒂与子宫壁相连。

12. 答案:D。

解析:根据子宫肌瘤生长的位置,肌瘤分为子宫体部肌瘤和子宫颈部肌瘤,子宫体部肌瘤根据肌瘤与子宫肌壁的关系又可分为肌壁间肌瘤、浆膜下肌瘤和黏膜下肌瘤。

13. 答案:A。

解析:浆膜下子宫肌瘤和黏膜下子宫肌瘤都可以带蒂。

14. 答案:C。

解析:子宫肌瘤变性常见的有玻璃样变、液化或囊性变及钙化,常发生于较大肌瘤(直径>5 cm),是肌瘤缺乏血供的结果。

15. 答案:B。

解析:子宫肌瘤变性常见的有玻璃样变、液化或囊性变及钙化,红色样变较少见,多发生于妊娠期妇女。其中肌瘤短期迅速增长且血供丰富,其内探及低阻频谱时要高度怀疑肉瘤样变可能。

16. 答案:E。

解析:子宫肌瘤常需与子宫腺肌症、子宫肥大症、子宫内膜增殖、卵巢实质性肿瘤相鉴别。

17. 答案:B。

解析:子宫肌瘤子宫形态多不正常,宫腔线常偏移。

18. 答案:D。

解析:子宫肌瘤的血流多为中等阻力指数,如肿块可见丰富高速低阻血流信号,应考虑为子宫肉瘤。

19. 答案:B。

解析:黏膜下肌瘤由于特殊的生长部位,常表现为阴道持续性出血和不规则出血。

20. 答案:C。

解析:子宫腺肌症是指子宫内膜腺体和间质侵入子宫肌层形成弥漫性或局限性的病变,与子宫内膜异位症发生机制相同,多发生于30～50岁经产妇,也可见于年轻未生育的女性,可能与宫腔操作增多有一定关系。

21. 答案:B。

解析:子宫内膜异位症临床表现为渐进性加重的痛经及不孕症。

22. 答案:B。

解析:子宫内膜异位最常见发生部位为卵巢,直径常>3 cm,囊壁较厚,囊内为陈旧性积血黏稠,常与周围组织相连。

23. 答案:D。

解析:子宫内膜异位症声像图特征有子宫增大,形态饱满,子宫肌壁回声粗、不均匀,与子宫壁无明显界限,子宫内膜线移位极易与子宫肌瘤难以区分。

24. 答案:A。

解析:子宫腺肌瘤是功能性子宫内膜异位于子宫肌层,彩色多普勒超声显示血流分布紊乱,动脉血流阻力指数中等,无肿块周围环状血流环绕现象,此特点与子宫肌瘤的血流分布不同。

25. 答案:C。

解析:子宫腺肌症是功能性子宫内膜腺体和间质细胞异位于子宫肌层,典型超声特征为肌层内不均质回声伴栅栏状衰减,最易侵犯的部位是卵巢,即卵巢内膜异位囊肿。

26. 答案:D。

解析:子宫内膜异位症属于良性疾病,但是可以发生远处转移和种植。

27. 答案:A。

解析:绝经后妇女子宫内膜呈线状或厚度不超过4 mm。

28. 答案:A。

解析:子宫内膜测量时应包括双层内膜的厚度,经阴道超声矢状面上测量最清晰、可靠,内膜整个月经周期厚度及回声变化明显,呈周期性变化。

29. 答案:D。

解析:子宫内膜息肉无包膜,是子宫内膜局限性隆起型良性病变,CDFI 常可见血管从息肉基底部进入息肉内。

30. 答案:D。

解析:子宫内膜息肉常可见条状血流信号从基底部进入息肉内。

31. 答案:E。

解析:三苯氧胺(TAM)为一种合成的抗雌激素药物,广泛应用于雌激素依赖性肿瘤,如乳腺癌、子宫内膜癌。治疗中对子宫腔内回声的影响主要是子宫内膜增厚。

32. 答案:D。

解析:子宫内膜癌最常见于绝经前后妇女。

33. 答案:A。

解析:Ⅰ期子宫内膜癌是指病灶局限在内膜部位。

34. 答案:D。

解析:弥漫性子宫体癌内膜呈不均匀性增厚。

35. 答案:A。

解析:子宫颈癌中晚期宫颈体积增大、形态多不规则、边缘较模糊、宫颈回声不均。

36. 答案:E。

解析:子宫内膜癌和卵巢囊肿发生无关。

37. 答案:B。

解析:子宫内膜癌内膜厚度不小于 5 mm。

38. 答案:E。

解析:子宫体癌又称子宫内膜癌,频谱常表现为丰富的高速低阻血流信号。

39. 答案:D。

解析:子宫体癌(子宫内膜癌)早期一般无特异性超声表现,它的早期诊断主要依赖于诊断性刮宫。

40. 答案:E。

解析:子宫肌层浸润深度是否大于 50% 对子宫内膜癌手术范围选择及预后判断最重要。

41. 答案:D。

解析:58 岁绝经期女性,子宫体积增大、不规则性阴道流血是子宫内膜癌的临床特点。

42. 答案:D。

解析:子宫内膜癌与体内高雌激素水平有关。

43. 答案:C。

解析:子宫肌层浸润深度是否大于 50% 对子宫内膜癌手术范围选择及预后判断最重要。

44. 答案:C。

解析:子宫内膜癌常表现为丰富的高速低阻血流信号。

45. 答案:C。

解析:子宫内膜癌肿块内血供丰富,呈低阻型频谱,绝经期妇女内膜厚度常>5 mm,常累及子宫肌层及宫颈,癌组织阻塞宫颈管时可表现宫腔积液。

46. 答案:B。

解析:子宫肌瘤短期迅速增大,因子宫明显增大伴大量分泌物,应考虑肌瘤肉瘤样变可能,血流频谱阻力指数从中等阻力变为低阻型。

47. 答案:C。

解析:经阴道子宫超声检查可以判断子宫内膜癌肌层浸润深度及是否累及宫颈。

48. 答案:C。

解析:宫颈囊肿又称纳氏囊肿,是宫颈良性病变,与子宫内膜无关。

49. 答案:C。

解析:子宫内膜癌好发于更年期与绝经期妇女,主要临床表现为阴道出血,超声表现为子宫内膜呈非均质性增厚,可出现不规则息肉状团块,局部回声减低或增强。

50. 答案:E。

解析:子宫内膜癌好发于绝经期女性,临床表现为绝经后阴道出血,可见宫腔积液,与卵巢囊肿发生无关。

51. 答案:C。

解析:原发性闭经常合并子宫发育不良、体积缩小、无内膜或内膜菲薄,如始基子宫、幼稚子宫。

第六节　卵巢瘤样病变

1. 答案:A。

解析:卵巢非赘生性囊肿是一种囊性结构而不是真性卵巢肿瘤,多能自行消退,无需手术治疗,其中卵泡、黄体囊肿体积较小,直径多不超过 3~4 cm,黄素囊肿一般体积较大。

2. 答案:B。

解析:卵巢非赘生性囊肿育龄妇女常见,多能自行消退。

3. 答案:D。

解析:卵巢瘤样病变并非卵巢肿瘤,包括卵巢内异症囊肿(即巧克力囊肿)、卵巢冠囊肿、卵巢黄素囊肿、黄体囊肿、多囊卵巢等,一般体积不大,部分不能自行消失,常见于育龄妇女。

4. 答案:B。

解析:妊娠黄体的功能主要是在早孕期分泌激素以维持妊娠继续,妊娠中期由于胎盘已形成,这部分功能由胎盘取代,因此黄体囊肿于 3～4 月消失。

5. 答案:C。

解析:见第 4 题。

6. 答案:B。

解析:葡萄胎时由于滋养细胞显著增生,产生大量 HCG,刺激卵巢卵泡内膜细胞发生黄素化而形成黄素囊肿。

7. 答案:B。

解析:卵巢囊性病变滤泡囊肿多<3 cm,单纯囊肿多<5 cm,单纯囊肿多为单房性,多囊卵巢病双侧卵巢常同时受累。浆性、黏液性囊腺瘤确诊依赖于病理诊断。

8. 答案:B。

解析:宫外孕最常见于输卵管妊娠,与附件区域实性肿块不易区分。

9. 答案:D。

解析:卵巢非赘生性囊肿是一种囊性结构,而不是真性卵巢肿瘤,多能自行消退,包括卵泡囊肿、黄体囊肿、黄素囊肿等。

10. 答案:B。

解析:卵巢非赘生性囊肿是一种囊性结构,而不是真性卵巢肿瘤,多能自行消退,包括卵泡囊肿、黄体囊肿、黄素囊肿等。皮样囊肿是囊性畸胎瘤。

11. 答案:A。

解析:见第 9 题。

12. 答案:D。

解析:见第 9 题。

13. 答案:D。

解析:多囊卵巢综合征声像图表现为双侧卵巢体积增大,卵巢切面可见 10 个以上卵泡且沿卵巢边缘排列,卵泡大小多数<5 mm,卵巢髓质回声明显增强,卵巢髓质可见较丰富的血流。

14. 答案:D。

解析:多囊卵巢声像图表现为卵巢体积增大,卵巢切面可见 10 个以上卵泡且沿卵巢边缘排列呈串珠状,卵泡大小多数<5 mm,卵巢髓质面积增大,

回声明显增强,与卵泡形成鲜明对比。

15. 答案:A。

解析:多囊卵巢综合征常有月经稀发或闭经、多毛、肥胖等症状。

16. 答案:A。

解析:多囊卵巢综合征声像图表现为卵巢体积增大,卵巢切面可见 10 个以上卵泡且沿卵巢边缘排列呈串珠状,卵泡大小多数<5 mm,卵巢髓质回声明显增强。常有月经稀发或闭经、多毛、肥胖等症状,内分泌检查雄激素水平增高。超声不能直接诊断多囊卵巢综合征,诊断应结合病史、症状及实验室检查。

17. 答案:E。

解析:卵巢子宫内膜异位囊肿又称卵巢巧克力囊肿,50%以上累及双侧卵巢,多有痛经,呈继发性渐进性,有逐渐加剧倾向,声像图为圆形或不规则无回声区,壁厚欠光滑中等大小,其内为不均匀回声且大小、回声随月经周期变化。

18. 答案:D。

解析:子宫内膜异位症囊肿声像图表现随月经周期变化。

19. 答案:B。

解析:子宫内膜异位症囊壁较厚,囊内因陈旧性血液回声不均匀。

20. 答案:B。

解析:子宫内膜异位症囊肿声像图表现随月经周期变化,月经期可因囊肿内出血体积增大。

21. 答案:A。

解析:子宫内膜异位症囊肿声像图表现随月经周期变化。

22. 答案:C。

解析:巧克力囊肿的分型为单纯囊肿型、多囊型、囊内均匀光点型、囊内团块状、混合型。

23. 答案:B。

解析:卵巢子宫内膜异位症不易发生蒂扭转。

24. 答案:E。

解析:子宫内膜异位症多为双侧、囊壁较厚、囊内回声不均匀,见细小点状回声,随月经周期变化声像图改变,多与周围组织紧密粘连。

25. 答案:E。

解析:子宫内膜异位囊肿可因囊肿内出血新旧

不一呈分层征。

26. 答案:D。

解析:卵巢子宫内膜异位囊肿又称卵巢巧克力囊肿,50%以上累及双侧卵巢,囊肿直径多大于5 cm,单发或多发,囊肿常与邻近结构粘连,病理为子宫内膜异位于卵巢。

27. 答案:D。

解析:卵巢内膜异位囊肿即巧克力囊肿因囊内陈旧性出血致囊内出现强回声颗粒,囊壁厚薄不均,边界相对光滑,与周围组织粘连,与子宫分界欠清,有"缺损"或"压迹"表现。

第七节 卵巢肿瘤

1. 答案:B。

解析:卵巢良性肿瘤的声像图特点是肿块多为囊性,内回声较单纯,囊内分隔薄而均匀规则,内壁光滑,无血供或血供稀少,血流频谱呈高阻型。

2. 答案:E。

解析:卵巢囊性畸胎瘤又称皮样囊肿,是最常见的卵巢肿瘤,常见于青年女性,声像图表现多样化,如脂液分层征、面团征、壁立结节征、瀑布征等,通常单侧发病,大多数为良性,不易恶变。

3. 答案:D。
解析:见第2题。

4. 答案:B。

解析:卵巢囊性畸胎瘤又称皮样囊肿,是最常见的卵巢肿瘤,常见于青年女性,声像图表现多样化,如脂液分层征、面团征、壁立结节征等,囊壁规则、完整,内含牙齿、骨骼可致后方回声衰减。通常单侧发病,大多数为良性,不易恶变。

5. 答案:E。

解析:卵巢囊性畸胎瘤经阴道彩色多普勒血流显像囊壁不常显示低阻血流。

6. 答案:E。

解析:囊性畸胎瘤可因囊内骨骼、牙齿较重引起蒂扭转。

7. 答案:C。

解析:畸胎瘤不产生性激素。

8. 答案:C。

解析:囊性畸胎瘤多为良性肿瘤。

9. 答案:D。

解析:浆液性囊腺瘤囊壁较薄、规则,可见乳头状突起,不合并腹水。

10. 答案:D。

解析:卵巢浆液性囊腺瘤一般为中等大小,直径为5~10 cm,呈圆形或椭圆形无回声区,囊壁纤薄,光滑完整,内分隔较少,血供不丰富,大部分为单侧。

11. 答案:D。

解析:见第10题。

12. 答案:D。

解析:卵巢黏液性囊腺瘤直径多在10 cm以上,体积较大,囊壁呈均匀厚壁,囊腔有较多分隔,无回声区内有细小点状回声,少数有乳头状物,与周围组织分界清晰。

13. 答案:D。

解析:卵巢黏液性囊腺瘤体积一般较大(直径大于10 cm),常为单侧性。

14. 答案:B。

解析:卵巢黏液性囊腺瘤属良性肿瘤,直径多在10 cm以上,囊壁呈均匀厚壁,无回声区内有细小点状回声,少数有乳头状物,与周围组织分界清晰,无浸润现象。

15. 答案:B。

解析:黏液性囊腺瘤常呈多房样改变。

16. 答案:C。

解析:麦格综合征(Meigs' syndrome)为麦格首次报道。约15%的卵巢纤维瘤合并腹水、胸水,具此三者称为麦格综合征,切除肿瘤后,腹、胸水即可自行消失。

17. 答案:C。

解析:库肯勃瘤是胃肠道卵巢转移癌,多为双侧,超声表现卵巢内可见实性包块,血供较丰富,盆腔可见积液。有胃肠道恶性肿瘤史。

18. 答案:C。

解析:卵巢恶性肿瘤常为混合性或实性肿瘤,壁厚薄不均、不清晰、有不规则突起,CDFI示肿瘤内和周边有丰富的低阻血流频谱,常合并腹水。

19. 答案:D。

解析:卵巢浆液性囊腺癌多以囊性为主,其囊壁可见乳头样突起,双侧多见,肿瘤新生血管血流频谱为低阻型,是成人最常见的卵巢恶性肿瘤。

20. 答案:A。

解析:卵巢浆液性囊腺癌是成人最常见的卵巢恶性肿瘤,50%为双侧。

21. 答案:E。

解析:卵巢黏液性囊腺癌彩色多普勒超声显示实质部分血管分布紊乱、扩张,频谱呈高速低阻型,阻力指数(RI)<0.4。

22. 答案:B。

解析:卵巢黏液性囊腺癌多为单侧性。

23. 答案:E。

解析:卵巢浆液性囊腺瘤50%为双侧性。

24. 答案:D。

解析:卵巢无性细胞瘤是较少见的卵巢恶性生殖细胞实性肿瘤,常见于儿童及青年妇女,彩色多普勒血流显像显示丰富血流。

25. 答案:D。

解析:卵巢转移癌多来自胃肠道、乳腺,多为双侧,肿瘤以实性为主,边界清晰,肿瘤内部血流丰富。

26. 答案:B。

解析:库肯勃瘤是胃肠道卵巢转移癌,多为双侧,超声表现卵巢内可见实性包块,血供较丰富,常伴腹水。

27. 答案:B。

解析:卵巢恶性肿瘤分期中Ⅲ期指肿瘤伴盆腔以外的腹腔内转移,有腹膜后淋巴结转移。

28. 答案:D。

解析:各项检查中,以腹腔镜的创伤最大,且需要麻醉,一般用超声可将巨大卵巢囊肿与腹水相鉴别。

29. 答案:A。

解析:绒毛膜上皮瘤为滋养细胞疾病。

30. 答案:D。

解析:妇科恶性肿瘤的血流频谱特点是高速低阻型。

第八节　盆腔炎性疾病

1. 答案:B。

解析:输卵管根据其形态可分为间质部(壁内部)、峡部、壶腹部、漏斗部或伞部四部分。

2. 答案:C。

解析:慢性输卵管积水多在双侧附件区出现纺锤性肿块,肿块边缘较清晰,呈薄壁状,肿块内部呈明显无回声区,与子宫周围粘连严重时可与子宫直肠陷凹积液连成一片包围子宫。

3. 答案:C。

解析:除了卵巢缩小外其余四项均是急性盆腔炎的声像图表现。

4. 答案:D。

解析:盆腔炎性肿块需与宫外孕、子宫内膜异位症、正常充液肠襻相鉴别。其中卵巢内膜异位囊肿随月经周期变化。

5. 答案:B。

解析:盆腔脓肿有白细胞、中性粒细胞增高,且有下腹压痛、白带增多症状,盆腔常见一透声欠佳的囊性结构,与周围器官、组织可分界欠清。

6. 答案:D。

解析:盆腔静脉曲张症绝大多数发生于经产妇,是由慢性盆腔静脉淤血引起的,盆腔静脉数量增多,呈丛样分布,彩色多普勒显示各静脉丛间有交通支连接,频谱多普勒为持续低速血流。

7. 答案:C。

解析:彩色多普勒显示各静脉丛间有交通支连接,频谱多普勒为持续低速血流。

8. 答案:D。

解析:盆腔炎性肿块需与宫外孕、子宫内膜异位症、正常充液肠襻相鉴别。其中卵巢内膜异位囊肿随月经周期变化。可与功能性卵巢囊肿同时存在。

9. 答案:E。

解析:盆腔炎性肿块需与宫外孕、子宫内膜异位症、卵巢肿块及正常充液肠襻相鉴别。

10. 答案:A。

解析:盆腔包裹性积液常与盆腔手术史有关,可见少许分隔,一般为薄壁囊性包块,其内透声佳,与子宫及卵巢分界清晰。

第九节　计划生育相关疾病

1. 答案:D。

解析:金属性宫内节育器的特征性表现为振铃效应,即彗星尾征,以声束在传播过程中遇到一层甚薄的液体层,且液体下方有极强的声反射面为条件。

2. 答案:C。

解析:子宫正常大小,无子宫腺肌症情况下子宫内节育器正常位置是节育器上缘距宫底外缘的距离不超过 2 cm。

B 型题

答案:1. A;　2. D。

解析:黏液性囊腺瘤破裂易引起腹膜种植。浆液性囊腺癌是双侧多见的卵巢恶性上皮性肿瘤。

答案:3. B;　4. E。

解析:育龄妇女正常子宫内膜厚度超过 10 mm 为子宫内膜增厚。绝经后妇女正常子宫内膜厚度超过 8 mm 为子宫内膜增厚。

C 型题

1. (1) 答案:D。

解析:有停经史、不规则阴道出血、腹痛及超声左侧附件区混合回声包块伴盆腔积液,提示宫外孕可能。

(2) 答案:C。

解析:血或尿 HCG 阳性可确诊妊娠,排除黄体破裂。

2. (1) 答案:C。

解析:卵巢冠囊肿为女性非生殖器官的囊性肿物中最常见的一种,又称为卵巢旁囊肿、输卵管旁

囊肿、阔韧带囊肿,囊肿位于卵巢与输卵管之间,分为有蒂及无蒂两种。超声检查若见到卵巢完全与囊肿分开,则多为卵巢冠囊肿。

(2) 答案:A。

解析:输卵管积水也有相似的声像图表现。

3. (1) 答案:A。

解析:根据病史、症状及二维超声表现可提示为子宫内膜癌,该疾病与患者体内雌激素水平过高有关,应该使用 PW + CDFI 对病变区血流及 RI 进行探查以协助诊断。

(2) 答案:D。

解析:该疾病与患者体内雌激素水平过高有关。

(3) 答案:C。

解析:应该使用 PW + CDFI 对病变区血流及 RI 进行探查以协助诊断。

4. (1) 答案:C。

解析:卵巢畸胎瘤常为囊性畸胎瘤和实性畸胎瘤,其中实性畸胎瘤以高回声团多见。

(2) 答案:E。

解析:包膜是否完整对包块来源、性质没有帮助。

(3) 答案:A。

解析:子宫浆膜下肌瘤血流与子宫相连,瘤体内部血流多为高速中等阻力血流频谱,RI 值一般多在 0.5～0.7 范围内。

5. (1) 答案:D。

解析:子宫内膜增厚(>5 cm)、回声不均、绝经期女性、不规则性阴道流血是子宫内膜癌的临床及超声声像图特点。

(2) 答案:E。

解析:子宫内膜癌的确诊依赖于诊断性刮宫。

6. (1) 答案:D。

解析:接触性阴道出血是宫颈癌特征性表现。

(2) 答案:A。

解析:A 选项是宫颈良性病变宫颈肌瘤或宫颈息肉的声像图表现。

7. (1) 答案:B。

解析:盆腔超声是临床妇科最常用的辅助检查。

(2) 答案:E。

解析:黏膜下肌瘤发生变性时,瘤体血流信号明显增多,血流混杂,阻力指数常减低。

（3）答案：D。

解析：子宫肌瘤临床表现与生长部位、生长速度及有无变性等有关。

8.（1）答案：B。

解析：盆腔超声是临床妇科最常用的辅助检查。

（2）答案：C。

解析：子宫腺肌症子宫内膜常无增厚。其他四项均符合。

9.（1）答案：B。

解析：经阴道超声避免了腹壁脂肪层过厚及肠气的干扰，分辨率明显增高，对内膜病变显示有明显优势。

（2）答案：B。

解析：子宫内膜息肉可呈低回声、高回声及等回声型，可见血流从基底部进入息肉内部。

（3）答案：D。

解析：子宫内膜息肉的血流来自内膜，与周围正常内膜界限清晰。

10.（1）答案：DEF。

解析：右下腹疼痛需要排除阑尾炎及右侧输尿管结石，育龄妇女右下腹疼痛且有停经史要注意子宫及附件区域扫查，排除宫外孕及盆腔炎性包块。

（2）答案：ACDEF。

解析：以上 5 项从声像图均不能排除。

（3）答案：ACE。

解析：血常规是否正常可以鉴别炎性包块，血 HCG 是否阳性可以鉴别是否有异位妊娠可能，血 CA125 是否正常可以提示恶性肿瘤可能。

（4）答案：D。

解析：CA125 略高于正常不排除恶性肿瘤可能，因此为了明确性质可以超声引导下对右侧附件囊性包块进行诊断性穿刺抽吸。

11.（1）答案：DEF。

解析：阑尾区、肾、输尿管、子宫及附件都需重点检查，急腹症阑尾炎、右侧输卵管结石及妇科急症均可引起右下腹疼痛。

（2）答案：BDEF。

解析：子宫右前方包块可以为卵巢浆液性囊腺瘤、卵巢黏液性囊腺瘤、盆腔包裹性积液及盆腔炎性包块。

（3）答案：CEF。

解析：子宫左侧包块因声像图壁较厚、其内透声欠佳特点可以为卵巢黏液性囊腺瘤、卵巢黄体囊肿及卵巢巧克力囊肿。

（4）答案：DEF。

解析：超声引导下穿刺、腹腔镜手术及随诊观察，于月经后复查超声包块大小及内部回声有无变化可以有助于诊断左侧附件区包块。

（5）答案：E。

解析：因 1 年前有右侧卵巢巧克力囊肿手术史，应首先考虑子宫右前方包块为包裹性积液，其次巧克力囊肿复发不排除。

X 型题

1. 答案：ACD。

解析：子宫体壁包括内膜层、肌层、浆膜层。

2. 答案：ACDE。

解析：子宫动脉起自髂内动脉前干，在腹膜后沿盆腔侧壁向内下方走行，进入子宫阔韧带底部转向内，距子宫颈外侧约 2 cm 处从输尿管前上方跨过向内行，分支至子宫、输卵管和卵巢。

子宫动脉血流频谱随着月经周期的改变发生变化，在分泌晚期和月经期 RI,PI 值增高，增殖期为中间值，而 RI,PI 减低是在分泌早、中期，妊娠后 RI 和 PI 在放射状动脉和螺旋动脉中明显降低。

3. 答案：ABC。

解析：成熟的优势卵泡符合最大直径达 20 mm，优势卵泡最大直径范围为 17～24 mm，直径＜17 mm 者为未成熟卵泡。卵泡位置移向卵巢表面，且一侧无卵巢组织覆盖，并向外突出，有利于排卵。

4. 答案：DE。

解析：经阴道超声不需充盈膀胱，或少量充盈膀胱以利于子宫定位，腹部超声做纵向、横向等多角度扫查，腹部超声检查需要适度充盈膀胱。

5. 答案：AE。

解析：子宫腺肌症子宫常增大，以后壁增厚居多，子宫大小和内部回声随月经周期呈周期性变化。

6. 答案：ACDE。

解析：子宫内膜息肉多数内显示点状或短条状血流信号。

7. 答案：ABCDE。

解析:子宫内膜增生症满足上述五项特点。

8. 答案:ABD。

解析:巧克力囊肿主要病理变化为异位内膜随卵巢的功能变化,周期性出血和其周围组织变化而逐渐形成囊肿,囊壁较厚不光整,50%累及双侧,囊内含巧克力样陈旧性血液,囊肿多与周围组织紧密粘连,囊壁一般较厚。

9. 答案:ABCE。

解析:子宫肌瘤瘤体内部血流多为高速中等阻力血流频谱,RI 值一般多在 0.5~0.7 范围内。有时在较大肌瘤内及周边可探及 RI<0.4 的低阻力血流频谱。

10. 答案:BCDE。

解析:子宫内膜癌与子宫内膜息肉均可以为低回声、等回声、高回声及混合回声型,其他四项均是两者的鉴别要点。

11. 答案:ABCDE。

解析:多囊卵巢综合征声像图表现为卵巢体积增大,卵巢切面可见 10 个以上卵泡且沿卵巢边缘排列呈串珠状,卵泡大小多数<5 mm,卵巢髓质回声明显增强,常有月经稀发或闭经、多毛、肥胖等症状,内分泌检查雄激素水平增高。超声不能直接诊断多囊卵巢综合征,诊断应结合病史、症状及实验室检查。

12. 答案:ABCDE。

解析:卵巢瘤样病变并非卵巢肿瘤,包括卵巢内异症囊肿(即巧克力囊肿)、卵巢冠囊肿、卵巢黄素囊肿、黄体囊肿、多囊卵巢等,一般体积不大,都能自行消失,常见于育龄妇女。

13. 答案:ABCD。

解析:畸胎瘤是卵巢生殖细胞肿瘤中常见的一种,良性畸胎瘤里含有很多种成分,包括皮肤、脂肪、毛发、骨骼、牙齿、神经组织等。

14. 答案:ABCDE。

解析:以上五项均是卵巢癌声像图表现。

15. 答案:AB。

解析:卵巢浆液性囊腺癌占卵巢恶性肿瘤的40%~50%,卵巢黏液性囊腺癌占卵巢恶性肿瘤的10%。其中浆液性囊腺癌和黏液性囊腺癌确诊依靠病理学诊断。

16. 答案:ABCD。

解析:库肯勃氏(Krukenberg)瘤为原发于胃肠道的卵巢转移癌,常见于双侧卵巢,多伴有腹水,肿瘤组织中存在印戒样细胞。

17. 答案:BD。

解析:输卵管积水的声像图表现一般为双侧性,附件区囊性包块,呈腊肠样、弯曲长管状或盲袋状,囊壁较薄,内部可见不完全分隔,常伴有盆腔粘连。

18. 答案:ABCD。

解析:子宫内节育器可导致环下移、嵌顿肌层、脱落于腹腔、引起出血及带环妊娠。

19. 答案:CDE。

解析:妇科肿块穿刺的适应证有巧克力囊肿、包裹性积液及确定盆腔肿块的性质。其中非赘生性囊肿如卵泡囊肿、黄体囊肿、黄素囊肿等可自行消失,不需治疗。

第七章 产科超声

A型题,最佳选择题。由一个题干和A、B、C、D、E五个备选答案组成。题干在前,选项在后。每道题的备选项中,只有一个最佳答案。

C. 11   D. 12

E. 13

第一节 妊娠的解剖与生理

1. 妊娠囊内超声能发现的第一个解剖结构是( )。

A. 脐带   B. 卵黄囊

C. 胚外体腔   D. 尿囊

E. 原始心管

2. 妊娠囊孕7周时的直径约为( )。

A. 2.0 cm   B. 3.0 cm

C. 3.7 cm   D. 1.0 cm

E. 4.0 cm

3. 妊娠达到或超过多少周称过期妊娠?( )

A. 40周   B. 41周

C. 42周   D. 43周

E. 39周

4. 早孕期最常见的是( )。

A. 黄体囊肿

B. 黄素囊肿

C. 皮样囊肿

D. 卵巢旁囊肿

E. 黏液性囊腺瘤

5. 超声发现卵黄囊的预后指示意义是( )。

A. 异位妊娠   B. 宫内妊娠

C. 停育   D. 先兆流产

E. 稽留流产

6. 月经龄( )周起称为胎儿。

A. 9   B. 10

第二节 超声检查准备及适应证

1. 早孕期间B超检查的项目包括( )。

A. 胎囊的大小、形态及位置

B. 有无胎心搏动

C. 胚芽的长度或胎儿头臀长度

D. 以上均是

E. 以上任意一项

2. 关于产前超声诊断的优点,下列哪项是错误的?( )

A. 目前认为是安全的辅助检查方法

B. 操作简单,报告迅速

C. 可重复进行检查

D. 准确性高,可以发现所有的胎儿畸形

E. 费用低廉

3. 超声诊断早孕一般在( )。

A. 3周   B. 4周

C. 5周   D. 6周

E. 7周

4. 早孕期间经阴道超声检查指征是( )。

A. 鉴别巨大子宫肌瘤

B. 除外前置胎盘

C. 鉴别巨大附件囊肿

D. 除外脐带脱垂

E. 鉴别正常和异常的宫内孕

第三节 正常妊娠超声表现

1. $11 \sim 13^{+6}$ 周判断胎儿孕周最准确的超声测量指标是( )。

A. 头围(HC)

B. 头臀长(CRL)

C. 股骨长(FL)

D. 双顶径(BPD)

E. 腹围(AC)

2. 对于绒毛膜囊和羊膜囊计数的判断,下列说法错误的是( )。

A. 绒毛膜囊数等于孕囊数目

B. 孕6周以前,超声计数孕囊数目很准确

C. 孕 $6 \sim 10$ 周,超声计数孕囊数目很准确

D. 由于羊膜分化晚于绒毛膜,双绒毛膜囊一定有双羊膜囊

E. 越晚检查越容易判断

3. 双胎绒毛膜性不包括下列哪项?( )

A. 双绒毛膜双羊膜囊双胎

B. 单绒毛膜囊双羊膜囊双胎

C. 单绒毛膜囊单羊膜囊双胎

D. 双绒毛膜囊单羊膜囊双胎

E. 以上均包括

4. 小脑横径与孕周呈正线性相关,孕( )周前小脑横径(mm)约等于孕周。

A. 16   B. 20

C. 24   D. 28

E. 30

5. 下列关于羊水测量的描述,不正确的是( )。

A. 测量羊水最大深度时,要选择羊水池最大暗区,测量其垂直前后径

B. 羊水指数为子宫四个象限内羊水池最大深度之和

C. 测量羊水深度时,要避开胎儿肢体或脐带

D. 测量羊水深度时,抬头应垂直于孕妇的腹壁

E. 测量羊水深度时,要在胎儿相对不活动时测量

6. 下列不符合脐带特点的是( )。

A. 脐带正常长度为 $30 \sim 70$ cm,平均直径为 $1.5 \sim 2.0$ cm

B. 脐动脉绕脐静脉呈螺旋状走行

C. 脐静脉绕脐动脉呈螺旋状走行

D. 超声无法测量脐带的长度

E. 胚胎体蒂延长,被以羊膜称为脐带

7. 妊娠 22 周,胎儿肾盂宽度正常测值( )。

A. 小于 4 mm   B. 小于 5 mm

C. 小于 6 mm   D. 小于 7 mm

E. 小于 8 mm

8. 下列关于 NT 测量错误的是( )。

A. 测量时游标内缘要与 NT 的内缘重合

B. 测量时游标内缘要与 NT 的外缘重合

C. 记录数值并取最大值

D. 当胎儿有颈部脐带或脊膜膨出时,应注意区分

E. 当有颈部脐带时也可测量上下端最宽距离后记录两者的平均值

第四节 异常妊娠超声表现

1. 多胎妊娠中,下列哪项错误?( )

A. 三胎多见

B. 双胎占妊娠总数的 1/80

C. 并发症多

D. 早产发生率高

E. 围产期死亡率高

2. 下列关于异位妊娠的描述,不正确的是( )。

A. 输卵管妊娠占 95% 左右

B. 血 β-HCG 滴度一般比正常宫内妊娠高

C. 阔韧带妊娠也属于异位妊娠

D. 有少部分患者无明显停经史

E. 常出现腹痛

3. 患者女,既往月经正常,现闭经 68 天,尿妊娠试验阳性,阴道无流血。超声检查:子宫饱满稍大,宫腔内可见平均内径为 29 mm 的妊娠囊,囊内

未见明显胚胎组织及胎心搏动。正确的诊断是（　　）。

 A. 先兆流产   B. 不全流产

 C. 稽留流产   D. 枯萎孕卵

 E. 难免流产

4. 下列关于死胎的临床及超声描述，不正确的是（　　）。

 A. 超声检查是诊断死胎最常用、最简便、最准确的方法

 B. 随胎儿死亡时间的推移，羊水量逐渐增多

 C. 脐带异常（如脐带脱垂、缠绕、打结等）是引起死胎最常见的原因

 D. 超声显示无胎心搏动、无胎体、胎肢活动

 E. 胎儿死亡1周左右时，可出现胎头变形、皮肤水肿等改变

5. 下列哪项与过期妊娠无关？（　　）

 A. 胎盘过熟

 B. 胎儿量值小于同孕龄胎儿

 C. 羊水过少

 D. 羊水过多

 E. 胎儿皮下脂肪变薄

6. 最有可能发生假性胎囊声像图的是（　　）。

 A. 卵黄囊

 B. 黄体囊肿

 C. 子宫蜕膜管型

 D. 盆腔炎性包块

 E. 卵巢实性肿瘤

7. 联体双胎只发生在（　　）。

 A. 单绒毛膜囊单羊膜囊双胎

 B. 单绒毛膜囊双羊膜囊双胎

 C. 双绒毛膜囊双羊膜囊双胎

 D. 双绒毛膜囊单羊膜囊双胎

 E. 以上均有可能

第五节　胎儿附属物异常

1. 下列有关脐带异常的说法，错误的是（　　）。

 A. 单脐动脉在13-三体和18-三体最常见，而21-三体和性染色体异常很少出现

 B. 单脐动脉胎儿早产、低体重的危险性增高

 C. 单脐动脉不伴有其他结构异常的胎儿不是染色体检查的指征，无需作为高危妊娠进行严密的产科评价和随访观察

 D. 脐带囊肿持续存中晚孕时，与先天畸形和非整倍体染色体异常有关（常见为18-三体）

 E. 脐带过短指脐带短于30 cm

2. 关于胎儿脐带血管组成，下列哪项正确？（　　）

 A. 两条动脉一条静脉

 B. 两条静脉一条动脉

 C. 一条动脉一条静脉

 D. 静脉导管

 E. 两条静脉一条静脉导管

3. 羊水过多一般不见于下列哪种疾病？（　　）

 A. 双胎   B. 脊柱裂

 C. 无脑儿   D. 过期妊娠

 E. 食道闭锁

4. 关于前置胎盘的超声诊断，下列哪项是错误的？（　　）

 A. 超声是胎盘定位首选方法

 B. 过度膀胱充盈下检查准确性高

 C. 判断胎盘下缘

 D. 显示子宫颈，明确宫颈内口位置

 E. 确定胎盘下缘与子宫颈内口的关系

5. 患者女，29岁，孕33周，既往有两次流产史，现阴道流血2天。超声检查可见胎盘下缘部分覆盖宫颈内口，正确的诊断是（　　）。

 A. 胎盘早剥

 B. 低置胎盘

 C. 完全性前置胎盘

 D. 部分性前置胎盘

 E. 边缘性前置胎盘

6. 羊水过少的超声诊断标准是羊水深度小于（　　）。

 A. 2 cm   B. 3 cm

 C. 4 cm   D. 5 cm

 E. 6 cm

7. 羊水过多的超声诊断标准是羊水深度大于（　　）。

A. 5 cm　　　　　B. 6 cm

C. 7 cm　　　　　D. 8 cm

E. 9 cm

8. 前置胎盘是指妊娠（　　）周后胎盘部分或全部位于子宫下段，下缘达到或覆盖宫颈内口。

A. 22　　　　　B. 24

C. 26　　　　　D. 28

E. 30

第六节　胎儿畸形

1. 十二指肠闭锁者患唐氏综合征（21-三体）的危险性明显增高，其概率是（　　）。

A. 15%　　　　　B. 30%

C. 60%　　　　　D. 90%

E. 100%

2. 无脑儿超声诊断最重要的声像图特点是（　　）。

A. 颅内探查不到脑组织回声

B. 可见颅内有大量积液

C. 缺少圆形的颅骨光环

D. 有时可合并脊柱裂

E. 合并羊水过多

3. 下列哪项不属于妊娠16～24周超声应该诊断的致命畸形？（　　）

A. 无脑儿

B. 开放性脊柱裂

C. 单腔心

D. 前脑无裂畸形

E. 致死性骨发育不良

4. 常染色体隐性遗传多囊肾为（　　）。

A. 婴儿型多囊肾（Potter Ⅰ型）

B. 多发性囊性肾发育不良肾（Potter Ⅱ型）

C. 成人型多囊肾（Potter Ⅲ型）

D. 梗阻性肾囊状扩张

E. 先天性肾盂输尿管狭窄

5. 鉴别先天性肺囊性腺瘤畸形（CCAM）与隔离肺最有价值的超声表现是（　　）。

A. 病灶的大小

B. 病灶的位置

C. 病灶内有无囊性成分

D. 彩超对病灶血供来源的探测

E. 彩超对肺动脉分支的探测

6. 有分隔的颈部淋巴水囊瘤最常见合并的染色体畸形为（　　）。

A. 21-三体

B. 18-三体

C. 13-三体

D. Turner 综合征

E. Cantrell 五联征

7. 羊水过多最常见伴发的畸形是（　　）。

A. 中枢神经系统

B. 消化系统

C. 呼吸系统

D. 泌尿系统

E. 骨骼系统

8. 羊水过少伴发的畸形最常见的为（　　）。

A. 中枢神经系统

B. 消化系统

C. 呼吸系统

D. 泌尿系统

E. 骨骼系统

9. 在胎儿头部中线位置发现一囊性包块，应首先进行哪项检查？（　　）

A. 彩色多普勒检查

B. 羊膜腔穿刺

C. CT 检查

D. 测量双顶径

E. MRI 检查

10. 下列关于脑膜脑膨出的临床及声像图表现的叙述，不正确的是（　　）。

A. 缺损部位以枕部常见

B. 是胎儿最常见的中枢神经系统畸形

C. 颅骨缺损时可见不均质实性低回声

D. 颅骨高回声光带连续性中断

E. 可合并脊柱裂

11. 下列哪种畸形是最常见的消化系统畸形？（　　）

A. 食管闭锁

B. 十二指肠闭锁

C. 直肠畸形

D. 结肠闭锁

E. 十二指肠狭窄

12. 脊柱裂时关于脊柱的声像图表现,下列叙述不正确的是（　　）。

A. 脊柱三角形骨化中心失去正常形态

B. 位于后方的两个椎弓骨化中心向前开放

C. 脊柱三个骨化中心呈"U"或"V"字形改变

D. 较大的脊柱裂时,矢状切面可显示明显的脊柱后凸畸形

E. 脊柱冠状面可显示后方的两个椎弓骨化中心距离增大

13. 患者女,30 岁,孕 30 周,胎儿左肾上极实质内可见 14 mm×13 mm 边界清晰、被膜完整较薄、形态规整、透声良好的无回声区,胎儿右肾未见明显异常,确切的超声诊断为（　　）。

A. 胎儿左肾上盏扩张

B. 胎儿左肾上盏积水

C. 胎儿左肾上腺囊肿

D. 胎儿左肾积水

E. 胎儿左肾囊肿

14. 脊柱裂时常合并的颅脑异常,下列描述不正确的是（　　）。

A. 脑室扩张

B. 香蕉小脑征

C. 柠檬头征

D. 后颅窝池消失

E. 骶尾部脊柱裂常合并无脑儿

15. 患者女,28 岁,妊娠 25 周。超声检查发现羊水过多,胎儿骶尾部脊柱裂合并脊膜膨出,该胎儿最可能出现的脑部特征为（　　）。

A. 透明隔腔增宽

B. 第四脑室扩张

C. 颅后窝池消失

D. 脑膜膨出

E. 胼胝体消失

16. 后颅窝大囊肿与第四脑室交通是（　　）。

A. 脊柱裂

B. Dandy-Walker 畸形

C. 脑室积水

D. Galen 动脉瘤的静脉部分

E. 脑室正常变异

17. 下列中孕期超声检查异常发现,最有可能自发消失的是（　　）。

A. 胎儿颈淋巴管囊肿

B. 脐疝

C. 食管闭锁

D. 肛门闭锁

E. 脊柱裂

18. 早孕期膀胱矢状径线正常值小于（　　）mm。

A. 5　　　　　　　　B. 6

C. 7　　　　　　　　D. 8

E. 9

19. 泄殖腔外翻主要包括（　　）。

A. 脐膨出　　　　　B. 内脏外翻

C. 肛门闭锁　　　　D. 脊柱畸形

E. 以上均是

20. 用来评估肺囊腺瘤预后的有效指标是（　　）。

A. LHR

B. CVR

C. 胎心率

D. S/D 比值

E. 大脑中动脉 PSV

21. 用来评估肺囊腺瘤预后的有效指标 CVR 是以（　　）为单位的测量数据来计算的。

A. mm　　　　　　B. cm

C. m/s　　　　　　D. cm/s

E. 次/min

22. 当 CVR 超过（　　）时,膈上隔离肺胎儿水肿及出生后呼吸系统症状出现的风险增高。

A. 0.5　　　　　　B. 0.7

C. 1.0　　　　　　D. 1.3

E. 1.6

23. 评价胎儿先天性膈疝的预后指标及用于计算该指标的测量值所取单位是（　　）。

A. CVR;cm

B. CVR;mm

C. LHR;cm

D. LHR;mm

E. 脐动脉 S/D;cm/s

24. 产前超声不能诊断下列哪项胎儿畸形?
( )

A. 脑积水

B. 无脑儿

C. 脊柱裂

D. 动脉导管未闭

E. 脑脊膜膨出

第七节　妊娠滋养细胞疾病

1. 葡萄胎声像图上宫腔内有多数直径为 3～5 mm 的无回声囊泡,最大可能是( )。

A. 宫腔内积液　　　　B. 钙化

C. 黄体囊肿　　　　　D. 水肿绒毛

E. 妊娠囊

2. 关于恶性滋养细胞疾病的声像图表现,不正确的是( )。

A. 子宫增大,外形可不规则

B. 子宫肌层内有局部低回声区呈蜂窝状

C. 病灶处血流信号丰富,频谱形态呈高阻型

D. 常伴发一侧或两侧卵巢黄素囊肿

E. 病灶可穿透肌层,侵犯宫旁组织

3. 关于葡萄胎的声像图表现,不正确的是( )。

A. 子宫增大,超过妊娠周数

B. 子宫腔内呈"蜂窝状"回声

C. 宫腔内"蜂窝状"液性暗区内几乎无血流信号

D. 20%～50%的患者可伴发黄体囊肿

E. 葡萄胎声像图有时需要与稽留流产相鉴别

4. 下列关于黄素囊肿的描述,不正确的是( )。

A. 常与妊娠滋养细胞疾病并发

B. 囊肿大小不一,分隔粗细不等

C. 卵巢内呈多房性囊肿样改变

D. 常为双侧性,也可单侧发生

E. 与绒毛膜促性腺激素过度刺激有关

5. 最常与葡萄胎并发的卵巢囊肿是( )。

A. 滤泡囊肿　　　　B. 皮样囊肿

C. 巧克力囊肿　　　D. 黄素囊肿

E. 黄体囊肿

6. 绒毛膜癌临床和声像图表现不包括( )。

A. 脑部可发生转移

B. 病灶可侵及膀胱

C. 病灶内可见低阻血流波形

D. 病灶可累及双侧宫旁

E. 常合并卵巢滤泡囊肿

7. 关于恶性滋养叶疾病的临床和超声声像图表现,错误的是( )。

A. 病灶可累及阴道

B. 早期可发生肺转移

C. 常合并黄素囊肿

D. 病灶处彩超多无血流信号

E. 子宫增大

8. 葡萄胎特征性声像图表现是( )。

A. 卵巢黄素囊肿

B. 子宫小于孕周

C. 胎囊形态不规则

D. 宫腔内可见蜂窝状无回声区

E. 羊水少

9. 化疗药物对下列哪种女性生殖器恶性肿瘤疗效最好?( )

A. 卵巢癌　　　　B. 子宫体癌

C. 子宫颈癌　　　D. 子宫肉瘤

E. 绒毛膜癌

10. 绒毛膜癌是恶性滋养叶疾病中恶性程度最高的肿瘤,百分之几继发于葡萄胎?( )

A. 20%～30%

B. 40%～50%

C. 60%～70%

D. ＞80%

E. 10%～20%

11. 下列哪项临床和超声表现与葡萄胎无关?
( )

A. 妊娠剧吐

B. 血清 β-HCG 升高

C. 阴道出血

D. 子宫小于妊娠月份

E. 阴道流出葡萄状水泡

第八节 临床常见染色体异常与超声诊断软指标

1. 对胎儿染色体非整倍体畸形最特异的超声微小变化是( )。

A. NT增厚

B. 草鞋足

C. 静脉导管a波反向

D. 单脐动脉

E. 草莓头

2. 与脉络丛囊肿、后颅窝池增宽密切相关的染色体异常是( )。

A. 21-三体

B. 18-三体

C. 13-三体

D. Turner综合征

E. Apert综合征

3. 下列关于超声软指标鼻骨检查的说法,错误的是( )。

A. 产前超声主要通过正中矢状面观察鼻骨

B. 鼻骨应在11~13^{+6}周NT检查时进行观察,中孕期检查已无意义

C. 鼻骨是继NT后的又一个有效筛查染色体异常的软指标

D. 鼻骨缺失或发育不全可作为非整倍体染色体异常的一个软指标,尤其是18-三体

E. 除了正中矢状面外,还可通过双眼球横切面观察左右鼻骨

4. 有关婴儿型多囊肾,下列说法正确的是( )。

A. 肾脏出现少数几个囊泡

B. 肾脏表现为实质性强回声

C. 在晚孕之前总有表现

D. 主要为大囊泡

E. 肾脏体积较正常小

5. 下列有关胎儿肠管回声增强超声软指标的说法,错误的是( )。

A. 胎儿肠管回声增强是指其回声强度与周围的骨骼回声强度相似

B. 胎儿肠管回声增强的原因是肠管内出现气体

C. 该特征在胎粪性肠梗阻、胎儿腹膜炎、胎儿宫内感染、囊性纤维化及胎儿非整倍体中可观察到

D. 如果在染色体核型正常的胎儿中出现,则其患宫内发育迟缓、早产和胎儿宫内死亡的危险性均增高

E. 肠管回声稍增强的胎儿绝大多数是正常的胎儿

6. 下列有关胎儿心内强回声灶的说法,错误的是( )。

A. 正常胎儿中也可发生,但在非整倍体染色体异常中发生率更高

B. 90%出现在左心室内,右心室或同时两室内检出相对较少

C. 病理表现为乳头肌内微钙化

D. 心内强回声灶的孕妇,均需要羊膜腔穿刺行胎儿染色体检查

E. 心内强回声点需与心脏肿瘤进行鉴别诊断

第九节 多普勒超声在产科超声诊断中的应用

1. 有利于Galen静脉瘤和蛛网膜囊肿鉴别的是( )。

A. A型超声

B. 二维灰阶超声

C. 彩色多普勒超声

D. 三维超声

E. M型超声

2. 晚孕期诊断胎儿中重度贫血的有价值的指标是( )。

A. 胎儿脐动脉S/D>3.0

B. 胎儿脐动脉PSV>1.5MOM

C. 胎儿大脑中动脉S/D>3.0

D. 胎儿大脑中动脉PSV>1.5MOM

E. 孕妇子宫动脉舒张期出现切迹

3. 诊断胎盘植入有价值的多普勒超声征象是（   ）。

A. CDFI 显示子宫浆膜与膀胱交界处"暴风雨"式血流

B. CDFI 显示子宫浆膜与膀胱交界处无血流信号

C. 胎儿脐动脉 S/D>3.0

D. 胎儿大脑中动脉 PSV>1.5MOM

E. 孕妇子宫动脉舒张期出现切迹

4. 下列有关静脉导管血流异常的说法，错误的是（   ）。

A. 主要有 a 波异常，表现为 a 波消失或反向

B. 21-三体等染色体异常、心脏畸形、心力衰竭等会出现 a 波异常

C. 早孕期超声检查 a 波异常且染色体正常的胎儿需超声随访胎儿心脏结构及功能情况

D. 静脉导管 a 波消失或反向是胎儿早期缺氧的可靠指标

E. 静脉导管的波形主要反映右心的生理状态

第十节　规范化的分级产科超声检查

1. 产前诊断超声报告，应有几名经审核认证的专业技术人员签发？（   ）

A. 1 名 　　　　　B. 2 名

C. 3 名 　　　　　D. 4 名

E. 5 名

2. 利用 NT 及孕妇年龄可筛查约（   ）的唐氏综合征胎儿。

A. 25% 　　　　　B. 50%

C. 75% 　　　　　D. 95%

E. 100%

3. 我国《产前诊断技术标准》中规定的羊水穿刺检查时间为（   ）。

A. 9～12 周 　　　B. 13～15 周

C. 16～21 周 　　　D. 21～24 周

E. 24～28 周

4. 在超声引导下做各种穿刺，2 次穿刺未获得标本者，再次穿刺的时间是（   ）。

A. 3 天后 　　　　B. 5 天后

C. 1 周后 　　　　D. 2 周后

E. 4 周后

5. 产前筛查血清 AFP>3MOM 时，首先应进一步做下列哪项检查？（   ）

A. B 超检查

B. 血清 PAPP

C. 血清 Fβ-HCG

D. 羊水穿刺染色体检查

E. 磁共振检查

6. 下列哪项不是唐氏综合征妊娠中期的筛查指标？（   ）

A. AFP

B. HCG

C. 抑制素 A

D. 超声波颈膜透明度或厚度

E. 鼻骨长短

B 型题，配伍选择题。一组试题共用一组备选项。备选项在前，题干在后。备选项可重复选用，也可不选用。每道题只有一个最佳答案。

A. 21-三体综合征

B. 18-三体综合征

C. 13-三体综合征

D. Turner 综合征

E. 超 Y 综合征

1. 草鞋足最常见于（   ）。

2. 沙滩足最常见于（   ）。

3. 摇椅足最常见于（   ）。

4. 双泡征最常见于（   ）。

A. 开放性脊柱裂

B. 18-三体综合征

C. Dandy-Walker 畸形

D. 致死性骨发育不良

E. 13-三体综合征

5. 柠檬头畸形见于（   ）。

6. 香蕉小脑畸形见于（   ）。

7. 草莓头畸形见于（　　）。

8. 三叶草头畸形见于（　　）。

C型题,综合分析选择题。包括一个试题背景信息和一组试题。每道题都有其独立的备选项。题干在前,备选项在后。每道题的备选项中,有一个或多个正确答案。

1. 患者女,29 岁。妊娠 26 周。自觉腹围较正常孕周大,临床申请超声检查。

（1）超声提示羊水过多,首先考虑的胎儿畸形有（　　）。

A. 脊柱裂

B. 十二指肠闭锁

C. 无脑儿

D. 胎儿双肾发育不良

E. 胎儿双肾轻度积水

F. 食管闭锁

（2）对胎儿脊柱扫查发现:胎儿腰骶部可见一个 46 mm×37 mm 边界清楚、有薄壁的囊性占位,超声诊断为胎儿腰骶部脊柱裂伴脊膜膨出,那么胎儿脊柱的超声表现是（　　）。

A. 脊柱矢状切面:腰骶部后方的强回声光带连续性中断

B. 腰骶部皮肤光带及其深部软组织回声连续性中断

C. 脊柱矢状切面上可显示脊柱前凸畸形

D. 脊柱横切时脊椎三角形骨化中心失去正常形态

E. 脊柱横切时呈典型的"V"或"U"字形改变

F. 脊柱冠状切面:后方的两个椎弓骨化中心距离减小

（3）当对该胎儿进行颅脑扫查时,可能发现的脑部异常为（　　）。

A. 侧脑室扩大,呈无回声液性暗区

B. 透明隔腔消失

C. 侧脑室增大,呈泪滴状

D. 小脑变小、弯曲,呈香蕉状

E. 脑中线结构消失,丘脑融合

F. 小脑蚓部缺失

G. 颅后窝池消失

（4）脊柱裂时也可出现柠檬头征,关于其特点

及出现的时间和原因,说法正确的是（　　）。

A. 前额隆起

B. 双侧颞骨塌陷

C. 前额塌陷

D. 双侧颞骨隆起

E. 在 24 周以前,有 98% 的病例有此特征

F. 在 28 周以前,有 98% 的病例有此特征

G. 是颅内压力降低的结果

H. 是颅内压力升高的结果

（5）该孕妇引产后证实超声所见,根据原卫生部《产前诊断技术管理条例》的规定,妊娠 18～24 周超声应诊断的致死性畸形,除严重的开放性脊柱裂外,还包括的畸形有（　　）。

A. 无脑儿

B. 无叶全前脑

C. 严重的脑膨出

D. 严重胸、腹壁缺损内脏外翻

E. 大的脐疝

F. 单腔心

G. 致死性软骨发育不全

H. 致死性成骨发育不全

X型题,多选题。由一个题干和 A、B、C、D、E 五个备选答案组成。题干在前,选项在后。要求从五个备选答案中选出两个或两个以上正确答案,多选、少选、错选均不得分。

1. 出生后,原胎儿血液循环通道会发生改变,下列正确的是（　　）。

A. 脐静脉出生后闭锁为肝圆韧带

B. 静脉导管闭锁为静脉韧带

C. 动脉导管闭锁为动脉韧带

D. 脐动脉闭锁为脐动脉索

E. 卵圆孔关闭

2. 下列关于染色体数目畸变的描述,正确的是（　　）。

A. 染色体数目多于或少于 46 条

B. 包括整倍体

C. 包括非整倍体

D. 包括嵌合体

E. 包括杂合体

3. Ⅰ级超声检查包括下列哪些?（　　）

A. 胎儿生长径线的测量

B. 胎盘的观察

C. 羊水的观察

D. 胎儿畸形的检出

E. 以上均包括

4. 子宫大于孕月见于(　　)。

A. 多胎

B. 子宫肌瘤

C. 羊水过多

D. 月经日期不准确

E. 葡萄胎

5. 患者女,30岁,妊娠34周,胎儿宫内生长迟缓,主要观察指标是(　　)。

A. 胎儿头围、腹围

B. 胎儿双顶径(BPD)

C. 胎儿头围与腹围比例

D. 胎儿股骨长

E. 胎儿肱骨长

6. 下列属于异位妊娠的有(　　)。

A. 输卵管妊娠

B. 宫腔底偏宫角处妊娠

C. 间质部妊娠

D. 宫颈妊娠

E. 腹腔妊娠

7. 单绒毛膜囊双胎妊娠特有的并发症包括(　　)。

A. 选择性胎儿生长受限

B. 无心畸胎序列征

C. 双胎输血综合征

D. 双胎贫血红细胞增多序列征

E. 双胎均发生心脏畸形

8. 宫角妊娠的超声声像图表现可能有(　　)。

A. 子宫内膜增厚

B. 子宫正中矢状切面未见妊娠囊

C. 横切面妊娠囊偏于宫腔一侧

D. 妊娠囊周边可见蜕膜环绕,呈双环征

E. 妊娠囊周边可见肌层回声环绕

9. 常伴有羊水过多的胎儿畸形有(　　)。

A. 无脑儿　　　　　B. 脊柱裂

C. 消化道闭锁　　　D. 膈疝

E. 13-三体

10. 下列关于无心畸胎序列征的描述,错误的是(　　)。

A. 只发生在单卵双胎中

B. 只发生在双卵双胎中

C. 一胎发育正常,一胎为无心畸形或仅有心脏痕迹或为无功能的心脏

D. 发育正常的胎儿称为泵血儿,无心畸胎是受血儿

E. 发育正常的胎儿称为受血儿,无心畸胎是泵血儿

11. 患者女,28岁,孕27周,临床诊断:胎盘早剥。下列关于其超声表现特征的描述,正确的是(　　)。

A. 胎盘周围可见低回声区

B. 胎盘与子宫壁间见不均质回声

C. 胎盘切面见丰富血池结构

D. 胎盘明显增厚声像

E. 胎盘位于后壁时诊断较困难

12. 下列哪项情况可引起胎盘增厚、增大?(　　)

A. 妊娠高血压综合征

B. 高血压

C. 糖尿病

D. 血型不合

E. 胎盘早剥

13. 可能导致血管前置的异常是(　　)。

A. 帆状脐带入口

B. 副胎盘

C. 双叶状胎盘

D. 膜状胎盘

E. 完全性前置胎盘

14. 胎盘植入与下列哪项因素有关?(　　)

A. 宫腔操作史

B. 前置胎盘

C. 多产史

D. 多胎妊娠

E. 纵隔子宫

15. 关于脐膨出和腹裂的诊断、鉴别诊断,下列叙述正确的是(　　)。

A. 腹裂的腹壁裂口多位于前腹壁脐带入口右侧,极少数腹壁缺损位于脐带入口左侧

B. 脐膨出的脐带腹壁入口往往位于包块的表面,可以是中央顶端,也可以偏于一侧

C. 脐膨出的脐带腹壁入口多位于前腹壁裂口右侧,极少数腹壁缺损位于脐带入口左侧

D. 脐膨出包块表面有包膜,腹裂包块表面无包膜

E. 脐膨出包块表面无包膜,腹裂包块表面有包膜

16. 属于致死性骨发育不良的畸形有（　　）。

A. 软骨不发育

B. 成骨不全Ⅱ型

C. 短肋多指综合征

D. 致死性侏儒

E. 软骨发育不良

17. 根据唇腭裂的部位不同,可将其分为（　　）。

A. 正中唇腭裂　　B. 一侧唇腭裂

C. 双侧唇腭裂　　D. Ⅱ度唇腭裂

E. Ⅲ度唇腭裂

18. 导致羊水过少的可能原因包括（　　）。

A. 双肾缺如

B. 严重胎儿生长受限

C. 尿道梗阻

D. 无脑儿

E. 食管闭锁

19. 全前脑畸形根据脑分裂的程度,分为（　　）。

A. 分叶全前脑　　B. 无叶全前脑

C. 半叶全前脑　　D. 叶状全前脑

E. 小叶全前脑

20. 以下哪些是18-三体综合征的超声表现?（　　）

A. 生长发育迟缓

B. 严重心脏畸形

C. 摇椅足

D. 重叠指

E. 小颌畸形

21. Cantrell 综合征包括（　　）。

A. 脐膨出

B. 心脏易位

C. 下部胸骨缺陷

D. 前纵隔缺陷

E. 心包缺陷

22. 绒毛膜癌可继发于（　　）。

A. 葡萄胎后

B. 足月生产后

C. 宫外孕

D. 流产后

E. 未婚女子的卵巢内

23. 侵蚀性葡萄胎与绒毛膜癌超声表现类似,包括（　　）。

A. 子宫轻度或明显增大,肌层回声分布不均

B. 子宫内可见不均质回声肿块,边缘清晰,欠规整

C. 肿块血流丰富,频谱多普勒为低阻血流

D. 肿块血流丰富,频谱多普勒为高阻血流

E. 发生宫旁转移时可出现盆腔肿块

24. 下列关于脑胎盘血流比(CPR)临床意义的描述,正确的是（　　）。

A. 正常胎儿 MCA-PI>UA-PI,故 CPR>1

B. CPR<1 或低于第5百分位是比较敏感的预测胎儿宫内缺氧的指标

C. CPR 可以被视为晚发型 FGR 的主要监视工具

D. 正常胎儿 MCA-PI<UA-PI,故 CPR<1

E. CPR 异常无需处理

25. 大脑中动脉的多普勒超声检测主要应用于对（　　）的诊断。

A. 胎儿宫内缺氧

B. IUGR

C. 了解有无中重度贫血

D. 复杂双胎及其并发症

E. 胎儿颅脑发育畸形

26. 宫内早孕声像图特点可包括（　　）。

A. 子宫增大

B. 宫腔内可见妊娠囊

C. 妊娠囊内可见胚芽

D. 妊娠囊内可见胎心搏动

E. 妊娠囊内可见卵黄囊

27. 胚胎的双囊可能是（　　）。

A. 双胎妊娠

B. 流产受阻

C. 枯萎卵

D. 两层蜕膜之间的无回声区

E. 植入性出血

28. 胎儿颈项透明层（NT）测量时须注意（   ）。

A. 胎儿头臀长为 45～84 mm

B. 获得胎儿正中矢状切面或小脑水平横切面

C. 胎儿自然伸展姿势时测量,不能过伸或过屈

D. 应测量多次,并记录测量所得的最大数值

E. 应将图像尽量放大,使影像只显示胎儿头部及上胸,令测量游标的轻微移动只会改变测量结果 0.1 mm

29. 关于产前超声筛查医师条件,下列叙述正确的是(   )。

A. 从事 Ⅱ 级或以下产前超声检查的医师必须取得执业医师资格

B. 从事 Ⅲ 级产前超声检查的医师必须取得执业医师资格,并接受过产前超声诊断系统培训

C. 一级医疗保健机构的助理执业医师可以从事 Ⅰ 级产前超声检查

D. 熟练掌握胎儿发育各阶段器官的正常超声图像,对常见的严重体表畸形和内脏畸形有一定的了解和识别能力

E. 一级医疗保健机构的助理执业医师不可以从事 Ⅰ 级产前超声检查

30. 埃布斯坦畸形在声像图上的主要表现是（   ）。

A. 右心房明显扩大

B. 肺动脉高压并肺动脉增宽

C. M 型超声可同时显示二、三尖瓣曲线

D. 三尖瓣隔叶下移大于 1.5 cm

E. 三尖瓣大量反流

答案与解析

A 型题

第一节　妊娠的解剖与生理

1. 答案:B。

解析:妊娠囊内超声能发现的第一个解剖结构是卵黄囊。

2. 答案:E。

解析:早孕期可参考经验公式来评估孕周或妊娠囊大小,孕周 = 妊娠囊最大径(cm)＋3。

3. 答案:C。

解析:妊娠达到或超过 42 周称过期妊娠。

4. 答案:A。

解析:妊娠头三个月最常见的囊肿是黄体囊肿。

5. 答案:B。

解析:妊娠囊内超声能发现的第一个解剖结构是卵黄囊。

6. 答案:C。

解析:受精后 9 周(月经龄 11 周)起称为胎儿。

第二节　超声检查准备及适应证

1. 答案:D。

解析:早孕期间 B 超检查的项目应包括胎囊的大小、形态及位置,是否存在胎心搏动,胚芽的长度或胎儿头臀长。

2. 答案:D。

解析:产前超声诊断不可能发现所有的胎儿畸形。

3. 答案:C。

解析:经腹部超声一般在6周诊断早孕,经阴道超声可提前1周,在5周诊断早孕。

4. 答案:E。

解析:早孕期间鉴别正常和异常的宫内孕需行经阴道超声检查。

第三节 正常妊娠超声表现

1. 答案:B。

解析:① 孕囊平均直径:膀胱充盈适度,完整显示孕囊,孕囊平均内径(mm)=(纵径+横径+前后径)/3。妊娠龄(d)=孕囊平均内径(mm)+30。应注意该方法仅适用于孕7周内,且各径测值测量3个孕囊内径,取平均值。② 头臀长(crown-rump length,CRL):妊娠9～13^{+6}周,测量头臀长是早孕期估计妊娠龄最准确的方法。

2. 答案:B。

解析:绒毛膜囊数等于孕囊数目,孕6～10周,超声计数孕囊数目很准确,由于羊膜分化晚于绒毛膜,双绒毛膜囊一定有双羊膜囊。

3. 答案:D。

解析:双胎绒毛膜性包括下列三种情况:双绒毛膜双羊膜囊双胎、单绒毛膜囊双羊膜囊双胎、单绒毛膜囊单羊膜囊双胎。

4. 答案:C。

解析:小脑横径与孕周呈正线性相关,孕24周前小脑横径(mm)约等于孕周。

5. 答案:D。

解析:测量羊水深度时,探头应垂直于水平面,而不是垂直于孕妇的腹壁。

6. 答案:C。

解析:正常脐带内有3条血管、2条动脉和1条静脉,脐动脉绕脐静脉呈螺旋状走行。

7. 答案:A。

解析:孕33周以前肾盂宽度正常值<0.4 cm,孕33周以后肾盂宽度<0.7 cm。

8. 答案:B。

解析:① NT测量最佳筛查时间:11～13^{+6}周,CRL在45～84 mm范围内。② NT测量方法:取得胎儿正中矢状切面图,并在胎儿自然伸位(不后仰,也不前屈)时测量NT。将图像放大到仅可显示胎儿头部及上胸,在NT的最宽处测量垂直于皮肤强回声带的距离,此时要特别注意区分胎儿皮肤与羊膜。测量时游标内缘要与NT的内缘重合,同时测量多次,并记录最大值。当胎儿有颈部脐带或脊膜膨出时,注意区分。当有颈部脐带时也可测上、下端最宽距离后记录两者的平均值。③ NT判断标准:早孕期胎儿NT正常值范围随孕周的增大而增大,在早孕晚期与中孕早期测量NT,不可以用同一个标准来判断。目前临床认为NT值应<3 mm。

第四节 异常妊娠超声表现

1. 答案:A。

解析:双胎多见。

2. 答案:B。

解析:受精卵在子宫腔以外着床称为异位妊娠。典型的临床表现为停经、腹痛及不规则阴道流血,但约有25%的患者无明显停经史。胚胎存活或滋养细胞尚有活力时,β-HCG呈阳性,但异位妊娠时往往低于正常宫内妊娠。

3. 答案:D。

解析:枯萎孕卵的声像图特点是宫腔内可见一大的空胎囊(一般大于8周),囊内充满液性暗区(羊水),无胚胎或仅见死亡的胚胎回声。

4. 答案:B。

解析:随胎儿死亡时间的推移,因羊水吸收,羊水量逐渐减少。

5. 答案:D。

解析:过期妊娠表现为胎盘显示过成熟征象,胎儿各项参数测值小于同孕龄胎儿,双顶径尤为明显,胎儿皮下脂肪变薄,羊水量减少。

6. 答案:C。

解析:异位妊娠时,子宫腔内回声增多,表现多样性,类似假孕囊,是来自宫内蜕膜及出血,与宫内胎囊光环蜕膜比较,宫外孕蜕膜囊反光弱而暗,不甚清晰。假妊娠囊(子宫蜕膜管型)仅具单环,不会显示双环。

7. 答案:A。

解析:联体双胎是罕见畸形,发生率约为 1/100000~1/50000。联体双胎只发生在单绒毛膜囊单羊膜囊双胎,即单卵双胎妊娠中。

第五节　胎儿附属物异常

1. 答案:C。

解析:单脐动脉可以单发,合并染色体异常及其他畸形也不少见,约 50% 的 18-三体胎儿和 10%~50% 的 13-三体胎儿伴有单脐动脉。另外,单脐动脉发生心脏畸形、肾脏畸形和宫内发育迟缓的风险明显增加。

2. 答案:A。

解析:两条动脉绕一条静脉。

3. 答案:D。

解析:过期妊娠常伴羊水过少。

4. 答案:B。

解析:膀胱过度充盈,宫颈被拉长,可将胎盘下缘向下牵拉,造成前置胎盘的假象。

5. 答案:D。

解析:根据题目描述及胎盘早剥的定义,可判断为部分性前置胎盘。

6. 答案:A。

解析:羊膜腔内显示极少区域羊水暗区或无羊水暗区,羊水指数 <5 cm 或最大羊水池深度 <2 cm。

7. 答案:D。

解析:羊膜腔内呈大片区域羊水暗区,羊水指数 >25 cm 或最大羊水池深度 >8 cm。

8. 答案:D。

解析:前置胎盘指妊娠 28 周后胎盘部分或全部位于子宫下段,下缘达到或覆盖宫颈内口,其位置低于胎先露部位,分为完全性、部分性、边缘性及胎盘低置。

第六节　胎儿畸形

1. 答案:B。

解析:十二指肠闭锁者患唐氏综合征(21-三体)的危险性明显增高,其概率是 30%。

2. 答案:C。

解析:无脑儿超声表现:① 孕 11 周后,胎儿颅骨光环缺失,两侧大脑半球漂浮于羊水中,呈"米老鼠"样,表现为露脑畸形。② 随着孕周增大,脑组织的破碎和脱落,仅显示颅底部分强回声的骨化结构及脑干与中脑组织,无大脑半球。双眼球向前突出,呈"蛙状"面容。③ 常合并羊水过多,脑组织脱落于羊水中,使羊水变"浑浊"。其中最重要的特点是缺少圆形的颅骨光环。

3. 答案:A。

解析:A 项早孕期即可诊断。

4. 答案:A。

解析:婴儿型多囊肾(Potter Ⅰ型)为常染色体隐性遗传多囊肾。

5. 答案:D。

解析:鉴别先天性肺囊性腺瘤畸形(CCAM)与隔离肺最有价值的超声表现是利用彩色血流信号判断病灶的血供来源。隔离肺可显示来自于主动脉供血的动脉。

6. 答案:D。

解析:有分隔的颈部淋巴水囊瘤最常见合并的染色体畸形为 Turner 综合征。

7. 答案:A。

解析:羊水过多最常见伴发的畸形是中枢神经系统畸形。

8. 答案:D。

解析:羊水过少伴发的畸形最常见的为泌尿系统畸形。

9. 答案:A。

解析:以鉴别颅内血管畸形。

10. 答案:B。

解析:胎儿最常见的中枢神经系统畸形是无脑儿。

11. 答案:B。

解析:消化系统最常见的畸形是十二指肠闭锁。

12. 答案:B。

解析:脊柱横切面位于后方的两个椎弓骨化中心向后开放。

13. 答案:E。

解析:根据题目描述,位于肾脏实质内的单发性无回声区,多考虑单纯性肾囊肿。

14. 答案:E。

解析:骶尾部脊柱裂常合并脑积水,颈胸段脊柱裂常合并无脑儿。

15. 答案:C。

解析:羊水过多常合并神经管缺陷、消化系统畸形或颌面部畸形等。胎儿脊柱裂的脑部特征包括小脑异常(香蕉小脑征或小脑消失)、颅后窝消失、柠檬头征、脑室扩张等。

16. 答案:B。

解析:典型的 Dandy-Walker 畸形的诊断标准是:① 第四脑室极度扩张或后颅窝巨大囊肿并与第四脑室交通;② 小脑蚓部与第四脑室顶部发育不良;③ 合并脑积水。

17. 答案:A。

解析:颈部淋巴管囊肿在胎儿出生后也可以自行吸收或者变小,只有少数患儿需要手术切除治疗。

18. 答案:C。

解析:早孕期,膀胱矢状径线正常值<7 mm;介于 7 ~ 15 mm 之间,染色体异常风险增加;>15 mm,可诊断膀胱扩张。

19. 答案:E。

解析:泄殖腔外翻是罕见的畸形组合,主要包括脐膨出(omphalocele)、内脏外翻(exstrophy)、肛门闭锁(imperforate anus)、脊柱畸形(spina bifida),故也称 OEIS 综合征。

20. 答案:B。

解析:用来评估肺囊腺瘤预后的有效指标是 CVR(cystic-adenomatoid-malformation volume ratio),CVR =(肿块长度×宽度×高度×0.52)/头围,要注意测量值单位为"cm"。

21. 答案:B。

解析:见第 20 题。

22. 答案:E。

解析:当 CVR 超过 1.6 时,膈上隔离肺胎儿水肿及出生后呼吸系统症状出现的风险增高。

23. 答案:D。

解析:LHR(lung-to-head ratio):肺头比。LHR =(右肺长径×右肺短径)/头围,单位为"mm"。24~26 周时,LHR>1.4 提示预后良好;LHR<1.0 提示预后较差;LHR<0.6 的病死率为 100%。测量平面为标准四腔心切面,健侧肺。

24. 答案:D。

解析:产前超声不能诊断动脉导管未闭畸形,因为动脉导管是胎儿时期肺动脉与主动脉间的正常血流通道,因胎儿肺呼吸功能并未产生,来自右心室的肺动脉血经动脉导管进入降主动脉,而左心室的血液则进入升主动脉,故动脉导管为胚胎时期特殊循环方式所必需。出生后,肺膨胀并承担气体交换功能,肺循环和体循环各司其职,不久导管因废用即自行闭合。如持续不闭合即形成动脉导管未闭。

第七节 妊娠滋养细胞疾病

1. 答案:D。

解析:葡萄胎声像图显示子宫常大于孕周,宫腔内充满大小不等的无回声区,呈蜂窝状。因此 3~5 mm 无回声囊泡是指水肿绒毛。宫腔积液一般不会出现直径为 3~5 mm 的囊泡。葡萄胎时常伴发黄素囊肿,而不是黄体囊肿。

2. 答案:C。

解析:病灶处血流信号丰富,频谱形态呈低阻型。

3. 答案:D。

解析:20%~50%的患者可伴发黄素囊肿。

4. 答案:B。

解析:黄素囊肿表现为卵巢内多发大小不一、圆形或椭圆形无回声区,壁薄、光滑,内有多发纤细光带分隔,呈多房性改变。

5. 答案:D。

解析:黄素囊肿常与肿瘤并发,如 50%~60%的葡萄胎患者有之。

6. 答案:E。

解析:妊娠性绒癌是一种发生于滋养叶细胞的恶性肿瘤,极易侵犯血管,早期就有转移,多数病灶位于子宫肌层,也可很快转移至其他器官,以肺转移最常见。于肿瘤细胞侵犯子宫肌层,使得子宫肌层质地不均,表现为低回声、无回声及弱回声,呈蜂窝状改变,病灶呈"圆顶帽状"或与子宫连在一起似"葫芦状",可达甚至穿过浆膜层。超声不仅能观察病灶的大小、形态,还能观察病灶浸润肌层的深度,能及时提示病灶是否有穿孔。肿瘤细胞破坏子宫动脉管壁,使其阻力下降,血流速度增快。彩色多普勒超声显示病灶内血流异常丰富,为高速低阻动脉频谱,或动静脉共存,形成动静脉瘘。

7. 答案:D。

解析:由于滋养细胞侵蚀子宫内螺旋动脉等子宫动脉分支,子宫动脉可直接进入缺乏肌肉及弹力组织的新生血管,形成众多的低阻血流或动静脉瘘。

8. 答案:D。

解析:葡萄胎分为完全性及部分性两类。完全性葡萄胎表现为:子宫增大,多大于孕周;宫腔内无胎儿,充满蜂窝状、小圆形液性暗区,子宫肌层菲薄,但回声连续。部分性葡萄胎宫腔内可见正常妊娠囊结构及部分绒毛蜂窝状改变。

9. 答案:E。

解析:绒毛膜癌对化疗药物最敏感,因此化疗药物对绒毛膜癌的疗效最好,绒毛膜癌的治疗原则是以化疗为主,手术为辅。

10. 答案:B。

解析:绒毛膜癌是一种恶性滋养细胞疾病,此疾病侵蚀能力强,可有远处转移,最常见的转移部位有脑、肺。绒毛膜癌40%~50%继发于葡萄胎后,30%继发于流产后,20%~30%继发于足月产后,少数也可发生在异位妊娠或未婚女子的卵巢内。

11. 答案:D。

解析:葡萄胎子宫明显大于妊娠月份,血HCG明显升高,易导致妊娠剧吐,宫腔内为葡萄状水泡,可从阴道流出。

第八节　临床常见染色体异常与超声诊断软指标

1. 答案:A。

解析:对胎儿染色体非整倍体畸形最特异的超声微小变化是NT增厚。

2. 答案:B。

解析:与脉络丛囊肿、后颅窝池增宽密切相关的染色体异常是18-三体。

3. 答案:B。

解析:鼻骨在11~13^{+6}周NT检查及中孕期系统性筛查中均应检查,且具有诊断意义。

4. 答案:B。

解析:婴儿型多囊肾为常染色体隐性遗传病,病理特征为集合管呈微囊状扩张,因囊肿很小,超声表现为双肾对称性增大,皮髓质弥漫性回声增强,界限不清;膀胱不显示,妊娠16周出现羊水过少。

5. 答案:B。

解析:胎儿肠管回声增强被认为是由肠内容物或肠壁水肿所致。还有一些因素如羊水量减少、胎粪存在、缺血引起的肠功能减退、羊膜腔内出血后胎儿吞咽血性羊水等,都与肠管回声增强有关。

6. 答案:D。

解析:胎儿心室内点状强回声是一种声像图表现,而不是一种心脏畸形,更不是一种心脏异常诊断。对于大部分胎儿而言,单纯性心室内强回声点(没有其他超声或产检检查异常)可能无重要的临床意义。

第九节　多普勒超声在产科超声诊断中的应用

1. 答案:C。

解析:Galen静脉瘤和蛛网膜囊肿均表现为颅内的无回声区,普通二维灰阶超声难以鉴别,但彩色多普勒血流成像可检测到 Galen 静脉瘤的彩色血流信号,而蛛网膜囊肿无血流信号,故有利于鉴别。

2. 答案:D。

解析:大脑中动脉 PSV>1.5MOM 是诊断胎儿中重度贫血的重要指标。

3. 答案:A。

解析:胎盘植入时,胎盘与子宫之间的低回声带变薄或消失,胎盘内部回声不均,CDFI 显示子宫浆膜与膀胱交界处血流丰富,呈"暴风雨"式血流。

4. 答案:D。

解析:静脉导管的波形主要反映右心的生理状态,如心肌的顺应性和右室的舒张末期压力,因此测定静脉导管血流波形可以反映胎儿血流动力学变化,从而评估胎儿宫内状况。静脉导管频谱异常的临床意义包括:胎儿染色体异常、胎儿心脏异常、双胎输血综合征、胎儿宫内状况、妊娠相关疾病及其他。

第十节 规范化的分级产科超声检查

1. 答案:B。

解析:产前诊断超声报告应有 2 名经审核认证的专业技术人员签发。

2. 答案:C。

解析:利用 NT 及孕妇年龄可筛查约 75% 的唐氏综合征胎儿。

3. 答案:C。

解析:卫生部制定的《产前诊断技术标准》中规定的羊水穿刺检查时间为 16～21 周。

4. 答案:D。

解析:在超声引导下做各种穿刺,2 次穿刺未获得标本者,再次穿刺的时间是 2 周后。

5. 答案:A。

解析:产前筛查血清 AFP>3MOM 时,首先应进一步做超声检查,排除神经管缺陷畸形。

6. 答案:D。

解析:颈膜透明度或厚度为妊娠早期筛查指标,不是唐氏综合征妊娠中期的筛查指标。

B 型题

答案:1. A; 2. A; 3. B; 4. A。

解析:在染色体异常的胎儿中,"草鞋足"也俗称"沙滩足",最常见于 21-三体,"摇椅足"最常见于 18-三体,"双泡征"最常见于 21-三体。

答案:5. A; 6. A; 7. B; 8. D。

解析:"柠檬头"(横切面胎头出现前额隆起,双侧颞骨塌陷)和"香蕉小脑"(小脑变小,弯曲呈香蕉状)见于开放性脊柱裂畸形;"草莓头"见于 18-三体畸形;"三叶草头"见于致死性骨发育不良。

C 型题

1.(1)答案:ABCF。

解析:羊水过多并发的胎儿畸形最常见的是中枢神经系统畸形,常见的有脊柱裂、无脑儿和脑积水等;其次为消化道畸形,如食道闭锁和十二指肠闭锁。

(2)答案:ABDE。

解析:腰骶部脊柱裂超声表现:脊柱矢状切面,腰骶部后方的强回声光带连续性中断;腰骶部皮肤光带及其深部软组织回声连续性中断;脊柱横切时脊椎三角形骨化中心失去正常形态;脊柱横切时呈典型的"V"或"U"字形改变;脊柱冠状切面,后方的两个椎弓骨化中心距离增加。

(3)答案:ADG。

解析:A 选项为脑积水超声表现;D 选项为香蕉小脑,为脊柱裂小脑超声表现;G 选项为脊柱裂改变。

(4)答案:ABEG。

解析:柠檬头征是颅内压力降低的结果,表现为前额隆起;双侧颞骨塌陷;在 24 周以前,有 98% 的病例有此特征。

(5)答案:ACDFG。

解析:据原卫生部《产前诊断技术管理条例》的规定,妊娠 18～24 周超声应诊断的致死性畸形有 6 个,即① 无脑儿;② 脑膨出;③ 开放性脊柱裂;④ 胸、腹壁缺损内脏外翻;⑤ 单腔心;⑥ 致死性软骨发育不全。

X 型题

1. 答案:ABCDE。

解析:出生后,原胎儿血液循环通道会发生改变,如脐静脉出生后闭锁为肝圆韧带,静脉导管闭锁为静脉韧带,动脉导管闭锁为动脉韧带,脐动脉闭锁成为脐动脉索,卵圆孔瓣因左心房压力增高覆盖卵圆孔,卵圆孔关闭。

2. 答案:ABCD。

解析:染色体数目多于或少于 46 条,称为染色体数目畸变,包括整倍体、非整倍体、嵌合体。

3. 答案:ABC。

解析:Ⅰ级超声检查适用于整个中孕期及晚孕期,是基本的产科超声检查。主要包括胎儿生长径线的测量,胎盘、羊水的观察。

4. 答案:ABCDE。

解析:选项中的原因均可造成子宫大于孕月。

5. 答案:ABCD。

解析:胎儿宫内生长迟缓需观察胎儿生物学指标,包括胎儿双顶径、头围、腹围、股骨长,计算胎儿头围与腹围的比值,除此之外,还应测量胎儿脐动脉血流频谱及大脑中动脉血流频谱等。

6. 答案:ACDE。

解析:B 选项不属于异位妊娠。

7. 答案:ABCD。

解析:单绒毛膜囊双胎特有的并发症包括选择性胎儿生长受限、无心畸胎序列征、双胎输血综合征、双胎贫血红细胞增多序列征。

8. 答案:ABCE。

解析:宫角妊娠是指受精卵种植在宫角部与输卵管口交界处的子宫腔内,胚囊与宫腔相通,外面有完整的肌层包绕,从严格的定义上讲不属于异位妊娠。超声声像图表现为横切时子宫呈不对称性增大,妊娠侧宫角外凸,呈偏心孕囊光环;纵切时孕囊距宫底部很近,与宫腔线相通,周围有均匀一致的低回声肌层围绕,是完整的肌壁层。有时在宫角部仅看到张力很低的空孕囊,或者不均质的高回声团块,间以杂乱的液性暗区。多切面扫查可以发现,包块均来自于子宫,或者与子宫分界不清。

9. 答案:ABCDE。

解析:羊水过多最常见于中枢神经系统畸形,如无脑儿、脊柱裂等;消化道闭锁使吞咽受阻也常导致羊水过多;此外,颈部肿物、膈疝、13-三体、18-三体、多发性关节挛缩、孕妇糖尿病、宫内感染等都可发生羊水过多。

10. 答案:BE。

解析:无心畸胎综合征只发生在单卵双胎妊娠中,一胎发育正常,一胎为无心畸形或仅有心脏痕迹或为无功能的心脏。发育正常的胎儿称为泵血儿,泵血儿不仅要负责其自身的血液循环,还要负责无心畸胎的血液供应,因此,无心畸胎是受血儿。泵血儿与受血儿之间的血管交通非常复杂,但两者之间至少必须具备动脉-动脉及静脉-静脉两大血管交通才能完成上述循环过程。由于无心畸胎血液供应来源于泵血儿脐动脉血液(静脉血),首先通过髂内动脉供应无心畸胎的下半身,所以受血儿下半身发育相对较好,而上半身由于严重缺血、缺氧而出现各种不同的严重畸形。中晚孕期泵血儿由于高心排血量,常会出现心力衰竭、羊水过多及胎儿水肿。

11. 答案:ABDE。

解析:选项 A、B、D 均为胎盘早剥的超声声像图特征,其中后壁胎盘因胎儿遮挡,所以诊断较困难。

12. 答案:CDE。

解析:导致胎盘增厚、增大的原因包括母体糖尿病、血型不合、严重的母亲贫血、严重的胎儿生长受限、非整倍体染色体异常、先天性感染及胎盘早剥等。

13. 答案:ABC。

解析:在产前检查中发现低置胎盘、前置胎盘、帆状脐带入口、副胎盘或双叶状胎盘时,都应考虑血管前置的可能性。

14. 答案:ABC。

解析:胎盘植入与宫腔操作史、前置胎盘、多产等因素有关。

15. 答案:ABD。

解析:脐膨出包块表面有包膜,腹裂包块表面无包膜;腹裂的腹壁裂口多位于前腹壁脐带入口右侧,少数位于脐带入口左侧,脐膨出的脐带腹壁入口往往位于包块的表面,可以是中央顶端,也可以偏于一侧。

16. 答案:ABCD。

解析:致死性骨发育不良的畸形包括致死性侏儒、软骨不发育、成骨不全Ⅱ型,罕见的还有磷酸酶过少症、短肋多指综合征、屈肢骨发育不良等。

17. 答案:ABC。

解析:选项 D、E 为腭裂的分度。

18. 答案:ABC。

解析:导致羊水过少的原因有双肾缺如、双肾发育不全、多囊肾、肾多发性囊性发育不良、尿道梗阻、严重胎儿生长受限、胎膜早破、染色体异常(通常为三倍体)等。

19. 答案:BCD。

解析:全前脑畸形根据脑分裂的程度,分为以下 3 种类型:无叶全前脑、半叶全前脑、叶状全前脑。

20. 答案:ABCDE。

解析:18-三体综合征的主要临床表现包括智力障碍、生长发育迟缓、胸骨短、严重的心脏畸形以及肌张力亢进等。颅面部畸形包括小颌畸形、枕部突出、小耳以及低位耳等。双手呈特征性握拳状:第3和第4指紧贴手掌,第2和第5指叠压于其上,手指弓形纹过多、通贯掌、指甲发育不良以及摇椅足等。目前平均妊娠42周,常少胎动,羊水过多,小胎盘及单一脐动脉。

21. 答案:ABCDE。

解析:Cantrell 综合征包括脐膨出、心脏异位、下部胸骨、前膈及心包缺陷 5 个畸形,该病极罕见,本病是由于腹壁发育缺陷所致,其中脐膨出和心脏异位是该综合征的特征性表现,脐膨出常更偏向头侧。

22. 答案:ABCD。

解析:绒毛膜癌是继发于正常或异常妊娠后的滋养细胞肿瘤。

23. 答案:ABCE。

解析:绒毛膜癌的声像图表现与侵蚀性葡萄胎的声像图表现类似,表现为子宫轻度或明显增大,肌层回声分布不均;有不均质回声肿块,边缘清晰,但欠规整;CDFI 显示肿块血流丰富,频谱多普勒显示为低阻血流,肿瘤细胞可破坏血管壁,形成动静脉瘘,出现典型的高速低阻频谱;合并黄素囊肿者有相应的表现;发生宫旁转移时可出现盆腔肿块。

24. 答案:ABC。

解析:① 正常胎儿 MCA-PI>UA-PI,故 CPR>1。② CPR<1 或低于第 5 百分位是比较敏感的预测胎儿宫内缺氧的指标。与单独使用 MCA-PI 或 UA-PI 相比,结合了 MCA-PI 和 UA-PI 的 CPR 已经被证明对缺氧更敏感,和不良围产期妊娠结局也有更好的相关性。③ CPR 可以被视为晚发型 FGR 的主要监视工具。CPR 异常须在短期内结束妊娠,平均为 7 天。

25. 答案:ABCD。

解析:大脑中动脉检测主要应用于胎儿宫内缺氧和 IUGR 的监护、了解有无中重度贫血和复杂双胎及其并发症的评估。

26. 答案:ABCDE。

解析:选项中的超声图像均可在早孕期发现。

27. 答案:ABCDE。

解析:所有选项均可能是造成胚胎双囊的原因。

28. 答案:ACDE。

解析:NT 最佳筛查时间为 11~13^{+6} 周,CRL 在 45~84 mm 范围内。NT 测量方法:取得胎儿正中矢状切面图,并在胎儿自然伸位(不后仰也不前屈)时测量 NT。将图像放大到仅可显示胎儿头部及上胸,在 NT 的最宽处测量垂直于皮肤强回声带的距离,此时要特别注意区分胎儿皮肤与羊膜。测量时游标内缘要与 NT 的内缘重合,同时测量多次,并记录最大值或平均值。当胎儿有颈部脐带或脊膜膨出时,应注意区分。当有颈部脐带时也可测上、下端最宽距离后记录两者的平均值。

29. 答案:ABCD。

解析:产前超声筛查医师条件:① 从事Ⅱ级或以下产前超声检查的医师必须取得执业医师资格。从事Ⅲ级产前超声检查的医师必须取得执业医师资格,并接受过产前超声诊断系统培训。一级医疗保健机构的助理执业医师可以从事Ⅰ级产前超声检查。② 熟练掌握胎儿发育各阶段器官的正常超声图像,对常见的严重体表畸形和内脏畸形有一定的了解和识别能力。

30. 答案:ACDE。

解析:埃布斯坦畸形又称三尖瓣下移畸形,房化右心室与原有右心房共同构成巨大的右心房,常合并肺动脉瓣狭窄或闭锁。声像图表现为三尖瓣隔叶下移明显(>1.5 cm),心脏明显增大,以右心房扩大为甚,M 型超声可同时显示二、三尖瓣曲线;多普勒超声可显示三尖瓣大量反流。

第八章 肌肉、骨关节与相关软组织超声

A 型题,最佳选择题。由一个题干和 A、B、C、D、E 五个备选答案组成。题干在前,选项在后。每道题的备选项中,只有一个最佳答案。

1. 关于肌肉撕裂的超声诊断,下列叙述错误的是（　　）。
　　A. 肌肉撕裂均能被超声显示
　　B. 首选高频探头
　　C. 超声诊断应注意并发症
　　D. 超声可以用于肌肉撕裂的愈合随访
　　E. 必要时可加压扫查

2. 肌肉骨骼系统超声检查中,各向异性伪像最常见于（　　）。
　　A. 肌肉组织　　　　　B. 脂肪组织
　　C. 骨骼表面　　　　　D. 肌腱组织
　　E. 神经组织

3. 下列人体体液和组织中,哪种最易引起声衰减?（　　）
　　A. 胆汁、尿液　　　　B. 皮下脂肪
　　C. 肝、脾　　　　　　D. 肌肉
　　E. 肌腱

4. 下列哪项不适合采用超声检查?（　　）
　　A. 骨骼　　　　　　　B. 浅表器官
　　C. 肌腱　　　　　　　D. 半月板
　　E. 关节软骨

5. 下列关于肌腱完全性撕裂的声像图描述,正确的是（　　）。
　　A. 肌腱连续性中断
　　B. 肌腱连续性中断,断端一定填充无回声血肿
　　C. 肌腱连续性中断,断端一定填充低回声血肿
　　D. 肌腱连续性中断,断端一定填充高回声脂肪
　　E. 肌腱连续性中断,不能与部分撕裂区分

6. 以下哪项不是急性肩袖撕裂的声像图表现?（　　）

　　A. 肌腱断端向中心端回缩,肌腱回声中断或不显示
　　B. 三角肌下滑囊与肱骨头间距变小,断端间可有低或无回声区
　　C. 肌腱回声不均匀,变薄、不连续
　　D. 肌腱回声增强,边缘不清,断端有低或强回声伴声影
　　E. 肩峰下滑囊积液是肩袖撕裂的重要间接征象

7. 下列哪项不构成"肩袖"的肌肉?（　　）
　　A. 肩胛下肌　　　　　B. 冈上肌
　　C. 三角肌　　　　　　D. 冈下肌
　　E. 小圆肌

8. 关节的基本结构有（　　）。
　　① 关节面　② 关节囊　③ 关节腔　④ 滑囊　⑤ 筋膜
　　A. ①②
　　B. ①②③
　　C. ①②③④
　　D. ①③④⑤
　　E. ①②③④⑤

9. 关于网球肘,下列叙述正确的是（　　）。
　　A. 网球运动员专有的疾病
　　B. 肘部伸肌总腱肌腱病变
　　C. 肘部屈肌总腱肌腱病变
　　D. 肘部伸肌和屈肌总腱共同的病变
　　E. 肘关节炎

10. 腕管内容物不包括（　　）。
　　A. 正中神经
　　B. 拇长屈肌肌腱
　　C. 指浅屈肌肌腱
　　D. 指深屈肌肌腱
　　E. 桡侧腕屈肌

11. 出现"爪形手"是因为损伤了（　　）。

A. 尺神经　　　　　　B. 桡神经

C. 正中神经　　　　　D. 腋神经

E. 颈神经

12. 出现"垂腕"是因为损伤了(　　)。

A. 尺神经　　　　　　B. 桡神经

C. 正中神经　　　　　D. 腋神经

E. 颈神经

13. 梨状肌综合征与下列哪根神经有关?(　　)

A. 正中神经受压

B. 尺神经受压

C. 桡神经深支受压

D. 坐骨神经受压

E. 腋神经受压

14. 半月板损伤的特异声像图是(　　)。

A. 半月板内的线状、带状及斑块状强回声

B. 边缘局限性回声增强

C. 向周边移位与韧带分离

D. 关节腔内的无回声

E. 独立光团的软骨剥离

15. 超声检查半月板损伤,最理想的探头频率是(　　)。

A. 2.0 MHz　　　　　　B. 2.5 MHz

C. 3.5 MHz　　　　　　D. 5.0 MHz

E. 7.5 MHz

16. 完全断裂性半月板损伤最直接的超声表现是(　　)。

A. 断裂处显示为线状强回声

B. 两个强回声界面间夹有一低回声带

C. 多发的不规则形强回声改变

D. 楔尖消失,代之为均匀性强回声

E. 关节腔见无回声改变

17. 用超声诊断膝关节半月板损伤,以下哪项是错误的?(　　)

A. 半月板损伤是指半月板及盘状软骨撕裂,半月板周围炎

B. 完全断裂时可见间隙宽大,有两个强回声界面,其间为低回声带

C. 不全断裂时可见裂口较小,有线样强回声

D. 超声诊断软组织半月板损伤特异性和敏感性较高

E. 超声诊断半月板损伤假阳性和假阴性较多见

18. 踝部扭伤易损伤的韧带是(　　)。

A. 跟腱　　　　　　　B. 距腓前韧带

C. 三角韧带　　　　　D. 分歧韧带

E. 胫腓后韧带

19. 下列关于 Morton 神经瘤的描述,错误的是(　　)。

A. 好发于第 1、2 跖骨间隙

B. 女性较常见

C. 足底有烧灼痛,足趾发麻

D. 多为低回声结节

E. 多呈纺锤形

20. 下列哪项超声表现是支持软组织内金属异物最重要的证据?(　　)

A. 患部显示短带状、斑点状或团块状强回声改变

B. 超声不能十分精确地显示异物的轮廓和大小

C. 强回声后方声影不明显

D. 强回声后方拖着明亮的"彗星尾征"

E. 伴出血、感染时周围出现低回声乃至无回声区

21. 关于关节积液的超声检查,下列叙述正确的是(　　)。

A. 正常关节腔内液体不能被超声显示

B. 关节积液扫查的位置在关节腔

C. 关节积液应进行双侧对比扫查

D. 关节积液不需要与滑膜增生进行鉴别

E. 根据声像图表现,多数积液可明确病因

22. 关于超声在软组织肿瘤诊断中的价值,以下哪项是正确的?(　　)

A. 超声诊断软组织肿瘤特异性高

B. 超声在鉴别软组织肿瘤良、恶方面有较大价值

C. 超声可以观察到软组织肿瘤的包膜是否完整、边缘是否整齐、回声是否均匀

D. 脂肪瘤的超声特点为有完整的厚纤维膜,内部见大小不等的强回声团块

E. 纤维瘤的超声特点为边界粗糙、不清楚,内部为条索状回声

23. 超声诊断软组织肿瘤的局限性表现在哪个方面?（　　）
    A. 显示肿瘤的大小和形态
    B. 判定肿瘤的部位及其与相邻组织的关系
    C. 鉴别肿瘤的物理性质是囊性或实性
    D. 确定肿瘤的病理性质是良性或恶性
    E. 了解相邻骨骼是否受到侵犯

24. 大腿深部骨组织病变,探测深度达到15～18 cm,应选用多高频率的探头?（　　）
    A. 2.0 MHz   B. 3.5 MHz
    C. 5.0 MHz   D. 7.5 MHz
    E. 10.0 MHz

25. 对骨、关节及其附属结构的检查不应使用（　　）。
    A. 线阵探头
    B. 凸阵探头
    C. 深部选3.0～3.5 MHz的探头
    D. 相控阵扇扫探头
    E. 表浅部选5.0～10 MHz的探头

26. 以下哪项不属于超声检测骨骼系统的应用范围?（　　）
    A. 显示正常骨的完整声像图
    B. 骨折
    C. 骨肿瘤
    D. 诊断关节疾病
    E. 骨软骨病变

27. 下列有关肌骨超声的正常声像图描述,哪项是错误的?（　　）
    A. 骨皮质为平直连续光滑的强回声
    B. 骨髓若显示,呈弱回声
    C. 骨的骺端膨大,表面薄而光整
    D. 肌腱纵切回声中等,横切内见均匀点状低回声
    E. 骨松质为内部有散在强斑点的弱回声

28. 成人骨骼正常声像图上能显示什么结构?（　　）
    A. 骨外膜   B. 骨内膜
    C. 骨皮质   D. 骨松质
    E. 骨髓

29. 长骨骨折的声像图特点是（　　）。
    ① 骨皮质连续中断　② 骨皮质错位、分离

③ 骨膜掀起,下方呈无回声　④ 骨质破坏
    A. ①   B. ①②
    C. ①②③   D. ①②④
    E. ①②③④

30. 超声可以显示的骨结构是（　　）。
    ① 骨皮质　② 骨髓　③ 骨膜　④ 软骨组织
    A. ①   B. ①②
    C. ①②③   D. ①④
    E. ①②③④

31. 按骨折线性方向法分型,错误的是（　　）。
    A. 横折和斜折
    B. 螺旋折和粉碎折
    C. 完全折和不完全折
    D. 嵌插性骨折
    E. 压缩折和骨骺分离

32. 疲劳骨折最易发生的部位是（　　）。
    A. 尺骨与桡骨
    B. 第二、三跖骨
    C. 胫骨干下1/3
    D. 腓骨干上1/3
    E. 股骨下端

33. 粉碎性骨折声像图特点为（　　）。
    A. 断端间有强回声斑或块状强回声,后伴声影
    B. 断端间有强回声斑或块状强回声,后方无声影
    C. 骨折处可探及骨断裂回声
    D. 骨皮质回声中断,骨质中出现不规则低或较强回声
    E. 骨折处及多发且分布不规则的强回声

34. 下列关于骨及软骨的正常声像图描述,哪项是错误的?（　　）
    A. 骨皮质为平直连续光滑的强回声
    B. 骨髓若显示,呈弱回声
    C. 骨的骺端膨大,表面薄而光整
    D. 纤维软骨为中等回声,透明软骨为强回声
    E. 骨松质为内部有散在强斑点的弱回声

35. 在急性骨髓炎时,早期最易探查到的超声征象是（　　）。
    A. 骨膜下脓肿呈现带状无回声改变,骨膜增厚呈拱形抬高表现

B. 正常骨纹理消失,骨皮质回声中断

C. 骨质中出现边缘不清、外形不规整的低回声区夹杂着点状强回声

D. 软组织肿胀,有脓肿形成时可探到无回声区

E. 脓肿穿破皮肤,形成窦道,局部软组织纹理中断

36. 以下哪项不是急性骨髓炎的超声征象?( )

A. 出现骨膜下脓肿,呈带状无回声区

B. 骨膜被掀起,呈拱形抬高并增厚

C. 有时可在骨周出现脓肿无回声区

D. 骨皮质破坏,呈致密而不规则的强回声

E. 骨质中出现不规则低回声区,内有斑点样强回声

37. 关于腰椎结核的超声表现的描述,以下哪项是正确的?( )

A. 椎体边缘缺损,中央区不规则低回声

B. 前凸的前纵韧带后方的低或无回声

C. 椎体旁透声极差的梭状无回声

D. 较大的髂窝冷脓肿伴肾积水改变

E. 以上都正确

38. 在骨软骨瘤的声像图上,于软骨帽的周围可出现无回声区,使软骨帽本身回声反射更加明显,无回声区的组织结构是( )。

A. 软骨膜　　　　　　B. 骨性肿块

C. 滑液囊　　　　　　D. 移位的血管

E. 假性动脉瘤

39. 软骨瘤的好发部位是( )。

A. 肱骨　　　　　　　B. 尺、桡骨

C. 股骨　　　　　　　D. 胫、腓骨

E. 手足骨

40. 下列关于骨纤维肉瘤的超声表现中,不正确的是( )。

A. 早期局部出现结节状均匀性低回声,骨质破坏,皮质变薄

B. 当肿瘤穿破骨皮质时,见皮质回声的连续性中断

C. 当肿瘤侵犯软组织时,软组织中出现均匀性低回声包块

D. 当发生病理性骨折时,骨质回声连续性

中断

E. 本病多见反应性骨膜增厚

41. 骨巨细胞瘤病理基础主要表现为肿瘤组织质地疏松、出血、坏死和囊性变。与其相对应的声像图表现为( )。

A. 病变发生于骨骺端的松质骨内

B. 病变部位呈偏心性肿大

C. 肿瘤与正常骨质界线清楚

D. 肿瘤透声性良好,后部边界回声增强

E. 彩色多普勒血流显像见少许点状血流或较丰富血流

42. 原发性恶性骨肿瘤中,临床发病率最高、超声检查发现最多、恶性度最大的肿瘤是( )。

A. 成骨肉瘤　　　　　B. 软骨肉瘤

C. 滑膜肉瘤　　　　　D. 纤维肉瘤

E. 骶尾部脊索瘤

43. 成骨肉瘤超声特异性表现产生于骨结构的哪部分?( )

A. 骨外膜　　　　　　B. 骨内膜

C. 骨密质　　　　　　D. 骨松质

E. 骨髓

44. 以下哪项不是成骨肉瘤的超声特点?( )

A. 肿瘤处骨皮质粗糙,回声连续性中断

B. 瘤体内部回声极不均匀,有斑块状增强和低回声区相间

C. 瘤组织有坏死、出血时可见液性无回声区

D. 肿瘤区骨膜变薄,与骨皮质粘连不易区分

E. 在肿瘤边缘及肿瘤内可探及粗大的异常肿瘤血管

45. 声像图上显示与骨皮质表面垂直的针状瘤骨,呈放射状排列,它是哪种骨恶性肿瘤的典型表现?( )

A. 软骨肉瘤　　　　　B. 成骨肉瘤

C. 滑膜肉瘤　　　　　D. 纤维肉瘤

E. 骨巨细胞瘤

46. 以下各项中哪项不是转移性骨肿瘤的特点?( )

A. 大部分病人显示为局限性溶骨性破坏

B. 超声所见一般为低回声团块,边界不规则

C. 当合并出血、坏死时见无回声区

D. 除骨肉瘤外,多数转移瘤均易发生骨膜反应性增厚

E. 肿瘤的透声性良好,其后方回声多不衰减

47. 下列哪个部位发生转移性骨肿瘤的可能性较大?(　　　)

　A. 胫骨　　　　　　　　B. 腓骨

　C. 尺骨　　　　　　　　D. 桡骨

　E. 胸骨

48. 下列关于转移性骨肿瘤的超声表现,哪项是不正确的?(　　　)

　A. 局限性骨质破坏

　B. 边缘不整齐

　C. 内部呈均匀性低回声或不规则强回声

　D. 晚期肿瘤穿破皮质后在软组织内出现包块

　E. 肿瘤内彩色血流信号不显示

B 型题,配伍选择题。一组试题共用一组备选项。备选项在前,题干在后。备选项可重复选用,也可不选用。每道题只有一个最佳答案。

　A. 肱骨外上髁炎

　B. 肱骨内上髁炎

　C. 尺骨鹰嘴滑囊炎

　D. 肱二头肌肌腱损伤

　E. 桡骨小头半脱位

1. 学生肘又称(　　　)。

2. 矿工肘又称(　　　)。

3. 网球肘又称(　　　)。

4. 高尔夫球肘又称(　　　)。

　A. 尺神经损伤

　B. 正中神经损伤

　C. 桡骨茎突狭窄性腱鞘炎

　D. 腕管综合征

　E. 桡神经损伤

5. 猿手又称(　　　)。

6. 妈妈手又称(　　　)。

7. 鼠标手又称(　　　)。

8. 爪形手又称(　　　)。

　A. 肱二头肌肌腱断裂

　B. 冈上肌肌腱损伤

　C. 桡神经损伤

　D. 腓总神经损伤

　E. 屈指肌腱腱鞘炎

9. 大力水手征又称(　　　)。

10. 扳机指又称(　　　)。

11. 垂腕又称(　　　)。

12. 垂足又称(　　　)。

　A. 髌腱病变

　B. 髂胫束综合征

　C. 鹅足腱滑囊炎

　D. 腓肠肌内侧头损伤

　E. 髌前滑囊炎

13. 跑步膝又称(　　　)。

14. 跳跃者膝又称(　　　)。

15. 女仆膝又称(　　　)。

16. 撞击膝又称(　　　)。

　A. 跖肌腱损伤或腓肠肌内侧头以及比目鱼肌损伤

　B. 坐骨神经损伤

　C. 胫腓骨应力性骨折

　D. 第 1 跖骨骨折

　E. 坐骨结节滑囊炎

17. 裁缝臀又称(　　　)。

18. 网球腿又称(　　　)。

19. 梨状肌综合征又称(　　　)。

20. 行军骨折又称(　　　)。

C 型题,综合分析选择题。包括一个试题背景信息和一组试题。每道题都有其独立的备选项,备选项一般有五个。题干在前,备选项在后。每道题的备选项中,有一个或多个正确答案。

1. 患者男,34 岁,因"搬起重物过程中突觉右上肢疼痛,随即无力 2 h"来诊。查体:右上肢皮下淤斑。

(1) 患者最可能存在的问题是(　　　)。

　A. 肱骨病理性骨折

　B. 肩关节急性脱位

　C. 肱二头肌长头腱撕裂

　D. 肘关节急性脱位

E. 肱二头肌撕裂

（2）临床查体可能的发现有（　　　）。

A. 肩关节主动活动消失

B. 肩关节被动活动消失

C. 肘关节主动活动消失

D. 肘关节被动活动消失

E. 上臂局部扪及肿物

（3）该患者行超声检查时无须（　　　）。

A. 多切面扫查

B. 注意各向异性伪像

C. 注意有无肿物

D. 大量涂布耦合剂

E. 双侧对比

2. 患者女，50岁，因"右侧肘关节外侧疼痛1周"来诊。疼痛致无法拧毛巾。1个月前曾参加羽毛球比赛。

（1）最可能的诊断是（　　　）。

A. 肘关节慢性扭伤

B. 网球肘

C. 高尔夫球肘

D. 羽毛球肘

E. 肌肉拉伤

（2）如果进行超声检查，应采取的体位是（　　　）。

A. 肘关节伸直位

B. 肘关节外旋位

C. 肘关节屈曲外旋位

D. 肘关节屈曲内旋位

E. 肘关节体位无要求

（3）如果进行超声检查，可能的超声发现有（　　　）。

A. 屈肌总腱肿胀

B. 尺侧副韧带肿胀

C. 尺侧副韧带撕裂

D. 肘关节积液

E. 伸肌总腱肿胀

3. 临床确诊类风湿关节炎患者近日来主诉右侧膝关节肿胀、无力。

（1）类风湿关节炎患者最常累及的关节是（　　　）。

A. 远端指间关节

B. 近端指间关节

C. 腕关节

D. 膝关节

E. 肘关节

（2）患者行右侧膝关节超声检查，其主要目的是（　　　）。

A. 确诊类风湿关节炎

B. 除外骨关节炎

C. 明确有无关节积液及滑膜增生

D. 明确有无肌腱撕裂

E. 明确有无关节游离体

（3）膝关节积液的超声检查位置为（　　　）。

A. 屈膝位扫查髌上囊

B. 伸膝位扫查髌上囊

C. 屈膝位扫查髌下浅囊

D. 屈膝位扫查髌下深囊

E. 伸膝位扫查髌下深囊

4. 患者女，28岁，因"右侧示指肿物2个月，压痛1周"来诊。查体：右侧示指末节指骨直径约1 cm肿物。

（1）可能的病变包括（　　　）。

A. 腱鞘囊肿

B. 表皮样囊肿

C. 神经纤维瘤

D. 血管瘤

E. 血管球瘤

F. 脂肪瘤

提示　临床医生查体发现肿物局部明显压痛，考虑血管球瘤的诊断，而行超声检查。

（2）血管球瘤的超声表现包括（　　　）。

A. 低回声肿物

B. 高回声肿物

C. 血流信号不丰富

D. 血流信号丰富

E. 局部骨皮质受侵蚀改变

F. 与指动脉相延续

（3）还须与血管球瘤相鉴别的有（　　　）。

A. 血管瘤

B. 腱鞘巨细胞瘤

C. 神经鞘瘤

D. 神经纤维瘤

E. 腱鞘囊肿

F. 骨肉瘤

(4) 超声诊断血管球瘤的关键是（　　）。

A. 肿物内血流信号丰富

B. 肿物触痛明显

C. 肿物生长不明显

D. 肿物的发病位置

E. 肿物体积小

F. 肿物往往为多发

X 型题，多选题。由一个题干和 A、B、C、D、E 五个备选答案组成。题干在前，选项在后。要求从五个备选答案中选出两个或两个以上正确答案，多选、少选、错选均不得分。

1. 关于韧带，下列叙述正确的有（　　）。

A. 韧带结构都和肌腱结构类似

B. 韧带内可有籽骨

C. 韧带连接骨与骨之间

D. 韧带位于关节囊内

E. 韧带撕裂的超声诊断应结合病史

2. 超声对软组织肿块进行检查，观察的主要内容是（　　）。

A. 包膜是否完整

B. 内部回声是否均质

C. 生长方式和速度

D. 血流多寡及类型

E. 肿块定性诊断

3. 关于各向异性伪像，下列叙述错误的有（　　）。

A. 仅见于肌腱结构

B. 周围神经也存在各向异性伪像

C. 韧带的各向异性伪像不易消除

D. 肌肉的各向异性伪像最明显

E. 常见于肌肉骨骼系统的超声检查中

4. 肌腱炎的声像图表现有（　　）。

A. 肌腱纤细

B. 肌腱回声弥漫性增强

C. 肌腱回声减低

D. 肌腱内可见钙化灶

E. 肌腱内可见无回声

5. 软组织肿物的超声检查要点包括（　　）。

A. 选用高频探头

B. 扫查过程中注意加压

C. 无须对比扫查

D. 无须动态观察

E. 注意结合彩色多普勒血流成像（CDFI）检查

6. 先天性髋关节完全脱位的声像图特点是以下哪几个？（　　）

A. 股骨头从髋臼内全部脱出

B. 股骨头向后上方软组织内移位

C. 股骨头与髋臼间出现较宽间隙

D. 髋臼窝变形

E. 股骨头内出现强回声光团

7. 骨软骨瘤的超声表现是（　　）。

A. 长骨干骺表面向外突起的骨性隆起

B. 瘤体呈半圆、三角及蕈伞状

C. 回声与正常骨组织相同

D. 软骨帽回声强弱、厚薄及形态不等

E. 肿瘤内无异常血流信号

答案与解析

A 型题

1. 答案：A。

解析：超声能够较好地显示肌肉完全撕裂，但对于不完全撕裂、尤其是局限性的异常回声识别仍然较困难。

2. 答案：D。

解析：微观结构上具有方向性的介质在声束入射角不同时，其回声强度、声速等就会不同，这种特性称为该介质对超声的各向异性。肌腱组织由于其高度有序的排列，导致其散射的各向异性最强。

3. 答案：E。

解析：组织中含蛋白、胶原蛋白和钙质越多，则声衰减越高。一般人体软组织声衰减程度：肌腱＞肌肉＞肝、脾＞皮下脂肪＞尿液、胆汁。

4. 答案：A。

解析:由于骨骼声衰减极高,超声很难完全穿透正常骨组织,仅能显示成人骨骼近探头侧的骨皮质回声,骨骼内部结构与正常骨膜均不能显示。

5. 答案:A。

解析:肌腱完全断裂时肌腱断端向中心回缩,肌腱回声中断或消失。

6. 答案:D。

解析:D选项为陈旧性撕裂表现。

7. 答案:C。

解析:肩袖由冈上肌、冈下肌、小圆肌和肩胛下肌共同构成,不包括三角肌。

8. 答案:B。

解析:关节的基本结构包括关节面、关节囊及关节腔三部分。

9. 答案:B。

解析:网球肘又称为"肱骨外上髁炎",主要表现为肘关节外侧疼痛,查体时外上髁、伸肌总腱止点及桡骨小头处压痛,多不同程度影响患肢功能,不仅常见于网球运动员,也常见于以手工劳动为主的人群,与上肢反复用力肌腱的过度牵拉损伤有关。

10. 答案:E。

解析:腕管内容物包括正中神经、拇长屈肌肌腱、指浅屈肌肌腱(四条)和指深屈肌肌腱(四条)。

11. 答案:A。

解析:尺神经起自臂丛,分布于手背尺侧半和小指、环指及中指尺侧半背面皮肤,支配小鱼际肌,骨间肌,3、4蚓状肌。尺神经受损时,支配肌肉会瘫痪,时间久了将导致肌肉萎缩。若肌力明显萎缩,整个手指分离,则形成特殊的"爪形手"畸形。

12. 答案:B。

解析:垂腕是桡神经麻痹症状体征类型中的运动障碍典型症状,桡神经由C5~8组成,支配上肢肱、肘肌、肱桡肌、旋后肌、指伸肌及拇长展肌等,主要功能是伸肘、伸腕和伸指。

13. 答案:D。

解析:梨状肌综合征是引起急慢性坐骨神经痛的主要原因。当梨状肌受到损伤,发生充血、水肿、痉挛、粘连和挛缩时,该肌间隙或该肌上、下孔变狭窄,挤压其间穿出的神经、血管,因此而出现的一系列临床症状和体征称为梨状肌损伤综合征。

14. 答案:A。

解析:半月板损伤可见半月板某处回声中断出现低或无回声裂隙,或裂隙处回声增高,表现为线状、带状及斑块状强回声。

15. 答案:E。

解析:半月板位置较表浅,运用高频探头探查效果最佳。

16. 答案:B。

解析:半月板完全断裂,间隙较宽时可见两个强回声界面,其间有低回声带。选项A为半月板不完全分离的裂伤表现,选项C为损伤后退行性改变,选项E为关节腔积液的超声表现。选项D不是半月板损伤的表现。

17. 答案:D。

解析:超声诊断半月板损伤有一定价值,但假阳性和假阴性较多见。

18. 答案:B。

解析:踝部扭伤、崴脚最容易损伤踝关节外侧韧带,包括距腓前韧带、距腓后韧带、跟腓韧带。

19. 答案:A。

解析:Morton神经瘤是位于跖骨间的跖神经良性神经瘤,最常见于第三和第四跖骨间隙,临床特征是疼痛和麻木,脱掉鞋子后症状会减轻。女性更喜欢穿窄头的鞋,挤压神经,另外,高跟鞋也会导致前足受力增加,导致该部位压力增高,因此女性更为常见。

20. 答案:D。

解析:软组织金属异物特异性表现为强回声,后伴彗星尾征。

21. 答案:C。

解析:正常关节腔内可有少量积液,超声能够探测;扫查关节积液不仅要注意关节腔,还要注意关节周围滑囊内有无积液;关节积液应双侧对比扫查,需与滑膜增生鉴别,滑膜增生可探及血流信号。关节积液的病因单纯根据声像图难以明确。

22. 答案:C。

解析:超声可以观察软组织肿瘤的形态、边界、内部回声等,但诊断软组织肿瘤敏感性高,而特异性低,病理学定性及良恶性鉴别比较困难,局限性比较明显。脂肪瘤约四分之一有强回声包膜,内部可见点状或线状高回声。纤维瘤边界多较清楚。

23. 答案:D。

解析:超声诊断软组织肿瘤敏感性高,能发现肿瘤并确定部位,但特异性低,病理学定性及良恶性鉴别比较困难,局限性比较明显。

24.答案:A。

解析:超声的频率与探测深度呈反比,频率越低,探测深度越深。

25.答案:D。

解析:相控阵扇扫探头采用小孔径阵列换能器,能使声束透过肋骨间的小透声窗后作扇形大面积扫查,所以常用作心脏检查的主要模式。

26.答案:A。

解析:超声很难完全穿透正常骨组织,仅能显示成人骨骼近探头侧的骨皮质回声,不能显示正常骨的完整声像图。

27.答案:D。

解析:肌腱由排列规则的纵行胶原纤维和致密结缔组织构成,其声像图纵切表现为束带形细纤维状中等回声,外层有两条光滑的强回声线包绕(腱旁致密结缔组织);横切内见均匀的点状高回声。

28.答案:C。

解析:见第4题。

29.答案:B。

解析:长骨骨折表现为骨皮质连续性中断,骨皮质错位、分离。

30.答案:D。

解析:由于骨骼组织声衰减极高,超声很难完全穿透正常骨组织,骨骼内部的骨髓一般无法显示,而正常骨膜极薄,贴附于骨表面,常规超声也无法显示,故仅能显示骨皮质和软骨组织。

31.答案:C。

解析:完全性骨折和不完全性骨折为按照骨折的程度分类。

32.答案:B。

解析:疲劳性骨折又称行军性骨折或应力性骨折,最常见于第二、三跖骨,其在经常行走的过程中,由于受到长时间的压力刺激,容易导致骨折。此外,疲劳性骨折还易发生在腓骨远端,这是由长时间的提踵运动导致的,多见于芭蕾舞演员。

33.答案:A。

解析:粉碎性骨折由于断端间有较多碎裂的骨片,故表现为断端间强回声斑或块状强回声,后伴声影。

34.答案:D。

解析:软骨组织为低回声或者中等强度回声,透明软骨为低或无回声。

35.答案:A。

解析:急性骨髓炎早期最易探查到的征象是骨膜下脓肿形成的带状无回声区,骨膜被掀起呈拱形抬高,并有增厚改变。B、C、D、E不是早期表现。

36.答案:D。

解析:选项D为慢性骨髓炎的超声表现。

37.答案:E。

解析:骨关节结核中以脊柱受累最为多见,以上均为脊柱结核的典型超声表现。

38.答案:C。

解析:骨软骨瘤的软骨帽与软组织之间有"滑液囊"形成并逐渐扩张,声像图上显示在软骨帽的周围出现无回声区,使软骨帽回声更加清楚。

39.答案:C。

解析:骨软骨瘤多见于四肢长骨,尤以股骨远端和胫骨近端为著。

40.答案:E。

解析:骨纤维肉瘤无反应性骨膜增生,不发生钙化及骨化。

41.答案:D。

解析:骨巨细胞瘤多发生于长骨干骺端;肿瘤破坏骨质,整体呈偏心性肿大;容易出现出血、坏死、囊性变,因而瘤体透声良好,局部边界回声多有增强改变,但瘤体内或有残留骨、骨样组织及软骨等形成的斑点状强回声;肿瘤与正常骨质面界限清晰,除非发生病理性骨折,一般不产生骨膜增厚性改变。早期病变者偶见少许点状血流,晚期并有恶变者瘤体内部及周边均可见丰富血流。

42.答案:A。

解析:成骨肉瘤是原发性骨肿瘤中发病率最高、恶性度最大、超声检出率最大的肿瘤。

43.答案:A。

解析:成骨肉瘤骨膜增厚,回声增强,进而隆起抬高与骨皮质分离,这是成骨肉瘤在声像图上的特异性表现。骨外膜覆盖在骨的外表面,而骨内膜则覆盖在骨髓腔面、骨小梁表面、穿通管和中央管的内表面。成骨肉瘤的病变发生在骨外膜。

44. 答案：D。

解析：成骨肉瘤骨膜增厚，回声增强，进而隆起抬高与骨皮质分离，这是成骨肉瘤在声像图上的特异性表现。

45. 答案：B。

解析：典型的成骨肉瘤可见与骨皮质表面垂直的"针状瘤骨"，呈放射状排列。

46. 答案：D。

解析：除骨肉瘤外，骨转移瘤很少发生骨膜反应性增厚。

47. 答案：E。

解析：转移性骨肿瘤好发于胸骨、脊柱骨、髂骨和肋骨等躯干骨，其次为股骨及肱骨近端。

48. 答案：E。

解析：转移性骨肿瘤的彩色多普勒可见异常的血管伸向肿瘤内，肿瘤内彩色血流较丰富。

B 型题

答案：1. C；　2. C；　3. A；　4. B。

解析：1. 学生肘多见于学生和矿工，故又被称为学生肘或矿工肘，即尺骨鹰嘴滑囊炎。尺骨鹰嘴滑囊受到长期的慢性摩擦性刺激，比如学生长时间写字时用肘部支撑、矿工匍匐爬行、醉汉卧躺地面、射击运动员卧射时用肘部支撑，肘部与接触物长时间摩擦，会产生无菌性炎症，引起疼痛。

2. 同第 1 题。

3. 肱骨外上髁为前臂伸肌总腱附着处，该肌腱的损伤称肱骨外上髁炎，常见于网球运动员，故又称网球肘。

4. 肱骨内上髁炎为前臂屈肌总腱的损伤，常见于高尔夫球运动员，故称高尔夫球肘。

答案：5. B；　6. C；　7. D；　8. A。

解析：5. 猿手畸形是脊髓或者正中神经受损后，出现手部神经支配区域功能障碍引起的畸形。正中神经损伤的部位多在腕部或前臂，在上臂或者腋部者较少见。主要表现为拇指不能外展、对掌和对指，手掌的桡侧半感觉障碍，但其感觉缺失仅限于食指、中指远半掌面与背面的皮肤。晚期大鱼际肌肉萎缩，形成类似猿猴的手形。

6. 妈妈手又称为狭窄性腱鞘炎。手腕的拇指向上有两条肌腱，包括拇长展肌和拇短伸肌，这两条肌腱绕过腕部桡骨茎突的突起，通过一条狭窄的腱鞘隧道，当长期反复使用手腕时，就会造成两条肌腱与腱鞘摩擦产生炎症。由于产后哺乳期的妈妈常因宝宝的头不好控制，用手来支撑婴儿的头，长期使用而导致该病，引起手腕附近疼痛肿胀，故称"妈妈手"。该病也常见于其他长期过度使用拇指的人，如美发师、教师、搬运工、打字员、会计师、收银员、投掷运动者、长期使用电脑的人士以及类风湿关节炎患者等。

7. 腕管综合征发生的原因是腕管内压力增高导致正中神经受卡压。过度使用手指，如长时间用鼠标或打字等，可造成腕管综合征，故腕管综合征有"鼠标手"之说。但这种观点仍存在争议。腕管综合征早在计算机出现前就已经存在，临床上好发人群也不是常用电脑者，女性的发病率较男性更高。腕管综合征还容易出现于孕期和哺乳期妇女，被认为与雌激素变化导致组织水肿有关。但许多患者在孕期结束后症状仍然未得到缓解。与风湿、类风湿病，糖尿病等可能有一定关系。

8. 爪形手是尺神经损伤时，大部分手内收肌麻痹，屈腕力弱，无名指、小指末节不能屈，小指不能外展。伤侧手呈现拇指外展，小指内收，骨间肌、拇内收肌和小鱼际肌肉萎缩导致骨间凹陷，手指分开形成特殊的"爪形手"畸形。

答案：9. A；　10. E；　11. C；　12. D。

解析：9. 当上臂肱二头肌突然过度收缩时，肱二头肌长头腱断裂导致肌腹回缩，在上臂形成一个团块样隆起，外形似具有发达前臂肌肉的大力水手，故名。

10. 扳机指即屈指肌腱腱鞘炎。屈指伸肌和屈指浅肌行至掌骨颈部时，两肌腱挤入一个由骨及韧带包围的纤维鞘，因相互摩擦，久之引起腱鞘炎，引起腱鞘充血、水肿、增生，继而发生纤维管变性、狭窄，局部肌腱受压变细，两端形成膨大，当手指屈伸，肌腱膨大部分通过腱鞘时，活动受到限制，被动屈曲出现弹响，并使手指出现扳机样动作难以回复，故名。

11. 肘以上桡神经完全性损伤者，不能伸腕、伸拇、伸指及外展拇,呈垂腕畸形。常见于肱骨骨折。

12. 腓总神经损伤较为多见。在绕经腓骨颈时,因较为表浅,尤易损伤。损伤后导致小腿伸肌常萎缩,患足呈下垂内翻状,不能外展、外翻。足和足趾不能背屈,步行时需高举患足,故名。

答案:13. B; 14. A; 15. E; 16. E。

解析:13. 跑步膝也称髂胫束综合征,主要原因是髂胫束与股骨外上髁过度摩擦,导致韧带或滑囊炎症,表现为膝外侧局部肿胀和疼痛,是最常见的跑步训练伤痛之一,故名。

14. 跳跃者膝(jumper's knee)又称髌腱末端病、髌腱炎。髌腱是连接髌骨到小腿胫骨的肌腱结构,与股四头肌、髌骨共同构成"伸膝装置"。跳跃者膝就是由于"伸膝装置"反复过度载荷跳跃,造成髌腱损伤。很多跑跳项目都可发生跳跃者膝,如篮球、排球、足球等。

15. 女仆膝又名髌前滑囊炎、煤矿工膝、撞击膝、牧师膝、修女膝。由于髌骨前方慢性或急性创伤,使滑囊壁逐渐增厚,以后又继发感染,滑囊体积增大,一旦局部摩擦或压力增加时,即可出现髌前疼痛和局限性肿胀。本病有急、慢性之分,与患者从事职业息息相关。运动员多系跪地及髌前被顶撞所致,长时间的摩擦或压迫刺激可造成慢性滑囊炎。

16. 同第15题。

答案:17. E; 18. A; 19. B; 20. C。

解析:17. 裁缝臀即坐骨结节滑囊炎。多见于老年女性,患者多有长期在硬凳上工作病史,臀部摩擦、挤压,坐骨结节滑囊滑膜受损,产生渗出肿胀,日久囊壁逐渐出现增厚、粘连及纤维化等改变,也常见于自行车、摩托车运动员。

18. 跖肌腱损伤多见于网球运动员,故被称为"网球腿"。在解剖学中,跖肌是人体一条退化的肌肉,其出现率在人群中约为93%。跖肌起于股骨外上髁,肌腹短小、肌腱细长,直径约为3 mm,行走于腓肠肌和比目鱼肌之间,止于跟骨的内缘或者附着于跟腱,在临床上,跖肌腱损伤较少单独发生,常常伴随小腿腓肠肌内侧头或/和比目鱼肌的拉伤,在运动医学中,常将"网球腿"归类于跖肌腱损伤、腓肠肌内侧头以及比目鱼肌损伤。

19. 坐骨神经大多经梨状肌下孔穿出骨盆到臀部,一些闪、扭、跨越、下蹲的动作使梨状肌过度牵拉而损伤,损伤的梨状肌局部充血、水肿,或直接压迫坐骨神经而引起相应的症状,表现为臀部深在性疼痛,且向同侧下肢放射,偶有小腿外侧发麻、会阴部不适,称梨状肌综合征。

20. 行军骨折即胫腓骨应力性骨折,好发于跑跳过多的运动员、长途行军的新兵、舞蹈演员及终日奔波劳作的妇女。有的是一次训练后发生,有的是逐渐劳损所致。不过大部分导致骨膜炎表现为小腿中下段疼痛,少部分发展为应力骨折。

C 型题

1.(1) 答案:C。

(2) 答案:E。

(3) 答案:D。

解析:肱二头肌长头肌腱起自肩胛骨盂上结节,通过关节囊,经结节间沟下降,形态细而长,容易受到损伤,其撕裂时可在上臂局部触及包块,超声探查时应多切面双侧对比扫查,注意各向异性伪像。

2.(1) 答案:B。

(2) 答案:D。

(3) 答案:E。

解析:网球肘又称为"肱骨外上髁炎",主要表现为肘关节外侧疼痛,查体时外上髁、伸肌总腱止点及桡骨小头处压痛,多不同程度影响患肢功能,不仅常见于网球运动员,也常见于以手工劳动为主的人群,与上肢反复用力、肌腱过度牵拉损伤有关。超声探查时,肘关节屈曲90°内旋并外展。超声表现为伸肌总腱不同程度的肿胀、局部回声减低,可伴有不同程度的撕裂,可伴钙化。

3.(1) 答案:B。

(2) 答案:C。

(3) 答案:A。

解析:类风关最易累及的是近端指间关节,其次好发于腕、膝、踝、跖趾和肩关节等。类风关早期以滑膜炎为关节的首发病变,关节腔内出现积液,进而侵蚀关节软骨,并进一步腐蚀软骨下骨质,使关节功能丧失。膝关节积液最易出现在髌上囊,其正确扫查体位为屈膝位。

4.(1)答案:CDE。

(2)答案:ADE。

(3)答案:ABCD。

(4)答案:ABD。

解析:血管球瘤好发于手指或足趾端皮下,由于其内含有无髓鞘神经纤维,因此疼痛剧烈,阵发性发作。超声表现为实性低回声,瘤体内多血流信号丰富,也有部分见少许血流或无明显血流显示,局部骨组织呈弧形凹陷或邻近骨组织受侵蚀。骨旁骨肉瘤贴附于骨表面生长,与相邻骨皮质有明显界限,早期骨皮质无明显异常,但肿瘤后方容易出现声影。腱鞘巨细胞瘤肿块呈分叶状,主要由单核细胞组成,伴数量不等的多核巨细胞、泡沫细胞、炎性细胞及含铁血黄素。脂肪瘤、腱鞘囊和表皮样囊肿发生于手指末端者少见。

X 型题

1. 答案:CE。

解析:韧带和肌腱同属致密结缔组织,韧带的主要成分是弹性纤维,而肌腱主要由胶原纤维构成。韧带可位于关节囊外,也可位于关节囊内。

2. 答案:ABCD。

解析:超声诊断软组织肿瘤敏感性高,能发现肿瘤并确定部位,但特异性低,病理学定性及良恶性鉴别比较困难,局限性比较明显。

3. 答案:AD。

解析:微观结构上具有方向性的介质在声束入射角不同时,其回声强度、声速等就会不同,这种特性称为该介质对超声的各向异性。肌肉、神经、肌腱等结构的组织排列具有高度的方向性,容易出现各向异性伪像,其中以肌腱最为明显,检查时应注意使声束垂直入射。

4. 答案:CD。

解析:肌腱炎可以表现为:肌腱回声增厚、减低;或者回声杂乱、不均匀,内有点状或斑片状高回声散在分布;肌腱内局限性低或者高回声;肌腱内局限性强回声,伴或不伴声影。

5. 答案:ABE。

解析:浅表的软组织肿物在超声探查时应首先选用高频探头,需要对比扫查及动态观察,还可加压探测囊实性,CDFI 检测有无血供。

6. 答案:AB。

解析:先天性髋关节完全脱位:股骨头从髋臼内全部脱出,股骨头向后上方软组织内移位。

7. 答案:ABCDE。

解析:骨软骨瘤表现为边界明显的骨性隆起,呈半圆形、三角及覆伞状,与正常骨组织回声相同,软骨帽回声或强或低、形态各异,肿瘤本身无血流显示。

第九章 血 管 超 声

第一节 颅 脑 血 管

A型题,最佳选择题。由一个题干和 A、B、C、D、E 五个备选答案组成。题干在前,选项在后。每道题的备选项中,只有一个最佳答案。

1. 关于颅内及颈部动脉的解剖,下列叙述错误的是( )。

A. 小脑的供血动脉是小脑后下动脉、小脑前下动脉及小脑上动脉

B. 颈总动脉走行于胸锁乳突肌的外缘

C. 右侧颈总动脉由无名动脉分出

D. 左侧颈总动脉直接起自主动脉弓

E. 左侧椎动脉可以直接起自主动脉弓

2. 下列哪支血管为颈内动脉第一分支?( )

A. 眼动脉

B. 视网膜中央动脉

C. 睫状后长动脉

D. 睫状后短动脉

E. 睫状前动脉

3. 下列哪支动脉不是大脑动脉环的组成?( )

A. 大脑前动脉　　　B. 前交通动脉

C. 大脑中动脉　　　D. 大脑后动脉

E. 后交通动脉

4. 颅底动脉环的正确构成是( )。

A. 由大脑前后动脉和颈内动脉组成

B. 由前后交通动脉和大脑前、后动脉构成

C. 由颈内外动脉和椎动脉构成

D. 由大脑前后动脉、前后交通动脉和颈内动脉构成

E. 由大脑前后动脉构成

5. 下列动脉中,构成大脑基底动脉环的动脉是( )。

A. 椎动脉　　　　　B. 大脑前动脉

C. 大脑中动脉　　　D. 基底动脉

E. 眼动脉

6. 下列错误描述椎动脉的是( )。

A. 椎动脉由双侧颈总动脉发出

B. 椎动脉进入椎动脉孔沿椎动脉沟入颅

C. 椎动脉由双侧锁骨下动脉到第 6 颈椎发出

D. 两侧椎动脉在脑桥下端合并为基底动脉

E. 椎动脉到桥脑、中脑交界处又分为左、右大脑后动脉

7. 基底动脉的终末分支是( )。

A. 小脑后下动脉

B. 大脑后动脉

C. 椎动脉

D. 后交通动脉

E. 小脑上动脉

8. 以下哪项不是正确的脑部供血动脉?( )

A. 椎动脉分出的小脑后下动脉供应小脑半球丘后下部

B. 内耳及小脑半球丘上部由内听动脉、小脑前及小脑上动脉供血

C. 颈动脉系统供应前 2/5 脑

D. 椎基底动脉系统供应后 2/5 脑

E. 颈动脉系统供血占全脑供血的 85%

9. 各颅脑检查窗相应观察内容错误的是( )。

A. 颞窗可显示大脑中、前动脉

B. 颞窗可显示脑后交通动脉及大脑后动脉

C. 额窗可显示大脑前、后动脉

D. 枕窗可显示颅内椎动脉、基底动脉以及

直窦

E. 以上都正确

10. 从颞窗检查脑底动脉,距离探头最近的动脉应该是哪支动脉?（　　）

A. 大脑前动脉　　　　B. 大脑中动脉

C. 大脑后动脉　　　　D. 前交通动脉

E. 后交通动脉

11. 经颅窗彩色多普勒检查脑动脉,哪一根血管检查成功率最高?（　　）

A. 大脑前动脉　　　　B. 后交通动脉

C. 大脑中动脉　　　　D. 大脑后动脉

E. 基底动脉

12. 经颅窗超声检查颅内结构不能显示的是（　　）。

A. 脑中线　　　　　　B. 侧脑室

C. 丘脑　　　　　　　D. 顶叶全貌

E. 小脑

13. 哪个检查窗主要用于显示左、右椎动脉及两者汇聚而成的基底动脉?（　　）

A. 颞窗　　　　　　　B. 枕窗

C. 眼窗　　　　　　　D. 额窗

E. 顶窗

14. 下列颅脑二维超声常用检查窗,错误的是（　　）。

A. 顶窗　　　　　　　B. 颞窗

C. 枕窗　　　　　　　D. 眼窗

E. 额窗

15. 在行颅脑超声检查时,能较完整地显示大脑中动脉、大脑前动脉、后交通动脉及大脑后动脉的检查窗是（　　）。

A. 颞窗　　　　　　　B. 枕窗

C. 眼窗　　　　　　　D. 额窗

E. 顶窗

16. 在行颅脑超声检查时,能较好地显示脑中线、侧脑室、丘脑、第三脑室及相关部位大脑半球等二维结构的检查窗是（　　）。

A. 颞窗　　　　　　　B. 枕窗

C. 眼窗　　　　　　　D. 额窗

E. 顶窗

17. 下列关于颅内血管参数的描述,错误的是（　　）。

A. 两侧相应动脉血流速度无明显差异

B. 血流速度随年龄增长呈下降趋势

C. 血流速度随年龄增长呈上升趋势

D. 阻力指数随年龄增长呈增大趋势

E. 搏动指数随年龄增长呈增大趋势

18. 下列哪种疾病是二维与能量多普勒超声检查颅内病变的最佳适应证?（　　）

A. 脑梗塞

B. 脑膜瘤

C. 脑动脉瘤

D. 脑动静脉畸形

E. 脑结核

19. 二维超声进行成人颅脑检查,最佳探头频率是（　　）。

A. 2.0 MHz　　　　　　B. 3.0 MHz

C. 3.5 MHz　　　　　　D. 4.0 MHz

E. 5.0 MHz

20. 最不适用于成人颅脑超声检查的探头频率是（　　）。

A. 2.0 MHz　　　　　　B. 2.5 MHz

C. 3.5 MHz　　　　　　D. 4.0 MHz

E. 5.0 MHz

21. 脑内占位性病变超声检测最困难的部位是（　　）。

A. 颞叶　　　　　　　B. 顶叶

C. 丘脑区　　　　　　D. 蝶鞍区

E. 额叶

22. 用彩色多普勒检测成人脑动脉,检测成功率最高,甚至达到 100% 的血管是（　　）。

A. 大脑前动脉　　　　B. 前交通动脉

C. 大脑中动脉　　　　D. 大脑后动脉

E. 后交通动脉

23. TCD 诊断的复杂因素是（　　）。

A. 丰富的循环

B. 老年性动脉硬化

C. 少见的血管畸形

D. 脑基底动脉环的存在

E. 脑内动脉的先天变异

24. 下列哪项检查可不作为彩超颅内动脉各分支段的常规测量数据?（　　）

A. 收缩期峰值速度

B. 舒张期最低速度

C. 搏动指数

D. 阻力指数

E. 血管检测深度

25. 下列关于颅内血管参数的描述,错误的是（　　）。

A. 两侧相应动脉血流速度无明显差异

B. 血流速度随年龄增长呈下降趋势

C. 血流速度随年龄增长呈上升趋势

D. 阻力指数随年龄增长呈增大趋势

E. 搏动指数随年龄增长呈增大趋势

26. 错误描述颅内动静脉畸形的是（　　）。

A. 多普勒超声是区别颅内占位和动静脉畸形具有价值的方法

B. 能量多普勒更具特异性

C. 多普勒频谱易观察血管的分布

D. 动静脉畸形的包块可完全被血流充盈

E. 对颅内肿瘤和动静脉畸形多普勒超声无多大价值

27. 脑内动脉静脉瘘的超声特异表现是（　　）。

A. 二维超声见强弱不等的团块

B. 具有清晰边缘

C. 团块完全被血流充盈

D. 频谱多普勒见动、静脉异常血管

E. 以上都是

28. 关于脑动静脉畸形超声检查,下列叙述不正确的是（　　）。

A. 可显示病变血管的范围和大小

B. 彩色多普勒可清楚显示血管网丰富

C. 可看到一支或数支动、静脉流入或流出血管网

D. 频谱多普勒可测量血管网内流速

E. 可显示为实性包块

29. 以下哪项是诊断动静脉瘘最特异的征象？（　　）

A. 瘘口近、远端动脉增宽、变细

B. CDFI可直接显示瘘口及该处五彩血流和色彩倒错

C. 脉冲多普勒显示瘘口处高速湍流频谱

D. 瘘道近端静脉内出现动脉化血流频谱

E. 瘘道近端动脉呈高速低阻、单向血流频谱

30. 用彩色多普勒及能量多普勒检测脑动脉,下列调节仪器的方法中,错误的是（　　）。

A. 较大的发射功率

B. 低滤波

C. 长余辉

D. 较大的取样框

E. 较大的取样容积

31. 从颞窗检查脑底动脉,经常表现为断续状的血流信号。较难显示的动脉是（　　）。

A. 大脑前动脉

B. 大脑中动脉

C. 大脑后动脉

D. 颈内动脉颅内段

E. 后交通动脉

32. 如果一侧颈内动脉阻塞或高度狭窄,同侧颈总动脉将出现哪种变化？（　　）

A. 阻力指数降低

B. 阻力指数升高

C. 收缩期峰值流速升高

D. 舒张期峰值流速升高

E. 血流反向

33. 图1是Willis环的示意图,其中符号"?"标示的动脉是（　　）。

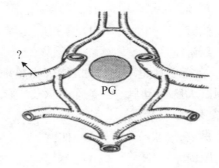

图 1

A. 大脑前动脉（ACA）

B. 大脑中动脉（MCA）

C. 大脑后动脉（PCA）

D. 前交通动脉（ACoA）

E. 后交通动脉（PCoA）

34. 关于蛛网膜下腔出血（SAH）,下列叙述错误的是（　　）。

A. 脑血管痉挛是蛛网膜下腔出血后临床上常

见的严重并发症之一

B. 蛛网膜下腔出血后 4～8 d 内动脉血流速度广泛升高,高峰持续 1～2 周

C. 大脑中动脉与颈内动脉颅外段流速的比值 ≥6 为重度脑血管痉挛

D. 脑血管痉挛血流速度的升高为节段性

E. 正常大脑中动脉与颈内动脉颅外段流速的比值为(1.2～2.5)∶1

35. 经颅频谱多普勒超声(TCD)常规探测大脑动脉血流信号,下列哪项为血流背离探头(负向流速曲线)?( )

① 椎-基底动脉 ② 大脑中动脉 ③ 大脑前动脉 ④ 大脑后动脉

A. ①②③　　　　　　B. ①③

C. ②④　　　　　　　D. ④

E. ①②③④

36. 引起脑底动脉血流增快的原因有( )。

① 脑底动脉狭窄 ② 脑血管痉挛 ③ 脑动静脉畸形 ④ 脑底动脉扩张

A. ①②③　　　　　　B. ①③

C. ②④　　　　　　　D. ④

E. ①②③④

37. 下列哪项血流改变可提示锁骨下动脉窃血综合征?( )

A. 大脑中动脉血流方向逆转

B. 大脑前动脉血流方向逆转

C. 基底动脉血流方向逆转

D. 椎动脉血流方向逆转

E. 眼动脉血流方向逆转

38. 脑血管搏动指数增高可见于( )。

① 新生儿 ② 颅内压增高 ③ 脑动脉硬化 ④ 脑内动静脉瘘

A. ①②③　　　　　　B. ①③

C. ②④　　　　　　　D. ④

E. ①②③④

B 型题,配伍选择题。一组试题共用一组备选项。备选项在前,题干在后。备选项可重复选用,也可不选用。每道题只有一个最佳答案。

A. 同侧 ACA(A1 段)

B. 对侧 ACA(A1 段)

C. 同侧 MCA

D. 对侧 MCA

E. 同侧 TICA

TCD 检查中,将探头置于颞窗:

1. 30～60 mm 处,朝向探头方向的血流信号为( )。

2. 60～70 mm 处,朝向探头方向的血流信号为( )。

3. 60～70 mm 处,背离探头方向的血流信号为( )。

4. 80～90 mm 处,朝向探头方向的血流信号为( )。

5. 90～100 mm 处,背离探头方向的血流信号为( )。

C 型题,综合分析选择题。包括一个试题背景信息和一组试题。每道题都有其独立的备选项,备选项一般有五个。题干在前,备选项在后。每道题的备选项中,有一个最佳答案。

1. 患者男,63 岁,右眼突发黑蒙,左侧肢体麻木无力,伴言语障碍及一过性意识丧失。

(1) 最可能的诊断是( )。

A. 血管迷走性晕厥

B. 短暂性脑缺血发作

C. 脑出血

D. 心肌梗死

E. 颈椎病

(2) 为明确诊断应检查( )。

A. 心电图

B. 颈椎 X 线片

C. 颅脑 CT

D. 颈动脉超声及 TCD

E. 超声心动图

(3) 颈动脉超声:颈内动脉近段内-中膜增厚,斑块形成,狭窄段血流充盈呈细线样,局部出现"五彩相嵌"血流特征,流速升高,狭窄远段流速明显减低。可能的诊断是( )。

A. 颈内动脉肌纤维发育不良

B. 颈内动脉粥样硬化性血管狭窄

C. 大动脉炎性血管狭窄

D. 颈动脉栓塞

E. 颈动脉夹层动脉瘤

（4）患者行颈动脉支架术治疗后症状消失。为定期了解支架情况，可推荐的常规复查手段是（　　）。

A. 数字减影脑血管造影

B. 颈动脉及脑血管 CTA

C. 颈动脉超声及 TCD

D. 颈动脉 MRA

E. 颅内动脉 TCCS

（5）术后 1 个月复查可见支架内少量内膜增生；2 年后复查见支架内充填不均回声，未见彩色血流信号。可能的诊断是（　　）。

A. 支架内血栓形成

B. 支架内残余狭窄

C. 支架内膜增生及斑块再生性闭塞

D. 支架内再狭窄

E. 支架正常

2. 患者男,27 岁,因"间断剧烈头痛 2 年"来诊。进行性加重,发作时可伴有肢体抽搐及呕吐。TCCS:脑组织局限性回声不均,彩色血流成像显示病变区域"五彩镶嵌样",多普勒检测血流速度明显升高,血流频谱增宽（舒张期流速升高）,舒张期无平滑线性下降特征,呈"毛刺样"改变。

（1）最可能的诊断是（　　）。

A. 脑动静脉畸形

B. 脑出血

C. 神经性头痛

D. 血管痉挛

E. 癫痫发作

（2）为进一步治疗收入院。患者再发剧烈头痛、呕吐,迅速昏迷。颅脑 CT:病变侧大脑半球大片状高密度影。可能的诊断是（　　）。

A. 颅内血管痉挛

B. 颅内血管狭窄

C. 颅内高压

D. 脑梗死

E. 脑出血

（3）3 d 后患者仍昏迷,眼球突出明显,TCD:颅内动脉血流速度明显下降,大脑中动脉收缩期峰值流速为 28 cm/s,舒张期流速为零。可能的诊断是（　　）。

A. 颅内血管痉挛

B. 颅内血管狭窄

C. 颅内高压

D. 脑出血

E. 脑死亡

3. 患者男,27 岁,因"突发剧烈头痛、恶心、呕吐 1 h"来诊。颅脑 CT:蛛网膜下腔出血（SAH）收住院。

（1）为了解血管痉挛的程度,首选的简便快捷的检查方法是（　　）。

A. 颅脑 CTA

B. 颅脑 DSA

C. TCD

D. TCCS

E. 颈动脉超声

（2）TCD:血流速度持续升高。以下描述正确的是（　　）。

A. 发病后颅内动脉血流速度立刻迅速升高

B. 3～4 d 开始流速升高,1～2 周后脑血流速度逐渐恢复正常

C. 发病 1 周后血流速度开始上升,持续 3～4 d

D. 3～4 d 脑血流速度恢复正常

E. 3～4 d 开始流速升高,高峰持续 1～2 周

（3）TCD:大脑中动脉收缩期最高流速为281 cm/s,颈内动脉颅外段流速为 41 cm/s。可诊断为（　　）。

A. 颅内压升高（中度）

B. 颅内压升高（重度）

C. 脑血管痉挛（中度）

D. 脑血管痉挛（重度）

E. 大脑中动脉狭窄（重度）

（4）TCD（发病 12 d 后）:大脑中动脉收缩期血流速度较前下降,收缩峰高尖,S2 峰消失,舒张期前切迹加深,PI 值进行性增加。可能的诊断是（　　）。

A. 血管痉挛病变过程中的正常表现

B. 治疗有效,病情缓解

C. 大脑中动脉狭窄

D. 颅内压升高

E. 脑死亡

（5）TCD（发病 15 d 后）:大脑中动脉低速单峰

血流信号。最可能的诊断是（　　）。

A. 血管痉挛程度加重

B. 大脑中动脉急性闭塞

C. 颅内高压

D. 新发脑出血

E. 脑死亡

X型题,多选题。由一个题干和 A、B、C、D、E 五个备选答案组成。题干在前,选项在后。要求从五个备选答案中选出两个或两个以上正确答案,多选、少选、错选均不得分。

1. 颈内动脉 C1 段分出的动脉有（　　）。

A. 大脑前动脉　　　　B. 大脑中动脉

C. 大脑后动脉　　　　D. 前交通动脉

E. 后交通动脉

2. 椎-基底动脉系统主要包括（　　）。

A. 小脑上动脉

B. 小脑下前动脉

C. 小脑下后动脉

D. 椎动脉

E. 基底动脉

3. 经颅多普勒超声（TCD）常规检查声窗包括（　　）。

A. 颞窗　　　　　　　B. 骨窗

C. 眼窗　　　　　　　D. 枕窗

E. 颌下窗

4. 关于颅内压升高的超声表现,下列叙述错误的有（　　）。

A. 颅内压升高早期,以舒张期末流速下降为主

B. 血流频谱表现为收缩峰高尖,S2 峰消失,舒张期前切迹加深

C. 随颅内压的升高,PI 值进行性增加

D. TCD 表现为典型的钉子波改变

E. 收缩期血流方向逆转,出现"振荡型"血流频谱改变

5. 关于大脑中动脉闭塞的超声表现,下列叙述正确的有（　　）。

A. 急性闭塞时患侧大脑前动脉、大脑后动脉流速无明显升高

B. 慢性闭塞时患侧大脑前动脉、大脑后动脉流

速明显升高

C. 慢性闭塞时沿大脑中动脉主干探及低流速低阻力型不连续性血流

D. 慢性闭塞时沿大脑中动脉主干仅探及不连续的低速高阻力型或单峰型血流信号

E. 急性闭塞时 TCD 通过对侧颞窗交叉探测可获得大脑中动脉主干血流信号

第二节　颈部血管

A型题,最佳选择题。由一个题干和 A、B、C、D、E 五个备选答案组成。题干在前,选项在后。每道题的备选项中,只有一个最佳答案。

1. 甲状腺上动脉源自（　　）。

A. 甲状颈干　　　　　B. 颈外动脉

C. 颈内动脉　　　　　D. 面动脉

E. 椎动脉

2. 椎动脉起源于（　　）。

A. 锁骨下动脉第一段

B. 降主动脉

C. 主动脉弓

D. 无名动脉

E. 颈总动脉

3. 下列错误描述椎动脉的选项是（　　）。

A. 椎动脉由双侧颈总动脉发出

B. 椎动脉进入椎动脉孔沿椎动脉沟入颅

C. 椎动脉由双侧锁骨下动脉到第 6 颈椎发出

D. 两侧椎动脉在脑桥下端合并为基底动脉

E. 椎动脉到桥脑、中脑交界处又分为左、右大脑后动脉

4. 颈内动脉的分段不包括（　　）。

A. 骨段　　　　　　　B. 海绵窦段

C. 床突上段　　　　　D. 虹吸段

E. 膝段

5. 关于颈动脉的超声表现,下列叙述错误的是（　　）。

A. 球部以远的颈内动脉彩色血流成像显示低速涡流"红蓝"相间的血流信号

B. 颈外动脉自颈总动脉分出后即可观察到多

个分支

C. 颈内动脉闭塞后,颈外动脉血流呈"颈内动脉化"特征

D. 颞浅动脉敲击试验震颤性血流频谱是颈内外动脉鉴别要点之一

E. 正常颈动脉阻力变化为:颈内动脉<颈总动脉<颈外动脉

6. 通过无名动脉和主动脉弓相连的血管是（　　）。

A. 左颈总动脉　　　　B. 右颈总动脉

C. 左椎动脉　　　　　D. 右椎动脉

E. 左锁骨下动脉

7. 下列哪支血管直接起源于主动脉弓？（　　）

A. 左颈总动脉　　　　B. 右颈总动脉

C. 左椎动脉　　　　　D. 右椎动脉

E. 右锁骨下动脉

8. 下列哪支血管为颈内动脉第一分支？（　　）

A. 眼动脉

B. 视网膜中央动脉

C. 睫状后长动脉

D. 睫状后短动脉

E. 睫状前动脉

9. 颈内、外动脉分叉处的正确部位是（　　）。

A. 胸锁乳突肌中点处软骨环处

B. 平锁骨水平

C. 颌下腺上缘处

D. 甲状软骨上缘处

E. 第四气管

10. 正确描述颈内、外动脉和椎动脉的是（　　）。

A. 颈内动脉在颈外动脉后外方

B. 颈外动脉在颈内动脉前方

C. 颈内动脉在颈外段无分支

D. 颈外动脉在颈部有分支

E. 椎动脉显示连续完整的管状无回声

11. 最不常用于颈部血管检查的探头频率为（　　）。

A. 2.5 MHz　　　　　B. 3.5 MHz

C. 4.0 MHz　　　　　D. 5.0 MHz

E. 7.5 MHz

12. 检查颈部血管不正确的体位是（　　）。

A. 仰位肩垫高

B. 全暴露颈部

C. 头偏向患侧

D. 选用5～10 MHz探头

E. 自锁骨上窝水平至颈部最高点

13. 图2是左颈总动脉分叉处纵切获取的超声图像,"c"所示的部位是（　　）。

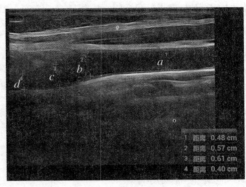

图 2

A. 颈内动脉近段

B. 颈外动脉

C. 颈动脉球部

D. 颈总动脉

E. 无名动脉

14. 颈动脉正常的二维超声表现是（　　）。

A. 左右对称

B. 管壁呈三层显示

C. 内膜薄而光整

D. 颈内、外动脉分叉处稍膨大

E. 以上都是

15. 正常人颈总动脉内中膜厚度（IMT）为（　　）。

A. 小于1.0 mm　　　　B. 小于0.5 mm

C. 大于1.0 mm　　　　D. 大于1.5 mm

E. 大于2.0 mm

16. 颈总动脉分叉处可有以下哪种彩色多普勒血流显像的正常变异？（　　）

A. 彩色血流呈明显的五彩镶嵌

B. 分叉处靠近膨大部有一些颜色不一的翻转彩色血流

C. 彩色血流明显变细或时有时无

D. 血流的彩色信号完全翻转

E. 血流完全中断

17. 正常颈总动脉血流流速曲线具有以下哪些特点?( )

① 收缩期有两峰或三峰 ② 第一峰大于第二峰 ③ 双峰之间有切迹 ④ 整个心动周期基线上有血流信号

A. ①②③   B. ①③

C. ②④   D. ④

E. ①②③④

18. 颈内动脉血流频谱是下列哪种表现?( )

A. 低阻力频谱

B. 高阻力频谱

C. 舒张期三峰频谱

D. 宽频毛刺样频谱

E. 窄频三峰递减型频谱

19. 正常颈外动脉血流频谱是下列哪种形态?( )

A. 低阻力频谱

B. 高阻力频谱

C. 收缩期双峰、舒张期三峰频谱

D. 三相血流频谱

E. 宽频双峰递减型频谱

20. 关于颈动脉扭曲的超声表现,下列叙述错误的是( )。

A. 扭曲处动脉呈"S"形或"C"形

B. 彩色血流显像呈现杂色血流和涡流

C. 脉冲多普勒,狭窄时血流减慢,频谱变窄

D. 完全闭塞时,闭塞段血管无血流信号

E. 完全闭塞时,血流频谱消失

21. 颈动脉硬化性闭塞症的好发部位是( )。

A. 颈外动脉的起始部

B. 颈总动脉分叉以下

C. 颈内动脉的起始部

D. 右侧无名动脉分叉处以下

E. 锁骨下动脉起始部

22. 下列对颈动脉粥样硬化性闭塞症的超声表现的描述,错误的是( )。

A. 粥样硬化斑块,分为软斑和硬斑

B. 斑块内出血时,出现不规则低回声

C. 继发血栓时,管腔内充满强弱不等的实质性低回声

D. 斑块内有溃疡形成时表面出现形似"火山口"的壁龛影

E. 颈动脉内中膜回声增强、变薄

23. 颈动脉粥样硬化斑块最多见于下列哪个部位?( )

A. 颈总动脉起始部

B. 颈总动脉主干

C. 颈总动脉分叉处

D. 颈内动脉起始部

E. 颈外动脉起始部

24. 下列与确定颈动脉狭窄程度无关的是( )。

A. 形态学指标

B. 内径减小的程度

C. 取决于粥样斑块的强弱

D. 血流动力学指标

E. 血流速度改变

25. 下列哪项不是判断颈动脉狭窄的常规血流动力学指标?( )

A. 狭窄处峰值流速

B. 狭窄处舒张末期血流速度

C. 狭窄处血流阻力指数

D. 峰值血流速度比

E. 舒张末期血流速度比

26. 如果一侧颈内动脉阻塞或高度狭窄,同侧颈总动脉将出现哪种变化?( )

A. 阻力指数降低

B. 阻力指数升高

C. 收缩期峰值流速升高

D. 舒张期峰值流速升高

E. 血流反向

27. 关于锁骨下动脉或无名动脉狭窄引起椎动脉反流分为四级,以下哪项是错误的?( )

A. 0 级为无动脉反流

B. Ⅰ级为收缩期最大血流速度降低

C. Ⅱ级为收缩期最大血流速度增快

D. Ⅱ级为椎动脉双向反流

E. Ⅲ级为动脉完全反流

28. 锁骨下动脉窃血综合征最重要的超声诊断依据是（　　）。

A. 患侧上肢脉搏减弱或消失

B. 患侧上肢动脉二维图像无异常改变

C. 患侧上肢动脉脉冲多普勒频谱反向血流减少或消失,血流速度减慢

D. 患侧椎动脉脉冲及彩色多普勒血流反向

E. 患侧椎动脉仍存在舒张期正向血流

29. 椎动脉中度狭窄的频谱多普勒超声表现为（　　）。

A. 血流频谱反向

B. 血流速度减低

C. 血流速度正常

D. 无血流

E. 血流速度增快

30. 关于椎动脉闭塞性疾病,哪项是不正确的?（　　）

A. 椎动脉狭窄和闭塞多继发于动脉粥样硬化和大动脉炎

B. 椎动脉狭窄和闭塞好发于椎动脉起始部

C. 二维超声可见椎动脉管壁增厚,内膜粗糙,常伴斑块形成

D. 椎动脉狭窄时彩色多普勒血流显像可见血流变细,色彩紊乱

E. 椎动脉狭窄时脉冲多普勒频谱可见血流速减慢,频带变窄

31. 下列哪项血流改变可提示锁骨下动脉窃血综合征?（　　）

A. 大脑中动脉血流方向逆转

B. 大脑前动脉血流方向逆转

C. 基底动脉血流方向逆转

D. 椎动脉血流方向逆转

E. 眼动脉血流方向逆转

32. 超声检查见颈总动脉壁内膜分离,将血管分成真假两个腔,分离的内膜回声随心动周期不停摆动。彩色多普勒超声见真腔内血流大致正常,假腔内血流紊乱,呈五彩镶嵌样表现,请就此超声表现作出诊断:（　　）。

A. 真性颈动脉瘤

B. 假性颈动脉瘤

C. 夹层颈动脉瘤

D. 颈动脉扭曲

E. 颈动脉体瘤

33. 关于颈内动脉肌纤维发育不良,下列叙述错误的是（　　）。

A. 颈内动脉颅外段全程管腔内血流充盈不全,呈"串珠样"改变

B. 病变动脉血管壁均匀性向心性增厚

C. 病变动脉血流频谱呈低流速高阻力特征,伴节段性血流速度升高或减低

D. 动脉中层肌纤维结构异常,中膜层增厚与变薄的病理改变交替存在

E. 病变动脉内中膜结构不清,无正常中膜平滑肌特有的低回声暗带

34. 下列关于颈部静脉血栓超声特点的描述,错误的是（　　）。

A. 静脉管腔出现均匀或不均匀回声

B. 探头加压时管腔压不瘪

C. 探头加压时管腔压瘪

D. 乏氏动作时管腔不增宽

E. 管腔内可完全或部分无血流信号

X 型题,多选题。由一个题干和 A、B、C、D、E 五个备选答案组成。题干在前,选项在后。要求从五个备选答案中选出两个或两个以上正确答案,多选、少选、错选均不得分。

1. 颈外动脉两大终支是（　　）。

A. 甲状腺上动脉

B. 上颌动脉

C. 面动脉

D. 颞浅动脉

E. 脑膜中动脉

2. 颈内、颈外动脉鉴别的基本特征有（　　）。

A. 颈外动脉可观察到多个分支,而颈内动脉无分支

B. 颈外动脉在前内侧,颈内动脉位于后外侧

C. 颈外动脉血流频谱为高阻力型,颈内动脉为低阻力型

D. 颈外动脉具有中心亮带血流特征,而颈内动脉可见低速涡流信号

E. 颞浅动脉敲击试验颈外动脉可见传导性震颤性血流频谱

3. 正常椎动脉血流频谱的表现是（　　）。

A. 收缩期双峰、舒张期三峰频谱

B. 三相血流频谱

C. 低阻力频谱

D. 高阻力频谱

E. 宽频三峰递减形频谱

4. 以下说法正确的是（　　）。

A. 颈动脉硬化性狭窄表现为颈内动脉全程纤细呈"串珠样"，充盈不全

B. 动脉粥样硬化病变的部位以颈动脉分叉处最多见

C. 通常 IMT>1.5 mm 界定为颈动脉内-中膜增厚

D. 斑块的基本结构包括斑块表面的纤维帽、核心部、基底部和上下肩部

E. 按形态学分类将斑块分为规则型、不规则型和溃疡型斑块

第三节 腹 部 血 管

A 型题，最佳选择题。 由一个题干和 A、B、C、D、E 五个备选答案组成。题干在前，选项在后。每道题的备选项中，只有一个最佳答案。

1. 腹腔动脉的分支包括（　　）。

A. 肝动脉、脾动脉

B. 胃左动脉、脾动脉、肠系膜上动脉

C. 脾动脉、肾左动脉、肠系膜上动脉

D. 肝动脉、胃左动脉

E. 肝动脉、脾动脉、胃左动脉

2. 下列关于肠系膜上动脉的描述，正确的是（　　）。

A. 起始于腹腔动脉上方

B. 常从腹主动脉前壁发出

C. 常从腹主动脉侧壁发出

D. 常从腹主动脉后壁发出

E. 一般与腹主动脉夹角大于30°

3. 下列关于肠系膜上动脉的描述，不正确的是（　　）。

A. 起自腹腔动脉下方的腹主动脉

B. 位于脾静脉后方

C. 位于左肾静脉前方

D. 位于十二指肠水平段后方

E. 位于胰腺的前方

4. 肠系膜上动脉一般与腹主动脉前壁间呈一角度，正常不应超过（　　）。

A. 90°　　　　　　　　B. 80°

C. 60°　　　　　　　　D. 50°

E. 30°

5. 肠系膜上动脉正常的餐后反应是（　　）。

A. 舒张期血流反向

B. 舒张期血流增多

C. 收缩期血流减少

D. 阻力指数升高

E. 搏动延迟

6. 腹主动脉彩色多普勒血流特点是（　　）。

A. 腹主动脉近端波峰也可出现三相频谱

B. 腹主动脉近端收缩期峰值速度低于远端

C. 腹主动脉近端发出的内脏动脉分支血流均呈低阻型

D. 进食后 SMA 阻力增加

E. 吸气时管腔变小，流速变快

7. 频谱多普勒技术检测主动脉血流时，下列哪项做法无意义？（　　）

A. 屏住呼吸

B. 调节滤波

C. 调节速度标尺

D. 调解取样容积大小

E. 超声入射角校正

8. 腹主动脉瘤的临床表现及声像图特征不包括（　　）。

A. 好发于肾动脉以上的腹主动脉

B. 老年男性多见

C. 膨大处为梭形或囊袋状，内壁常有低回声血栓附着

D. 彩色超声示管腔内充满紊乱血流信号

E. 可为局限性，亦可为弥漫性

9. 有关真性腹主动脉瘤，不正确的描述是（　　）。

A. 常因动脉粥样硬化引起

B. 是由于动脉内膜撕裂，血液从破裂口流入中

层,使内膜和中层分离

 C. 瘤体内常见附壁血栓

 D. 多见于老年男性

 E. 好发于肾动脉水平以下的腹主动脉

10. 下列有关多发性大动脉炎的描述,不正确的是( )。

 A. 好发于主动脉弓和胸腹主动脉及其分支

 B. 根据病变动脉部位可分为头臂型、胸腹主动脉型、肾动脉型和混合型

 C. 病理表现局限于动脉内膜的病变

 D. 疾病晚期病变段动脉狭窄和闭塞

 E. 青年女性多见

11. 动脉夹层的超声表现不包括( )。

 A. 形态呈梭形或螺旋形

 B. 可在横切面和纵切面显示真腔和假腔

 C. 真腔和假腔内彩色血流方向相同

 D. 真腔和假腔内多普勒频谱的流速一般不同

 E. 好发部位为升主动脉、主动脉弓、胸主动脉,并向下延伸

12. 小慢波型血流频谱,即 tardus-parvus 波形出现在( )。

 A. 狭窄动脉的近心段

 B. 狭窄动脉的最狭窄处

 C. 狭窄动脉的远心段

 D. 真性动脉瘤处

 E. 动静脉瘘口处

13. 扫查髂静脉较适宜的探头频率是( )。

 A. 5.0 MHz   B. 7.0 MHz

 C. 7.5 MHz   D. 10.0 MHz

 E. 12.0 MHz

14. 门静脉由哪两条静脉汇合而成?( )

 A. 肠系膜上静脉和肠系膜下静脉

 B. 肠系膜上静脉和脾静脉

 C. 胃左静脉和肠系膜下静脉

 D. 脐静脉和肠系膜上静脉

 E. 肠系膜下静脉和脾静脉

15. 下列关于门静脉的叙述,正确的是( )。

 A. 走行于肝段间

 B. 其频谱多普勒波形受呼吸影响很小

 C. 正常情况下,其血流在整个心动周期持续存在

 D. 管壁显示不清

 E. 与肝动脉垂直

16. 为清晰地显示较肥胖患者肝内门静脉的彩色血流信号,应首选( )。

 A. 2~3.5 MHz 探头

 B. 5~7.0 MHz 探头

 C. 7.5~10.0 MHz 探头

 D. 12 MHz 探头

 E. 14 MHz 探头

17. 下腔静脉的主要属支为( )。

 A. 髂总静脉、肝静脉、肠系膜上静脉

 B. 髂总静脉、肝静脉、脾静脉

 C. 髂总静脉、肾静脉、肝静脉

 D. 髂总静脉、肾静脉、肠系膜下静脉

 E. 髂总静脉、肝静脉、胃左静脉

18. 下列关于下腔静脉超声表现的叙述,不正确的是( )。

 A. 位于脊柱的右侧

 B. 横断面呈扁圆形

 C. 管壁光滑

 D. 位于门静脉的后方

 E. 位于右肾动脉的后方

19. 下腔静脉在什么运动时塌陷?( )

 A. 浅呼吸   B. 运动

 C. 吸气   D. 呼气

 E. Valsalva 动作

20. 关于布-加综合征(Budd-Chiari syndrome),下列叙述错误的是( )。

 A. 包括血栓或瘤栓导致的下腔静脉梗阻

 B. 包括充血性心力衰竭所致的功能性肝静脉流出道梗阻

 C. 下腔静脉病变段无血流信号,其远心段血流反向,提示完全性梗阻

 D. 梗阻位于第二肝门时,可见肝静脉扩张,交通支形成,肝短静脉扩张

 E. 如发现某支肝静脉扩张,正常频谱消失,血流反向,应考虑到该病的诊断

21. 以下有关腹部血管的叙述,正确的是( )。

 A. 禁食时腹腔动脉血流为低阻的三相波形

 B. 进食后肠系膜上动脉内径明显减小

C. 禁食时肠系膜上动脉为三相波形

D. 肾动脉血流频谱为高阻型

E. 房室舒缩致下腔静脉血流频谱呈单相型

C 型题,综合分析选择题。 包括一个试题背景信息和一组试题。每道题都有其独立的备选项。题干在前,备选项在后。每道题的备选项中,有一个或多个正确答案。

1. 患者女,60 岁,经股动脉行冠状动脉造影术后1 h,突发腹痛、心悸、面色苍白,BP 80/50 mmHg。超声:左侧腹膜后见一 10.2 cm×6.7 cm 边界清楚、形态欠规则的低回声区,内未见明显血流信号。

(1) 最可能的诊断是( )。

A. 左侧腹膜后血肿

B. 左侧腹膜后脓肿

C. 左侧腹膜后囊肿

D. 左侧腹膜后脂肪瘤

E. 左侧腹膜后血管瘤

(2) 最有确诊价值的检查是( )。

A. 腹部超声

B. 腹部 CT (平扫)

C. 腹部 CT (增强)

D. 腹部 MRI

E. 腹膜后包块穿刺

2. 患者男,54 岁,因"右下肢疼痛无力,行走时加剧 3 年"来诊。曾以腰椎椎管狭窄治疗无效。既往有糖尿病病史 15 年,口服降糖药物治疗。查体:BP 170/80 mmHg,血常规和尿常规正常。超声:右肾动脉起始部收缩期峰值血流速度为 2.6 m/s,右腘动脉 PW 峰值血流速度为 28 cm/s,加速时间为180 ms。

(1) 对该患者超声检查的异常所见,正确的解释包括( )。

A. 患者有糖尿病引起的血管并发症

B. 右下肢症状与右下肢动脉狭窄有关

C. 右肾动脉近端狭窄

D. 可以排除肾段动脉狭窄

E. 腘动脉重度狭窄

F. 存在腘动脉近端严重狭窄

G. 能完全排除腘动脉陷迫综合征

(2) 对该患者的肾脏和腹部行超声检查,尚须

补充的重要内容包括( )。

A. 双侧肾脏大小

B. 肾皮质厚度

C. 肾盂宽度

D. 肾段动脉加速度和加速时间

E. 肾段动脉阻力指数

F. 同水平腹主动脉血流速度

G. 肾静脉血流速度

(3) 对该患者的下肢行超声检查,尚须补充的重要内容包括( )。

A. 腹主动脉

B. 髂动脉

C. 股动脉

D. 左下肢腘动脉

E. 腘动脉起始段

F. 腓肠肌内侧头与腘动脉的关系

G. 胫后动脉

H. 下肢动脉超声造影

I. 下肢深静脉功能

(4) 根据该患者现有的肾脏和下肢超声检查信息,需要考虑的诊断包括( )。

A. 胸主动脉狭窄

B. 右肾动脉近端狭窄

C. 右髂动脉狭窄

D. 右股动脉狭窄

E. 腘动脉狭窄

F. 右下肢静脉血栓

G. 深静脉功能不全

H. 腘动脉陷迫综合征

I. 髂静脉受压综合征

(5) 对该患者的肾脏和下肢血管,可选择的有效检查有( )。

A. 增强 CT

B. 肾 MRI

C. CT 血管成像(CTA)

D. 磁共振血管造影(MRA)

E. 动脉造影

F. PET-CT

G. 单光子发射计算机断层成像(SPECT)

H. 静脉肾盂造影(IVP)

I. 肾静脉造影

X 型题，多选题。由一个题干和 A、B、C、D、E 五个备选答案组成。题干在前，选项在后。要求从五个备选答案中选出两个或两个以上正确答案，多选、少选、错选均不得分。

1. 关于腹主动脉及其分支的正常超声表现，下列叙述正确的有（　　）。

A. 正常腹主动脉近心段舒张期有一定程度的正向血流，而远心段舒张早期存在反向波

B. 禁食时，肠系膜上动脉血流频谱为低阻型

C. 禁食时，腹腔动脉血流为低阻的二相波形，具有较高的舒张期血流

D. 成人肾动脉内径为 4～7 mm，峰值流速小于 150 cm/s

E. 正常肾动脉血流频谱为低阻型，收缩早期频谱陡直上升，而后缓慢下降

2. Leriche 三联征是指（　　）。

A. 下肢皮肤色素沉着、溃疡

B. 下肢间跛或静息痛

C. 男性患者阳痿或阴茎勃起困难

D. 股动脉搏动减弱或消失

E. 出现足趾坏疽

3. 关于下腔静脉及其属支的正常超声表现，下列叙述正确的有（　　）。

A. 下腔静脉表现为粗细均匀的管状结构，管腔内呈无回声

B. 吸气时，下腔静脉前后径增宽呈椭圆形

C. 呼气时，下腔静脉前后径变窄呈扁平状

D. 下腔静脉近心段及肝静脉血流频谱呈多相型，S 波波峰常大于 D 波波峰

E. S 波和 D 波为前向波，V 波、A 波及 C 波为反向波

4. 引起肾动脉狭窄的病因有（　　）。

A. 动脉粥样硬化

B. 多发性大动脉炎

C. 动脉肌纤维发育不良

D. 存在副肾动脉

E. 肾功能衰竭

5. 下列哪项不是肾动脉狭窄的超声表现？（　　）

A. 患侧肾体积减小或萎缩

B. 狭窄段肾动脉表现为高速高阻型血流频谱

C. 患侧肾内动脉表现为高速高阻波型血流频谱

D. 狭窄段肾动脉表现为小慢波型血流频谱

E. 患侧肾内动脉表现为小慢波型血流频谱

第四节　四肢动脉

A 型题，最佳选择题。由一个题干和 A、B、C、D、E 五个备选答案组成。题干在前，选项在后。每道题的备选项中，只有一个最佳答案。

1. 上肢动脉不包括（　　）。

A. 锁骨下动脉

B. 腋动脉、肱动脉

C. 尺动脉

D. 桡动脉

E. 颈动脉

2. 四肢动脉正常的多普勒频谱是（　　）。

A. 单相波

B. 双相波、单相波

C. 双相波

D. 三相波

E. 单相波、三相波

3. 正常肢体动脉的血流频谱形态是（　　）。

A. 宽频三峰递减型血流频谱

B. 低阻力型血流频谱

C. 高阻力型血流频谱

D. 三相血流频谱

E. 收缩期双峰、舒张期三峰血流频谱

4. 关于正常肢体动脉血流频谱，下列描述错误的是（　　）。

A. 频谱为窄带三相型

B. 频谱为宽带双相型

C. 随呼吸运动变化的单向血流

D. 频谱为宽带三相型

E. 频谱为窄带双相型

5. 肢体动脉急性栓塞的临床表现不包括（　　）。

A. 疼痛　　　　B. 麻木

C. 潮红　　　　D. 苍白

E. 运动障碍

6. 以下哪项不符合血栓闭塞性脉管炎?
( )

A. 好发于青壮年

B. 病变主要发生在中、小型动脉及其伴行静脉

C. 病变很少呈节段性改变,表现为动静脉弥漫性受累

D. 常伴发血栓性浅静脉炎

E. 一般无钙化斑块

7. 临床实践中肢体动脉瘤的好发部位是
( )。

A. 锁骨下动脉   B. 肱动脉

C. 髂动脉   D. 腘动脉

E. 足背动脉

8. 动脉粥样硬化的二维超声表现包括( )。

① 动脉内中膜增厚 ② 粥样斑块形成 ③ 溃疡形成 ④ 斑块内出血

A. ①②③   B. ①③

C. ②④   D. ④

E. ①②③④

C 型题,综合分析选择题。包括一个试题背景信息和一组试题。每道题都有其独立的备选项。题干在前,备选项在后。每道题的备选项中,有一个或多个正确答案。

1. 患者男,68 岁,因"下肢发凉、麻木和间歇性跛行 6 年"来诊。有糖尿病病史 10 余年。

(1) 应进行的检查有( )。

A. 眼底检查

B. 血生化

C. 胸部 X 线片

D. 心电图

E. 超声心动图

F. 肾动脉超声

G. 四肢血管超声

提示 超声:双下肢动脉内中膜增厚、管壁钙化、斑块形成,并伴有附壁血栓;彩色血流形态不规则,充盈缺损,流速增快。

(2) 可能性最大的诊断是( )。

A. 急性动脉栓塞

B. 急性深静脉血栓

C. 下肢静脉曲张

D. 急性蜂窝织炎

E. 急性淋巴管炎

F. 动脉硬化闭塞症

提示 频谱多普勒超声:收缩期峰值流速增加大于 100%,病变处多普勒频谱呈单相波,无反向波,全心动周期均为正向血流,频带明显增宽,远侧为单相频谱,且收缩期流速减低。

(3) 患者目前动脉狭窄的程度可能是( )。

A. 正常

B. 1%~19%

C. 20%~49%

D. 50%~99%

E. 闭塞

F. 不能判断

X 型题,多选题。由一个题干和 A、B、C、D、E 五个备选答案组成。题干在前,选项在后。要求从五个备选答案中选出两个或两个以上正确答案,多选、少选、错选均不得分。

1. 下列有关足背动脉解剖的描述,正确的是
( )。

A. 由胫前动脉向前外侧穿过骨间膜后沿小腿前外侧下行而形成

B. 是胫后动脉的终末支

C. 是腓动脉的终末支

D. 走行于拇长伸肌腱和趾长伸肌腱之间

E. 位置较浅,可触及其搏动

2. 下列关于正常肢体动脉彩色多普勒超声,叙述正确的有( )。

A. 腔内可见充盈良好的彩色血流信号

B. 直行的动脉段内的血流呈层流

C. 动脉管腔的中央流速较快,色彩较为明亮

D. 红蓝二色分别代表收缩期的前进血流和舒张期的短暂反流

E. 动脉内的彩色血流具有搏动性

3. 肢体动脉脉冲多普勒频谱表现包括( )。

A. 正常肢体动脉的典型脉冲多普勒频谱为三相型

B. 老年或心脏输出功能较差的患者,脉冲多普勒频谱可呈双相型

C. 当肢体温度升高而出现血管扩张时,舒张早期的反向血流消失

D. 动脉内的血流速度对诊断动脉狭窄并不重要

E. 正常动脉的多普勒频谱呈现清晰的频窗

第五节　四肢静脉

A型题,最佳选择题。由一个题干和 A、B、C、D、E 五个备选答案组成。题干在前,选项在后。每道题的备选项中,只有一个最佳答案。

1. 哪条上肢静脉不与同名动脉伴行?（　　）

A. 腋静脉　　　　　　B. 肱静脉

C. 桡静脉　　　　　　D. 尺静脉

E. 肘正中静脉

2. 不属于上肢深静脉的是（　　）。

A. 腋静脉　　　　　　B. 肱静脉

C. 肘正中静脉　　　　D. 尺静脉

E. 桡静脉

3. 下肢深静脉在解剖学上有许多变异,本来是一条静脉,却变异成两条,下列哪支静脉容易出现此种变异?（　　）

A. 髂总静脉　　　　　B. 髂外静脉

C. 股浅静脉　　　　　D. 股深静脉

E. 腘静脉

4. 下列哪条下肢静脉不与同名动脉伴行?（　　）

A. 大隐静脉　　　　　B. 髂静脉

C. 股静脉　　　　　　D. 胫前静脉

E. 胫后静脉

5. 下列有关下肢静脉的描述,不正确的是（　　）。

A. 大隐静脉为全身最长的静脉

B. 浅静脉多与同名动脉伴行

C. 小隐静脉经外踝后方上行

D. 深静脉走行于深筋膜深面

E. 小腿深静脉均以两条静脉与同名的一条动脉伴行

6. 关于四肢血管的常见解剖位置关系,下列叙述正确的是（　　）。

A. 横切面扫查股总静脉位于股总动脉的外侧

B. 股浅静脉通常位于股浅动脉的浅方

C. 仰卧位腘窝处扫查腘静脉位于腘动脉的后方

D. 大隐静脉经内踝前方沿小腿外侧和大腿外侧上行

E. 小隐静脉经外踝后方沿小腿后面上行

7. 关于原发性下肢深静脉瓣膜功能不全的超声表现,哪项叙述是错误的?（　　）

A. 下肢深静脉变细

B. 下肢深静脉血流充盈良好

C. 管壁光滑、管腔清晰

D. 管腔内可见静脉瓣回声

E. 乏氏试验后可见彩色血流逆转

8. 下列有关肢体静脉急性血栓的说法,错误的是（　　）。

A. 发病在 1～2 周内的血栓

B. 患者静脉管腔内见强回声团

C. 发病初从几小时或几天内可为无回声

D. 通过时形成"轨道"征

E. 完全性阻塞时无血流信号

9. 下列关于肢体静脉慢性血栓的描述,错误的是（　　）。

A. 发病数月到数年

B. 管腔内较强的实质性回声

C. 静脉壁增厚,管腔内径变细

D. 如管腔内仍有阻塞未通,则管腔充满低回声

E. 完全再通者,管腔内充满血流信号

10. 下肢浅静脉血回流入心脏的主要途径是（　　）。

A. 通过大隐静脉

B. 浅静脉可直接回流

C. 通过小隐静脉

D. 通过穿静脉

E. 静脉瓣的功能

11. 与下肢静脉检查方法和注意事项无关的是（　　）。

A. 探头置于腹股沟处查找髂外静脉

B. 大腿外展,膝关节屈曲显示股静脉

C. 测量大隐静脉内径,观察有无血栓及反流

D. 不需要人工加压,极易显示胫、腓静脉自发性信号

E. 正常瓣膜回声弱,不易被超声显示

12. 四肢静脉超声检查的内容不包括(　　)。

A. 观察静脉变异、内膜、管腔内回声情况

B. 测量静脉内径

C. 观察静脉管腔内是否有自发性血流信号以及血流信号的充盈情况

D. 检查瓣膜功能

E. 通过压迫试验来判断有无静脉血栓

13. 下列关于检查上肢静脉的说法,错误的是(　　)。

A. 较表浅的小静脉加压后更易显示

B. 取仰卧,上肢外展

C. 可用 5～10 MHz 的探头

D. 锁骨下静脉应从锁骨上、下径路探测

E. 沿肱二头肌追踪观察贵要静脉

14. 以下血管的扫查方法中,正确的是(　　)。

A. 胫腓干可从小腿上部的后方或内侧扫描

B. 腓动脉只能从小腿后外侧显示

C. 从小腿内侧扫查时,胫后动脉比腓动脉的位置更深

D. 收肌管内静脉可以行加压检查

E. 锁骨下静脉可以行加压检查

15. 下肢深静脉血流的频谱多普勒波形特点是(　　)。

A. 呈有规律的尖峰脉动波形

B. 频谱波形无方向性

C. 频谱为方向、速度永远恒定的波形

D. 呈连续不断但可受呼吸影响而有起伏的波形

E. 在零位基线上下出现幅度高低不等的无规律波形

16. 以下哪项不是正常肢体静脉的多普勒特征?(　　)

A. 压缩性和周期性

B. 瓦氏动作血流中断

C. 自发性和周期性

D. 单向回心血流

E. 人工挤压后血流信号增强

17. 下列对正常肢体静脉血流频谱的描述,正确的是(　　)。

A. 频谱为宽带双相型

B. 频谱为窄带三相型

C. 为随呼吸运动变化的单向血流

D. 频谱为宽带三相型

E. 频谱为窄带双相型

18. 下列正常肢体静脉的多普勒超声表现,哪项是错误的?(　　)

A. 中等大小以上的静脉,无论在休息还是活动状态都有血流信号

B. 静脉血流速度随呼吸运动而加快或减慢

C. 乏氏(Valsalva)反应阳性

D. 人工挤压远端肢体后血流信号减弱

E. 呈单向回心血流

19. 下肢深静脉血栓的危险因素不包括(　　)。

A. 凝血异常

B. 败血症

C. 恶性肿瘤

D. 手术和外伤

E. 长期大量体力劳动

20. 下列有关急性深静脉血栓超声表现的描述,不正确的是(　　)。

A. 管腔内为无回声或低回声

B. 管腔明显增宽

C. 探头加压后,管腔不变窄

D. 管腔内完全无血流或仅有极少量血流信号

E. 管腔变窄,内见团块状强回声

21. 下肢深静脉血栓在时限上分为急性、亚急性和慢性,请指出急性血栓的发病时间段:(　　)。

A. 1～2 周　　　　　　B. 3～4 周

C. 2～3 个月　　　　　D. 4～6 个月

E. 6 个月以上

22. 急、慢性血栓的主要区别是(　　)。

A. 血栓形成

B. 血栓再通血流信号可增多

C. 血栓局部不能压瘪

D. 血流信号消失或减少

E. 血栓回声强弱和管腔有无扩张

23. 下肢静脉的静脉瓣功能不全,观察有无反

流及其速度快慢,首选下述哪种技术?( )

    A. 彩色多普勒血流显像

    B. 二维灰阶超声显像

    C. 多普勒能量图

    D. M 型超声

    E. 超声造影

24. 下列误判下肢静脉瓣功能不全程度的是( )。

    A. Ⅰ级反流时间为 0.5～0.8 s

    B. Ⅱ级反流时间为 2～3 s

    C. Ⅲ级反流时间为 4～6 s

    D. Ⅰ级反流时间为 1～2 s

    E. Ⅳ级反流时间为 6 s 以上

25. 彩色多普勒诊断下肢静脉瓣功能不全的根据是( )。

    A. 静脉血流速度增快

    B. 静脉血流速度减慢

    C. 静脉血流信号不连续

    D. 在远端加压时出现持续 1 s 的反向血流

    E. 静脉血流信号变细

C 型题,综合分析选择题。包括一个试题背景信息和一组试题。每道题都有其独立的备选项。题干在前,备选项在后。每道题的备选项中,有一个或多个正确答案。

1. 患者女,52 岁,因"右下肢水肿、胀痛 4 d"来诊。

(1) 可能的诊断有( )。

    A. 肌肉撕裂   B. 脓肿

    C. 动静脉瘘   D. 深静脉血栓

    E. 蜂窝织炎   F. 腘窝囊肿

提示 右下肢浅静脉超声:右侧大隐静脉管径明显增大,乏氏动作(Valsalva maneuver)时可见反流。

(2) 此超声检查提示( )。

    A. 大隐静脉曲张

    B. 急性动脉栓塞

    C. 急性深静脉血栓

    D. 动脉硬化闭塞症

    E. 急性蜂窝织炎

    F. 急性淋巴管炎

(3) 结合上述超声表现,以下叙述正确的有( )。

    A. 右侧股浅静脉血栓形成

    B. 右侧大隐静脉曲张

    C. 股浅静脉血栓继发大隐静脉曲张

    D. 应检查穿支静脉

    E. 大隐静脉曲张继发股浅静脉血栓

    F. 不应用力压血栓头部

(4) 应进行的检查或治疗包括( )。

    A. CT 肺动脉造影

    B. 吸氧

    C. D-二聚体(D-dimer)

    D. 口服抗凝药

    E. 低分子肝素

    F. 纤维蛋白溶解药

2. 患者女,50 岁,因"突发左小腿疼痛、无力 2 h"来诊。

(1) 应该考虑到的疾病有( )。

    A. 急性动脉栓塞

    B. 急性深静脉血栓

    C. 下肢静脉曲张

    D. 急性蜂窝织炎

    E. 急性淋巴管炎

    F. 动脉硬化闭塞症

提示 患者有风湿性心脏病左房室瓣狭窄病史 30 年。查体:左小腿皮温低,左侧足背动脉搏动未触及。

(2) 对患者左下肢进行超声检查,可能出现的声像图表现有( )。

    A. 动脉腔内实性等回声物充填

    B. 动脉腔内仍可见血流信号

    C. 动脉管壁可见多发斑块形成

    D. 静脉腔扩张

    E. 静脉腔内未见血流信号

    F. 挤压下肢远端可见静脉反流

(3) 诊断和定位的最准确的检查方法是( )。

    A. 皮温测定   B. X 线

    C. CT   D. MRI

    E. 超声   F. 动脉造影

提示 患者起病急骤,既往无明显下肢缺血症状。

(4) 可能性最大的诊断是( )。

A. 急性动脉栓塞

B. 急性深静脉血栓

C. 下肢静脉曲张

D. 急性蜂窝织炎

E. 急性淋巴管炎

F. 动脉硬化闭塞症

（5）正确的治疗措施有（　　）。

A. Fogarty 气囊导管取栓术

B. 动脉切开取栓

C. 术前、术后均须抗凝治疗

D. 术后局部冷敷，避免组织代谢增高

E. 术后应注意纠正酸中毒和高血钾

F. 可以保守治疗

X 型题，多选题。由一个题干和 A、B、C、D、E 五个备选答案组成。题干在前，选项在后。要求从五个备选答案中选出两个或两个以上正确答案，多选、少选、错选均不得分。

1. 正常四肢静脉重要的脉冲多普勒特征包括（　　）。

A. 自发性

B. Valsalva 动作后出现明显反流

C. 呼吸期相性

D. 挤压远端肢体时血流信号增强

E. 单向回心血流

2. 与肢体深静脉血栓的临床表现相似的疾病有（　　）。

A. 脓肿

B. 动静脉瘘

C. 动脉旁路手术后高灌注综合征

D. 血栓性浅静脉炎

E. 水肿

3. 急性和慢性静脉血栓的超声表现包括（　　）。

A. 急性血栓为不均匀的中强回声

B. 急性血栓静脉管径扩张，内壁平整

C. 急性血栓管壁黏附性弱

D. 慢性血栓回声均匀偏低

E. 慢性血栓无漂浮征

4. 可引起下肢浅静脉曲张的疾病有（　　）。

A. 下肢浅静脉瓣膜功能不全

B. 下肢穿静脉瓣膜功能不全

C. 下肢深静脉瓣膜功能不全

D. 下肢先天性动静脉瘘

E. Klippel-Trenaunay 综合征

第六节　肢体动静脉联合病

A 型题，最佳选择题。由一个题干和 A、B、C、D、E 五个备选答案组成。题干在前，选项在后。每道题的备选项中，只有一个最佳答案。

1. 有关动静脉瘘，下列描述不正确的是（　　）。

A. 瘘口处血流呈高速高阻型动脉样血流频谱

B. 临床表现为三联征：局部疼痛、搏动性肿块、粗糙连续的机器样杂音

C. 与瘘相连的静脉频谱显示为静脉血流动脉化

D. 瘘口近心端供血动脉血流为高速低阻型

E. 瘘口处为紊乱的血流信号

2. 以下哪项是诊断动静脉瘘最特异的征象？（　　）

A. 瘘口近、远端动脉增宽、变细

B. CDFI 可直接显示瘘口及该处五彩血流和色彩倒错

C. 脉冲多普勒显示瘘口处高速湍流频谱

D. 瘘道近端静脉内出现动脉化血流频谱

E. 瘘道近端动脉呈高速低阻单向血流频谱

答案与解析

第一节　颅脑血管

A 型题

1. 答案：B。

解析:颈总动脉走行于胸锁乳突肌的深面。

2. 答案:A。

解析:颈内动脉穿出海绵窦时发出眼动脉,为最先发出的分支。

3. 答案:C。

解析:颅底动脉环由每侧大脑前动脉的近侧段、前交通动脉、颈内动脉终末段、后交通动脉和大脑后动脉近侧段组成。

4. 答案:D。

解析:见第3题。

5. 答案:B。

解析:见第3题。

6. 答案:A。

解析:椎动脉起源于锁骨下动脉第一段。

7. 答案:E。

解析:小脑上动脉于近基底动脉的末端发出,绕大脑脚向后,供应小脑上面。

8. 答案:C。

解析:颈内动脉系统供应颅脑的前3/5。

9. 答案:C。

解析:额窗较难显示大脑后动脉。

10. 答案:B。

解析:大脑中动脉离颞窗最近。

11. 答案:C。

解析:大脑中动脉离颞窗最近,故最易显示,检测成功率最高。

12. 答案:D。

解析:颅脑超声检测顶叶最为困难,脑干及其以下部位也无法显示。

13. 答案:B。

解析:枕窗主要用于检查椎基底动脉。

14. 答案:A。

解析:颅脑常用的检查窗包括颞窗、枕窗、眼窗和额窗。

15. 答案:A。

解析:在诸检查窗中,颞窗对颅内动脉的检查效果最好。

16. 答案:A。

解析:经颅二维超声以颞窗的显示效果最好。

17. 答案:C。

解析:正常颅内动脉血流速度随年龄增长呈下降趋势,阻力指数和搏动指数随年龄增长呈增大趋势,两侧动脉流速无明显差异。

18. 答案:D。

解析:二维及彩色多普勒技术对动静脉畸形的定性诊断特异性高,是鉴别颅内实性占位病变抑或动静脉畸形的最有价值的方法,因此脑动静脉畸形是其检测颅内病变的最佳适应证。

19. 答案:A。

解析:颅脑二维超声探头频率以 2.0～3.5 MHz 为宜,彩色多普勒以 2.0 MHz 为佳。

20. 答案:E。

解析:成人颅脑一般超声探头频率为 2～2.5 MHz,频率越高,穿透力越弱,越不适合检查。

21. 答案:B。

解析:经颅超声对顶叶的检测最为困难,且有假阴性。

22. 答案:C。

解析:因大脑中动脉离颞窗最近,故最易显示,检测成功率最高。

23. 答案:E。

解析:颅内动脉的先天变异率较高,随着年龄增长其危险性逐渐暴露,给临床 TCD 诊断的评估带来复杂因素。

24. 答案:E。

解析:正常颅内动脉血流参数包括收缩期峰值速度(Vs)、舒张期最低速度(Vd)、搏动指数(PI)和阻力指数(RI)。

25. 答案:C。

解析:正常颅内动脉血流速度随年龄增长呈下降趋势,阻力指数和搏动指数随年龄增长呈增大趋势,两侧动脉流速无明显差异。

26. 答案:E。

解析:多普勒超声是鉴别颅内占位病变或动静脉畸形的最有价值的方法。

27. 答案:E。

解析:脑内动脉静脉瘘超声可见脑内包块,边缘清晰,包块内完全或大部分被血流充盈,可检出其内的动静脉血流频谱。

28. 答案:E。

解析:脑动静脉畸形二维超声呈现边界清晰、边缘规整、圆形或椭圆形无回声或低回声包块,并非实性包块。

29．答案：D。

解析：瘘口近端静脉内出现动脉化血流频谱是诊断动静脉瘘最有力的证据。

30．答案：D。

解析：颅内血管疾病常选用经颅多普勒颅脑超声检测仪（TCD），取样框宜小。

31．答案：E。

解析：成人脑动脉中最难显示的血管是后交通动脉。

32．答案：B。

解析：颈内动脉闭塞或高度狭窄时，同侧颈总动脉血流速度减慢，阻力增高。

33．答案：B。

解析：图中问号所示部位为大脑中动脉。

34．答案：D。

解析：蛛网膜下腔出血时血管痉挛，呈均匀性狭窄，血流阻力增高，管腔内流速量均匀性升高，无节段性变化。

35．答案：B。

解析：TCD 探测时，椎-基底动脉、大脑后动脉均为负向血流，而大脑中动脉为正向血流，大脑后动脉可为正向，也可为负向血流。

36．答案：E。

解析：以上因素均可引起颅底动脉血液流速增快。

37．答案：D。

解析：脉冲多普勒见同侧椎动脉血流频谱出现收缩期或双期反向血流是诊断该病的重要依据。

38．答案：A。

解析：脑内动静脉瘘时动脉血流阻力降低，搏动指数降低。

B 型题

答案：1. C； 2. E； 3. A； 4. B； 5. D。

解析：因颅内血管解剖位置及血流方向不同，不同深度可探查不同的血管。

C 型题

1．（1）答案：B。

解析：患者右眼突发黑蒙，左侧肢体麻木无力及言语障碍，均为脑缺血的典型表现，症状为一过性，故考虑短暂性脑缺血发作而非脑出血。

（2）答案：D。

解析：怀疑脑缺血首先需要了解颈动脉是否存在狭窄，而 TCD 可以评估颅内血供情况，故应及早查。

（3）答案：B。

解析：以上颈动脉超声结果为颈内动脉粥样硬化性血管狭窄的典型表现。

（4）答案：C。

解析：颈动脉超声及 TCD 无创、便捷、快速，是定期评估支架情况及颅内血供的最佳手段。

（5）答案：C。

解析：支架内充填不均回声，未见彩色血流信号，考虑支架内斑块再生导致血管闭塞。

2．（1）答案：A。

解析：颅内异常回声区域彩色血流成像显示病变区域"五彩镶嵌样"，多普勒检测见异常动脉频谱，为脑动静脉畸形的典型表现。

（2）答案：E。

解析：颅脑 CT 见病变侧大脑半球大片状高密度影，结合病史及典型临床表现，脑出血可能性大。

（3）答案：E。

解析：患者颅内动脉血流速度明显下降，大脑中动脉收缩期峰值流速<50 cm/s，舒张期流速为零，为脑死亡的 TCD 表现。

3．（1）答案：C。

解析：TCD 是检测颅内血管痉挛程度首选的简便快捷的方法。

（2）答案：E。

解析：SAH 后 4～8 d 颅内动脉血流速度广泛升高，高峰持续时间为 1～2 周，3～4 周脑动脉血流速度逐渐恢复正常。

（3）答案：D。

解析：峰值流速>200 cm/s 为重度脑血管痉挛（VSP），大脑中动脉与颅外段颈内动脉流速比值≥6 则为重度 VSP，该患者均符合，故诊断为重度 VSP。

（4）答案：D。

解析：SAH 患者随着 VSP 程度的变化，出现脑缺血、脑组织水肿导致颅内压升高的病理生理改变，频谱表现为收缩峰高尖，S2 峰消失，舒张期前切迹加深，PI 值进行性增加。

（5）答案：E。

解析:患者大脑中动脉收缩期峰值流速减低,舒张期流速为零,为脑死亡的 TCD 表现。

X 型题

1. 答案:ABE。

解析:颈动脉 C1 段(后膝段或终段):通常指参加 Willis 环的一段,在后床突前向上至分叉处。此段发出后交通动脉、脉络丛前动脉、大脑前动脉和大脑中动脉。

2. 答案:ABCDE。

解析:椎-基底动脉系统包括椎动脉、基底动脉及其分支,椎动脉分支包括脊髓前、后动脉和小脑下后动脉;基底动脉主要分支包括小脑下前动脉、迷路动脉、桥脑动脉、小脑上动脉和大脑后动脉。

3. 答案:ACDE。

解析:TCD 是利用人类颅骨自然薄弱的部位作为检测声窗(如颞骨鳞部、枕骨大孔、眼眶、颌下)对颅底动脉血液动力学进行评价的一种无创性检查方法。其最常用的检查窗包括颞窗、枕窗、眼窗和额窗。

4. 答案:DE。

解析:TCD 舒张期流速为零,出现钉子波改变为脑死亡的表现;舒张期血流方向逆转,出现"振荡型"血流频谱改变也是脑死亡的 TCD 表现,但 E 选项为收缩期,故本身为错误表述。

5. 答案:ABC。

解析:大脑中动脉急性闭塞时 TCD 通过对侧颞窗交叉探测也未获得大脑中动脉主干血流信号,病变同侧大脑前、后动脉流速与健侧比较基本对称,无明显升高。慢性闭塞时沿大脑中动脉主干探及单向或双向低流速低阻力型不连续性血流信号,患侧大脑前、后动脉流速明显升高(高于健侧20%～30%)。

第二节 颈 部 血 管

A 型题

1. 答案:B。

解析:颈外动脉的重要分支有甲状腺上动脉、舌动脉、面动脉、枕动脉、咽升动脉、颞浅动脉、上颌动脉、脑膜中动脉,其中上颌动脉和颞浅动脉是颈外动脉两大终支。

2. 答案:A。

解析:椎动脉起源于锁骨下动脉第一段,颈段走行于前斜角肌内侧,椎段自下而上穿行于 6 个颈椎横突孔,最后在枕骨大孔处进入颅腔。

3. 答案:A。

解析:椎动脉起源于锁骨下动脉第一段。

4. 答案:D。

解析:颈内动脉根据行程分为颈部、岩部、海绵窦部和前床突上部,其中海绵窦部和前床突上部合称虹吸部,是动脉硬化的好发部位。Fischer 于1938 年提出的 5 分类法,包括 C1 后膝段、C2 池段、C3 膝段、C4 海绵窦段和 C5 岩骨段。

5. 答案:A。

解析:球部以远的颈内动脉内血流为层流,管腔中央为彩色明亮的高速血流,靠近管壁为彩色暗淡的低速血流。

6. 答案:B。

解析:右颈总动脉及右锁骨下动脉通过无名动脉和主动脉弓相连。

7. 答案:A。

解析:左侧颈总动脉和左锁骨下动脉直接起自主动脉弓;右侧颈总动脉与右锁骨下动脉通过无名动脉与主动脉弓相连。双侧椎动脉起自锁骨下动脉第一段。

8. 答案:A。

解析:颈内动脉穿出海绵窦时发出眼动脉,为最先发出的分支。

9. 答案:D。

解析:双侧颈总动脉在甲状软骨上缘处分为颈内与颈外动脉。

10. 答案:E。

解析:椎动脉因穿越颈椎横突孔而呈节段性显示。

11. 答案:A。

解析:颈部血管检查探头频率一般选用 5～10 MHz,最不常用 2.5 MHz。

12. 答案:C。

解析:受检者头偏向受检部位对侧或保持正

中位。

13. 答案:C。

解析:图中 a 为颈总动脉,b 为颈动脉分叉处,c 为颈动脉球部,d 为颈内动脉近段。

14. 答案:E。

解析:正常颈动脉应是左右对称的,颈总动脉分叉处稍膨大,纵断面检查管壁分成三层,内膜光滑。

15. 答案:A。

解析:IMT 正常情况下<1.0 mm,如≥1.0 mm 则考虑内中膜增厚。

16. 答案:B。

解析:颈总动脉分叉处和颈内颈外动脉起始部因管径膨大,呈现轻度紊乱、颜色不一的彩色血流。

17. 答案:E。

解析:正常颈总动脉血流频谱收缩期有两峰或三峰,第一峰大于第二峰,双峰之间有切迹,整个心动周期基线上有血流信号。

18. 答案:A。

解析:颈内动脉循环阻力小,为低阻力双峰搏动性频谱。

19. 答案:B。

解析:颈外动脉循环阻力大,收缩期峰值频谱曲线上升速度快,呈尖峰状,随之迅速下降,舒张期正向血流速度低于颈内动脉,表现为高阻力频谱。

20. 答案:C。

解析:颈动脉扭曲狭窄时血流加快、频谱增宽。

21. 答案:C。

解析:颈总动脉分叉处、颈内动脉起始部及右侧无名动脉分叉处是硬化的好发部位。

22. 答案:E。

解析:颈动脉粥样硬化性闭塞症时颈动脉的内膜回声增强、变厚、表面粗糙、连续性差、有中断现象。

23. 答案:C。

解析:颈动脉粥样硬化斑块最多见于颈总动脉分叉处。

24. 答案:C。

解析:粥样斑块回声的强弱与颈动脉狭窄程度无关。

25. 答案:C。

解析:颈动脉狭窄的血流动力学指标主要有狭窄处峰值流速、狭窄处舒张末期血流速度、峰值血流速度比和舒张末期血流速度比。

26. 答案:B。

解析:颈内动脉闭塞或高度狭窄时,同侧颈总动脉血流速度减慢,阻力增高。

27. 答案:C。

解析:Ⅱ级狭窄同侧椎动脉收缩期出现反向血流,舒张期出现正向血流,收缩期流速降低。

28. 答案:D。

解析:脉冲多普勒见同侧椎动脉血流频谱出现收缩期或双期反向血流,是诊断锁骨下动脉窃血综合征的重要依据。

29. 答案:E。

解析:椎动脉中度狭窄时峰值流速大于等于170 cm/s。

30. 答案:E。

解析:椎动脉狭窄时频谱可见峰值流速增快,频带增宽。

31. 答案:D。

解析:脉冲多普勒见同侧椎动脉血流频谱出现收缩期或双期反向血流,是诊断该病的重要依据。

32. 答案:C。

解析:此为夹层颈动脉瘤的超声表现。

33. 答案:B。

解析:该病病理以平滑肌增生或变薄、弹性纤维破坏、纤维组织增生及动脉壁紊乱为特征。组织学异常可引起动脉壁三种病理改变:多发狭窄、交替性血管壁扩张及以非环绕方式累及动脉壁时形成的动脉瘤。超声下显示颅外颈内动脉局限性狭窄和扩张交替,即典型"串珠样"改变,严重狭窄时,狭窄局部血流速度增快,内中膜分界不清。

34. 答案:C。

解析:颈部静脉血栓时,探头加压管腔无法压瘪。

X 型题

1. 答案:BD。

解析:颈外动脉的重要分支有甲状腺上动脉、舌动脉、面动脉、枕动脉、咽升动脉、颞浅动脉、上颌动脉、脑膜中动脉,其中上颌动脉和颞浅动脉是颈外动脉两大终支。

2. 答案:ABCE。

解析:颈外动脉、颈内动脉均具有中心亮带血流特征。其余均为颈内、颈外动脉的鉴别特征。

3. 答案:CE。

解析:正常椎动脉血流频谱与颈内动脉相似,为低阻型,表现为宽频三峰递减型频谱。

4. 答案:BDE。

解析:"串珠样"改变为颈动脉肌纤维发育不良的典型表现;通常 IMT>1.0 mm 界定为颈动脉内-中膜增厚。

第三节　腹部血管

A 型题

1. 答案:E。

解析:腹腔动脉分支包括肝动脉、脾动脉、胃左动脉。

2. 答案:B。

解析:肠系膜上动脉由腹腔动脉起点下几毫米至 1 cm 处的腹主动脉前壁分出,斜向足侧,一般与腹主动脉夹角不超过 30°。

3. 答案:D。

解析:腹主动脉的分支自上向下有腹腔干动脉、肠系膜上动脉、双肾动脉、肠系膜下动脉等。肠系膜上动脉起自腹腔动脉下方 1~2 cm 的腹主动脉。胰腺位于腹腔干与肠系膜上动脉之间,胰腺后方有脾静脉通过,肠系膜上动脉与腹主动脉的夹角内有十二指肠水平段和左肾静脉通过,因此选项 D 错误。

4. 答案:E。

解析:肠系膜上动脉与腹主动脉前壁夹角一般不超过 30°。

5. 答案:B。

解析:肠系膜上动脉餐后舒张期血流增多,阻力指数减低。

6. 答案:C。

解析:根据血流供应特点,腹主动脉近端发出的内脏动脉分支舒张期血流阻力较低,舒张期流速较高,血流均呈低阻型。腹主动脉近端波峰呈高而窄的双相血流频谱,进食后 SMA 阻力减低,吸气时管腔变小,流速减慢。

7. 答案:A。

解析:呼吸运动影响静脉血流测定,对动脉测定无影响。

8. 答案:A。

解析:腹主动脉瘤可发生于腹主动脉各段,好发于肾动脉水平以下腹主动脉。

9. 答案:B。

解析:选项 B 是对动脉夹层的描述,非真性腹主动脉瘤的描述。

10. 答案:C。

解析:多发性大动脉炎是一种主要累及主动脉及其主要分支的慢性非特异性炎症,早期为动脉周围炎及动脉外膜炎,以后向血管中层及内膜发展,后期血管壁全层均遭破坏。可分为头臂型、胸腹主动脉型、肾动脉型和混合型。

11. 答案:C。

解析:动脉夹层时由于分离内膜摆动的影响,真假腔内血流方向的改变有一定规律。即收缩期真腔内血流开始为正向,接着变为逆向,而在真腔内逆向血流的同时,假腔内显示为缓慢上升的正向血流,舒张期,当假腔内血流为逆向时,真腔内血流为正向。

12. 答案:C。

解析:小慢波型血流频谱,即 tardus-parvus 波形表现为低速低阻的血流频谱形态。出现在狭窄动脉的远心段,原因是上游来血不足,导致流速降低,远心段无狭窄,因此阻力也很低。

13. 答案:A。

解析:腹部大血管常规应用 3.5~5 MHz 的凸阵探头,对于瘦小体型者,可加用 7.0~10.0 MHz 的腹部高频探头。

14. 答案:B。

解析:肠系膜上静脉和脾静脉在胰颈后方汇合成门静脉。

15. 答案:C。

解析:门静脉走行于肝段和肝叶内部,正常情况下,门静脉血流呈向肝的红色血流,收缩期和舒张期持续存在,频谱呈正向低速连续性血流频谱。管壁较厚,显示清晰,与肝静脉垂直。

16. 答案:A。

解析:肥胖患者应该选择穿透力强的低频率腹部探头。

17. 答案:C。

解析:下腔静脉的主要属支有髂总静脉、肝静脉、肾静脉、腰静脉、肾上腺中静脉、右生殖腺静脉(男性为右睾丸静脉,女性为右卵巢静脉)。

18. 答案:E。

解析:正常人下腔静脉位于右肾动脉的前方。

19. 答案:D。

解析:下腔静脉在呼气运动时塌陷。

20. 答案:B。

解析:布-加综合征主要是指肝静脉或下腔静脉回流受阻引起的一系列症候群,病因为血栓、管壁肥厚、炎症、瘢痕、血管旁肿块压迫或膜性狭窄,病变常位于下腔静脉肝段或左、右肝静脉孔之间的膜性闭塞,引起静脉回流障碍。

21. 答案:C。

解析:禁食时,腹腔动脉血流为低阻的二相波形,具有较高的舒张期血流。禁食时,肠系膜上动脉血液循环阻力较高,为三相波型,由收缩期前向波、舒张早期反向波和舒张中晚期的低速前向血流组成;进食后,内径明显增宽,整个心动周期(尤其舒张期)流速明显升高,反向血流消失。肾动脉血流频谱为低阻型,收缩早期频谱上升陡直,而后缓慢下降,约50%肾动脉存在收缩早期切迹。房室舒缩致下腔静脉血流频谱呈多相型,每一心动周期依次由S波、V波、D波和A波组成,偶尔在A波之后还有一个C波。

C 型题

1. (1) 答案:A。

解析:患者有冠状动脉造影手术病史,超声无明显血流信号,再根据临床症状可以考虑为术后血肿。

(2) 答案:E。

解析:腹膜后包块穿刺可以判断有无血肿。

2. (1) 答案:ABCF。

解析:腘动脉陷迫综合征是由腘窝的异常肌肉、纤维束带等压迫动脉或静脉引起的相应的临床表现和病理改变。有时累及神经。此例为中老年男性,有糖尿病史,超声探查腘动脉流速减低,加速时间延长,考虑为其近端严重狭窄所致。

(2) 答案:ADEF。

解析:检测肾脏大小、肾段动脉加速度和加速时间、肾段动脉阻力指数和同水平腹主动脉血流速度等指标可以进一步评估肾动脉狭窄程度。

(3) 答案:ABCDEFG。

解析:有肾动脉狭窄,故应扫查腹主动脉、髂动脉;有腘动脉流速减低、加速时间延长,故应扫查股动脉、腘动脉起始段、胫后动脉,还可对比扫查左侧腘动脉;怀疑腘动脉陷迫综合征还应探查腓肠肌内侧头与腘动脉的关系。

(4) 答案:BCDEH。

解析:右肾动脉起始部收缩期峰值血流速度明显增高,考虑右肾动脉近端狭窄;腘动脉的血流参数考虑为其近端狭窄所致,右侧髂动脉、股动脉、腘动脉狭窄均有可能;腘动脉陷迫综合征也需要考虑。

(5) 答案:CDE。

解析:该患者主要考虑动脉狭窄,需要选择针对血管的有效检查。

X 型题

1. 答案:ACDE。

解析:禁食时,肠系膜上动脉收缩期血流速度较高,血流频谱为高阻型。

2. 答案:BCD。

解析:Leriche 综合征又称主动脉分叉闭塞综合征或末端主动脉血栓形成综合征、渐进性主动脉末端部分血栓形成综合征、终末主动脉髂动脉闭锁综合征、慢性腹主动脉髂动脉阻塞、孤立性腹主动脉髂动脉病。主要病因为动脉粥样硬化、大动脉炎、先天性及外压性因素等。动脉狭窄或闭塞可导致远端器官及组织缺血,缺血程度与病变发生的速度、部位、范围及侧支循环等多种因素相关。典型表现即所谓的 Leriche 三联征:下肢间跛或静息痛、男性患者阳痿或阴茎勃起困难、股动脉搏动减弱或消失。

3. 答案:DE。

解析:下腔静脉管壁较薄,管径受呼吸运动影响:吸气时,管径受压变窄;呼气时,管径增宽。

4. 答案:ABC。

解析:肾动脉狭窄常见病因为动脉粥样硬化、多发性大动脉炎和纤维肌性发育不良,血压持续升高为其主要临床表现。存在副肾动脉和肾功能衰竭不是肾动脉狭窄的原因。

5. 答案:CD。

解析:肾动脉狭窄的超声表现有:患侧肾体积减小或萎缩,狭窄段肾动脉血流速度增加,呈高速高阻型频谱,患侧肾内动脉表现低速低阻的小慢波型频谱。故选项 C 和 D 不是肾动脉狭窄的超声表现。

第四节 四 肢 动 脉

A 型题

1. 答案:E。

解析:上肢动脉包括锁骨下动脉、腋动脉、肱动脉、尺动脉、桡动脉。

2. 答案:D。

解析:正常肢体动脉的脉冲多普勒频谱是窄频三相血流频谱,正常肢体静脉的频谱特点是随呼吸运动变化的单向回心血流。

3. 答案:D。

解析:正常肢体动脉的脉冲多普勒频谱超声表现是窄频三相血流频谱。

4. 答案:C。

解析:正常肢体动脉血流频谱一般为三相或双相型,且随心动周期变化,而非呼吸运动。C 选项为正常四肢静脉的血流频谱特点。

5. 答案:C。

解析:肢体动脉急性栓塞主要为缺血性改变,所以肢体苍白而非潮红。疼痛、麻木、运动障碍等也为急性动脉缺血的临床表现。

6. 答案:C。

解析:血栓闭塞性脉管炎为发生在四肢膝、肘关节远端、中小型动脉节段性的全层炎症性疾病,其伴行静脉也常伴有炎症和血栓形成。二维图像上显示病变处动脉内膜增厚、毛糙,病变部分与正常部分界限分明。

7. 答案:D。

解析:肢体动脉瘤好发于股动脉和腘动脉。

8. 答案:E。

解析:动脉粥样硬化时动脉内膜回声增强、变厚、表面粗糙、粥样硬化斑块形成,斑块有溃疡形成时,斑块表面出现形似"火山口"的龛影,斑块内出血时,斑块内出现不规则低回声区。

C 型题

1. (1) 答案:ABCDEFG。

解析:糖尿病可能引起眼、心脏、肾脏、血管等病变,故应全面检查。

(2) 答案:F。

解析:糖尿病易累及下肢动脉出现动脉硬化闭塞,上述超声征象为其典型表现。

(3) 答案:D。

解析:当动脉狭窄程度为 50%~99% 时,收缩期峰值流速升高率大于 100%,病变处多普勒频谱呈单相波,无反向波,全心动周期均为正向血流,频带明显增宽,远侧为单相频谱,且收缩期流速减低。

X 型题

1. 答案:ADE。

解析:本题考查足背动脉的解剖。胫前动脉在膝下从腘动脉分出,向前外侧穿过骨间膜后沿小腿前外侧下行至足背成为足背动脉。足背动脉走行于拇长伸肌腱和趾长伸肌腱之间,位置较浅,可触及其搏动。

2. 答案:ABCDE。

解析:正常肢体动脉腔内彩色血流充盈良好,直行的呈层流,管腔中央流速较快,色彩明亮,舒张期有短暂反流,动脉随心脏跳动呈现搏动性。

3. 答案:ABCE。

解析:当肢体动脉中重度狭窄时,狭窄处呈现五彩镶嵌样血流信号,收缩期峰值流速加快,舒张期反向血流消失。动脉内的血流速度对诊断动脉狭窄非常重要。

第五节　四　肢　静　脉

A 型题

1. 答案:E。

解析:肘正中静脉为浅静脉,不与同名动脉伴行。

2. 答案:C。

解析:肘正中静脉为上肢浅静脉。

3. 答案:E。

解析:腘静脉由于胫静脉干高位注入,容易显示为两条。

4. 答案:A。

解析:下肢深静脉与同名动脉伴行,浅静脉不与同名动脉伴行,大隐静脉属于浅静脉。

5. 答案:B。

解析:深静脉多与同名动脉伴行,浅静脉不与动脉伴行。

6. 答案:E。

解析:股总静脉走行于股总动脉的内侧;股浅静脉走行于股浅动脉内侧及后方;腘窝处腘静脉位于腘动脉前方;大隐静脉经内踝前方沿小腿内侧、膝关节内侧、股骨内侧髁稍后方并逐渐转至大腿前面,穿隐静脉裂孔处注入股静脉。小隐静脉经外踝后方沿小腿后面上行。

7. 答案:A。

解析:原发性下肢深静脉瓣膜功能不全时表现为全下肢的深静脉管径增宽,管壁光滑,管腔清晰,静脉瓣膜可显示,彩色血流充盈良好,挤压小腿后迅速放开或 Valsalva 试验后可见彩色血流出现逆转。

8. 答案:B。

解析:急性血栓时患部静脉管腔内为实性低回声改变,但在发病初的几小时或几天内可为无回声。慢性血栓表现为管腔内较强的实质性回声。

9. 答案:D。

解析:慢性血栓如果静脉未实现再通,则管腔内充满较强实质性回声。

10. 答案:D。

解析:下肢血流通过深静脉返回心脏,深静脉和浅静脉之间的交通是通过穿静脉实现的。

11. 答案:D。

解析:胫、腓静脉位于肢体远端,内静脉血流流速较慢,且位置较深,彩色多普勒检测时其内彩色血流充盈往往欠满意,通过人工加压挤压肢体远端,可以改善其血流信号的显示。

12. 答案:B。

解析:静脉内径受血流充盈程度、探头加压等影响较明显,一般并不常规测量静脉内径。

13. 答案:A。

解析:检查上肢的浅静脉时,手法要轻,切忌重压。

14. 答案:A。

解析:腓动脉也可以从小腿内侧显示,此切面上胫后动脉较腓动脉位置表浅,收肌管及锁骨下静脉位置深在,不易加压探查。

15. 答案:D。

解析:正常肢体静脉的频谱特点是随呼吸运动变化的单向回心血流。

16. 答案:A。

解析:正常肢体静脉管壁较薄,有压缩性,此为其二维超声表现,非多普勒特征。

17. 答案:C。

解析:正常肢体静脉的血流频谱为随呼吸运动变化的单向回心血流。

18. 答案:D。

解析:人工挤压远端肢体后血流信号增强。

19. 答案:E。

解析:下肢深静脉血栓一般好发于凝血异常、败血症、恶性肿瘤、手术和外伤以及长期制动的病人。

20. 答案:E。

解析:选项 E 为慢性血栓表现。

21. 答案:A。

解析:发病 2 周内的血栓为急性血栓,2 周到 6 个月之间为亚急性血栓,6 个月以上为慢性血栓。

22. 答案:E。

解析:急性血栓静脉管腔内为实质性低回声或无回声,病变处静脉管径明显增粗;慢性血栓管腔内为较强的实质性回声,管腔内径变细。

23. 答案：A。

解析：下肢深静脉功能不全时，彩色多普勒在立位为患肢探测下肢深静脉，见脉管彩色血流充盈良好，边缘整齐，挤压小腿而后迅速放开或做 Valsalva 试验后可见彩色血流出现逆转。

24. 答案：A。

解析：Ⅰ级反流时间为 1~2 s，Ⅱ级反流时间为 2~3 s，Ⅲ级反流时间为 4~6 s，Ⅳ级反流时间在 6 s 以上。

25. 答案：D。

解析：下肢深静脉功能不全时，挤压小腿后迅速放开或做 Valsalva 试验后可见彩色血流出现逆转，频谱测量反流时间大于 1 s 则可诊断。

C 型题

1.（1）答案：ABCDEF。

解析：下肢水肿的原因很多，所述选项均可导致下肢水肿和胀痛。

（2）答案：A。

解析：大隐静脉曲张时表现为管径增宽，Valsalva 动作出现反流。

（3）答案：ABCDF。

解析：股浅静脉血栓继发大隐静脉曲张时应检查穿支静脉，不应用力压血栓头部以免血栓脱落。

（4）答案：ABCDEF。

解析：需检查有无肺动脉栓塞，治疗以溶栓为主。

2.（1）答案：ABF。

解析：肢体远端突发疼痛一般考虑动脉栓塞、静脉血栓或淋巴管炎。

（2）答案：ABCDE。

解析：该患者存在动脉栓塞表现，静脉血栓也可能合并出现。

（3）答案：F。

解析：动脉造影是诊断和定位动脉栓塞的最准确的方法。

（4）答案：A。

解析：急性起病，既往无明显异常，则考虑动脉急性栓塞。

（5）答案：ABCDE。

解析：动脉栓塞保守治疗效果不佳，为避免肢体缺血坏死，应尽早手术或介入取栓。

X 型题

1. 答案：ACDE。

解析：Valsalva 动作后出现明显反流是下肢深静脉功能不全的主要脉冲多普勒特征，正常四肢静脉不会出现此现象。

2. 答案：ABCDE。

解析：以上疾病均可表现为肢体的肿胀或疼痛，与急性下肢深静脉血栓的临床症状有相似之处。

3. 答案：BCE。

解析：急性血栓呈低回声或无回声，与管壁黏附性弱，容易脱落；慢性血栓呈较强的实质性回声。

4. 答案：ABCDE。

解析：下肢浅静脉、穿静脉及深静脉瓣膜功能不全都可导致下肢浅静脉曲张；下肢动静脉瘘可导致静脉压增高，进而导致瓣膜功能不全，也可出现明显的浅静脉曲张；Klippel-Trenaunay 综合征即先天性静脉曲张性骨肥大综合征，为先天性血管畸形，常继发下肢浅静脉、深静脉瓣膜功能不全，病变广泛，常累及大腿外侧和后侧，可有患肢较健侧增粗增长、浅表静脉曲张（无动静脉瘘）、皮肤大片"葡萄酒色"血管痣三联征。

第六节　肢体动静脉联合病

A 型题

1. 答案：A。

解析：动静脉瘘瘘口处血流呈高速低阻型动脉样血流频谱，临床表现为三联征：局部疼痛、搏动性肿块、粗糙连续的机器样杂音。与瘘相连的静脉频谱显示为静脉血流动脉化，瘘口近心端供血动脉血流为高速低阻型，瘘口处为紊乱的血流信号。

2. 答案：D。

解析：瘘口近端静脉内出现动脉化血流频谱是诊断动静脉瘘最有力的证据。

第十章　介　入　超　声

A 型题,最佳选择题。由一个题干和 A、B、C、D、E 五个备选答案组成。题干在前,选项在后。每道题的备选项中,只有一个最佳答案。

1. 介入超声是(　　)。

A. 利用超声杀灭肿瘤

B. 疗效和超声频率有关

C. 在超声监视或引导下进行的诊断或治疗

D. 和 X 线介入一样存在辐射伤害

E. 为保证安全,所有介入超声操作必须由穿刺引导架直接穿刺

2. 下面不属于介入超声范畴的是(　　)。

A. 超声引导下肝肿瘤穿刺

B. 超声引导下肝囊肿硬化治疗

C. 超声引导下子宫肌瘤消融术

D. 肝脏肿瘤超声造影超声术中

E. 甲状腺肿瘤超声引导下消融胰腺

3. 下列哪项不属于超声介入性治疗范畴?
(　　)

A. 超声引导下抽液

B. 超声引导下置管引流

C. 超声引导下药物注入

D. 超声引导下物理能量导入

E. 超声引导下穿刺组织活检

4. 关于穿刺针具,正确的描述是(　　)。

A. 穿刺针型号以"G"表示,18 G 针较 20 G 针细

B. 穿刺针的型号以 F 表示

C. 19 G 以上的针一般称为粗针

D. 外径<1 mm 的穿刺针为细针

E. 10 号以上的穿刺针为细针

5. 引流导管的规格以"F"表示,主要是依其
(　　)。

A. 外径　　　　　　　B. 内径

C. 长度　　　　　　　D. 重量

E. 密度

6. 关于超声引导穿刺前病人的准备工作,下列描述不正确的是(　　)。

A. 常规检查血常规

B. 检查出、凝血时间

C. 检查心电图

D. 签署同意书

E. 检查肾功能

7. 超声引导穿刺活检技术适用于什么部位?
(　　)

① 胸部　② 腹部　③ 浅表组织　④ 眼、甲状腺等小器官　⑤ 中央型肺肿瘤

A. ①②　　　　　　　B. ①②③

C. ①②③④　　　　　D. ②③④

E. ⑤

8. 关于胰腺实性肿块穿刺方法,下列说法错误的是(　　)。

A. 超声引导下细针穿刺

B. 超声引导下粗针穿刺

C. 超声内镜下细针穿刺

D. CT 引导下粗针穿刺

E. 超声引导下穿刺置管

9. 不适合进行穿刺活检的疾病是(　　)。

A. 肝硬化

B. 肝左叶实质内占位性病变

C. 急性胰腺炎

D. 急性肾炎

E. 胆管细胞癌

10. 甲状腺结节最常用的穿刺方法是(　　)。

A. 超声引导下细针穿刺

B. 超声引导下粗针穿刺

C. MR 引导细针穿刺

D. CT 引导下粗针穿刺

E. 超声引导下旋切直接穿刺

11. 不属于超声引导下颈部肿块穿刺禁忌证的是（　　）。

A. 病人呼吸无法配合

B. 病人出、凝血时间异常

C. 病人进食后

D. 病灶显示不清

E. 进针路径上有大血管

12. 关于超声引导下穿刺路径的选择，下列描述正确的是（　　）。

A. 胆囊穿刺应先通过一部分肝组织

B. 上腹部穿刺进针点位于肺底强回声带以下

C. 肝病灶进行穿刺应尽量直接进入病灶

D. 肾脏穿刺应先通过一部分肾组织

E. 胰腺病灶穿刺应先通过一部分胰腺组织

13. 关于脓肿的介入治疗，不正确的描述是（　　）。

A. 脓肿引流原则上不能途经空腔脏器

B. 腹膜后脓肿只能经腰背部或侧腹壁引流

C. 较大脓肿置管引流后，应每天定时用生理盐水冲洗引流管

D. 多腔脓肿应置入多根引流管

E. 肠袢间脓肿不能进行穿刺

14. 适于穿刺抽液及硬化治疗的是（　　）。

A. 直径>3 cm 的单发囊肿

B. 直径>5 cm 的单发或多发囊肿

C. 胆管囊性扩张

D. 输尿管囊肿

E. 与胰管相通的囊肿

15. 肾囊肿穿刺后行酒精硬化治疗的禁忌证是（　　）。

A. 直径>5 cm

B. 明显向包膜外凸起

C. 数量超过 3 个

D. 位于肾脏上、下极

E. 抽出液酒精蛋白反应试验囊液不变混浊

16. 关于囊肿无水乙醇硬化治疗，下列描述不正确的是（　　）。

A. 无水乙醇的量为囊肿液容量的 1/5～1/2

B. 注射无水乙醇前，确定穿刺针在囊肿内

C. 肾囊肿进行酒精蛋白反应实验，如液体变浑浊，则可进行无水乙醇的注射

D. 囊肿硬化治疗后短期内增大，提示治疗失败

E. 无法明确穿刺针针尖位置时，可注入生理盐水进行观察

17. 肿瘤介入治疗分为间质法和血管法，以下哪项不是间质介入的特点？（　　）

A. 通过治疗可直接造成肿瘤坏死

B. 相对血管法，间质法作用区域局限

C. 对正常肝组织、肝功损伤大

D. 能提高部分患者的机体免疫力

E. 对局限型肿瘤效果好，弥散型效果差

18. 超声引导射频治疗的原理是（　　）。

A. 肿瘤细胞电穿孔

B. 低温

C. 化学效应

D. 离子振荡产热

E. 电磁波辐射产热

19. 射频消融术（RFA）的禁忌证不包括（　　）。

A. 弥漫型肝癌

B. 广泛门静脉瘤栓

C. 严重心肺功能障碍

D. 经皮穿刺肝动脉化疗栓塞（TACE）后肿瘤未完全灭活

E. 肝门部胆管癌

20. 肝肿瘤射频消融应注意（　　）。

A. 治疗范围应完全覆盖肿瘤组织

B. 病灶紧邻肝门部胆管时，应避免胆管损伤

C. 治疗完成后应快速退针

D. 治疗完成进行针道凝固时需保持针尖温度在 50 ℃

E. 治疗中病人出现疼痛、恶心应立即终止治疗

21. 关于超声引导下肝肿瘤无水乙醇消融治疗，下列描述正确的是（　　）。

A. 适用于<5 cm 的单发肝癌结节

B. 应将穿刺针插入病灶中央开始治疗

C. 注射无水乙醇时应快速推注

D. 酒精用量应覆盖肿瘤及周边至少 1 cm 范围的正常肝组织

E. 不适于出现门静脉癌栓或弥漫性肝癌的病人

22. 关于超声引导下治疗,下列描述正确的是( )。

A. 囊肿硬化治疗后短期内增大,提示治疗失败

B. 囊肿硬化治疗后 6 个月无缩小,提示治疗失败

C. 肝癌无水乙醇消融治疗后 2～3 d,病人出现低热,需对症治疗

D. 肝癌无水乙醇消融治疗每周一次

E. 肝癌无水乙醇消融治疗完成后应立即退针

23. 肝癌射频消融治疗最适用于( )。

A. 直径 3 cm 的肝癌

B. 弥漫性肝癌

C. 安装心脏起搏器的病人

D. 晚期巨大肝癌

E. 肝癌伴大量顽固性腹水病人

24. 关于超声引导下肿瘤射频消融治疗的适应证,下列描述不正确的是( )。

A. 直径>5 cm 的肝癌单发结节

B. 直径≤5 cm 的肝癌单发结节

C. 直径≤4 cm 的 3 个结节

D. 直径≤3 cm 的 5 个结节

E. 术后复发无法再行手术者

25. 下列不是子宫肌瘤消融适应证的是( )。

A. 患者无围绝经期征象

B. 子宫肌瘤分级符合国际妇产科学会 FIGO 分级标准 7 级

C. 肌壁间肌瘤平均径线>5 cm 且<10 cm

D. 黏膜下肌瘤>2 cm

E. 宽蒂的浆膜下肌瘤蒂部宽为 3 cm

B 型题,配伍选择题。是一组试题共用一组备选项。备选项在前,题干在后。备选项可重复选用,也可不选用。每道题只有一个最佳答案。

A. 超声引导下射频消融治疗

B. 超声引导下置管引流

C. 超声引导下穿刺抽液及硬化治疗

D. 超声引导下无水乙醇消融治疗

E. 超声引导下细针抽吸

1. 直径约为 6 cm 的肾囊肿,最适宜的治疗方法为( )。

2. 直径约为 4 cm 的肝癌结节,最适宜的治疗方法为( )。

3. 直径约为 5 cm 的肝脓肿,最适宜的治疗方法为( )。

A. 经食管超声

B. 血管内超声

C. 经直肠超声

D. 经阴道超声

E. 超声胃镜

4. 判断胃肿瘤的浸润深度可使用( )。

5. 左心耳血栓检查可使用( )。

6. 前列腺穿刺活检可使用( )。

C 型题,综合分析选择题。包括一个试题背景信息和一组试题。每道题都有其独立的备选项。题干在前,备选项在后。每道题的备选项中,有一个或多个正确答案。

1. 患者男,56 岁,因"腹部不适 1 周"来诊。既往有乙型病毒性肝炎病史 20 余年,发现肝硬化 10 余年,肝功能失代偿。常规超声:肝硬化,肝右叶低回声结节,3.3 cm×2.2 cm×2.4 cm,周围似有晕征;脾肿大,腹水少量。

(1) 该患者最可能的超声诊断是( )。

A. 肝结核 B. 原发性肝癌

C. 肝转移癌 D. 肝腺瘤

E. 肝脓肿

(2) 为进一步明确诊断,下一步最适宜的检查为( )。

A. MR

B. 增强 CT

C. DSA

D. 手术切除活检

E. 超声引导穿刺活检

(3) 为辅助诊断,需要进行的实验室检查是( )。

A. 血常规 B. 淀粉酶

C. AFP D. CEA

E. CA125

(4) 目前该患者最适宜的治疗方法是( )。

A. 手术切除

B. 经导管介入化学治疗

C. 全身化学治疗

D. 超声引导局部介入治疗

E. 放射治疗

(5) 超声引导局部肿瘤介入治疗的优点不包括（　　）。

A. 精准引导,范围可控

B. 创伤大,术后并发症多

C. 操作简便,易行并具可重复性

D. 安全、价廉,可在手术室以外的区域进行

E. 对肝功能损伤小,有利于患者体能恢复并提高生活质量

(6) 如果患者申请超声引导射频治疗,还须进行的影像学检查是（　　）。

A. 胸部 CT　　　　B. 腹部 X 线片

C. 超声造影　　　　D. MRI

E. 骨扫描

(7) 经皮射频治疗的适应证不包括（　　）。

A. 肿瘤<5 cm

B. 肿瘤边界清

C. 肿瘤数目小于 3 个

D. 肝功能 A 级

E. 门脉广泛瘤栓

(8) 射频治疗前设计治疗方案,其范围是（　　）。

A. 约 3 cm 直径球形

B. 约 3.5 cm 直径球形

C. 约 4 cm 直径球形

D. 约 6 cm 直径球形

E. 约 8 cm 直径球形

(9) 射频结束后,烧灼针道的温度应为（　　）。

A. 40 ℃以上

B. 50 ℃以上

C. 70 ℃以上

D. 至少 80 ℃

E. 至少 90 ℃

(10) 射频消融最常见的并发症为（　　）。

A. 出血　　　　B. 感染

C. 血栓形成　　　　D. 心力衰竭

E. 肝衰竭

2. 患者女,52 岁,因"腹痛并放射至背部疼痛 2 月余"来诊。查体:皮肤巩膜黄染,腹部压痛(＋),2 个月体重减轻 5 kg。超声:胰头显示 4 cm×3 cm 低回声,边界不清,形态不规则,胰尾部胰管扩张。

(1) 最可能的诊断是（　　）。

A. 局限性胰腺炎

B. 结构变异

C. 急性胰腺炎

D. 胰腺囊肿

E. 胰腺脓肿

F. 胰腺癌

(2) 为明确诊断,可行的检查方法包括（　　）。

A. 腹部立位平片

B. 上消化道造影

C. 腹部 CT(增强)

D. 腹部 MRI(增强)

E. 超声造影

F. 核医学

提示　增强 CT 检查显示肿块呈延迟强化,边缘模糊,腹腔淋巴结肿大。

(3) 为获得病理诊断,最安全有效的检查方法为（　　）。

A. 手术中切除活检

B. CT 引导细针穿刺活检

C. MRI 引导细针穿刺活检

D. 超声引导粗针穿刺活检

E. 超声引导细针穿刺活检

F. 超声引导针吸细胞学检查

提示　血常规:WBC $12×10^9/L$,PLT $250×10^9/L$。

(4) 下一步处理包括（　　）。

A. 尽快穿刺活检

B. 尽快手术切除

C. 延期穿刺

D. 抗感染治疗

E. 化学治疗

F. 输血小板

提示　3 d 后复查血常规:WBC $8×10^9/L$,PLT $240×10^9/L$。

(5) 穿刺时须注意（　　）。

A. 避开大血管

B. 尽量避开胃肠气体

C. 减少穿刺次数

D. 垂直腹壁进针

E. 避开扩张的胰管

F. 尽量通过部分正常胰腺组织进针

提示 穿刺2 h后患者诉腹痛。

(6) 下一步处理有(　　　)。

A. 嘱患者休息,避免剧烈活动

B. 短期禁食

C. 腹部X线片,除外肠梗阻

D. 复查超声,除外胰周积液或出血

E. 复查淀粉酶

F. 立即服镇痛药

(7) 穿刺后,可能出现的并发症包括(　　　)。

A. 出血　　　　　　B. 感染

C. 低血压　　　　　D. 脏器损伤

E. 胰腺炎　　　　　F. 腹膜炎

(8) 预防出血常采取的措施有(　　　)。

A. 术后应立即按压,密切关注患者的生命体征

B. 观察时间不应少于2 h

C. 穿刺针的选择应坚持"先细后粗"的原则

D. 对凝血机制有异常的患者应谨慎

E. 减少粗针穿刺次数

F. 术后常规应用抑酶药

(9) 预防感染常采取的措施有(　　　)。

A. 穿刺诊疗室应有良好通风条件,并保持环境干燥和整洁

B. 严格无菌操作

C. 所有穿刺用具、敷料均须严格消毒,诊疗操作符合无菌要求

D. 穿刺诊疗术中尽量减少室内人员走动

E. 污染与非污染物品应分别摆放

F. 为了防止发生逆行感染,避免在病变区域注入过量造影剂或灌入过量清洗药液

(10) 脏器损伤的预防措施有(　　　)。

A. 对不能配合经皮穿刺手术的患者也可行此操作

B. 穿刺目标、穿刺径路解剖结构和穿刺针尖显示不清时应立即停止进针

C. 注意采用正确的穿刺技术和使用适当的穿

刺器材

D. 熟练掌握穿刺针针具的使用要领和性能特点

E. 避免对同一目标在同一穿刺点多次穿刺

F. 穿刺到达包膜时嘱患者屏气

X型题,多选题。由一个题干和A、B、C、D、E五个备选答案组成。题干在前,选项在后。要求从五个备选答案中选出两个或两个以上正确答案,多选、少选、错选均不得分。

1. 下列属于诊断性介入超声的是(　　　)。

A. 胸水穿刺化验检查

B. 甲状腺结节穿刺抽吸细胞学检查

C. 肝脏肿块穿刺切割组织病例学检查

D. 胆管穿刺和置管后注射泛影葡胺行X线检查

E. 化疗性药物注入

2. 介入性超声的禁忌证有(　　　)。

A. 不可纠正的凝血功能障碍

B. 灰阶超声显示病灶或目标不明确、模糊不清

C. 伴少量腹腔或胸腔积液者

D. 穿刺途径无法避开大血管及重要器官者

E. 化脓性感染病灶(如脓肿)可能因穿刺途径而污染胸腔或腹腔者

3. 以下技术中属于超声介入治疗领域的有(　　　)。

A. 囊肿硬化注射

B. 甲状腺结节射频消融

C. 肝癌微波消融

D. 经导管栓塞治疗转移性肝癌

E. 全身化学治疗

4. 超声引导介入治疗的优点包括(　　　)。

A. 灵活便捷　　　　B. 并发症少

C. 创伤较大　　　　D. 精准

E. 昂贵

5. 超声引导下肝占位穿刺活检的穿刺注意事项有(　　　)。

A. 术前需超声评估

B. 术中遵循严格无菌操作原则

C. 经过一部分正常的肝脏组织

D. 穿刺距离越短越好

E. 首选细针穿刺细胞学检查

6. 介入超声应遵循的原则是( )。

A. 安全原则

B. 最小损伤原则

C. 最短路径原则

D. 腹腔脏器病灶穿刺时,穿刺针必须经过一部分正常组织

E. 为避免正常脏器损伤,应直接穿刺肿瘤

7. 肾囊肿硬化治疗判断囊肿是否与肾盂相通,可采取的方法是( )。

A. 蛋白凝固实验

B. 经静脉超声造影

C. 声振混悬液注入囊肿进行超声造影观察造影剂分布范围

D. DSA

E. 直接穿刺肾盂置管造影

8. 属于腔内超声的是( )。

A. 经食管超声　　　B. 经直肠超声

C. 经尿道超声　　　D. 经阴道超声

E. 经会阴超声

答案与解析

1. 答案:C。

解析:介入超声指在超声监视或引导下进行的诊断或治疗。

2. 答案:D。

解析:肝肿瘤超声造影属于超声诊断范畴。

3. 答案:E。

解析:超声引导下穿刺组织活检属于超声诊断范畴。

4. 答案:D。

解析:国外以 Gauge(G)表示针头管径,数字越大针的外径越细,数字越小针的外径越粗。14 G 的外径为 2.0 mm,14~19 G 之间,每增加一个单位,外径减少约 0.2 mm,16 G 针外径为 1.6 mm。外径小于 1 mm 的穿刺针为细针,20 G 针外径为

0.9 mm,因此大于 20 G 的针为细针,20~24 G,每增加一个单位,外径约减少 0.1 mm。

5. 答案:A。

解析:各类医用导管型号上的"F"是导管外径粗细的标志,"F"前的数字越大,导管外径越粗。"F"原本是测量周长的单位,由一位法国医生发明,为英文 French 的缩写。3 F=3 mm 周长,又因周长=3.14×直径,所以直径 1 F≈0.33 mm。

6. 答案:E。

解析:肾功能检查不作为常规超声引导穿刺术前准备。

7. 答案:C。

解析:中央型肺肿瘤因肺气遮挡无法行超声引导穿刺活检。

8. 答案:E。

解析:胰腺实性肿块可以粗针或细针穿刺,置管只适合囊性肿块。

9. 答案:C。

解析:急性胰腺炎可以通过临床表现和辅助检查来确诊,穿刺活检并不能提高诊断率与治愈率,反而可能导致胰瘘等严重的不良后果。其余选项均可通过穿刺活检来达到明确诊断的目的。

10. 答案:A。

解析:甲状腺血供丰富,结节最常用穿刺方法多采用超声引导下细针抽吸(FNA)细胞学检查,对肿块较大、血供不甚丰富或高度怀疑淋巴瘤的患者,则需行粗针组织活检(CNB)。

11. 答案:C。

解析:除了 C 项以外均是超声引导下穿刺的绝对禁忌证,而进食常常是某些消化道疾病治疗的禁忌证,如胰腺及胃肠道的疾病穿刺。

12. 答案:A。

解析:胆囊穿刺通过一部分肝脏组织可以更好固定引流管及避免胆汁漏出引起腹膜炎。

13. 答案:E。

解析:肠袢间脓肿只要符合超声介入治疗适应证,就可以进行穿刺。

14. 答案:B。

解析:根据最新囊肿硬化指南,囊肿硬化治疗适应证是直径>5 cm 的单发或多发囊肿;囊肿引起明显临床症状;囊肿合并感染等。而 C,D,E 项非

单纯的囊肿性疾病,硬化治疗会引起严重不良后果,属绝对禁忌证。

15. 答案:E。

解析:酒精蛋白反应实验不变浑浊即蛋白反应实验阴性,说明囊肿可能与肾盂相通,为肾囊肿硬化禁忌证。

16. 答案:D。

解析:囊肿无水乙醇硬化治疗后,因化学性炎症导致治疗后短期内囊肿仍然存在,甚至短期内增大,但这并不能表明治疗失败,因为待炎症期过后,囊液不再分泌,炎性渗出将被吸收,2~6 个月后囊肿将缩小甚至消失。因此,囊肿硬化治疗的疗效应在 6 个月后再行评估。

17. 答案:C。

解析:肿瘤介入治疗间质法特点为作用区域局限,靶向性直接造成肿瘤坏死,对正常组织损伤小等,对正常肝组织、肝功损伤较小。

18. 答案:D。

解析:射频治疗的原理为离子振荡产生热效应,导致病变凝固性坏死。

19. 答案:D。

解析:经皮穿刺肝动脉化疗栓塞(TACE)后肿瘤未完全灭活可以行射频消融术(RFA)补充治疗。

20. 答案:B。

解析:治疗范围应超过肿瘤组织。治疗后应针道消融避免转移。治疗完成时针道凝固针尖温度由高到低。治疗中病人出现疼痛恶心,应先暂停治疗,给予药物,等患者症状平稳再继续治疗。

21. 答案:E。

解析:无水乙醇消融治疗适用于<3 cm 的肝肿瘤。方法为多点注入治疗,包括肿瘤中央、周边及包裹肿瘤包膜。注射时应精准缓慢。酒精用量应覆盖肿瘤及周边至少 0.5 cm 范围。

22. 答案:B。

解析:囊肿硬化治疗后短期增大为正常现象,只有 3~6 个月后无明显变化才能判定失败。肝癌无水乙醇消融后发热为正常现象,一般为低热,无需对症治疗。治疗应根据实际病灶情况每周 1~2 次,治疗结束时不能立即退针避免酒精循针道溢出,导致疼痛。

23. 答案:A。

解析:肝癌射频消融适应证为≤3 个癌灶,最大灶≤3 cm。B,C,D,E 均为射频消融禁忌证。

24. 答案:A。

解析:肿瘤射频消融适应证包括肿瘤大小不超过 5 cm,肿瘤没有侵犯大血管、胆管,没有肝外转移等。当肿瘤数目比较多或肿瘤比较大时,射频消融要跟其他的方法进行有效的联合。

25. 答案:B。

解析:子宫肌瘤消融分级应符合国际妇产科学会 FIGO 分级标准 0~6 级。

B 型题

答案:1. C; 2. A; 3. B。

解析:1. 对于 5 cm 以上的肾囊肿,超声引导下无水乙醇消融治疗是最有效、经济和安全的治疗方法。2. 对于直径约为 4 cm 的肝癌结节,最适宜的治疗方法为热消融治疗,可选用射频或微波消融,本题答案选择只提供了射频消融,故选 A。对于直径约为 5 cm 的肝脓肿,最适宜的治疗方法为超声引导下置管引流。

答案:4. E; 5. A; 6. C。

解析:腔内超声根据病灶的具体部位选择。胃肿瘤的浸润深度可采用经腹超声,而经胃镜超声的分辨力更好。左心耳血栓检查采用经食管超声的显示率更高。经直肠超声引导前列腺穿刺更为精准。

C 型题

1.(1)答案:B。

解析:肝硬化病史、右肝低回声结节伴晕圈都是有原发性肝癌的超声特征。

(2)答案:E。

解析:超声引导穿刺活检取得病理是明确诊断的最适宜检查。

(3)答案:C。

解析:AFP 是有原发性肝癌的特异性指标,CEA 多为胃肠道恶性肿瘤的标准物,CA125 多为卵巢恶性肿瘤的标志物。

(4) 答案:D。

解析:原发性肝癌,肝功能失代偿,最佳的方法是超声引导局部介入治疗,创伤小,并发症少,治疗效果确切。

(5) 答案:B。

解析:超声引导局部介入治疗,创伤小,并发症少,治疗效果确切。

(6) 答案:C。

解析:超声造影检查可以进一步明确诊断,确定病灶位置和范围,在发现小病灶方面也有优势。

(7) 答案:E。

解析:门脉广泛瘤栓是经皮射频治疗的禁忌证。

(8) 答案:C。

解析:射频治疗范围一般设计为球形,超出肿瘤边缘 0.5 cm 以上。

(9) 答案:C。

解析:烧灼针道的温度应为 70 ℃ 以上,避免针道种植。

(10) 答案:A。

解析:射频最常见的并发症为出血。

2. (1) 答案:F。

解析:胰头低回声,边界不清,形态不规则,胰尾部胰管扩张符合胰腺癌超声特征。

(2) 答案:CDE。

解析:增强 CT、增强 MRI、超声造影可以更清晰地显示肿块的结构及血供情况。

(3) 答案:E。

解析:胰腺超声引导细针穿刺活检既相对安全,又可以取得相对理想的组织。

(4) 答案:CD。

解析:血常规显示 WBC 增高,有感染迹象,因此应延期穿刺,给予抗感染治疗。

(5) 答案:ABCE。

解析:穿刺根据肿块位置选择路线,尽量减少穿刺次数以减少创伤,避开血管、肠管、胰管以避免严重并发症。

(6) 答案:ABDE。

解析:穿刺后应避免活动,短期禁食,注意观察,并复查超声,观察有无积液或出血。

(7) 答案:ABCDEF。

解析:以上几点都是胰腺穿刺后常见的并发症。

(8) 答案:ABCDEF。

解析:所有选项均适合采取。

(9) 答案:ABCDEF。

解析:以上几点都符合无菌操作的要点。

(10) 答案:BCDEF。

解析:对不能配合经皮穿刺手术的患者不能行穿刺术,避免因无法配合引起的路径偏移而产生脏器损伤。

X 型题

1. 答案:ABCD。

解析:化疗性药物注入属治疗性超声介入。

2. 答案:ABDE。

解析:伴少量腹腔积液者不属于禁忌证。

3. 答案:ABC。

解析:D,E 两项不在超声引导下治疗,经导管栓塞一般由 DSA 引导,全身化学治疗属于综合化疗。

4. 答案:ABD。

解析:超声引导介入治疗的优点包括便捷、灵活、价廉、精准、创伤小等。

5. 答案:ABC。

解析:穿刺距离需要视穿刺路径安全而定,首选粗针组织学活检。

6. 答案:ABC。

解析:腹腔脏器部分(肝脏)必须经过部分正常组织,而胰腺、肾脏肿瘤应避开正常组织。

7. 答案:AC。

解析:蛋白凝固实验和囊肿内注入超声造影剂造影可判断囊肿是否与肾盂相通。

8. 答案:ABCD。

解析:腔内超声是指将特制的管状超声探头放置于人体的天然腔道内进行超声检查,可以避免经体表超声检查时,超声切面上复杂的解剖结构以及多重伪影,从而使得被检查的器官显示得更为清晰。包括经食管超声、经直肠超声、经尿道超声、经阴道超声。经会阴超声并非腔内超声。

综合测试题 1

一、单选题

1. 超声波是指频率在什么范围的机械波？（　　）
A. 大于 20 Hz
B. 小于 20 Hz
C. 大于 2000 Hz
D. 大于 20 kHz
E. 大于 200 kHz

2. 超声换能器是利用什么原理发射超声的？（　　）
A. 正压电效应
B. 逆压电效应
C. 多普勒效应
D. 惠更斯原理
E. 傅里叶变换

3. 下列叙述中，哪项是不正确的？（　　）
A. 相同频率的超声，在不同的介质中传播时，其波长也不同
B. 相同频率的超声，在不同的介质中传播时，声速不相同
C. 不同频率的超声，在相同的介质中传播，其波长不同
D. 不同频率的超声，在相同的介质中传播，其传播速度不同
E. 两种介质的声阻抗不同，超声在其内的传播速度也不同

4. 频率为 3.0 MHz 的超声在人体中传播时，假定声速为 1500 m/s，理论上波长是多少？（　　）
A. 0.3 mm
B. 0.5 mm
C. 1.0 mm
D. 1.5 mm
E. 5 mm

5. 人体组织内引起超声波反射的条件是（　　）。
A. 相邻两种物质的声阻抗相等
B. 两种物质之间的声阻抗差 > 1/1000
C. 声波与界面平行
D. 界面径线小于波长的 1/2
E. 以上均不是

6. 人体软组织内的声速接近（　　）。
A. 340 m/s
B. 1000 m/s
C. 1540 m/s
D. 5400 m/s
E. 18600 m/s

7. 超声的纵向分辨率是分辨轴向两个点最小距离的能力，其理论计算值与波长（λ）有关，应是（　　）。
A. $\frac{1}{5}\lambda$
B. $\frac{1}{4}\lambda$
C. $\frac{1}{2}\lambda$
D. λ
E. 2λ

8. 当远场回声过低，声像图不清楚时，下列调节正确的是（　　）。
A. 增大检测深度
B. 使用增益补偿（TCG）调节
C. 减小增益
D. 换用 M 型观察
E. 调节监视器的显示

9. 诊断用超声仪器的图像质量主要取决于（　　）。
A. 纵向分辨力
B. 横向分辨力
C. 侧向（厚度）分辨力
D. 探头的频率
E. 时间分辨力

10. 对轴向分辨力最直接的影响因素是（　　）。
A. 穿透深度
B. 声波的波长
C. 声阻抗
D. 入射的角度
E. 声束的宽度

11. 在行颅脑超声检查时，能较完整地显示 Willis 环的检查窗是（　　）。

A. 颞窗　　　　　　　B. 枕窗

C. 眼窗　　　　　　　D. 额窗

E. 顶窗

12. 甲状腺腺瘤与结节性甲状腺肿的主要鉴别点是（　　）。

A. 结节大小　　　　　B. 结节数目

C. 有无包膜　　　　　D. 有无囊性变

E. 有无钙化点

13. 关于甲状腺的静脉引流,下列哪项是错误的?（　　）

A. 甲状腺侧叶上部的血流经甲状腺上静脉流入颈内静脉

B. 侧叶前部和中部的血液经甲状腺中静脉流入颈内静脉

C. 侧叶下部的血液经甲状腺下静脉流入无名静脉

D. 以上都对

E. 以上都不对

14. 位于甲状腺下动脉、静脉后下方发现一低回声结节,圆形,有包膜,它最可能是（　　）。

A. 甲状腺结节

B. 淋巴结

C. 转移癌

D. 甲状旁腺腺瘤

E. 甲状腺炎

15. 成人妇女超声检查时,在皮肤与乳腺腺体之间见一个三角形强回声条,它最可能是（　　）。

A. 纤维组织　　　　　B. 脂肪组织

C. 库柏韧带　　　　　D. 腺体变异

E. 乳腺导管

16. 乳腺增生超声最佳的检查时机是（　　）。

A. 月经期　　　　　　B. 月经后1周

C. 黄体期　　　　　　D. 妊娠期

E. 哺乳期

17. 乳腺溢液时首先应考虑（　　）。

A. 乳腺增生症

B. 导管乳头状瘤

C. 纤维腺瘤

D. 脂肪坏死

E. 乳腺囊肿

18. 患者女,28岁,产后三个月,右侧乳房红肿、疼痛,超声显示:病变区回声紊乱,边界模糊、增厚,欠清晰,内有形态不规则无回声区。最可能的诊断是（　　）。

A. 乳腺囊性增生症

B. 急性乳腺炎

C. 乳腺囊肿

D. 乳腺脓肿

E. 炎性乳癌

19. 乳腺腺体内肿块小而硬,内部回声不均匀,后方衰减明显,最可能是哪一种乳腺癌?（　　）

A. 乳头状导管癌

B. 髓样癌

C. 硬癌

D. 单纯癌

E. 炎性乳癌

20. 正常成人的二尖瓣口面积是（　　）。

A. $1.0 \sim 2.0 \, cm^2$

B. $2.0 \sim 3.0 \, cm^2$

C. $3.0 \sim 4.0 \, cm^2$

D. $4.0 \sim 6.0 \, cm^2$

E. $6.0 \sim 8.0 \, cm^2$

21. 下列哪项不是引起左房增大的原因?（　　）

A. 限制型心脏病

B. 扩张型心脏病

C. 缩窄性心包炎

D. 二尖瓣关闭不全

E. 肺动脉瓣狭窄

22. 正常人静息状态下的心动周期中,下属分期中哪一时相最长?（　　）

A. 等容舒张期　　　　B. 快速充盈期

C. 减慢充盈期　　　　D. 快速射血期

E. 减慢射血期

23. 下列指数哪项不反映左心泵功能?（　　）

A. 心输出量

B. 射血分数

C. 心室容积

D. 室壁收缩期增厚率

E. 每搏量

24. 冠状动脉左前降支不分布哪段室壁?（　　）

A. 下壁心尖段

B. 前室间隔中段

C. 前壁中段

D. 后壁基底段

E. 侧壁心尖段

25. 正常左室收缩功能时,重度主动脉瓣狭窄峰值速度( )。

A. 大于5.0 m/s B. 大于4.5 m/s

C. 大于4.0 m/s D. 大于3.5 m/s

E. 大于2.5 m/s

26. 下列哪种疾病属于右向左分流的先心病? ( )

A. 房间隔缺损

B. 室间隔缺损

C. 主动脉窦瘤破裂

D. 冠状动脉瘤

E. 法洛四联征

27. 马方综合征心血管病变主要病理为( )。

A. 主动脉内膜组织破坏

B. 主动脉外膜组织薄弱

C. 主动脉瓣病变

D. 主动脉壁中层弹力纤维组织明显消失

E. 继发于心内膜炎症

28. 主动脉窦瘤破裂最常见的情形是( )。

A. 右冠状动脉窦瘤破入右室和无冠状动脉窦瘤破入右房

B. 右冠状动脉窦瘤破入右室和无冠状动脉窦瘤破入左房

C. 无冠状动脉窦瘤破入右室和无冠状动脉窦瘤破入左房

D. 右、无冠状动脉窦瘤均易破入右房

E. 左冠状动脉窦瘤破入左房

29. 原发孔房间隔缺损在二维超声检查时有什么所见? ( )

A. 显示房间隔最低位处(房、室间隔连接处)缺损

B. 显示左心室扩大

C. 显示房间隔最上部(近心房顶部处)缺损

D. 显示室间隔上段缺损

E. 显示房间隔中央部缺损

30. 右室双出口与完全型大动脉转位的超声鉴别要点是( )。

A. 前者合并肺动脉狭窄,后者少见肺动脉狭窄

B. 前者主动脉和肺动脉均起自右心室,后者主动脉起自右心室,肺动脉起自左心室

C. 前者右心室大,后者右心室正常

D. 前者室间隔缺损大、后者小

E. 前者常伴右位心、后者无

31. 一动脉导管未闭患者,血压为130/80 mmHg,频谱法测得导管口舒张期最大流速为3.3 m/s,估计此患者肺动脉舒张压为( )。

A. 无肺动脉高压

B. 轻度肺动脉高压

C. 中度肺动脉高压

D. 重度肺动脉高压

E. 肺动脉压大于主动脉压

32. 心内膜弹力纤维增生症的主要特征是( )。

A. 多见于成人

B. 心内膜增厚,回声增强,运动减弱或消失

C. 全心扩大,心肌收缩无力

D. 心内膜不增厚

E. 进行性左侧心力衰竭症状

33. E峰值正常,减速度缓慢;A峰明显增高。可见于哪种疾病? ( )

A. 高心病

B. 扩张型心肌病

C. 肥厚型心肌病

D. 肺心病

E. 冠心病

34. 声像图上中肝静脉右后方、右肝静脉前方实质内肿物的正确定位是( )。

A. 右后叶

B. 右后叶上段

C. 右前叶

D. 左内叶与右前叶交界处

E. 右后叶下段

35. 下列疾病中,最容易引起门静脉侵犯形成瘤栓的是( )。

A. 肝腺瘤 B. 肝细胞癌

C. 肝转移癌　　　　D. 胆囊癌

E. 淋巴瘤

36. 中年女性,肥胖,4 年前因右侧乳腺癌做根治术,无肝炎病史,超声检查发现肝弥漫回声增强,左内叶有一低回声区,大小为 3 cm×4 cm,形态不规则,有正常血管穿过,诊断应首先考虑下面哪组疾病的鉴别?(　　)

A. 肝脓肿与肝转移癌

B. 非均匀性脂肪肝与肝转移癌

C. 原发性肝癌与肝转移癌

D. 肝囊肿与肝转移癌

E. 肝包虫病与肝转移癌

37. 正常成人左右肝管超声内径测值(　　)。

A. 小于 1.0 mm　　B. 小于 1.5 mm

C. 小于 2.0 mm　　D. 小于 2.5 mm

E. 小于 3.0 mm

38. 患者男,40 岁,脾脏增大,回声轻度减低,实质内探及多个圆形低回声及无回声结节,边界清楚,可提示诊断为(　　)。

A. 脾恶性淋巴瘤

B. 脾结核

C. 脾梗死

D. 脾血管瘤

E. 脾转移癌

39. 胆总管十二指肠上段位于(　　)。

A. 下腔静脉前方

B. 下腔静脉后方

C. 门静脉右前方

D. 门静脉右后方

E. 肝固有动脉后方

40. 肝胰壶腹部梗阻的病人出现胆囊肿大和无痛性黄疸,称为(　　)。

A. WES 征

B. 胆总管囊肿

C. Courvoisier 征

D. 哈德门袋

E. 胆囊扩张

41. 第二常见的胰腺实性肿瘤是(　　)。

A. 胰岛素瘤

B. 实性假乳头状瘤

C. 神经内分泌肿瘤

D. 导管内乳头状黏液性瘤

E. 胰腺癌

42. 关于肾脏解剖描述中,下列哪项是错误的?(　　)

A. 肾脏位于腹膜后脊柱两旁的肾窝内

B. 左肾较右肾略大

C. 左肾较右肾位置高 1~2 cm

D. 肾门部结构从前向后依次为肾静脉、肾动脉、肾盂

E. 肾门结构从上向下依次为肾静脉、肾动脉、肾盂

43. 下列儿童肾母细胞瘤(Wilms 瘤)声像图特点组合中,正确的是(　　)。

① 瘤体较大,边界清晰　② 内回声不均,呈混合性回声　③ 瘤体小,边界不清晰　④ 内回声低、均质　⑤ 残余肾组织受压肾盂变形,可合并肾盏积水

A. ①②⑤　　　　　　B. ③④⑤

C. ①⑤　　　　　　　D. ②⑤

E. ①②④⑤

44. 下列关于重复肾的描述,错误的是(　　)。

A. 肾窦回声分上、下两部分,互不相连

B. 肾脏萎缩

C. 积水时,往往合并同侧输尿管积水

D. 肾外形可见明显异常

E. 应与双肾盂鉴别

45. 关于前列腺癌与前列腺增生的鉴别,下列哪项不正确?(　　)

A. 前列腺癌多数左右不对称,边界不整齐

B. 前列腺癌内腺出现低回声结节

C. 内诊前列腺癌质硬

D. 病变部位血供增多

E. PSA 升高

46. 下列有关肾上腺皮质腺瘤的叙述,错误的是(　　)。

A. 分功能性或非功能性两种

B. 功能性腺瘤主要为库欣腺瘤和 Conn 腺瘤,偶为分泌性激素的腺瘤

C. 各类腺瘤具有完整的包膜

D. 非功能腺瘤直径多在 3 cm 以下,功能性腺瘤通常较大

E. 库欣腺瘤在库欣综合征中占 15%～30%，Conn 腺瘤在原发性醛固酮增多综合征中占 30%～50%

47. 肾上腺嗜铬细胞瘤恶性的百分比约为（　　）。

A. 5%　　　　　　　B. 10%

C. 30%　　　　　　D. 50%

E. 90%

48. 超声显示正常胃壁的层次结构从内至外是（　　）。

A. 黏膜层、固有肌层、浆膜层

B. 黏膜层、黏膜下层、肌层、浆膜下层、浆膜层

C. 黏膜层、黏膜肌层、黏膜下层、肌层、浆膜层

D. 黏膜层、肌层、黏膜下层

E. 浆膜层、黏膜肌层、黏膜层

49. 胃间质瘤起源于胃壁的（　　）。

A. 浆膜层　　　　　B. 黏膜层

C. 黏膜下层　　　　D. 黏膜肌层

E. 固有肌层

50. 十二指肠水平段位于（　　）。

A. 肠系膜上动脉前方

B. 肠系膜上动脉后方

C. 肠系膜上动脉上方

D. 下腔静脉后方

E. 腹主动脉后方

51. 子宫动脉起自哪条动脉？（　　）

A. 左肾动脉（左侧），腹主动脉（右侧）

B. 腹主动脉

C. 髂内动脉

D. 髂外动脉

E. 髂总动脉

52. 妇科恶性肿瘤的血流频谱特点是（　　）。

A. 低速低阻　　　　B. 低速高阻

C. 高速高阻　　　　D. 高速低阻

E. 高速无阻

53. 子宫肌瘤变性与下面哪项声像图表现最相关？（　　）

A. 肌瘤直径<2 cm

B. 肌瘤位置：如黏膜下肌瘤

C. 肌瘤较大，内见无回声区

D. 单发肌瘤

E. 多发肌瘤

54. 绝经后妇女发现子宫内膜局限性增厚，首先考虑的疾病是（　　）。

A. 子宫息肉

B. 子宫肌瘤变性

C. 子宫内膜癌

D. 绒毛膜上皮癌

E. 子宫内膜增生

55. 下列哪项不符合子宫内膜异位症？（　　）

A. 随月经周期变化

B. 发生于子宫肌层称子宫肌腺症

C. 发生于卵巢称巧克力囊肿

D. 良性疾病，不发生远处转移和种植

E. 可种植于盆腔

56. 绝经后阴道大量恶臭分泌物，短期内超声多次检测发现子宫和原有肌瘤迅速增大，考虑为（　　）。

A. 子宫肌瘤退变

B. 子宫肉瘤

C. 葡萄胎

D. 子宫内膜癌

E. 子宫肌瘤红色样变

57. 绒毛膜癌是恶性滋养叶疾病中恶性程度最高的肿瘤，百分之几继发于葡萄胎？（　　）

A. 20%～30%　　　B. 40%～50%

C. 60%～70%　　　D. 大于 80%

E. 10%～20%

58. 下列哪种肿瘤与麦格综合征有关？（　　）

A. 子宫肌瘤　　　　B. 子宫体癌

C. 卵巢纤维瘤　　　D. 输卵管癌

E. 库肯勃瘤

59. 超声检测妊娠囊内首先显示的结构是（　　）。

A. 卵黄囊　　　　　B. 胚芽

C. 羊膜囊　　　　　D. 胚盘

E. 心管

60. 妊娠 22 周，胎儿肾盂宽度正常测值（　　）。

A. 小于 4 mm　　　B. 小于 5 mm

C. 小于 6 mm　　　D. 小于 7 mm

E. 小于 8 mm

61. 下列哪项不是超声判断胎儿宫内生长迟缓的指标?( )
A. 双顶径
B. 羊水
C. 腹围
D. 头围
E. 股骨长

62. 下列关于婴儿型多囊肾的叙述,哪项是正确的?( )
A. 胎儿期肾脏出现少数囊泡是正常的
B. 主要为大囊泡
C. 在晚孕之前总有表现
D. 肾脏可表现为实质性强回声
E. 肾脏体积较正常小

63. 下列哪项不是胎儿畸形超声检测的线索?( )
A. 羊水过多
B. 头、躯干之比异常
C. 胎动异常
D. 前置胎盘
E. 妊娠早期胎儿宫内发育明显迟缓

64. 十二指肠闭锁或狭窄最可能合并的染色体异常为( )。
A. 13-三体
B. 18-三体
C. 21-三体
D. 45,XO
E. 三倍体

65. 全前脑畸形最可能合并的染色体异常是( )。
A. 13-三体
B. 18-三体
C. 21-三体
D. 45,XXX
F. 三倍体

66. 胎儿中枢神经系统最常见的畸形是( )。
A. 无脑儿
B. 脑积水
C. 脊柱裂
D. 全前脑无裂畸形
E. 脑肿瘤

67. 穿支静脉是( )。
A. 下肢静脉与盆腔静脉的交通静脉
B. 小腿静脉与大腿静脉的交通静脉
C. 慢性静脉疾病时的侧支静脉
D. 浅静脉和深静脉的交通静脉
E. 大隐静脉和小隐静脉的交通静脉

68. 下肢深静脉血栓在时限上分为急性、亚急性和慢性,请指出急性血栓的发病时间段:( )。
A. 1~2周
B. 3~4周
C. 2~3个月
D. 4~6个月
E. 6个月以上

69. 以下哪项是诊断动静脉瘘最特异的征象?( )
A. 瘘口近、远端动脉增宽、变细
B. CDFI可直接显示瘘口及该处五彩血流和色彩倒错
C. 脉冲多普勒显示瘘口处高速湍流频谱
D. 瘘道近端静脉内出现动脉化血流频谱
E. 瘘道近端动脉呈高速低阻单向血流频谱

70. 下列有关下肢静脉的描述,不正确的是( )。
A. 大隐静脉为全身最长的静脉
B. 浅静脉多与同名动脉伴行
C. 小隐静脉经外踝后方上行
D. 深静脉走行于深筋膜深面
E. 小腿深静脉均以两条静脉与同名的一条动脉伴行

71. 四肢动脉正常的多普勒频谱是( )。
A. 单相波
B. 双相波、单相波
C. 双相波
D. 三相波
E. 单相波、三相波

72. 正常颈外动脉血流频谱是下列哪种形态?( )
A. 低阻力频谱
B. 高阻力频谱
C. 收缩期双峰、舒张期三峰频谱
D. 三相血流频谱
E. 宽频双峰递减型频谱

73. 下肢深静脉血流的频谱多普勒波形特点是( )。
A. 呈有规律的尖峰脉动波形
B. 频谱波形无方向性
C. 频谱为方向速度永远恒定的波形
D. 呈连续不断但可受呼吸影响而有起伏的波形

E. 在零位基线上、下出现幅度高低不等的无规律波形

74. 锁骨下动脉窃血综合征最重要的超声诊断依据是（　　）。

A. 患侧上肢脉搏减弱或消失

B. 患侧上肢动脉二维图像无异常改变

C. 患侧上肢动脉脉冲多普勒频谱反向血流减少或消失，血流速度减慢

D. 患侧椎动脉脉冲及彩色多普勒呈现反向血流

E. 患侧椎动脉仍存在舒张期正向血流

75. 从颞窗检查脑底动脉，距离探头最近的动脉应该是哪支动脉？（　　）

A. 大脑前动脉　　　　B. 大脑中动脉

C. 大脑后动脉　　　　D. 前交通动脉

E. 后交通动脉

76. 超声检查发现，右下颌角下方，胸锁乳突肌内侧深部的颈总动脉分叉处 5 cm×3 cm 大小低回声包块，边界清楚、规整，包块造成颈内及颈外动脉向两侧推移，包块内部有较丰富的动、静脉血流，并可见颈外动脉的分支进入包块内，请就此超声表现作出诊断：（　　）。

A. 颈神经纤维瘤

B. 颈神经鞘瘤

C. 颈交感神经鞘瘤

D. 颈动脉瘤

E. 颈动脉体瘤

77. 穿过腮腺内的神经是（　　）。

A. 颈神经　　　　　　B. 喉返神经

C. 面神经　　　　　　D. 咽神经

E. 舌神经

78. 无痛性腮腺肥大，如果是单侧的，应该与下列哪种疾病相鉴别？（　　）

A. 急性化脓性腮腺炎

B. 腮腺混合瘤

C. 腮裂囊肿

D. 颈部何杰金氏病

E. 颈部淋巴结核

79. 关于淋巴结的病变，下列叙述错误的是（　　）。

A. 淋巴结炎是由细菌、病毒及真菌等感染引

起的

B. 急性淋巴结炎时，血供丰富，血管分布杂乱

C. 淋巴结结核时，髓质偏心、变形或显示不清

D. 淋巴结反应增生时，形态多呈椭圆形，长径和厚径之比＞2

E. 非霍奇金淋巴瘤可发生于淋巴结外淋巴组织

80. 原发性睾丸恶性肿瘤最常见的是（　　）。

A. 精原细胞瘤

B. 胚胎癌

C. 未成熟性畸胎瘤

D. 淋巴瘤

E. 卵黄囊瘤

81. 原发性恶性骨肿瘤中，临床发病率最高、超声检查发现最多、恶性度最大的肿瘤是（　　）。

A. 成骨肉瘤

B. 软骨肉瘤

C. 滑膜肉瘤

D. 纤维肉瘤

E. 骶尾部脊索瘤

82. 关于转移性骨肿瘤的超声表现的叙述，不正确的是（　　）。

A. 局限性骨质破坏

B. 边缘不整齐

C. 内部呈均匀性低回声或不规则强回声

D. 晚期肿瘤穿破皮质后在软组织内出现包块

E. 肿瘤内彩色血流信号不显示

83. 以下哪项不是急性肩袖撕裂的声像图表现？（　　）

A. 肌腱断端向中心端回缩，肌腱回声中断或不显示

B. 三角肌下滑囊与肱骨头间距变小，断端间可有低或无回声区

C. 肌腱回声不均匀，变薄、不连续

D. 肌腱回声增强，边缘不清，断端有低或强回声伴声影

E. 肩峰下滑囊积液是肩袖撕裂的重要间接征象

84. 超声引导下射频消融治疗肝脏恶性肿瘤的禁忌证不包括（　　）。

A. 弥漫型肝癌

B. 广泛门静脉瘤栓

C. 不可纠正的凝血功能障碍

D. 经皮穿刺肝动脉化疗栓塞（TACE）后肿瘤未完全灭活

E. 肝门部胆管癌

85. 激光消融的特点有（　　　）。

A. 消融病灶大,适合2 cm以上病灶消融

B. 能量辐射快,所需时间较微波消融短

C. 消融区位于光纤的前方

D. 消融区位于光纤的后方

E. 消融区位于光纤的正中

二、多选题

86. 有关超声的穿透力,说法错误的是（　　　）。

A. 能产生有效反射回声的超声传播距离称穿透力

B. 穿透力主要与超声频率有关,频率越高,在人体中的衰减也越大,穿透力越小

C. 一般说来,超声穿透力越好,图像分辨力越高

D. 声速越快,穿透力越大

E. 波长越小,穿透力越大

87. 下列有关热指数（TI）的说法,正确的是（　　　）。

A. TI为总声能输出量与组织温度升高1℃所需的声能之比

B. 局部缩放可提高帧频,使TI值增大

C. 增加彩色速度范围可能会使TI值增大

D. 检查深度增加,帧频减小,TI值降低

E. 减小二维扇区宽度或彩色扇区宽度可使帧频提高,故TI增大

88. 关于颅内压升高的超声表现,下列叙述错误的有（　　　）。

A. 颅内压升高早期,以舒张期末流速下降为主

B. 血流频谱表现为收缩峰高尖,S2峰消失,舒张期前切迹加深

C. 随颅内压的升高,PI值进行性增加

D. TCD表现为典型的钉子波改变

E. 收缩期血流方向逆转,出现"振荡型"血流频谱改变

89. "火海征"见于下列哪种疾病?（　　　）

A. 桥本甲状腺炎

B. 单纯性甲状腺肿

C. 甲状腺腺瘤

D. 亚急性甲状腺炎

E. 毒性甲状腺肿

90. 下列疾病可引起甲状旁腺功能亢进的是（　　　）。

A. 甲状旁腺腺瘤

B. 甲状旁腺增生

C. 甲状旁腺癌

D. 多发性内分泌腺瘤Ⅰ

E. 多发性内分泌腺瘤Ⅱ

91. 扩张型心肌病左房室瓣的声像图特征包括（　　　）。

A. "钻石征"

B. 左房室瓣舒张期震颤波

C. SAM现象

D. 大心腔、小瓣口改变

E. 左房室瓣吊床征

92. 肺动脉栓塞患者可出现的超声表现包括（　　　）。

A. 右心增大,右心室流出道增宽

B. 主肺动脉及左、右肺动脉增宽

C. 肺动脉内不规则团块样回声

D. 肺动脉内未探及确切附加回声

E. 室间隔运动异常

93. 常见的胰腺囊性肿瘤病理类型有（　　　）。

A. 浆液性囊腺瘤

B. 黏液性囊腺瘤

C. 实性假乳头状瘤

D. 导管内乳头状黏液性瘤

E. 神经内分泌肿瘤

94. 有关肾上腺转移性肿瘤,下列说法正确的是（　　　）。

A. 多数来源于肾癌

B. 常为双侧

C. 常影响肾上腺内分泌功能

D. 肿瘤内常有坏死和出血

E. 常为2～5 cm,也可更大

95. 有关精索静曲张,超声检查正确的是（　　　）。

A. 99%发生在左侧

B. 精索静脉宽度＜2 mm

C. 病人站立位检查更佳

D. 精索静脉内径≥3 mm

E. 精索鞘膜积液

96. 真性腹主动脉瘤的超声诊断标准有（　　）。

A. 腹主动脉外径＞3.0 cm

B. 腹主动脉内径＞3.0 cm

C. 腹主动脉最宽处外径较相邻正常段外径增大1.5倍以上

D. 腹主动脉最宽处内径较相邻正常段外径增大1.5倍以上

E. 腹主动脉管腔被分成两部分，即真腔和假腔

97. 肌腱炎的声像图表现有（　　）。

A. 肌腱纤细

B. 肌腱回声弥漫性增强

C. 肌腱回声减低

D. 肌腱内可见钙化灶

E. 肌腱内可见无回声

98. 下列哪项不是囊肿无水酒精硬化治疗的禁忌证？（　　）

A. 酒精过敏

B. 正在服用阿司匹林

C. 正在服用头孢类抗生素

D. 囊肿合并感染

E. 多囊肝、多囊肾的囊肿＞5 cm 具有压迫症状的患者

99. 有关甲状腺结节的射频与微波消融治疗，下列叙述正确的有（　　）。

A. 微波消融热效率高，适合较大的结节

B. 射频消融热效率低于微波消融，更适合较小的结节

C. 射频消融不能用于心脏起搏器或体内植入金属支架的患者

D. 微波消融可用于心脏起搏器或体内植入金属支架的患者

E. 微波消融易炭化，结节吸收所需时间相对较长

100. 经皮经肝胆管穿刺置管引流（PTCD）治疗的目的有（　　）。

A. 引流胆汁，减轻黄疸，改善肝功能

B. 胆道超声造影

C. 晚期恶性肿瘤的姑息性引流治疗

D. 急性化脓性胆管炎胆道引流减压，控制感染

E. 为胆道支架植入建立良好的通道

答　案

1. D　2. B　3. D　4. B　5. B　6. C　7. C

8. B　9. B　10. B　11. A　12. C　13. E　14. D

15. C　16. B　17. B　18. B　19. C　20. D

21. E　22. C　23. C　24. D　25. C　26. E

27. D　28. A　29. A　30. B　31. B　32. B

33. C　34. C　35. B　36. B　37. C　38. A

39. C　40. C　41. C　42. E　43. A　44. D

45. B　46. D　47. B　48. C　49. E　50. B

51. C　52. D　53. C　54. C　55. D　56. B

57. B　58. D　59. A　60. A　61. B　62. D

63. D　64. C　65. A　66. A　67. D　68. A

69. D　70. B　71. D　72. B　73. C　74. D

75. B　76. E　77. C　78. B　79. B　80. A

81. A　82. E　83. D　84. D　85. C　86. CDE

87. ABCDE　88. DE　89. AE　90. ABCDE

91. AD　92. ABCDE　93. ABD　94. BDE

95. ACD　96. AC　97. CD　98. DE

99. ABCDE　100. ACDE

综合测试题 2

一、单选题

1. 与声像图的分辨力最相关的是（ ）。

A. 声波的频率

B. 有效的声束宽度

C. 声阻抗

D. 组织密度

E. 声束的大小

2. 在 M 型超声声像图上,纵坐标和横坐标分别代表的是（ ）。

A. 时间;深度(距离)

B. 深度(距离);时间

C. 速度;时间

D. 时间;速度

E. 速度;深度(距离)

3. 以多普勒原理为基础,利用血流滤波器滤去低幅高频(血流)信息,仅检测心室反射的低频高振幅频移信号,从而显示心肌组织的运动情况的成像方法称为（ ）显像。

A. M 型超声

B. 频谱多普勒

C. 彩色多普勒

D. 组织多普勒

E. 斑点追踪显像

4. 具有距离选通功能,能进行定位分析的 D 型超声是（ ）。

A. 多普勒超声能量图

B. 连续多普勒超声

C. 脉冲多普勒超声

D. 组织多普勒超声

E. 彩色多普勒超声

5. 有关腹膜后深部器官超声检查的仪器调节方法,下列说法正确的是（ ）。

A. 提高探头频率

B. 增大时间增益补偿

C. 改灰阶显示为伪彩显示

D. 饮水后检查

E. 减小超声功率

6. 混响伪像产生的原因与下列哪项有关?（ ）

A. 超声波的反射

B. 超声波的折射

C. 超声波的反射和折射

D. 超声的衰减

E. 图像分辨力降低

7. 超声耦合剂的作用是（ ）。

A. 润滑

B. 保护皮肤

C. 增加透声性

D. 减少音瓣

E. 延长探头使用时间

8. 在频谱多普勒超声声像图上,纵坐标和横坐标分别代表的是（ ）。

A. 差频的数值(速度);时间

B. 深度(距离);时间

C. 时间;差频的数值(速度)

D. 时间;深度

E. 加速度;时间

9. 成人颅脑超声检查中,主要用于检查基底动脉的声窗是（ ）。

A. 颞窗   B. 顶窗

C. 眼窗   D. 枕窗

E. 颌下窗

10. 新生儿脑室内出血的超声检查时间应在（ ）。

A. 出生后 1 d 内

B. 出生后 3 d 内,不迟于 7 d

C. 出生后 7～14 d 内

D. 出生后 14～21 d 内

E. 出生 21 d 后

11. 桥本甲状腺炎的声像图特征是（　　）。

A. 两叶不规则肿大，边缘模糊不清，峡部相对正常

B. 多数可见大小不等的结节回声

C. 结节周围见环状血流，并见丰富分支伸入结节内

D. 甲状腺实质光点粗，分布不均，回声低，有增益调不大感

E. 以上都对

12. 引起继发性甲状旁腺功能亢进最常见的病因是（　　）。

A. 甲状旁腺腺瘤

B. 甲状旁腺增生

C. 甲状旁腺癌

D. 甲状旁腺囊肿

E. 甲状旁腺转移癌

13. 患者男，15 岁，数年来多处骨折伴有关节疼痛，肝肾功能正常，超声显示甲状腺下极背侧 1.0 cm×1.5 cm 低回声结节，包膜完整，血流丰富，它最可能是（　　）。

A. 甲状旁腺增生

B. 甲状旁腺癌

C. 低血钙症

D. 肾结石

E. 甲状旁腺腺瘤

14. 成年女性乳房的主要构成包括（　　）。

A. 皮肤、皮下脂肪及韧带

B. 脂肪、腺叶及小叶

C. 皮肤、皮下脂肪及腺体

D. 皮肤、皮下脂肪及肌肉

E. 腺叶、腺泡及脂肪

15. 下列关于乳腺增生症的叙述，不正确的是（　　）。

A. 好发于生育年龄妇女，月经来潮前疼痛加剧

B. 超声见腺体回声增高，分布不均，呈排列紊乱的粗大点片状

C. 有时见乳腺导管扩张或呈类圆形的无回声区，边界清晰，后方回声增强

D. 有时见腺体呈片状低回声，边界不整，球体

感不强

E. 腺体血流增多、丰富

16. 超声显示乳房皮肤和皮下组织增厚，回声增高，腺体结构紊乱，但难发现肿块的乳腺癌是（　　）。

A. 乳头状导管癌

B. 髓样癌

C. 硬癌

D. 炎性乳癌

E. 单纯癌

17. 乳腺溢液时首先应考虑（　　）。

A. 乳腺增生症

B. 导管乳头状瘤

C. 纤维腺瘤

D. 脂肪坏死

E. 乳腺囊肿

18. 有关等容舒张期的定义，下列哪项是错误的？（　　）

A. 半月瓣关闭

B. 房室瓣未开放

C. 此期时间比减慢舒张期明显延长

D. 心室容积无变化

E. 心室尚无血流充盈

19. 能使左心房前负荷明显增大的是（　　）。

A. 高血压病

B. 三尖瓣关闭不全

C. 主动脉瓣狭窄

D. 动脉导管未闭

E. 肺动脉高压

20. 二尖瓣狭窄时，以下超声检查哪项不正确？（　　）

A. 瓣口血流速度明显增快

B. 肺静脉血流速度亦增快

C. 狭窄早期瓣口血流 A 峰增高

D. 合并心房纤颤时，A 峰消失

E. 左室内可出现湍流信号

21. 主动脉瓣重度狭窄的超声心动图定量指标是（　　）。

A. 瓣口面积<0.5 cm²

B. 瓣口面积<1.0 cm²

C. 瓣口面积<1.5 cm²

D. 瓣口面积<2.0 cm²

E. 瓣口面积<2.5 cm²

22. 先天性心脏病室间隔缺损继发肺动脉高压,什么情况下称为艾森曼格综合征?( )

A. 当室水平发生右向左分流时

B. 当右室扩大时

C. 当室水平发生双向分流时

D. 当右房扩大时

E. 当室水平发生左向右分流时

23. 超声心动图无任何特殊异常的病为( )。

A. 部分型肺静脉异位引流

B. Roger 病

C. 冠状动脉起源于肺动脉

D. 肺动静脉瘘

E. 冠状动脉瘘

24. 下列哪项是法洛四联征的超声表现?( )

A. 主动脉缩小

B. 室间隔缺损并肺动脉狭窄

C. 右心变小

D. 肺动脉扩张

E. 左心扩大

25. 永存动脉干的二维超声检查有什么特殊所见?( )

A. 两个大动脉显示平行并列

B. 肺动脉显示明显大于主动脉

C. 从各个切面图均不能显示独立存在的主肺动脉或其分支,只能从动脉干处显示其存在

D. 肺动脉与左心室连接

E. 肺动脉从冠状动脉起源

26. 下列哪项不引起 EPSS 增大?( )

A. 左心衰竭

B. 左室扩大

C. 扩张型心肌病

D. 肥厚型心肌病

E. 二尖瓣狭窄

27. 下列对三房心(左侧)的二维超声显像所见的叙述,哪项是错误的?( )

A. 左心房内有一隔膜,左心房被分为两部分

B. 左心房内的隔膜上有孔,左心房的两腔相互通连

C. 肺静脉血只回流到右心房

D. 左心房内的隔膜把左心房分为两部分,合并房缺使左心房与右心房交通

E. 肺静脉血仍回流到左心房

28. 下列关于马方氏综合征的二维超声表现的叙述,错误的是( )。

A. 主动脉变宽,伴有二尖瓣退行性变

B. 降主动脉局部缩窄

C. 主动脉根部、升主动脉都明显扩张,形成动脉瘤

D. 主动脉扩张,伴主动脉瓣关闭不全

E. 主动脉形成夹层动脉瘤

29. 主动脉缩窄最常见的部位是( )。

A. 主动脉根部   B. 主动脉窦部

C. 升主动脉   D. 主动脉峡部

E. 降主动脉

30. 右室双出口与完全型大动脉转位的超声鉴别要点是( )。

A. 前者合并肺动脉狭窄,后者少见肺动脉狭窄

B. 前者主动脉和肺动脉均起自右心室,后者主动脉起自右心室,肺动脉起自左心室

C. 前者右心室大,后者右心室正常

D. 前者室间隔缺损大,后者小

E. 前者常伴右位心,后者无

31. 心脏最常见的良性肿瘤是( )。

A. 脂肪瘤   B. 乳头状瘤

C. 黏液瘤   D. 弹力纤维瘤

E. 横纹肌瘤

32. 下列哪项不是左冠状动脉的主要分支?( )

A. 左圆锥支   B. 心室支

C. 后降支   D. 前降支

E. 回旋支

33. 声像图上区别门静脉和肝静脉的最好方法是( )。

A. 门静脉管壁较厚

B. 肝静脉管径较粗

C. 门静脉分支较多

D. 追踪它们的发源处

E. 肝静脉可有搏动

34. 儿童最常见的肝脏恶性肿瘤是（　　）。

A. 肝母细胞瘤

B. 肝转移瘤

C. 肝间叶性错构瘤

D. 血管内皮瘤

E. 肝腺瘤

35. 某乙肝患者于肝右叶探及一较大的强回声团块，强回声区内可见形态不规则无回声区，强回声周边可见低回声晕环绕，CDFI 示团块内部及周边可见多条状和簇状彩色血流分布，PW 示动脉频谱 V_{max} 为 70 cm/s。则下列哪项诊断可能性较大？（　　）

A. 肝细胞癌

B. 胆管细胞癌

C. 转移性肝癌

D. 肝海绵状血管瘤

E. 以上都不是

36. 声像图上，"囊壁-结石-声影"（WES）三联征对应的疾病为（　　）。

A. 胆囊壁钙化

B. 胆囊胆固醇沉着病

C. 胆囊腺癌

D. 胆囊癌

E. 胆囊内充满结石

37. 不是先天性肝外胆管囊状扩张特点的选项是（　　）。

A. 发生癌变的概率增高

B. 胆总管部位出现椭圆形或纺锤形囊肿

C. 囊内可合并结石

D. 囊肿与肝管相通

E. 好发于胆总管的下部

38. 有关胰腺神经内分泌肿瘤，下列说法不正确的是（　　）。

A. 是胰腺第二常见的肿瘤

B. 多为遗传综合征的一部分，少数散发

C. 分为功能性和无功能性两种

D. 功能性以胰岛细胞瘤最为常见

E. 具有高度的异质性，可为良性，也可具有高度侵袭性

39. 关于肾积水，下列哪项不正确？（　　）

A. 任何情况下，肾窦部出现宽为 10 mm 以上无回声区均可诊断为轻度肾积水

B. 肾实质不同程度萎缩为重度肾积水的特征

C. 中度肾积水肾外形无明显改变

D. 梗阻所致轻度肾积水肾动脉阻力明显增高

E. 重度肾积水时多个囊腔连通

40. 关于肾脏血管平滑肌脂肪瘤，下列说法不正确的是（　　）。

A. 强回声肿块，后方衰减不明显

B. 低回声肿块即可除外血管平滑肌脂肪瘤

C. 边界清楚

D. 强弱回声交错，呈"洋葱片样"图形

E. 肿瘤在短期内无迅速增大

41. 纵切肾脏，两肾后部相连，应考虑（　　）。

A. 游走肾　　　　　　B. 马蹄肾

C. 肾异位　　　　　　D. 肾囊肿

E. 肾发育不全

42. 膀胱肿瘤好发于（　　）。

A. 膀胱前壁　　　　　B. 膀胱三角区

C. 膀胱后壁　　　　　D. 膀胱底部

E. 膀胱顶部

43. 膀胱内血块和膀胱肿瘤的最佳鉴别方法是（　　）。

A. 变换体位后团块可否移动

B. 用彩色和频谱多普勒检测有无血流

C. 区别两者内部回声的特点

D. A＋B

E. A＋C

44. 患者男，40 岁，身体健康，在排尿时血压升高，伴有头晕、心悸，无高血压家族史。超声：膀胱壁内见一直径约为 3 cm 的中等回声肿物，呈椭圆形并突向膀胱腔。可能的诊断是（　　）。

A. 腺性膀胱炎

B. 神经源性膀胱

C. 膀胱乳头状瘤

D. 膀胱壁平滑肌瘤

E. 膀胱嗜铬细胞瘤

45. 前列腺增生较少发生的部位是（　　）。

A. 左、右侧叶　　　　B. 内腺

C. 中叶　　　　　　　D. 后叶

E. 前叶

46. 患者女,38 岁,血压 158/95 mmHg,四肢无力,低血钾,血、尿醛固酮水平增高。超声检查发现右肾与肝脏之间一枚 19 mm×19 mm×18 mm 类圆形的低回声团块,根据以上病史,首先考虑诊断为(　　)。

A. Cushing 腺瘤

B. Conn 腺瘤

C. 嗜铬细胞瘤

D. 肾上腺皮质癌

E. 肾上腺皮质增生

47. 患者男,34 岁,阵发性高血压,血压最高达 210/125 mmHg,伴有头痛、心悸和多汗,发作数分钟后可自行缓解。实验室检查:24 h VMA 显著高于正常。超声检查发现右肾与肝脏之间一枚 43 mm×42 mm×38 mm 类圆形的低回声团块,边界清晰,内部有小片状无回声区。根据以上病史,首先考虑诊断为(　　)。

A. Cushing 腺瘤

B. Conn 腺瘤

C. 嗜铬细胞瘤

D. 肾上腺皮质癌

E. 髓样脂肪瘤

48. 当发现双侧嗜铬细胞瘤时,应注意与之鉴别的疾病包括(　　)。

A. von Hippel-Lindau 综合征

B. 多发性内分泌腺瘤病Ⅱ型

C. 多发性内分泌腺瘤病Ⅲ型

D. 家族性嗜铬细胞瘤病

E. 以上均正确

49. 胃壁厚度一般不超过(　　)。

A. 7 mm　　　　　　B. 6 mm

C. 5 mm　　　　　　D. 4 mm

E. 3 mm

50. 以下除哪项外均是先天性肥厚性幽门狭窄的声像特点?(　　)

A. 幽门管长≥20 mm

B. 横断直径≥15 mm

C. 幽门区探及靶环样肿块

D. 幽门壁厚<4 mm

E. 幽门以上部位的胃腔内见潴留物

51. 子宫动脉的正常频谱形态(非妊娠期)是(　　)。

A. 收缩期尖峰,舒张期速度减低,并形成舒张早期"切迹"

B. 高速、低阻波形

C. 低速、低阻波形

D. 收缩期双峰,无舒张早期"切迹"

E. 阻力指数(RI)<0.4

52. 女性生殖器官中最常见的肿瘤是(　　)。

A. 畸胎瘤

B. 子宫肌瘤

C. 宫颈癌

D. 子宫内膜癌

E. 卵巢浆液性囊腺癌

53. 下列关于子宫内膜癌彩色多普勒超声表现的描述,错误的是(　　)。

A. 肿瘤内部可见较丰富血流

B. 肿瘤血管 RI<0.5

C. 肿瘤血管 RI>0.8

D. 肿瘤周边可见丰富血流

E. 肿瘤血管 RI 对鉴别诊断有帮助

54. 下列哪项临床超声表现与子宫发育畸形无关?(　　)

A. 原发性闭经　　　　B. 不孕

C. 习惯性流产　　　　D. 难产

E. 子宫内膜息肉

55. 下列哪项临床和超声表现与葡萄胎无关?(　　)

A. 妊娠剧吐

B. 血清 β-HCG 升高

C. 阴道出血

D. 子宫小于妊娠月份

E. 阴道流出葡萄状水泡

56. 关于卵巢良性黏液性囊腺瘤声像图特点,下列叙述错误的是(　　)。

A. 囊腔内有较多分隔

B. 肿瘤体积较大

C. 无回声内有细小点状回声

D. 囊内无分隔

E. 少数有乳头生长

57. 关于卵巢无性细胞瘤,下列叙述错误的是(　　)。

A. 卵巢恶性生殖细胞实性肿瘤

B. 常见于儿童及青年妇女

C. 肿瘤彩色多普勒血流显像显示丰富血流

D. 卵巢性实性良性肿瘤

E. 卵巢少见肿瘤

58. 排卵前正常卵泡最大直径范围是（　　）。

A. 8～10 mm　　　　B. 10～17 mm

C. 17～24 mm　　　　D. 30～35 mm

E. 35～40 mm

59. 经腹壁超声检查，显示妊娠囊的妊娠周数是（　　）。

A. 2～3　　　　B. 3～4

C. 5～6　　　　D. 7～8

E. 9～10

60. 早孕期间，根据头臀长度（CRL）计算孕龄的简易公式是（　　）。

A. 孕周 = CRL(cm)

B. 孕周 = CRL(cm) + 3

C. 孕周 = CRL(cm) + 5

D. 孕周 = CRL(cm) + 6.5

E. 孕周 = CRL(cm) + 4

61. 利用超声检测技术最早在几周能显示胎心搏动？（　　）

A. 5～6 周　　　　B. 6～7 周

C. 7～8 周　　　　D. 8～9 周

E. 10～12 周

62. 超声检查至少在妊娠几周后才能较好地看到胎儿？（　　）

A. 2 周　　　　B. 4 周

C. 6 周　　　　D. 8 周

E. 9 周

63. 胎儿腹围测量一般用于孕（　　）周，可以补充胎儿双顶径估测胎龄的不足。

A. 9～12　　　　B. 16～20

C. 20～28　　　　D. 28～32

E. 36～42

64. 孕 30～36 周双顶径平均每周增长约（　　）。

A. 1.0 mm　　　　B. 1.5 mm

C. 2.0 mm　　　　D. 2.5 mm

E. 3.0 mm

65. 异位妊娠时，人类绒毛膜促性腺激素（HCG）一般是（　　）。

A. 比正常宫内妊娠稍高

B. 比正常宫内妊娠低

C. 比正常宫内妊娠高 50%

D. 比正常宫内妊娠高 100%

E. 与正常宫内妊娠相同

66. 超声检测羊水过少，下列哪项可能性最小？（　　）

A. 无脑儿

B. 过期妊娠

C. 肾发育不全

D. 羊膜早破

E. 胎儿水肿

67. 颈内动脉血流频谱是下列哪种表现？（　　）

A. 低阻力频谱

B. 高阻力频谱

C. 舒张期三峰频谱

D. 宽频毛刺样频谱

E. 窄频三峰递减型频谱

68. 下列哪支血管为颈内动脉第一分支？（　　）

A. 眼动脉

B. 视网膜中央动脉

C. 睫状后长动脉

D. 睫状后短动脉

E. 睫状前动脉

69. 一侧颈内动脉闭塞，患者可无临床症状，是因为（　　）。

A. 同侧颈外动脉未闭塞

B. 对侧颈内动脉未闭塞

C. 正常脑底动脉环可迅速建立侧支循环

D. 双侧椎动脉未闭塞

E. 颅内血管变异

70. 急、慢性血栓的主要区别是（　　）。

A. 血栓形成

B. 血栓再通血流信号可增多

C. 血栓局部不能压瘪

D. 血流信号消失或减少

E. 血栓回声强弱和管腔有无扩张

71. 四肢静脉超声检查的内容不包括( )。

A. 观察静脉变异、内膜、管腔内回声情况

B. 测量静脉内径

C. 观察静脉管腔内是否有自发性血流信号以及血流信号的充盈情况

D. 检查瓣膜功能

E. 通过压迫试验来判断有无静脉血栓

72. 肢体动脉急性栓塞的临床表现不包括( )。

A. 疼痛　　　　　　B. 麻木

C. 潮红　　　　　　D. 苍白

E. 运动障碍

73. 椎动脉中度狭窄的频谱多普勒超声表现为( )。

A. 血流频谱反向

B. 血流速度减低

C. 血流速度正常

D. 无血流

E. 血流速度增快

74. 以下哪项不符合血栓闭塞性脉管炎?( )

A. 好发于青壮年

B. 病变主要发生在中、小型动脉及其伴行静脉

C. 病变很少呈节段性改变,表现为动静脉弥漫性受累

D. 常伴发血栓性浅静脉炎

E. 一般无钙化斑块

75. 下列有关多发性大动脉炎的描述,哪项是不正确的?( )

A. 好发于主动脉弓和胸腹主动脉及其分支

B. 根据病变动脉部位,可分为头臂型、胸腹主动脉型、肾动脉型和混合型

C. 病理表现局限于动脉内膜的病变

D. 疾病晚期病变段动脉狭窄和闭塞

E. 青年女性多见

76. 腮腺炎的超声特征是( )。

A. 弥漫性增大

B. 急性期呈低回声

C. 慢性期呈强回声

D. 腮腺血流信号增多

E. 以上都是

77. 下列关于腮腺混合瘤的描述,哪项是错误的?( )

A. 又称多形性腺瘤

B. 为涎腺中发病率最高的良性肿瘤

C. 肿瘤生长迅速,多不伴其他症状

D. 单侧发病常见

E. 与周围组织无粘连,可有一定限度的活动

78. 附睾炎在不同阶段的声像图表现是( )。

A. 附睾增大

B. 附睾显示中等回声

C. 化脓时附睾出现无回声区

D. 如有钙化,后方出现声影

E. 以上都是

79. 肌肉骨骼系统超声检查中,各向异性伪像最常见于( )。

A. 肌肉组织　　　　B. 脂肪组织

C. 骨骼表面　　　　D. 肌腱组织

E. 神经组织

80. 患者女,50岁,因"右侧肘关节外侧疼痛1周"来诊。疼痛致无法拧毛巾,1个月前曾参加羽毛球比赛。最可能的诊断是( )。

A. 肘关节慢性扭伤

B. 网球肘

C. 高尔夫球肘

D. 羽毛球肘

E. 肌肉拉伤

81. 超声诊断软组织肿瘤的局限性表现在哪个方面?( )

A. 显示肿瘤的大小和形态

B. 判定肿瘤的部位及其与相邻组织的关系

C. 鉴别肿瘤的物理性质是囊性或实性

D. 确定肿瘤的病理性质是良性或恶性

E. 了解相邻骨骼是否受到侵犯

82. 声像图上显示与骨皮质表面垂直的针状瘤骨呈放射状排列,它是哪种骨恶性肿瘤的典型表现?( )

A. 软骨肉瘤　　　　B. 成骨肉瘤

C. 滑膜肉瘤　　　　D. 纤维肉瘤

E. 骨巨细胞瘤

83. 以下各项中哪项不是转移性骨肿瘤的特

点?( )

A. 大部分病人显示为局限性溶骨性破坏

B. 超声所见一般为低回声团块,边界不规则

C. 当合并出血、坏死时见无回声区

D. 除骨肉瘤外,多数转移瘤均易发生骨膜反应性增厚

E. 肿瘤的透声性良好,其后方回声多不衰减

84. 下列哪项不是构成"肩袖"的肌肉?( )

A. 肩胛下肌 　　　　B. 冈上肌

C. 三角肌 　　　　　D. 冈下肌

E. 小圆肌

85. 胎儿股骨径测量应防止哪种伪像引起的误差?( )

A. 声束旁瓣伪像

B. 切面厚度伪像

C. 回声失落伪像

D. 声速失真伪像

E. 棱镜伪像

二、多选题

86. 下列有关机械指数(MI)和热指数(TI)的叙述,正确的是( )。

A. MI 的定义为超声在弛张期负压峰值与换能器中心频率的平方根之比值

B. MI 越高,潜在发生机械生物效应的机会越大

C. TI 的定义为组织温度升高 1 ℃所需的声能与总声能输出量之比

D. TI 为组织温度上升的相对参数

E. TI 用于反映温度的升高,但只是作为一种可能性,并不作为温度已经升高的指示

87. 关于各向异性伪像,下列叙述错误的有( )。

A. 仅见于肌腱结构

B. 周围神经也存在各向异性伪像

C. 韧带的各向异性伪像不易消除

D. 肌肉的各向异性伪像最明显

E. 常见于肌肉骨骼系统的超声检查中

88. 关于甲状腺腺瘤与结节性甲状腺肿的超声表现,下列叙述错误的有( )。

A. 甲状腺腺瘤多为单个结节

B. 结节性甲状腺肿常为多个结节

C. 结节性甲状腺肿可合并腺瘤或腺瘤样变

D. 甲状腺腺瘤常为多个结节

E. 结节性甲状腺肿不可能为单个结节

89. 介入超声的禁忌证有( )。

A. 灰阶超声显示病灶或目标不明确、不清楚、不稳定者

B. 严重出血倾向者

C. 伴少量腹腔积液者

D. 穿刺途径无法避开大血管及重要器官者

E. 化脓性感染病灶(如脓肿)可能因穿刺途径而污染胸腔或腹腔者

90. 乳腺癌的超声特征不包括( )。

A. 后方回声增强

B. 肿块呈无回声

C. 边缘毛刺状

D. 条状血流信号

E. 粗大钙化

91. 限制性心肌病的超声表现可为( )。

A. 相应的室壁、室间隔增厚,室壁运动僵硬、低下

B. 相应部位的心室内膜增厚呈不均分布,回声增强

C. 心房极度扩大,可有低速云雾状旋涡血流回声

D. 房室瓣 EF 斜率减慢

E. 心包增厚伴少至大量心包积液

92. 心脏三维超声成像方式的主要检查声窗是( )。

A. 经食管 　　　　　B. 经腹壁

C. 经胸壁 　　　　　D. 经主动脉

E. 经下腔静脉

93. 小肝癌常见的声像图表现有( )。

A. 低回声

B. 高回声

C. 周边有细晕环

D. 回声较均匀

E. 后方略有透声增强

94. 下列有关胆囊癌声像图表现的叙述,正确的有( )。

A. 胆囊壁呈局限性或弥漫性不均匀增厚

B. 囊壁增厚同时伴有结节状或乳头状肿物突

入腔内

C. 整个胆囊表现为低回声或回声粗而不均匀的实性肿物,并伴有结石强回声

D. 肝内、外胆管扩张

E. 肝门淋巴结肿大

95. 下列有关胰腺囊性肿瘤的说法,正确的是（　　）。

A. 占胰腺肿瘤的 10%～15%

B. 多数为良性或低度恶性

C. 常见的病理类型有浆液性囊腺瘤、黏液性囊腺瘤和导管内乳头状黏液瘤

D. 易发生在胰尾部

E. 黏液性囊腺瘤常较大,囊内常有分隔,为潜在恶性肿瘤

96. 超声所能显示的副脾的声像图特点包括（　　）。

A. 内部回声明显低于脾

B. 内部回声与脾一致

C. 多呈圆形或椭圆形

D. 多位于脾门处

E. 偶可发现脾血管与其相连

97. 急性阑尾炎的超声特点是（　　）。

A. 阑尾的内径多＜0.4 cm

B. 增粗的阑尾呈带状低回声

C. 异常阑尾周围的局限性积液

D. 扩张的阑尾腔内显示积液

E. 发炎的阑尾壁多无异常改变

98. 淋巴结结核的超声表现可有（　　）。

A. 肿大的淋巴结多呈椭圆形,长轴径和短轴径之比＜2

B. 皮质回声不均匀,以低回声为主,髓质形态多无改变

C. 脓肿破溃,淋巴结与周围组织融合

D. 淋巴结内血流信号增多,分布杂乱

E. 淋巴结相互融合成串

99. 良性叶状囊性肉瘤的声像图特点是（　　）。

A. 肿瘤边界清楚、完整、光滑

B. 内部呈细点状回声,分布均匀,或为无回声区

C. 后方回声衰减

D. 肿瘤巨大时,可呈囊状或分叶状

E. 后方回声增强

100. 骨软骨瘤的超声表现是（　　）。

A. 长骨干骺表面向外突起的骨性隆起

B. 瘤体呈半圆、三角及蕈伞状

C. 回声与正常骨组织相同

D. 软骨帽回声强弱、厚薄及形态不等

E. 肿瘤内无异常血流信号

答　案

1. A　2. B　3. D　4. C　5. B　6. A　7. C
8. A　9. D　10. B　11. D　12. B　13. E　14. C
15. E　16. D　17. B　18. C　19. D　20. B
21. B　22. C　23. D　24. B　25. C　26. D
27. C　28. B　29. D　30. B　31. C　32. C
33. A　34. A　35. A　36. E　37. E　38. B
39. A　40. B　41. B　42. A　43. D　44. E
45. D　46. B　47. C　48. E　49. C　50. D
51. A　52. B　53. C　54. E　55. D　56. D
57. D　58. C　59. C　60. D　61. C　62. D
63. E　64. C　65. B　66. A　67. A　68. A
69. C　70. E　71. B　72. C　73. E　74. C
75. C　76. E　77. B　78. C　79. D　80. B
81. D　82. B　83. D　84. C　85. D　86. BDE
87. AD　88. DE　89. ABDE　90. ABE
91. ABCD　92. AC　93. ACDE　94. ABCE
95. ABCDE　96. BCDE　97. BCD　98. ACDE
99. ABDE　100. ABCED